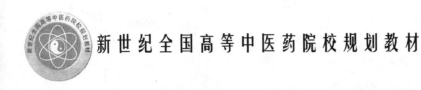

新世纪全国高等中医药院校规划教材

卫生法学

（供医药卫生管理专业用）

主　编　佟子林（黑龙江中医药大学）

副主编　王梅红（北京中医药大学）

　　　　沃中东（杭州师范大学）

　　　　景　浩（辽宁中医药大学）

　　　　郑立夫（长春中医药大学）

　　　　刘书文（成都中医药大学）

U0335363

中国中医药出版社

·北京·

图书在版编目（CIP）数据

卫生法学/佟子林主编. —北京: 中国中医药出版社, 2011.1（2016.8 重印）
新世纪全国高等中医药院校规划教材
ISBN 978-7-5132-0210-7

Ⅰ. ①卫… Ⅱ. ①佟… Ⅲ.①卫生法–法的理论–中国–
中医学院–教材 Ⅳ.①D922.161
中国版本图书馆 CIP 数据核字 (2010) 第 219481 号

中 国 中 医 药 出 版 社 出 版
北京市朝阳区北三环东路 28 号易亨大厦 16 层
邮政编码: 100013
传真 010 64405750
天津市蓟县宏图印务有限公司印刷
各地新华书店经销

*

开本 850×1168 1/16 印张 33.25 字数 822 千字
2011 年 1 月第 1 版 2016 年 8 月第 4 次印刷
书 号 ISBN 978-7-5132-0210-7

*

定价 43.00 元
网址 www.cptcm.com

社长热线 010 64405720
读者服务部电话 010 64065415 010 84042153
书店网址 csln.net/qksd/

全国高等中医药教材建设
专家指导委员会

前　言

　　"新世纪全国高等中医药院校管理专业规划教材"是依据教育部有关普通高等教育教材建设与改革的文件精神，在国家中医药管理局的规划指导下，由全国中医药高等教育学会、全国高等中医药教材建设研究会组织，全国高等中医药院校和部分高等医药院校教师联合参加编写，中国中医药出版社出版的高等中医药院校本科系列行业规划教材。

　　近年来，全国各高等中医药院校陆续开设了管理专业，旨在培养既具有中医药基础理论知识，又能系统掌握中医药卫生事业管理及中医药企事业经营理论、管理技术和方法的高级人才。自全国各高等中医药院校开展管理专业教学以来，由于所用教材大多为自编教材或综合性院校编写的教材，所以一直没有较统一的教学计划，在教学上也难以体现高等中医药教育的特色。教材的问题已成为高等中医药院校管理专业亟待解决的大问题。基于以上现状，在国家中医药管理局的宏观指导下，全国高等中医药教材建设研究会在进行充分调研的基础上，应各高等中医药院校一线教师以及教学主管部门的呼吁，于2006年启动了全国高等中医药院校管理专业规划教材的建设工作。

　　按照国家中医药管理局关于行业规划教材建设的精神，本套教材的编写组织工作采用了"政府指导，学会主办，院校联办，出版社协办"的运作机制。全国高等中医药教材建设研究会于2006年3月向全国各高等中医药院校教务处和管理学院（或管理系）下发了《关于全国中医药院校管理专业课程规划教材目录的征求意见函》，根据各院校意见反馈，同时结合各院校管理专业课程设置情况，经专家委员会讨论，最终确定了14门新世纪全国高等中医药院校管理专业规划教材，具体书目为：《医院管理学》《医药企业管理学》《卫生统计学》《卫生管理学》《药事管理学》《卫生信息管理》《医院财务管理》《卫生经济学》《卫生法学》《公共关系学》《医药人力资源管理学》《管理学基础》《管理心理学》《医院管理案例》。

　　本套教材在组织编写过程中，严格贯彻国家中医药管理局提出的"精品战略"精神，从教材规划到教材编写、专家论证、编辑加工、出版，都有计划、有步骤地实施，层层把关，步步加强，使"精品意识"、"质量意识"贯彻全过程。每种教材均经历了编写会、审稿会、定稿会的反复论证，不断完善，注意体现素质教育和创新能力、实践能力的培养，为学生知识、能力、素质协调发展创造条件。同时在编写过程中始终强调突出中医药人才的培养目标，在教材中尽量体现中医药特色。

　　本套教材从开始论证到最后编写工作的完成，始终得到了全国各高等中医药院校各级领导和教学管理部门的高度重视，各校在人力、物力和财力上均给予了大力支持。广大从事教学的一线教师在这套教材的编写工作中倾注了大量心血，充分体现了扎实的工作作风和严谨的治学态度。在此一并致以诚挚的谢意!

新世纪全国高等中医药院校管理专业规划教材的编写是一项全新的工作,所有参与工作的教师都充分发挥了智慧和能力,通过教材建设工作对教学水平进行总结和提高,并进行了积极的探索。但是,一项创新性的工作难免存在不足之处,希望各位教学人员在使用过程中及时发现问题并提出宝贵意见,以便重印或再版时予以修改和提高,使教材质量不断提高,逐步完善,更好地适应新世纪中医药人才培养的需要。

全国中医药高等教育学会

全国高等中医药教材建设研究会

2009 年 6 月

编写说明

　　医学不仅是科学的、技术的，更是人文的、管理的。虽然现代科学技术飞速发展的最新成就不断武装医学，但是人类的医疗保健问题还是没有很好地解决。尽管"阿拉木图宣言"进一步强化了健康权、医疗权是人的基本权利，并确立了实现"人人享有卫生保健"的法定目标，而科学和市场经济的趋利性，一直在淡化医学的人文性，使医疗卫生体制改革的路程更加曲折和复杂，使"人人享有卫生保健"医学目标的实现还差很远。这样一些严酷的现实，引起世界范围内各学科专家学者对医学性质和医学模式的追问、反思和探索。

　　随着新世纪的到来，医学观的重塑，"社会－心理－生物"医学模式的复归，医学的人文性重新得到了重视。更多学者和官员认识到，医学是众多学科的集群，在经历了多个世纪的分化之后，必然向着宏观整合的方向发展，人文医学、管理医学、法律医学、伦理医学、心理医学不仅是边缘学科，而且是医学学科本身的重要组成部分，没有这些医学就实现不了医学的宗旨和目标。因而，自上个世纪末以来，很多医学院校相继成立了诸如卫生事业管理、卫生法学、医疗保险学、医学心理学、医学伦理学、医药经贸学等一系列专业和学科，以促进医学人文性的复归。

　　卫生法和卫生管理、医学伦理学科一样，从古至今一直伴随着医药学的产生和发展，是从事医药行业人员必修的学问和素质。在当代，卫生法学、医学伦理学是医务人员必修的执业资格考试课程，其重要意义不仅是实现医学宗旨和目的的重要法律保障与操作规程，而且也是医生的一种必备的科学理念、基本素质、基本知识、基本技能及操作方法。

　　随着我国卫生法律制度建设的不断加强和完善，卫生法学涉及的范围也越来越宽，关系到人体生命健康的方方面面。新世纪全国高等中医药院校规划教材《卫生法学》，是由国家中医药管理局统一规划、宏观指导，全国中医药高等教育学会、全国高等中医药教材建设研究会具体负责，全国高等中医药院校及部分西医院校联合编写的本科教材。本教材根据教育部关于普通高等教育教材建设与改革意见的精神，为适应我国高等中医药院校教育发展的需要，本着保质量、创精品的目标，在教材的内容结构、知识点规范化、标准化等方面做了进一步的把握；突出了系统性、创新性、时效性、指导性、实用性的特点，以全面推进素质教育，培养21世纪高素质创新型人才。因此，本教材既适应公共卫生事业管理专业学生作为主干课程学习的需要，也适应医药卫生专业学生作为主要课程学习的需要。

　　在教材的科学性、系统性方面，本教材更加突出体系结构的创新，以法律调整的社会关系为核心，按着法律主体的不同性质来划分法律规范调整的类别，使法律逻辑和医疗保健学科逻辑有机统一，使涉及卫生法通用规范的总论内容更加全面具体；然后按调整主体的重要性排列次序，分别构建为卫生法人、医药卫生自然人、疾病防控、卫生监督、健康产品、公共卫生、民族医药、国际卫生、卫生发展等9篇，即9个方面的法律制度，使学生更加注意卫生法的体系结构建设，并且按着这样的逻辑结构，更加方便学生掌握卫生法及其学科的体系。

在教材时代性和实效性方面，本教材涵盖了最新的卫生法学的内容和成果，并独立在第十篇从卫生发展法律制度角度对医学发展过程中遇到的法律问题及最新立法成果做出了概括，同时突出了民族医药的法律建设、国际医药服务与贸易法律建设、医学科研教育中的法律问题等，使教材的实效性大大加强。

在教材的实用性和适用性方面，本教材除了以上体系结构内容创新之外，在编写体例上，更注重学习型团队和组织的培养和训练，引入最新案例，注重培养学生的法律意识和运用所学法律知识的能力。主要体现在本教材集教学内容、案例、思考题、资源链接为一体，有利于学习型团队和组织的培养，注重学生正确的卫生法制观的树立和对卫生法科学体系的认识与培养，使知识、能力、素质教育融为一体，使教材既适用于学生专业课使用，亦适用于教师授课使用和作为其他法学专业备课的参考用书。教师可以根据教学大纲需要安排学时数，对教材所述内容进行合理的取舍，其余部分由学生自学或今后工作中阅读。

本教材绪论由佟子林、王洋编写，第一章、第二章由董雷编写，第三章、第四章由王梅红编写，第五章、第六章由何宁编写，第七章、第二十四章由段晓鹏编写，第八章、第十一章由景浩编写，第九章、第十章由何庚櫺编写，第十二章、第十三章、第十四章、第十五章由郑立夫、张文斌编写，第十六章由佟欣编写，第十七章、第十八章由胡曲编写，第十九章、第二十章由李鑫编写，第二十一章由于慧玲编写，第二十二章、第二十三章由沃中东、佟欣编写，第二十五章、第二十六章、第二十七章、第二十八章由刘书文、郑世聪、徐健、杨慧、陈武编写，第二十九章、第四十章由杨海涛编写，第三十章由相悦丽编写，第三十一章由石祥编写，第三十二章由陈瑶编写，第三十三章由何春生、严桂平编写，第三十四章、第三十八章由王洋、佟欣编写，第三十五章由邹健编写，第三十六章由王薇编写，第三十七章由尹延彦编写，第三十九章由肖鹏编写，第四十一章由金浪、蔡建鹰编写。

本教材在编写过程中，集中了国内外众多专家学者的学术成果，也得到了国家中医药管理局、全国中医药高等教育学会、全国高等中医药教材建设研究会、中国中医药出版社的大力支持，在此表示衷心的感谢！同时，按照具有创新性、时代性、系统性、实效性的精品教材建设要求，难免存在一定差距，因水平和能力有限，加之时间仓促，书中疏漏和不妥之处在所难免，敬请专家同行和广大读者批评指正，也希望使用本书的师生提出宝贵意见，以供今后修订时参考。

《卫生法学》编委会
2010 年 10 月

目　录

第六篇　健康相关产品法律制度

第七篇　公共健康特殊领域的法律制度

第八篇　中医药与民族医药法律制度

第九篇　国际卫生法律制度

第十篇　卫生发展法律制度

绪　论

学习目标

通过绪论内容的学习，了解卫生法学的概念、性质、任务和研究对象，掌握卫生法学体系及其与各相关学科的关系，掌握卫生法学的学习意义与学习方法。

 引导案例　　2005 年 12 月 11 日，宿州某医院与非医疗机构违法、违规合作，为 10 名患者做白内障手术，结果 10 名患者均出现感染，导致 9 名患者的单眼眼球被摘除。安徽省卫生厅经初步调查认为：这一事件是宿州某医院管理混乱，与非医疗机构违法、违规合作，严重违反诊疗技术规范并造成严重后果、社会影响极坏的医源性感染事件。安徽省卫生厅已经取消宿州某医院二级甲等医院称号。

初步调查发现，医院为了牟利，明知违规却与一家科技贸易公司签订长期合作协议：医院向公司提供患者，而公司则组织医护人员进行手术。如果不是 9 名患者的单眼眼球被摘除，人们也许永远不会知道，在一家正规医院的手术室内，是一家公司在给患者组织手术。

调查结果表明：宿州某医院和上海某科技贸易有限公司签订了一份合作协议，协议规定由公司提供部分医疗器械，包括白内障手术用的人工晶体，组织社会上的眼科专家、护士到宿州某医院开展白内障手术，宿州某医院负责组织病员，提供手术室和相关设备材料，并负责手术前后的病人处理工作。每进行 1 例手术，公司收取 2100 元，其余收入归宿州某医院。协议有效期为 5 年。

按照国家有关规定，医院不能和非医疗机构签订医疗服务协议。宿州某医院和不具备提供医疗服务资质的公司签订协议，属于严重违规；组织社会上医护人员到宿州某医院进行手术属于严重违法。

这个案例告诉了我们什么呢？

实现卫生服务不仅要依靠医学，还必须依靠卫生法学。

第一节　卫生法学及其研究对象

一、卫生法学的概念

卫生法学是以卫生法作为研究对象，研究卫生法的产生、发展及其运行规律的学科。人类依靠自然界生存和发展，同时又在能动地利用自然界使之更好地适应人类发展需要。在人类依靠和能动地利用自然的过程中，产生和形成了各种各样的关系，概括起来主要是人与自然的关系和人与社会的关系。在人与自然的关系中，当人类向自然索取时是否已经认识了自然界的生态性，是在遵循自然规律的基础上满足人们的需要，还是实施短期行为，使自然界遭到破坏，造成环境的生态失衡，使人类社会发展遭到破坏，人类健康和生存受到威胁。这说明，人类必须要为自身的生存和社会的可持续发展，调整好人与自然的关系。人与社会的关系，即社会中人与人之间关系的总称。其中包括人与社会的关系、人与人之间的关系、自然人与法人之间的关系、法人与法人之间的关系及相对的权利与义务之间的关系、人的健康与卫生行为之间的关系等。以上关系都在不同程度上需要运用卫生法律进行调整，使之成为认识、利用自然的客观必然。卫生法学就是人类在适应自然、能动地利用自然的过程中，认识到自然科学中的生物学、医学、卫生学、药物学、环境学等的实施必须寻求法律来帮助调整，由此产生了大量调整有关人类健康的法律规范。对这些关于人类健康的法律规范进行研究，使之系统化、科学化，从而诞生了一门新兴的边缘学科——卫生法学。

要进一步理解卫生法学的概念必须先理清其上位的概念——卫生和法律及其相互关系。

（一）卫生

"卫生"一词最早出自《庄子·庚桑楚》，主要是指"养生"和"护卫生命"。随着社会生产力的发展，人类由被动适应自然发展到主动适应和改造自然，对于生命健康、疾病的防治，也从被动适应走向主动预防，卫生的概念也在发生变化，含义变得更为广泛。

首先，卫生是指一种个人和社会的行为措施。《辞海》对"卫生"作为医学名词的解释是：为增进人体健康，预防疾病，改善和创造合乎生理要求的生产环境、生活条件所采取的个人和社会的措施。个人行为措施，主要是指个人应该有良好的卫生习惯和卫生行为。社会措施，是指国家采取的有利于人体健康、防治疾病、提高人的生命质量和精神健康的社会行为。无论个人还是社会的措施，都应当不仅从合乎生理的要求考虑，还必须考虑到精神、心理和社会因素对健康的重要影响。随着医学模式的转变，健康不仅是指身体没有疾病，还应该有健康的精神状态、良好的社会道德、合乎公众利益的社会习俗，这样才能适应自然、利用自然，推动社会前进。

第二，卫生已成为一项改造自然的重要社会事业。一方面，社会离不开卫生，因为卫生通过多种途径和手段维护和增进人体健康，保护社会生产力；同时，人民的健康素质是衡量一个国家卫生发展水平、体现这个国家文明程度的重要标志。另一方面，卫生因为受到社会经济、政治、科技、文化、教育等方面的制约而离不开社会。因此，卫生不仅是卫生部门的事，还应是全社会的事，需要全社会的共同参与。随着国民经济的发展，政府在逐步增加卫生事业经费投入的同时，除了要调动全社会力量支持卫生事业的发展外，还必须通过卫生法制手段，规范、调节、促进卫生事业的发展。

第三，卫生已发展成为具有科学内涵的学科体系。在现代社会条件下，卫生作为一种行为措施，深深地扎根在科学的基础之上。卫生学科群和知识体系不仅包含硬科学学科和知识，如生物科学、医学、药学等，也包括软科学学科和知识，如卫生事业管理学、卫生法学、卫生伦理学、医学哲学等。这一学科群和知识体系的出现，使卫生教育得到发展，保证了卫生人力后劲；使卫生知识得到普及，提高了人民群众的卫生科学知识水平；使卫生决策得以科学、民主和规范。

（二）法律

法律是一种社会历史现象。从人类社会发展里程来看，在原始社会，尽管有某些原始习惯、礼仪等社会现象，但并没有我们所说的法。到原始社会末期，随着生产工具的进步和社会生产力的发展，随着商品、货币的出现，产生了私有制，社会结构也因社会大分工和剩余产品的私人占有而开始分化成阶级，人类进入了阶级社会。为了适应新的生产关系、社会关系和阶级斗争的需要，便产生了国家并同时产生了调整人与人、阶级与阶级利益关系，维护统治阶级利益的法律这一特殊的行为规范。

法律是调整人们行为的社会规范。法律作为一种社会规范，以明白、肯定的方式告诉人们在一定的条件下可以做什么、必须做什么、禁止做什么，从而调整人们在社会生活中的相互关系，为人们的行为提供一种规范模式。这种行为模式具有一般性特征，即只要条件相同，法律规范就可以被反复运用，从而使人们在行为前就可能测知自己或他人的行为是否符合规范要求，以及这种行为将会带来什么样的后果，体现了法律的可预测性。

法律是规定人们权利和义务的社会规范。法律是以规定人们在一定社会关系中的权利和义务为主要内容的行为规范。国家通过立法，规定人们在法律上的权利以及这些权利受侵犯时应得到的法律保护；规定人们在法律上的义务以及拒绝履行这些义务时应受到的法律制裁。统治阶级正是通过国家确认法律上的权利和义务，对人们的社会关系加以调整，以建立并维护有利于统治阶级利益的社会秩序。

法律是国家制定或认可的社会规范。制定或认可，是国家创制法的两种方式，表明了法律的意志性、权威性。国家制定法律，是指有立法权的国家机关按照一定的程序，以条文形式创立和公布的法律。国家认可法律，是指由国家赋予某些早已存在的有利于统治阶级的习惯、判例和某些原则以法律效力使之成为法律规范。

法律是由国家强制力保证实施的社会规范。社会规范一般都具有某种强制性，但各自强制的性质、范围、实现程度和方式不尽相同。如道德规范是由社会舆论、人们的内心信念及习惯、传统力量加以维护，它不具有国家强制力。国家强制力，主要是指国家的军队、警察、法院和监狱等。法律所规定的人们行为应该遵循的准则，如果没有国家强制力的保证，就是一纸空文。因此，法律在其效力范围内具有普遍的约束力。

法律是由统治阶级物质生活条件所决定的，反映一定阶段的统治阶级利益、意识、观念、意志，并经国家制定或认可由国家强制力保证实施的行为规范。其目的在于确认、维护和发展有利于统治阶级的社会关系和社会秩序，实现统治阶级的统治。

（三）卫生和法律的关系

卫生是人类一种有关健康的社会实践活动，是社会文明的重要内容之一。卫生知识的系统化和科学化就是卫生学。卫生学作为科学体系，其本身并不具有阶级性。法律是一定社会经济、政治发展的产物，在有阶级的社会里，它为统治阶级所掌握，具有鲜明的阶级性。在阶级被消灭之后，法律仍是调整社会政治、经济、文化等各领域自然人、法人与其他社会组织之间行为的准则。卫生和法律之间又是相通的，健康及其维护是人的基本利益和权利，这是两者共同的出发点。在有阶级的社会里，卫生为谁服务，向着哪一个方向发展以及对卫生的哲学分析等方面，都受一定政治因素影响并借助法律得以实现。同时，作为制定法律的国家，法律不仅具有为统治阶级服务的作用，而且还担负着管理社会的公共职能。因此，法律不仅具有阶级性，还具有社会性。前者表现为执行政治职能，即实现阶级专政，调整各个阶级的关系，维护统治阶级的统治秩序。后者表现为执行社会职能，即利用自然，管理社会生产、公益事务、公共秩序等。法律在执行社会职能时，所调整的对象包含人和自然的关系，集中体现在有关科学技术法律规范的内容。以科学技术规范为依据所制定的法律规范，其中包含以法律形式规定人们在卫生活动中应该做什么，不应该做什么，并具有强制性和普遍性的特点。卫生活动违背科学技术规范，将会受到自然规律的惩罚，也会产生相应的法律后果。卫生和法律的关系还表现在各自发展中的相互影响。

1. 卫生发展对法律的影响

（1）对法律的物质影响。卫生的发展促进了许多法律、法规的产生。随着卫生立法的涌现，卫生法逐步形成自己的结构体系，并从原有的法律体系中脱离出来，形成一个新兴的法律部门。卫生法学在此基础上作为一门新的独立学科应运而生。卫生知识及其研究成果被运用到立法中，使法律的内容科学化。如《婚姻法》中关于禁止患麻风病未经治愈和患其他医学上认为不应当结婚的疾病的人结婚的规定；《母婴保健法》提出的终止妊娠医学意见情形的规定等，就是以医学、遗传学和其他生物科学原理为根据的。现代医学科学的发展对现行的法律提出了新的挑战，例如人工授精、试管婴儿、器官移植、变性手术、克隆等，使婚姻家庭、财产继承等方面的法律受到新的挑战。

（2）对法律的思想影响。卫生科学技术的发展，会使立法受到影响和启迪。例如，延续几千年的心脏死亡标准成为世界各国医学界及社会大众的共识。但随着医学科学的发展，被认为更科学的脑死亡标准正在为人们所接受，有些国家已正式立法承认脑死亡标准。

2. 法律对卫生发展的影响

（1）法律为卫生发展提供了重要保障。国家运用法律规范卫生事业发展方向，保障国家卫生战略的实施。国家还以适应卫生特点的法律来调整卫生活动领域中的社会关系，并不断探索现代医学科学发展引起的立法问题，为卫生事业的发展提供重要的法律保障。

（2）国家通过法律规定卫生机构的设置、组织原则、职能和活动方式等，保证国家对卫生事业的有效管理，从而形成有利于卫生发展的运行机制。

（3）国家通过法律控制现代医学失控和异化带来的社会危害性。现代医学改善和提高人类自身素质，促进社会进步的积极社会功能是举世公认的。与此同时，现代医学的失控及异化所带来的危害也是惊人的。因此，必须运用法律来控制这种失控和异化所带来的危害。

（4）卫生法与其他法律密切结合，形成社会整体运行机制的依法治理。由于卫生法调整对象的广泛性、社会关系的多层次性和规范形式的特殊性，决定了卫生法的渊源体系的多样性及与其他法律的密切结合，形成社会整体运行机制的依法治理。例如，卫生法的渊源有宪法、法律、卫生行政法规、地方法规等。在纵向上与行政法律法规和地方政府规章有密切关系；在横向上，与民商法、经济法、劳动法、刑法等实体法有法律关系，还有与三大诉讼程序、仲裁方面的法律关系以及与行政许可、国家赔偿等有法律关系。我国卫生法还与国际卫生协议、条例和公约等国际卫生法规有极为密切的关系。因此，卫生法不是独立存在的，而是与国家所制定的法律相互结合、互相联系的，是国家法律体系中不可缺少的成员。

二、卫生法学的研究对象和内容体系

卫生法学的研究对象不同于卫生法的调整对象。卫生法的调整对象，是指卫生法在规范与人体生命健康相关活动中所形成的各种社会关系。卫生法学则是以卫生法律规范为研究对象，主要研究卫生法的产生及其发展规律；研究卫生法的调整对象、基本特征、基本原则、渊源体系；研究卫生法的创制和实施；研究卫生法与相关部门法的关系；研究国外卫生法学理论、立法和司法实践；研究如何运用卫生法学理论来解决卫生改革和医学高科技发展中的新问题。

随着社会的进步和科学技术的发展，以及卫生管理活动内容的日益丰富，健康在人们的生产劳动和生活过程中的作用也越来越受到关注。这就为全面地、系统地研究卫生活动中的客观规律和一般方法提供了必要的条件和基础，从而使卫生法学的研究不断得到充实和发展。由于卫生法所调整的社会关系的广泛性、复杂性和多样性，所以，在我国卫生法律体系中，目前还没有一部专门基本法律，而是由许多单行的卫生专门法律、卫生行政法规、地方性卫生法规以及卫生规章等组成。

要建立卫生法学体系，就必须从众多的卫生法律规范中归纳和总结出一般性问题而加以研究，诸如卫生法的概念、产生和发展，卫生法的调整对象和方法，卫生法律关系，卫生法的实现和卫生纠纷与诉讼等，还要研究各种具体的卫生法律规范。

卫生法学的内容包括诸论部分、总论部分和分论部分。

绪论部分。主要阐释卫生法学的概念及其研究对象，卫生法学与相关学科的关系，学习卫生法学的目的、意义和方法等。

总论部分。主要阐释卫生法的基本理论，包括卫生法的概念、调整对象，卫生法产生的历史和发展，卫生法的地位和作用，卫生法的基本原则，卫生法律关系，卫生法的创制和实施，卫生救济以及医疗事故的法律制度。

分论部分。主要阐释我国现行的卫生法律制度，包括医药卫生法人管理法律制度篇、医药卫生技术人员管理法律制度篇、疾病预防与控制法律制度篇、公共卫生监督法律制度篇、健康相关产品法律制度篇、公共健康特殊领域法律制度篇、中医药与民族医药法律制度篇、国际卫生法律制度篇、卫生发展法律制度篇。医药卫生法人管理法律制度篇包括医疗机构管理法律制度、医药企业管理法律制度、中国红十字会法律制度。医药卫生技术人员管理法律制度篇包括执业医师法律制度、执业药师法律制度、护士管理法律制度、乡村医生以及其他卫生技术人员管理法律制度。疾病预防与控制法律制度篇包括传染病防治法律制度、职业病和地方病防治法律制度、急救医疗法律制度、国境卫生检疫法律制度、全科医学卫生服务法律制度。公共卫生监督法律制度篇包括学校卫生监督法律制度、公共场所卫生监督法律制度、放射卫生监督法律制度、突发公共卫生事件法律制度、环境污染防治法律制度。健康相关产品法律制度篇包括食品安全法律制度，药品管理法律制度，血液与血液制品管理法律制度，化妆品卫生监督法律制度，保健品卫生监督法律制度，生活饮用水法律制度，医疗器械、器材、生物材料和消毒用品卫生管理法律制度。公共健康特殊领域法律制度篇包括人口与计划生育法律制度、特殊人群健康权益保障法律制度、医疗保障法律制度。中医药与民族医药篇包括中医药管理法律制度、民族医药管理法律制度、中医药知识产权管理与保护。国际卫生法律制度包括国际卫生法律制度、医药国际服务与贸易法律制度、国际上对中医药以及传统医药管理的法律制度。卫生发展法律制度篇包括医学资源规划管理法律制度、医学科学研究管理法律制度、现代医学发展与法律、医学教育法律制度。

本教材力争对卫生法学体系做出探索，还将对医疗卫生体制改革与医学发展引起的有关法律问题进行探讨，尽可能地冲破注释法学的条框，增加卫生法学研究的理论深度，突出卫生法学理论对卫生法实践的指导性。由于卫生法学是一门新兴学科，其体系尚处在初创时期，许多理论问题还有待进一步研究和探讨，所以只有不断总结实践经验，才能使卫生法学体系得到完善和发展。

三、卫生法学与相关学科的关系

卫生法的历史十分悠久，但卫生法学却是一门新兴的法律学科，是法学和医药卫生学的交叉学科。卫生法学和其他相关的学科有着密不可分的关系。

（一）卫生法学与医学伦理学

医学伦理学是研究医学道德的一门科学。卫生法律规范和医德规范都是调整人们行为的准则，它们的共同使命都是调整人际关系，维护社会秩序和人民利益。两者的联系主要表现在：卫生法体现了医德的基本要求，是培养、传播和实现医德的有力武器；医德体现了卫生法的要求，是维护、加强和实施卫生法的重要的精神力量。所以，卫生法和医德相互渗透，互为补充，相辅相成。

然而，卫生法与医德又是有区别的。首先在表现形式上，卫生法是拥有立法权的国家机关依照法定程序制定的，一般都是成文的；医德不是以法律文件形式体现的，通过对医德原则、医德规范的宣传教育，使其存在于人们的意识和社会舆论中。其次在调整范围上，医德调整的范围要宽于卫生法，凡是卫生法所禁止的行为，也是医德所谴责的行为；但违反医德的行为不一定会受到卫生法的制裁。第三，在实施的手段上，卫生法的实施以国家强制力为后盾，通过追究法律责任来制止一切损害人体健康权的行为；医德主要依靠社会舆论、人们的内心信念和传统习俗来维护人们的身体健康。

（二）卫生法学与医学社会学

医学社会学是研究疾病和健康与有关社会成员或组织的行为、心理等关系的一门学科。卫生法学和医学社会学都是具有自然科学和社会科学双重属性的交叉边缘学科。它们的任务都在于增强卫生机构的社会功能和社会效益，增进公民的社会福利和健康水平。但是两者又有不同：卫生法学的研究对象以法律规范的形式规范卫生机构和医务人员的行为，明确权利和义务及违反卫生法应承担的法律后果；医学社会学则运用其原则和分析方法去指导卫生机构和医务人员的医疗实践，在临床工作中建立起良好的医患、医政关系，从而既可了解病人的心理因素，又可注意到病人的社会因素在疾病发生、发展、转归中所占的地位和影响，为卫生机构的改革和医疗水平的提高寻找科学依据。

（三）卫生法学与卫生管理学

卫生管理学是研究卫生管理工作中普遍应用的基本管理理论、知识和方法的一门学科。卫生管理的方法有多种，法律方法仅是其中一种。所谓卫生管理中的法律方法，是指运用卫生立法、司法、遵纪守法教育等手段，规范和监督卫生组织及其成员的行为，以使卫生管理的目标得以顺利实现，也就是通常所说的卫生法制管理。所以，卫生法律法规是卫生管理的活动准则和依据。卫生管理工作中的法律方法和其他方法的不同点在于它具有强制性，一方面表现为对于违反卫生法律法规的人给予制裁；另一方面表现为对于人们行为的约束。卫生管理必须依法进行，但是卫生管理还必须具有其他的科学手段和方法。

（四）卫生法学与卫生经济学

卫生经济学是研究卫生服务、人民健康和经济发展之间辩证关系的一门学科。随着科学技术和社会经济的发展，卫生事业在国民经济中所占的比重不断增大，卫生事业已成为国民经济的重要组成部分。卫生事业不仅吸收了大量的社会经济资源、大量的社会劳动力，也给社会提供了相当规模的、不可缺少的卫生服务。卫生法学和卫生经济学的共同目标在于不断充实和扩大卫生服务，合理配置卫生资源，保护生产力要素之一的劳动者，提高其健康水平，促进社会生产力和经济的发展。但是，两者又有一定的区别。卫生经济学通过对卫生事业进行经济分析，这些分析包括卫生事业在国民经济发展中的地位和作用、社会经济发展与卫生事业发展的关系、卫生事业的经济性质、医疗卫生技术的经济合理性、卫生费用的理论、医疗保健制度的经济合理性等，运用经济手段进行管理。卫生法学则将卫生事业在国民经济发展中的地位、性质，卫生需要和需求以及经济管理中行之有效的方法、手段、制度，通过卫生立法予以确认和干预，并成为社会全体成员共同遵守的行为规范，以稳定和均衡卫生服务的可供数量，保证和促进卫生事业的发展。

（五）卫生法学与法医学

法医学是应用医学及其他自然科学的理论与方法，研究并解决立法、侦查、审判实践中涉及的医学问题的一门科学。法医学是一门应用医学，而卫生法学则是法学的一个分支，是一门应用法学。法医学与卫生法学的研究对象不同，它包括人（活体、尸体）和物。法医学的研究方法有医学的、生物学的、化学的和物理学的四类。法医学为制定和实施法律提供依据，为侦查、审判提供科学证据，因此法医学是联结医学与法学的一门交叉科学。现代法医学分基础法医学和应用法医学两部分：前者研究法医学的原理和基础；后者则运用法医学的理论和方法，解决司法、立法和行政上的有关问题。这包括受理杀人、伤害、交通事故、亲子鉴定等案件的鉴定，为侦查、审判提供线索和证据，为制定死亡判定、脏器移植、现代生殖技术以及解决由此带来的社会问题的法律提供依据；另外通过对非正常死亡的尸体检验来发现传染病，进行中毒和灾害事故的防治及行政处理。还可根据需要提取相应检材作化学和生物学检查，应用临床知识对活体进行诊察，确定活体的生理、病理状态，解决医疗事故中的医疗责任以及传染病、中毒、公害的防治问题等。

第二节　卫生法的历史发展

一、中国卫生法的产生与发展

（一）古代社会的卫生法

我国古代有文字记载的卫生法最早可追溯到殷商时期。《韩非子·内储说上》、《周易》、《春秋》、《周礼》、《左传》均有记载。周代建立了我国最早的专门医事制度；春秋战国时期的卫生法也较奴隶社会有了一定的发展。从秦代起，封建社会有了比较系统的法典，有关医药卫生方面的规定也在这些法典中出现。从两晋经隋唐至五代，伴随着封建法典的不断完善和医学的发展，医药卫生管理制度逐步完善。宋金元时期，医药卫生制度在许多方面沿袭唐制，但在卫生立法上有所发展。北宋王安石为相时，颁布了《市易法》。宋代还颁布了《安剂法》，其中规定医务人员人数及升降标准，这是我国最早的医院管理条例。宋代的法律严治庸医，规定庸医伤人致死依法绳之；凡利用医药诈取财物者，以匪盗论处。宋代法医学迅速发展，宋慈所著的《洗冤集录》为后世法医著作的蓝本。元代法律中规定了行医资格及考试制度。到了明清，对于医家行医、考试录用、庸医处罚等都做出了规定，制定并实施卫生法规，推动了医学的进步和发展。

（二）近现代社会的卫生法

1840 年的第一次鸦片战争后，中国沦为半殖民地半封建社会。卫生法见于揭竿而起的太平天国农民革命政权，在《太平条规》、《刑律诸条禁》中做出了社会公共卫生和保护健康权益的规定。中华民国期间，在民国中央政府设有中央卫生署，国家颁布了全国卫生行政大纲和卫生法律法规、条例，卫生法律体系开始构筑。但由于政府政治腐败、经济衰落，卫生法律规定只能是束之高阁。新民主主义革命时期，中华苏维埃政府早在1931年颁布的《劳动法》中，规定政府实行医疗卫生制度，凡因病、因工作致病或受伤、患职业病时，免费医疗。1933年3月以后又先后颁布了卫生运动、卫生防疫、暂行传染病预防等数个条例。抗日战争到中华人民共和国成立，不同时期解放区的各级人民政府制定了一系列卫生法规，为新中国的卫生立法奠定了基础。

（三）中华人民共和国成立后的卫生法

1949年10月1日中华人民共和国中央人民政府成立后，党和政府及时制定了以预防为主、面向工农兵、中西医结合以及卫生工作与群众运动相结合的四大卫生工作方针，并以此为依据先后制定了一系列卫生法律法规。从中华人民共和国成立至现在卫生立法大体经历了以下几个阶段：第一阶段，1965年以前为卫生立法的初期阶段，发展速度较慢。第二阶段，1966年到1976年为第二阶段，10年中未进行系统卫生立法活动，是卫生立法的停滞阶段。第三阶段，1977年至1981年为卫生立法重新起步阶段，卫生立法出现了逐步上升的趋势。第四阶段，1982年宪法修改后，卫生立法迅速发展，卫生立法的侧重点主要是同人民的身体健康直接相关的医药卫生类立法。

1965年以前，卫生立法的方向主要是劳动卫生、医政管理、卫生科技教育、医政管理和妇幼卫生。第二阶段，仅1975年涉及劳动卫生有5件立法。第三阶段卫生立法涉及了卫生科技教育和卫生人事管理。2002年以前卫生立法方向主要是医政管理、药政管理和食品卫生，公共卫生、劳动卫生的立法则有所下降。由此可见，卫生立法不同时期侧重点有所不同。2003年SARS和禽流感的爆发引起了国家对公共卫生立法的高度重视，这方面的立法步伐开始加快。整个卫生立法已初步形成了具有中国特色的卫生法律体系，我国的医药卫生事业走上了法制化管理的轨道。

二、外国卫生法的产生与发展

（一）古代社会的卫生法

公元前3000年左右，古埃及国家就颁布了一些有关公共卫生的法令；公元前2000年，古印度制定了《摩奴法典》，其中就有卫生法内容；到公元前18世纪，古巴比伦王国第六代国王汉漠拉比颁布的《汉漠拉比法典》中，医药卫生方面的条文就有40余款，约占全部法典的七分之一；公元前450年，古罗马奴隶制社会先后颁布的《十二铜表法》、《从阿基拉法》、《科尼利阿法》等，在历史上首次规定了行医许可制度，其比较完备的法律体系、完善的医药卫生法律规范，为世界卫生立法奠定了良好的发展基础。公元5世纪以后到公元15世纪，欧洲封建国家先后兴起，这个时期不少国家也都加强了卫生立法，调整的范围逐渐扩大，内容涉及公共卫生、医事制度、食品和药品管理、学校卫生管理、卫生检疫等方面的卫生成文法规。中世纪初，东、西哥特王朝在罗马时代卫生法的基础上，制定了行医人员培训、考核、奖惩及禁止巫医行医、医院管理、医疗许可制度、公共卫生、食品卫生的法律规定。至中世纪中后期，出现了卫生成文法规。13世纪的法国、15世纪的英国的卫生成文法，形成了近代卫生法律雏形。其特点是规定了医疗服务对象享有服务权，不同等级享有不同的健康保护权利。可见，卫生法的建立也摆脱不了社会政治和教会影响。

（二）近现代社会的卫生法

欧洲经过文艺复兴与资产阶级革命，促进了卫生立法的发展。1601 年英国制定了《伊丽莎白济贫法》这部带有资产阶级性质的卫生法规，其影响持续了 300 年之久。到 19 世纪以后，卫生法律、法规不断制定。西欧卫生立法日趋发展，地处亚洲的日本和北美的新兴资本主义国家美国也都制定了与健康卫生有关的法律规范。第二次世界大战后，随着社会经济的发展和科学技术的进步，卫生立法在各国普遍受到重视并得到了迅速发展。许多国家把卫生立法作为本国实施卫生方针、政策，实现国家重大战略目标的重要手段。各国的卫生立法主要有社会公共卫生、医政管理、药政管理、医疗保健、科技发展与个人行为等 5 个方面。

三、国际卫生法

国际卫生法的渊源是国际卫生法规范的表现形式或形成的过程、程序，主要是各类国际卫生条约、协定和有关国际卫生法的宣言与决议。WHO 自 1948 年成立之初，就把制定食品卫生、药品、生物制品的国际标准，诊疗的国际规范和标准，作为自己的重要任务之一。确定统一规范标准，加强对卫生立法的研究和探讨，为发展中国家卫生立法提供专家咨询，制定国际共同遵守的医药卫生法规和相关合作规定，使 WHO 和联合国的成员国在公共卫生、临床医学、药物管理和使用的有关领域形成共同遵守的法律规范。国际非政府组织、世界医学会、世界医学法律协会等，自 20 世纪 60 年代以来先后开展了多项活动，为各国的卫生立法和国际卫生立法奠定了良好的基础。目前，国际卫生法的内容已涉及公共卫生与疾病控制、临床医疗、职业卫生、人口和生殖健康、特殊人群健康保护、精神卫生、卫生资源、药物管理、食品卫生、传统医学等许多方面。我国已成为 WHO 和 WTO 的正式成员，必须遵守有关国际卫生法的规定，同时要根据国际卫生法的原则，维护我国人民的合法权益。这些条约和协议主要有《阿拉木图宣言》、《儿童生存、保护和发展世界宣言》和《执行 90 年代儿童生存、保护和发展世界宣言行动计划》、《国际人口与发展大会行动纲领》、《1961 年麻醉品单一公约》、《国际卫生条例》、《联合国禁止非法贩运麻醉药品和精神药物公约》等。

第三节　学习卫生法学的意义与方法

一、学习卫生法学的意义

（一）依法治国，建设社会主义法治国家的需要

党的"十七大"明确地提出要依法治国，建设社会主义法治国家。实行依法治国，一定要加强法制宣传教育，这是重要基础。正如邓小平所指出的："加强法制重要的是要进行教育，根本问题是教育人。"卫生事业是社会主义事业的重要组成部分，依法管理卫生事业是实现依法治国、建设社会主义法治国家的重要内容。加强法制宣传教育，包括卫生法制教育，不断提高广大干部群众的法制观念和法律意识，包括卫生法制观念和卫生法律意识，才能实现依法治国、建设社会主义法制国家的目标。当代大学生是新世纪的人才，必要的法律知识和较高的法律意识，是合格的社会主义事业建设者必备的素质。所以，大学生学习法律

知识，包括卫生法律知识，是依法治国、建设社会主义法治国家的需要。

（二）推进卫生事业改革和发展医学科学的需要

我国的卫生事业，以为人民健康服务为中心。随着社会的发展，医学模式正由生物医学模式向生物－心理－社会医学模式转变，以适应广大人民群众不断增长的多层次卫生需求的转变。我国的卫生事业是社会主义初级阶段重要的社会保障体系，是人人都需要的、群众受益并以承担一定社会福利为主要职能的社会公益事业。为实现这一目标，卫生事业必须走向法制管理的轨道。不仅卫生机构的设置、各类人员的执业要纳入法制管理，医务人员的行医行为、病人的求医行为和遵医行为也要纳入法制管理的轨道。所以，对于卫生技术人员和医学院校学生来说，学习卫生法学，可以调整自己的知识结构，拓宽自己的治学领域，了解与自己所从事的工作密切相关的卫生法律规范，明确自己在医药卫生工作中享有的权利和承担的义务，增强卫生法律意识，从而正确履行岗位职责，为保护人体健康、促进卫生事业的改革发展作出自己的贡献。

（三）提高卫生执法水平的需要

发展我国卫生事业的重要手段，是加强社会公共卫生管理。卫生行政执法是政府管理全社会卫生的基本方式，是实现预防为主战略、保护人体健康的基本手段。卫生行政执法水平的高低，不仅关系到改善社会公共卫生状况、提高社会卫生水平和人民生活质量的问题，而且关系到规范市场经济秩序、优化投资环境、促进经济发展的问题。要提高卫生执法水平，必须要有一支既具丰富的专业知识，又熟悉自己执法范围的卫生法律法规，乃至了解整个卫生法律体系基本情况的高素质的卫生行政执法队伍。而学习卫生法学理论，将有助于卫生行政管理和卫生执法人员更好地做到有法可依、有法必依、执法必严、违法必究，不断提高卫生行政执法水平。

（四）维护公民健康权利的需要

对广大公民来说，通过学习和了解卫生法学基本知识，树立卫生法制观念，可以在自己的健康权利受到侵害时，正确运用法律武器来维护自己的合法权益，对健康权有一个全面、科学、系统的认识；同时，在自己的工作和日常生活中，遵守公共卫生法律规定，正确维护自己的健康权利。

二、学习卫生法学的方法

（一）历史的辩证的方法

马克思主义法学理论认为，法是人类社会发展到一定历史阶段的产物，是历史范畴，在阶级社会里，法是上升为国家意志的统治阶级意志的体现。所以，学习卫生法学必须以马克思主义的辩证唯物主义和历史唯物主义的世界观和方法论为指导，运用唯物辩证法，正确认识卫生法作为阶级社会上层建筑的重要组成部分之一，是由其赖以生存的经济基础决定的，并反作用于经济基础。卫生法的发展变化，归根到底是经济基础发展变化结果的反映。同时，还必须运用全面的、历史的、发展的观点，把卫生法这一社会现象放在一定的历史条件下，研究其产生的经济基础，研究社会政治等因素对它的影响。只有这样，才能对卫生法的历史、现状及其发展趋势，卫生法的本质和作用做出全面、正确的认识和理解，从而完善具有中国特色的卫生法和卫生法学，促进和保障社会主义卫生事业的不断发展。

（二）比较的方法

比较的方法是学习卫生法学的重要方法之一。要了解世界各国的卫生法律制度和国际卫生立法的情况，既要吸收各国卫生法律制度中的科学性内容，又要去其不合理成分；既要避免盲目照搬，又要克服全盘否定。要从我国国情出发加以取舍和改造，进行分析，有选择地学习和吸收。用比较的方法学习卫生法学，研究外国的卫生法律制度时，至少要考虑到4个不同：社会制度的不同，生产力发展水平的不同，自然条件的不同，民族文化和传统习惯的不同。通过比较，从我国实际出发吸收外国的科学成果，并且在不断总结我国卫生法制管理实践经验的基础上，形成和发展具有中国特色的社会主义卫生法学。

（三）理论联系实际的方法

理论与实践相结合是马克思主义理论研究的出发点和归宿。卫生法学是一门应用理论学科，具有很强的实践性。学习卫生法学，必须以毛泽东思想、邓小平理论、"三个代表"重要思想和科学发展观要求为指导，密切结合我国政治、经济体制改革和民主政治建设的实际，深入研究我国现行的卫生法律规范和卫生法制管理实践，总结新中国成立以来卫生法制管理的经验，使卫生法学理论在实践中不断发展，进一步健全社会主义卫生法制，发挥卫生法在建设中国特色社会主义伟大事业中的作用。同时，通过这种方法，将卫生立法、卫生法的实施、卫生监督执法、卫生法律纠纷和诉讼同个人的思想实际、生活实际、专业工作实际结合起来，有助于提高运用卫生法学的基本理论发现、分析、解决问题的能力，增强卫生法律意识，规范自己的行为，运用法律武器维护国家的利益，为增进人民健康服务。特别需要强调的是，当前的医疗卫生体制改革是关系人民生活、社会稳定的一件大事，而"法律最关心的就是如何解决普通百姓日常生活的事务"，因此解决实际问题是卫生法学的当务之急。

学习卫生法学的基本方法除上述几种以外，还有其他一些方法，如归纳和演绎的方法、系统的方法等。

总之，学习卫生法学要以马克思主义的唯物辩证法为总的方法论指导，同时综合运用各种学习方法，吸收和采用多种学科的知识，联系实际，实事求是，这样才能真正掌握和发展卫生法学，为发展中国特色社会主义卫生事业作出贡献。

复习思考题

1. 卫生法学的概念是什么？
2. 卫生法学的研究对象有哪些？
3. 卫生法学体系有哪些有机的组成部分？
4. 学习卫生法学的意义是什么？

资源链接

1. www. moh. gov. cn　中华人民共和国卫生部
2. www. wsfx. net　卫生法学网
3. www. chls. net　中国卫生法学会

第一篇 卫生法学总论

第一章

卫 生 法 概 述

 引导案例　2003 年 5 月 20 日，汪某入住某县某医院分娩，入院诊断为胎头位、宫内活胎，临产Ⅱ期，医生检查胎儿有一产瘤，医院予催产素。当晚 19 时 20 分汪某在胎吸助产下娩出一足月活婴。20 时，婴儿晓悦因全身紫绀入住该医院，诊断为新生儿缺血缺氧性脑病、吸入性肺炎，医院用抗感染、吸氧、保暖等对症处理。因婴儿晓悦病情危重，医院建议转院治疗。第二天晓悦转至某市第二人民医院住院，但晓悦的家属签字拒绝高压氧疗，要求自动出院。

后晓悦智力低下，其父母将其送往重庆等地经多方医治无明显好转。经鉴定，晓悦目前诊断为新生儿缺氧缺血性脑病后遗症（智力低下，脑性瘫痪）。主要原因是生产过程中胎儿头位难产，医方使用催产素过量，加重胎儿宫内窘迫，出生时发生新生儿重度窒息、新生儿颅内出血、新生儿缺氧缺血性脑病；患方自动放弃在某市第二人民医院的有效治疗，从而丧失了最佳治疗时机。鉴定结论：本病例构成二级丙等医疗事故，医方承担主要责任。

本案存在哪些医患法律关系？谁可以要求医方承担法律责任？

第一节　卫生法的概念和调整对象

一、卫生法的概念

卫生法是由国家制定或认可的，由国家强制力保证实施的，调整在保护和增进人体健康活动中形成的各种社会关系的法律规范的总和。卫生法是我国法律体系的重要组成部分，它通过对权利和义务的规定，调整各种卫生法律关系，维护卫生秩序，保护人们的健康。

卫生法有狭义和广义两种理解。狭义的卫生法，仅指由全国人民代表大会及其常务委员会制定的各种卫生法律；广义的卫生法，不仅包括上述各种卫生法律，还包括有立法权的其他国家机关制定的、效力低于卫生法律的卫生法规、条例、规章等，以及宪法和其他规范性法律文件中有关卫生方面的规定。如不特别说明，卫生法一般指广义的卫生法。

二、卫生法的调整对象

法的调整对象，即法律规范所调整的社会关系，是划分法律部门的标准之一，如民法调整民事法律关系，刑法调整刑事法律关系。卫生法调整的对象是在保护和增进人体健康活动中形成的各种社会关系，即卫生法律关系。由于影响人体健康的因素纷繁复杂，卫生法的调整对象涉及医疗保健、卫生防疫、药事管理、医学教育和科研、食品卫生等诸多方面。

从卫生法调整的社会关系的法律性质来看，卫生法调整的对象主要包括：卫生行政管理关系、卫生民事关系、卫生刑事关系及国际卫生关系。从卫生法调整的社会关系的社会性质来看，卫生法调整的对象主要包括：

（一）卫生组织关系

卫生法规定了各级各类医药卫生行政部门和医药卫生组织的法律地位、组织形式、隶属关系、职权范围以及权利义务等，由此形成合理的组织管理体系和制度，使其组织活动有秩序、有依据、有保障。如《献血法》、《母婴保健法》、《医疗机构管理条例》等，均有相关规定。

（二）卫生管理关系

卫生管理是国家卫生行政机关的职权，是国家卫生行政机关根据法律规定，对卫生工作进行监督、管理的活动。卫生管理关系是指在卫生管理活动中，国家卫生行政机关与其他国家机关、企事业单位、社会团体及自然人之间形成的权利义务关系。这是一种纵向的卫生行政关系，即管理与被管理、监督与被监督的关系。如卫生行政许可关系、卫生行政处罚关系等。

（三）卫生服务关系

卫生服务关系是指医疗卫生单位及有关的企事业单位和自然人，在向公众提供医疗预防保健、医疗卫生咨询、卫生设施等服务活动中，与服务对象所产生的社会关系。这是一种横向的社会关系，它表现为提供服务和接受服务的平等民事主体之间的权利和义务关系。

（四）国际卫生关系

国际卫生关系指我国各级医药卫生行政机关、医疗卫生保健机构及其他机关、企事业单位、社会团体和个人，在遵守、履行我国缔结和加入的有关卫生方面的国际条约、公约时，与其他相关国际组织、国家和个人之间产生的权利义务关系。

第二节　卫生法的特征和作用

一、卫生法的特征

卫生法作为我国法律体系的重要组成部分，具有法的一般属性。但是，卫生法的调整对象是围绕人体生命健康而产生的各种社会关系，它不仅受到政治、经济、文化的影响，还受到自然规律、科学技术发展水平及伦理道德的制约。因此，卫生法同其他部门法律相比，具有自己的显著特征。

（一）调整手段多样，诸法合体

卫生法调整的社会关系广泛而复杂，调整手段多样，既要采用行政手段调整卫生行政管理活动，如对机关、团体、企事业单位和自然人提出的申请进行行政许可，对违法行为进行行政处罚，对传染病控制实施行政强制措施；又要采用民事手段来调整卫生服务活动中的权利义务关系，如医患关系、医疗损害赔偿；还要采用刑法的手段对食品、药品、传染病等方面的严重违法行为追究刑事责任。

在一部卫生法律或法规中常常表现为行政法、民法及刑法三种法律规范的集合，如《医疗事故处理条例》既规定了对医疗机构及其医务人员违法行为的行政处罚（行政法规范），也规定了医疗事故的民事赔偿（民事法律规范），同时还规定对某些严重违法行为依照刑法追究刑事责任（刑法规范）。因此，很难把一部卫生法划归为行政法、民法或刑法，它集各种法律规范于一身，诸法合体。

（二）具有较强的科学性、技术性

卫生法是依据医学、生物学、药学、卫生学及其他有关自然科学的基本原理和研究成果制定的，与现代科技紧密相关，具有较强的科学性。同时，为了使社会生活中直接关系到公民健康的科学工作方法、程序、操作规范、卫生标准等更加科学规范，更好地保护人们的健康，有必要将大量的技术规范法制化。因此，科学性和技术性又成为卫生法区别于其他部门法律的特征之一。

（三）更多地体现社会共同性

卫生法的根本任务是预防、控制和消灭疾病，改善人们劳动和生活环境的卫生条件，以保护人体健康，促进经济发展，这是全人类的根本利益和长远利益。疾病的流行没有地域、国界和人群的限制，防病治病的措施、方法和手段也不会因国家社会制度的不同而不能相互学习、彼此借鉴。

二、卫生法的作用

法的作用是指法律对人的行为以及最终对社会所产生的影响，包括规范作用和社会作用。法的规范作用是指法律作为行为规则直接对人的行为所产生的影响；法的社会作用是指法律作为社会关系调整器通过规范作用最终对社会所产生的影响。通过法的规范作用实现法的社会作用，两者表现为手段和目的的关系。

下面介绍卫生法的社会作用。

（一）保证国家对医药卫生工作的监督管理

人民健康关系着生活的幸福、民族的繁衍、社会的和谐及经济的发展等多项极其重要的社会问题，必须纳入国家的统一监督管理。国家进行监督管理的前提是制定卫生法律规范，使党和国家的卫生政策法律化，使国家的医药卫生行政管理工作有法可依，有章可循，以法律的手段保证国家对医药卫生工作的监督管理，同时也使国家的监督管理工作受法律的约束，依法监督管理、合法监督管理。

（二）保护人体健康，促进经济发展

经济的发展需要劳动力，劳动力资源依赖健康的劳动者。同时，经济的发展也应该为劳动者维护健康提供更加有力的保障。随着我国现代化建设的日益发展，人民的生活水平不断提高，医疗保健条件得到了很大改善。但是，也出现了一些严重威胁我国人民健康的问题，如环境污染、食品安全问题、假劣药品等。对此国家必须加强卫生立法，努力改善生产、生活、学习和工作条件，不断提高产品的卫生质量，严厉打击卫生违法行为，提高违法行为的违法成本，努力保护人民健康，促进国民经济发展。

（三）推动医学科学的良性发展

保障人体健康依赖医学科学的进步和发展，卫生法的制定和实施是保证和促进医学发展的重要手段。我国已颁布了一系列涉及医疗管理、医学教育和研究的法律、法规和规章，将众多的卫生技术规范和医德规范提升为卫生法律规范，为医学科学的进步和发展发挥了强有力的法律保障作用。

不断创新的医学科学技术，如人工生殖技术、人体器官移植、异种器官移植、克隆技术等，为我们战胜疾病维护人体健康提供了强有力的支持，同时也对卫生法提出了一系列挑战，如何确保医学科学新技术、新成果受到人类合法控制用以造福人类而不被滥用，需要进行生命伦理的论证及卫生法的规范，依法保障医学科学的良性发展。

第三节　卫生法律关系

一、卫生法律关系的概念

卫生法律关系是由卫生法律规范确立和保护的、涉及人体生命和健康的、以权利义务为内容的社会关系，简单地说就是由卫生法确认和保护的社会关系。人是社会的人，社会成员在社会生活中必然结成各种各样的社会关系，所有这些社会关系并不必然是法律关系，只有那些受法律规范调整的社会关系才是法律关系，由卫生法调整的就成为卫生法律关系。

卫生法律关系是一种纵横交错的法律关系。根据卫生法律关系双方主体地位的平等与否，分为纵向和横向法律关系两大类。

纵向卫生法律关系的双方主体的法律地位是不平等的，通常是管理与被管理、监督与被监督的关系。它既包括外部的卫生行政部门及卫生监督机构与其行政相对人之间结成的卫生行政法律关系；也包括企事业单位与其内部职工之间结成的卫生业务管理关系；以及卫生行政部门与同级政府之间、卫生行政部门与同级卫生监督机构之间、上级卫生行政部门与下级卫生行政部门之间和各级卫生行政部门与其公务员之间各自结成的内部管理关系。在纵向卫生法律关系中，双方主体享有的权利和承担的义务是不对等的。

横向卫生法律关系的双方主体的法律地位是平等的。它既包括典型的医疗机构及其医务人员与患者之间结成的医患法律关系；也包括从事药品、食品、保健品等的生产经营企业和提供公共卫生服务的单位以其卫生服务质量和药品疗效与被服务者之间所结成的卫生服务法律关系。在横向的卫生法律关系中，双方主体享有的权利和承担的义务是对等的。

二、卫生法律关系的构成要素

卫生法律关系的要素是指卫生法律关系必要的构成因素或条件，其要素包括主体、内容和客体。缺乏其中任何一个要素，卫生法律关系即不能成立；其中任何一个要素改变，都会使卫生法律关系发生变更。

（一）卫生法律关系的主体

卫生法律关系的主体是指卫生法律关系的参加者，亦即在卫生法律关系中享有权利并承担义务的当事人。主体是卫生法律关系产生的先决条件，是客体的占有者、使用者和行为的实践者，没有主体和主体的活动，也就不能产生卫生法律关系。在我国，卫生法律关系的主体包括国家行政机关、医药卫生组织、企事业单位、社会团体和自然人。

1. 国家行政机关 主要是卫生行政机关，它是医学法律关系中最主要的主体。卫生行政机关及其卫生监督机构依法对其管辖范围内的国家机关、企事业单位、社会团体、公民个人进行监督管理时，就构成了卫生行政法律关系的一方主体；当各级各类卫生行政机关需要医药卫生预防保健服务，而同提供医药卫生保健服务的企事业单位之间形成某种权利义务关系时，就构成了医药卫生服务法律关系的一方主体；还有各级行政机关与同级人民政府之间、各级卫生监督管理机关之间和内部的公务员与卫生监督执法人员之间形成领导与被领导、管理与被管理的关系时，就构成了内部卫生管理法律关系的一方主体。

2. 企事业单位 这里的企事业单位，一是指卫生企事业单位，包括各种医疗机构、药品生产及经营单位、医疗器械的生产及经营单位、卫生科研机构和各类医药院校，它们的活动是直接的医疗卫生活动，直接关系到人民的身体健康，是卫生法律关系中非常重要的一方主体；二是指一般的企事业单位，如食品厂、食品商店、化妆品生产单位等，这些企事业单位的生产、经营活动也可能影响人们的身体健康。当它们作为行政相对人接受行政管理时就成为医疗卫生管理法律关系的主体；当它们向人们提供服务时，就成为卫生服务法律关系的主体。

3. 社会团体 这里的社会团体也可以分为卫生社会团体和一般社会团体。卫生社会团体主要指中国红十字会、中华医学会、中国农村卫生协会、医师协会等团体。它们的活动由卫生法来规范时，就成为卫生法律关系的主体，如根据《中华人民共和国红十字会法》进行活动时形成的法律关系。一般社会团体主要是作为被管理者或接受卫生服务而成为卫生法律关系的主体。

4. 自然人 其作为卫生法律关系的主体有两种情况：一种是以特殊身份成为卫生法律关系的主体，如医疗机构中的医务人员；另一种是以普通公民身份参加卫生法律关系成为主体，如医疗服务关系中的患者。

居住在我国的外国人和无国籍的人，也可以成为我国卫生法律关系的主体。如在国境卫生检疫法律关系中接受我国卫生检疫机关检疫查验中的外国入境人员。他们能够参与的具体卫生法律关系，以及权利能力范围的大小，由我国有关卫生法律及我国同各国签订的卫生国际条约或国际法公认的准则加以规定。

（二）卫生法律关系的内容

卫生法律关系的内容是社会关系主体根据卫生法律规定建立的权利和义务关系。每一个卫生法律关系的参加者都是一定权利的享有者和义务的承担者。因此，卫生法律权利和义务是卫生法律关系的基本内容，也是卫生法律关系的主要构成要素之一。

在不同的卫生法律关系中，卫生法所规定的权利、义务不尽相同。如在卫生行政法律关系中，卫生行政机关作为主体的权利是有权对作为另一主体的医药卫生机构、企事业单位、社会团体和自然人进行卫生监督管理以及对违反卫生法规定的行为依法做出处理，其义务是有责任依法行使上述职权，有为人们提供咨询服务和接受监督义务等；而作为卫生行政法律关系的另一方主体的权利表现为有权对卫生行政机关的执法情况及工作进行监督，对卫生行政机关对其做出的处理决定有权提出申诉或起诉，并有获得赔偿和补偿的权利，其义务是应接受主管机关监督、管理，对自己的卫生违法行为承担相应的法律责任等。

1. 卫生法律权利 卫生法律权利是卫生法律规范规定的，卫生法主体以相对自由的作为或不作为的方式可以获得的某种利益。

卫生法律权利内容包括：①权利主体具有行为上的自由性，他可以以积极的作为方式去行使，也可以以消极的不作为的方式来行使。②权利主体有权请求对方履行义务，即有要求他人作为或不作为的权利。③在义务人不履行义务时，权利人可以请求法律和国家权力予以保护，即要求保护权利。以上三方面完整地构成了权利的内容。权利主体的权利只有在义务人不侵犯权利人的利益或按照权利人的要求履行一定义务的情况下才能得到保证。当义务人不履行义务而使权利人的利益遭受侵害时，权利人求助于国家法律，被侵害的权利在最大限度上得到保护时，权利才有实现的可能。如果没有后面两方面的内容，权利的实现就是空中楼阁。

2. 卫生法律义务 所谓卫生法律义务，是指卫生法律规范规定的、体现或实现于卫生法律关系中的、义务主体以作为或不作为的方式来保障权利主体获得利益的一种责任。卫生法律权利是卫生法给卫生法律关系主体的自由，而卫生法律义务是卫生法为满足或保障这种自由而对其他卫生法律主体的一种相对约束，目的是满足权利主体权利的实现。

卫生法律义务的内容也包括3个方面：①义务人必须按照权利人的要求做出某种行为，即义务人的积极作为义务。②义务人抑制某种行为以满足权利人的要求，即不作为义务。③如果义务人未按权利人的要求而作为或不作为，影响了权利人利益的实现，则必须承担法律责任。这3个方面也是相互联系、不可分割的，3个方面完整地构成卫生法律义务的概念。

没有无界限的权利，也没有无界限的义务。卫生法律权利的行使以不侵犯和超越他人及国家、集体的权利为基本界限，如果因行使自己的权利而侵害了他人、国家和集体的利益，超出了国家法律所许可的和保障的范围和界限，就是权利的滥用，要承担相应的法律责任。也可以说法律就是权利行使的基本界限。同样，义务的承担也只能以权利的有限度的行使为前提，以满足权利合法行使为基本界限。

（三） 卫生法律关系的客体

卫生法律关系的客体是卫生权利义务共同指向的对象。卫生法律关系主体所享有的权利和承担的义务总是指向一定的对象，没有对象权利义务也就失去了意义。因此，客体也为卫生法律关系的要素。

卫生法律关系的客体多种多样，一般包括：

1. 物 成为法律关系客体的物应满足下述3个条件：①必须是一种资源，能够满足人们的某种需要，因而被认为具有价值。②必须具有一定的稀缺性，因而不能被需要它的人毫无代价地占有和利用。③必须具有可控制性，因而可以被需要它的人为一定目的而占有和利用。作为客体的物也并不是所有的物，只有那些受卫生法调整的能够对人民的生命健康产生影响的物才是卫生法律关系的客体。如食品、药品、化妆品、医疗器械、生物制品、血液制品等等。

2. 行为　指主体为达到一定目的所进行的活动。行为有作为和不作为两种形式，前者是积极的行为，后者是对一定行为的限制。如在医疗服务关系中，卫生法律关系的客体就是医疗保健服务行为。

3. 人身利益　人格利益和身份利益，是人格权和身份权的客体。如患者的生命、健康、隐私等。

4. 智力成果　智力成果是主体从事智力活动所取得的成果，智力成果是知识产权的客体。如医药卫生科学发明、学术论文、医学著作等。

三、卫生法律关系的产生、变更和消灭

在社会生活中，卫生法律关系不是自然产生、永恒不变的，而是表现为一个不断产生、变更与消灭的过程。卫生法律关系的产生是指主体之间出现了权利、义务关系；卫生法律关系的变更是指法律关系的主体、客体或内容中的任何一项发生了变化；卫生法律关系的消灭是指主体间权利、义务关系终止。

卫生法律关系的产生、变更和消灭不是随意的，而是依据一定的卫生法律规范的规定，随着一定卫生法律事实的出现而产生、变更和消灭的。因此，引起卫生法律关系产生、变更或消灭的条件有两个：①抽象的条件，即卫生法律规范的存在，这是卫生法律关系产生、变更与消灭的前提和依据。②具体的条件，即卫生法律事实的存在，它是卫生法律规范中所规定的各种情况，一旦这种情况出现，法律规范中有关权利义务及有关行为的法律后果的规定就发挥作用，从而使一定的法律关系产生、变更或消灭。

（一）卫生法律事实的概念

卫生法律事实是指能够使卫生法律关系产生、变更或消灭的各种情况。卫生法律事实与一般意义上的事实有以下区别：①卫生法律事实是一种规范性事实。它是卫生法律规范的社会产物，没有卫生法就不会有卫生法律事实，所以卫生法律事实这一概念在一定程度上体现了卫生法律规范所设计的事实模型。②卫生法律事实是一种能用证据证明的事实。这意味着卫生法律事实不仅是客观事实，而且它还应是能用证据证明的客观事实。许多事实也许是客观存在的，但由于事过境迁拿不出证据证明，对这样的事实就不能认定为卫生法律事实（法律明确规定可以推定的除外）。③卫生法律事实是一种具有卫生法律意义的事实。如果该事实没有对卫生法律产生任何影响就不是卫生法律事实。

（二）卫生法律事实的种类

根据不同的标准可以对卫生法律事实进行多种分类，但最常见的是将其分为事件和行为两类。

事件又称为法律事件，是指人的行为以外的，能够使卫生法律关系产生、变更或消灭的事实。事件的特点是，它的出现与当事人的意志无关，不是由当事人的行为所引发的。导致事件发生的原因，既可以来自于社会，也可以来自于自然，另外还可能来自于时间的流逝。如人的出生、死亡、洪水、地震、传染病流行、爆发战争、各种时效的规定等。

行为又称有法律意义的行为，从卫生法律关系的角度来看，它是指与当事人意志有关，能

够引起卫生法律关系产生、变更或消灭的作为或不作为。可以根据不同的标准进行分类：①以是否合法为标准，分为合法行为和违法行为。合法行为是指卫生法律关系主体实施符合卫生法律规范、能够产生行为人预期后果的行为；违法行为是指卫生法律关系主体实施卫生法律规范所禁止的、侵犯他人合法权益的行为，违法行为不能产生行为人预期的法律后果，是无效行为并为法律所禁止，同时必须承担法律责任。②以是否以意思表示为要素，分为法律行为和事实行为。法律行为的行为人具有产生一定卫生法律后果的意思表示，要求行为人应当具有相应的行为能力，如患者签署知情同意书；事实行为的行为人没有产生一定卫生法律后果的意思表示，不以具备相应的行为能力为必要，根据法律规定发生一定法律后果，如医疗侵权行为。

另外，还有复数形式的法律事实即事实构成，它是由数个事实同时出现才能引起法律后果的法律事实，如遗嘱继承法律关系的产生需要两个事实：有合法有效的遗嘱和立遗嘱人死亡。

第四节　卫生法的渊源

一、卫生法的渊源

卫生法的渊源，一般是指卫生法的形式渊源，即卫生法律规范的各种具体表现形式。我国卫生法主要有以下几种表现形式：

（一）宪法

宪法是我国的根本大法，是国家最高权力机关——全国人民代表大会依照法定程序制定的具有最高法律效力的规范性法律文件，是其他一切法律法规制定的依据。它规定了我国社会政治、经济、文化生活中最根本、最重要的问题。其中，关于维护人民健康的医药卫生方面的条款，是我国卫生法的制定依据，也是卫生法的重要渊源。它在医学法律体系中具有最高的法律效力，任何其他医学法律法规的规定和宪法相抵触时，都要遵循宪法的规定。我国宪法有关卫生的条款主要有：国家发展医疗卫生事业，发展现代医药和我国传统医药，举办各种医疗卫生设施，开展群众性卫生活动；推行计划生育；发展社会保险、社会救济和医疗卫生事业；保护婚姻、家庭、母亲和儿童的合法权益等。

（二）卫生法律

卫生法律是指由全国人民代表大会及其常务委员会依法制定的调整我国卫生法律关系的规范性法律文件，它的法律效力仅次于宪法，属于狭义的卫生法律。其中全国人民代表大会制定的是卫生基本法律；全国人大常委会制定的是卫生基本法律之外的其他卫生法律。

我国现有的卫生法律都是由全国人大常委会制定的，主要有：《国境卫生检疫法》、《传染病防治法》、《红十字会法》、《母婴保健法》、《食品安全法》、《献血法》、《执业医师法》、《药品管理法》、《职业病防治法》等。此外，刑法、劳动法、婚姻法等其他法律中有关卫生的条款也是卫生法的渊源。

（三）卫生行政法规

卫生行政法规是指由国务院依法制定的规范性卫生法律文件。它是以宪法和卫生法律为依据，针对某一特定的调整对象而制定的，如《医疗机构管理条例》、《医疗事故处理条例》等。卫生行政法规既是卫生法的渊源之一，也是下级卫生行政部门制定各种卫生行政管理规章的依据。

（四）卫生自治条例和单行条例

卫生自治条例和单行条例是指民族自治地方的人民代表大会依法在职权范围内根据当地的政治、经济、文化特点，制定发布的有关本地区卫生方面的法律文件。它应报其上级人大常务委员会批准后方能生效，并且只在相应自治区域内具有法律效力。其中，涉及医药卫生方面的法律规范也是我国卫生法的渊源。

（五）地方性卫生法规

地方性法规是指省、自治区、直辖市及省会所在地的市和经国务院批准的较大的市的人大及其常委会在不与宪法、法律、行政法规相抵触的前提下所制定的规范性法律文件的总称。它仅在本行政区域范围内发生法律效力。经国务院批准的较大的市目前有 18 个，它们是：唐山市、大同市、包头市、大连市、鞍山市、抚顺市、吉林市、齐齐哈尔市、无锡市、淮南市、青岛市、洛阳市、宁波市、淄博市、邯郸市、本溪市、徐州市和苏州市。

（六）卫生部门规章

卫生部门规章是指国务院各部委根据法律和国务院的卫生行政法规、决定、命令在本部门的权限内，按照法定程序制定的有关医药卫生行政管理的规范性文件。它的效力低于宪法、卫生基本法律和卫生行政法规。

（七）卫生地方规章

卫生地方规章是指省、自治区、直辖市和经国务院批准的较大的市的人民政府，依法在其职权范围内制定和发布的有关本地区卫生管理方面的规章。它的效力仅限于本地区，低于宪法、卫生法律、卫生行政法规和地方性卫生法规。

（八）国际卫生条约

国际卫生条约是指我国缔结或者加入并生效的国际条约等规范性卫生法律文件。国际卫生条约虽不属于我国国内法的范畴，但我国一经加入并生效，除了我国声明保留的条款外，与我国国内法具有同样的法律效力，对我国国家机关和公民具有普遍的约束力，如我国已加入的《1961 年麻醉品单一公约》、《1971 年精神药物公约》、《国际卫生条例》等等，都是我国卫生法的渊源。

另外，由于卫生法具有技术控制和法律控制的双重性质，卫生标准、卫生技术规范和操作规程等也是卫生法律体系中一个重要的组成部分。

二、规范性卫生法律文件的规范化和系统化

卫生法律文件可以分为规范性卫生法律文件和非规范性卫生法律文件。所谓规范性卫生法律文件，是指具有规范约束力的卫生法律文件，即卫生法律法规。非规范性卫生法律文件，是指针对特定情况、特定人发布的，仅以一次适用为目的的卫生法律文件，如判决书、卫生行政处罚决定书、卫生许可证等。相对它们虽具有法律上的效力，但不具有法的效力。

（一）规范性卫生法律文件的规范化

规范性卫生法律文件的规范化是指有立法权的国家机关在制定规范性卫生法律文件时，必须遵循有关要求，使规范性法律文件符合一定的规格和标准，从而使我国的规范性卫生法律文件成为和谐、协调的整体。

具体有以下五点要求：

1. 制定权限的规范化 机关依照法定权限制定规范性卫生法律文件，不得越权。

2. 法律效力的规范化 层次性的规范性卫生法律文件的相应法律地位、法律效力及其相互关系均要得到确定。

3. 法律名称的规范化 规范性卫生法律文件的专有名称应规范、统一。

4. 法律术语的规范化 规范性卫生法律文件采用的法律术语及条文的文字表述都应当严谨、明确和统一。

5. 格式结构的规范化 这包含各种具体的技术要求，如须注明制定机关以及通过的日期、生效时间，法律条文在结构上安排合理，等等。

（二）规范性卫生法律文件的系统化

所谓规范性卫生法律文件的系统化，是对已制定的规范性卫生法律文件进行系统地整理、分类和加工。主要有以下3种方法：

1. 法律汇编 法律汇编，是指按照一定的目的和标准，对现行的各种规范性卫生法律文件进行系统的整理编排并汇集成册的活动。法律汇编不改变规范性卫生法律文件的内容，不制定新的法律规范，不属于卫生法的制定活动，仅是一项技术意义上的工作。既有官方的汇编，也有民间的汇编和个人的汇编。

2. 法典编纂 有立法权的机关对不同规范性卫生法律文件中现行的卫生法律规范进行审查、修改和补充，编纂成具有完整结构的、统一的规范性法律文件的活动，是卫生法的制定活动之一，只能由法定的立法机关进行，其他任何机关、团体和个人均无权进行。

3. 法律清理 有立法权的机关或得到其授权的机关，按照一定程序对一定时期或范围内的规范性卫生法律文件进行审查和清理，从而重新确认其法律效力的活动。法律清理既不制定新的法律规范，也不修改原来的法律规范，因此，不属于卫生法的制定活动。法律清理活动对各种卫生法律规范的法律效力进行确认的结果有3种：完全无效、有待修订和继续有效。

复习思考题

1. 简述卫生法的概念及其调整对象。
2. 法律关系的要素有哪些？
3. 卫生法有哪些表现形式？
4. 卫生法的特征有哪些？

资源链接

1. www. npc. gov. cn 中国人大网
2. www. moh. gov. cn 中华人民共和国卫生部
3. www. wsfx. net 卫生法学网
4. www. chls. net 中国卫生法学会

第二章
卫生法的制定与实施

学习目标

通过本章的学习，了解卫生法制定的程序、卫生守法及法律责任、卫生行政许可及卫生行政处罚的程序，熟悉卫生法的效力范围、卫生法实施的内容、具体卫生行政行为的种类、卫生法律监督体系，掌握卫生行政许可的概念和特征、卫生行政处罚的概念和种类。

引导案例　某市卫生监督所接群众举报经现场调查取证发现，市某医院与某医疗碎石中心签订了"医疗技术合作协议书"。双方协定，由医院提供场地用房，某市医疗碎石中心提供设备和人员，每年向医院交纳管理费，实行独立核算，自负盈亏。

市卫生行政部门依法对该医疗碎石中心的非法诊疗行为，予以没收非法所得 120400 元、没收违法经营的工具电磁波体外碎石机一套、罚款 7000 元的行政处罚决定。同时责令其改正违法行为。市卫生行政部门依法进行了处罚告知，组织进行了听证、合议等法定程序。2007 年该碎石中心不服市卫生行政部门的行政处罚决定，先后分别向市政府、市某区法院、市中级法院提出行政复议和行政诉讼及上诉，市政府和区法院、市中级法院均做出维持市卫生部门的行政处罚决定。在法院终审判决生效后，该医疗碎石中心一直未履行法院的终审判决。为维护法律法规的尊严，7 月 25 日，市卫生局依法向法院申请强制执行。

市卫生行政执法是否合法？

因非法诊疗受到市卫生执法部门行政处罚的某医疗碎石中心在其走完了听证、行政复议、行政诉讼、上诉等所有程序后，仍不履行法院的终审判决。为此，市卫生局依法向法院申请强制执行，其程序是否合法？

第一节　卫生法的制定

一、卫生法制定的概念

卫生法的制定，又称卫生立法活动，是指有权的国家机关依照法定职权和程序创制、修改和废止卫生法律及其他规范性卫生法律文件的活动。包括以下 4 个方面的含义：①立法活动的主体是特定的国家机关，只有那些被法律赋予立法权的国家机关才能成为立法主体。②卫生立法活动必须依照法定的权限和法定的程序进行。③卫生立法的方式包括创制、修改、废止和认可多种形式，它们或是产生新的法律规范，或是使原来的法律规范归于无效，都属于卫生立法活动。④卫生立法活动的结果是颁布卫生法律规范。

卫生法的制定有广义和狭义之分。狭义的卫生法的制定，专指全国人大及其常务委员会制定卫生法律的活动。广义的卫生法的制定，是指有立法权的国家机关，按照法定的权限和程序制定具有法律效力的各种规范性文件的活动，其范围既包括了狭义的卫生法的制定，还包括国务院制定卫生行政法规、国务院有关部门制定卫生行政规章、地方人大及其常委会制定地方性卫生法规、地方人民政府制定地方政府卫生规章、民族自治地方的自治机关制定卫生自治条例和单行条例的活动。

二、卫生法制定的基本原则

卫生法制定的基本原则是指立法机关在卫生立法过程中应当遵循的指导思想和方针。卫生立法所要遵循的原则当然包括我国立法活动中应该遵循的所有原则，但是，卫生立法活动具有特殊性，卫生立法的基本原则一般指卫生立法所特有的或更加突出的立法原则。我国卫生立法应遵循以下基本原则：

（一）保障人们健康，提高人们健康水平

健康权是人的基本权利，保障和促进人们健康是卫生工作和卫生立法活动的永恒主题。这是卫生立法必须遵守的最重要的一个基本原则，所有的卫生立法都要抓住健康这个主题，围绕保障和促进人们健康，建立和完善卫生法律制度。

（二）尊重医学科学规律

卫生立法活动在遵循一般立法原则的同时，还必须遵循医学科学的客观规律，适应医学的发展，遵循人与自然环境、社会环境、心理环境的和谐发展规律，使法学和医学有机地、紧密地联系在一起，使卫生立法具有科学性。卫生立法活动还要科学地预测我国医药卫生工作和卫生改革的发展趋势，做出一定超前性的立法，在一定程度上减少卫生立法的频繁修改和废止，这样既可保证卫生法的前瞻性又可保持它的稳定性。

（三）从我国实际出发与借鉴国外有益经验相结合

从实际出发是指我国卫生法的制定应当立足于我国实际，根据我国的国情，充分考虑到我国的社会经济基础、生产力水平、各地的医药卫生条件、人口的素质以及各地区的发展不平衡等状况，在借鉴国外经验的同时，要考虑我国国情，把符合我国情况的法律制度借鉴过来，既可节约立法成本，又可保证我国卫生法律制度的先进性和国际性。

（四）原则性与灵活性相结合

原则性是指在卫生立法中必须坚持国家政策、立法活动的原则、卫生立法的基本原则等。灵活性是指在原则允许的限度内，在特定情况和条件下允许在一定范围和程度上做出有一定弹性的变通规定，以更能适应社会生活需要。

三、卫生立法程序

卫生立法程序是指有权的国家机关在制定卫生法时应遵循的法定形式、时间和步骤等。《中华人民共和国立法法》对法律的立法程序作了明确规定，也对行政法规、地方性法规和规章的立法程序做了原则性规定。

（一）卫生法律的制定程序

1. 法律案的提出　委员长会议可以向常务委员会提出法律案，由常务委员会会议审议。

国务院、中央军事委员会、最高人民法院、最高人民检察院、全国人民代表大会各专门委员会，常务委员会组成人员10人以上联名可以向常务委员会提出法律案，由委员长会议决定是否将其列入常务委员会会议议程，不列入常务委员会会议议程的，应当向常务委员会会议报告或者向提案人说明。

2. 法律案的审议 全国人大常务委员会会议议程的卫生法律案，一般经人大常委会三次审议后再交付表决。①在全体会议上听取提案人的说明，由分组会议进行初步审议。②在全体会议上听取法律委员会关于法律草案的修改情况和主要问题的汇报，由分组会议进一步审议。③在全体会议上听取法律委员会关于法律草案审议结果的报告，由分组会议对法律草案修改稿进行审议。对各方面意见比较一致的，可以经两次审议后交付表决，对部分修改的法律案，各个方面意见比较一致的，也可以经一次常务委员会审议即交付表决。

3. 法律案的表决 委员会根据常务委员会组成人员的审议意见对法律案进行修改，提出法律草案表决稿，由委员会提请常务委员会全体会议表决，由常务委员会全体组成人员过半数通过。

4. 法律案的公布 人民代表大会常务委员会通过的卫生法律由国家主席签署主席令予以公布。

（二）卫生行政法规的制定程序

1. 编制立法规划 国务院有关部门，认为需要制定卫生行政法规的，应向国务院报请立项，经国务院统一部署，决定立法项目名称、等级和负责起草的部门，具体工作由国务院法制办组织实施。

2. 法规起草 纳入立法计划的卫生行政法规，由国务院组织起草。在起草过程中，应广泛听取有关机关、组织和个人的意见，听取意见可采取座谈会、论证会、听证会等多种形式。

3. 法规草案的报送和审查 行政法规起草工作完成后，起草单位应将草案及其说明、各方面对草案主要问题的不同意见和其他有关资料送国务院法制机构进行审查。国务院法制机构向国务院提出审查报告和草案修改稿，审查报告应对草案的主要问题做出说明。

4. 卫生行政法规的通过和公布 行政法规的通过程序依照国务院组织法的有关规定执行。医学行政法规通过后，由国务院总理签署国务院令公布，并及时在国务院公报和全国范围内发行的报纸上刊登。国务院公报上刊登的卫生行政法规文本为标准文本。

另外，关于地方性法规、自治条例和单行条例、规章的制定，我国立法法也做了较详细的规定。

第二节 卫生法的实施

卫生法的实施是指卫生法律规范在社会生活中的贯彻与实行，是国家机关及其工作人员、社会团体和自然人实现卫生法律规范的活动。国家创制卫生法律规范的目的，在于通过其实施，使卫生法律规范设定的行为准则转化为人们的实际行为和社会生活的现实，从而实现卫生法律规范设定的权利和义务，这个过程就是卫生法的实施过程。

一、卫生法的效力范围

卫生法的效力范围是指卫生法的生效范围和适用范围，即卫生法在什么时间、什么地方、对什么人有效，包括卫生法的时间效力、空间效力和对人的效力3个方面。

（一）卫生法的时间效力

卫生法的时间效力是指卫生法何时生效、何时失效，以及对卫生法生效前所发生的事件和行为能否适用即是否有溯及力的问题。

1. 卫生法的生效时间　立法法第五十一条明确规定："法律应当明确规定施行日期。"卫生法的生效时间通常有以下两种情况：①在卫生法律法规中明确规定从法律文件颁布之日起施行。②在卫生法律法规中规定在其颁布后的某一具体时间生效，如国务院2002年2月20日通过的《医疗事故处理条例》规定："本法自2002年9月1日起施行。"

2. 卫生法的失效时间　我国卫生法的失效时间有以下几种情况：①从新法颁布施行之日起，相应的旧法自行失效。②在新法中明文规定旧法废止。③立法机关通过发布专门的决议、命令等，明令废止某些卫生法律法规，使其失效。

3. 卫生法的溯及力　即卫生法溯及既往的效力，是指新法颁布施行后，对它生效前所发生的事件和行为是否适用的问题。如果适用该法就具有溯及力，否则就不具有溯及力。我国立法法规定法律法规一般不具有溯及既往的效力，但是为了更好地保护公民、法人及其他组织的权利和利益而作的特别规定除外。

（二）卫生法的空间效力

卫生法的空间效力是指卫生法生效的地域范围。我国卫生法的空间效力有以下几种情况：①全国人大及其常委会制定的卫生法律，国务院及其各部委发布的卫生行政法规、规章等规范性卫生法律文件，在全国范围内有效。②地方性卫生法规和规章，只在发布机关管辖的行政区域内有效。③中央国家机关制定的卫生法规，明确规定了特定的适用范围的，在其规定的特定范围内有效。

（三）卫生法对人的效力

卫生法对人的效力是指卫生法适用于哪些人，对哪些人有约束力。我国卫生法对人的效力通常有以下几种情况：①对发生于我国领域内的事件和行为，一律适用我国的卫生法。②我国公民在我国领域外，原则上适用我国卫生法，但法律有特别规定的除外。③外国人、无国籍人在我国领域外，如果侵害了我国国家利益或公民、法人的权益，或者与我国公民、法人发生卫生法律关系，也可以适用我国卫生法。

二、卫生法实施的内容

卫生法的实施一般包括卫生法的遵守、卫生法的执法、卫生法的适用和卫生法制监督4个方面。

（一）卫生法的遵守

卫生法的遵守即卫生守法，是指一切组织和个人都应主动地遵守卫生法律规范，从而将法律规范的要求自觉地转化为社会现实生活。卫生守法是卫生法的实施的基本要求和重要形式。要使卫生法得以贯彻实施，除了国家强制力的保障外，必须依靠全体社会成员的遵守，否则，就应承担相应的卫生法律责任。国家卫生行政机关的守法具有特别重要的意义。

（二）卫生法的执行

卫生法的执行即卫生执法，亦称卫生行政执法。卫生法的执行是卫生法实施的重要环节，完善卫生执法机制，规范卫生执法行为是当前卫生法制建设的重心。

（三）卫生法的适用

卫生法的适用，是指司法机关依照法定职权和程序，处理卫生法律纠纷案件的专门活动，也可以简称卫生司法。司法的本质属性是判断性，即判断是非曲直并进行裁判；司法的最高价值是公平性，即追求公平正义。在我国，司法机关被认为包括法院和检察院，它们分别行使审判权和检察权。但随着司法体制改革的深入，检察权的司法性质不断受到质疑和挑战。在法学理论中的司法机关一般仅指法院，卫生司法是指通过各种卫生诉讼活动来实施卫生法。

（四）卫生法制监督

卫生法制监督是指一切国家机关、社会组织和公民对各种卫生活动的合法性、合理性所进行的监察和督促。包括权力机关的监督、行政机关的监督、司法机关的监督和社会的监督等方面。

第三节　卫生守法、违法及法律责任

一、卫生守法

卫生守法是指一切公民、法人和其他组织都必须自觉遵守卫生法律规范的规定，以卫生法为自己的行为准则，依照卫生法律行使权利、履行义务的活动。守法的含义大多限于不违法，不做法律所禁止的事情或做法律所要求做的事情，这是消极的、被动的守法。这里所说的守法，还包括积极、主动的守法，即根据授权性法律规范积极主动地去行使自己的权利，实施法律。

（一）卫生守法的主体

卫生守法主体是指在一个国家和社会中哪些人或组织应该遵守卫生法。守法主体的范围是由国家的性质和制度决定的。

我国卫生守法主体可以分为以下几类：①一切国家机关、武装力量、政党、社会团体和企事业组织等。②中华人民共和国公民，这是我国最广泛最普遍的卫生守法主体。③在我国领域内的外国人、外国组织和无国籍人也是卫生守法的主体。④国家也是卫生守法的主体，特别是国际法的守法主体。其中，从卫生守法角度来看应特别重视对以下主体的守法：医疗机构及其医务人员；卫生法律规范所指向的其他与人体健康有关的企事业部门和社会服务性行业及其从业人员；卫生行政机关及其工作人员；法律、法规授权的卫生执法组织及其工作人员等。

（二）卫生守法的条件

卫生守法是守法主体有目的、有意识的活动，也是社会认知并实践法律的一种现实性活动，其实现须具有一定的条件。

1. 卫生法具有可遵守性　卫生法是社会成员从事卫生活动所遵守的标准、依据和准绳，只有具有可遵守性，社会成员才能切实依据卫生法律规范的规定来从事卫生活动。可遵守的卫生法，应该是良好的卫生法。英国资产阶级思想家霍布斯认为："良法就是为人民的利益所需而又清晰、明确的法律。"

2. 守法主体具有良好的卫生法律意识　良好的卫生法律意识对卫生法的实施具有积极的促进作用，它能引导人们去正确地学法、知法、懂法、守法和用法。

3. 社会具备良好的法治环境　这是影响和制约守法状况的重要的不可缺少的客观条件。

（三）卫生守法的状态

卫生守法的状态是指卫生守法主体主观上认可和遵守法律的状态和程度。可以分为3种状态：①不违法，这是守法的最低状态。②依法办事，被动地接纳、遵守法律规则，这是守法的中层状态。③主动地认可、接纳、遵守法律，将法律视为至上的、有绝对权威的社会规则，并产生法律信仰，这是守法的最高状态。

二、卫生违法

卫生违法是与卫生守法相对而言的，它是指具有法定责任能力的组织或个人实施的违反卫生法律规范，造成社会危害的行为。卫生违法是卫生守法的反面，具体地讲，卫生违法就是违背了卫生法律规范，不履行卫生法规定的义务或滥用权利，并造成一定社会危害性的行为。

（一）卫生违法的构成

卫生违法的构成，是指卫生法规定的构成卫生违法行为必须具备的各种要件。它是衡量卫生违法是否成立的标准。卫生违法的构成要件包括主体要件、客体要件、主观要件、客观要件4个方面。

1. 主体要件　卫生违法的主体，必须是具有法定责任能力的公民、法人或其他组织，没有达到法定责任年龄的幼童或不能理解、辨认和控制自己行为的精神病患者即使实施了对社会有危害性的行为，也不构成卫生违法。

2. 客体要件　从客体上看，卫生违法必须侵犯了卫生法所保护的社会关系，因而具有一定的社会危害性。国家制定并实施法律，是为了通过建立一定的法律秩序，维护人们的利益，保障并促进社会发展。如果一个行为没有侵犯法律所保护的社会关系，没有侵犯到社会、国家、集体或个人的合法利益，就不构成违法。

3. 主观要件　卫生违法在主观上必须是行为人在实施违法行为时具有过错，这种过错包括故意和过失。

4. 客观要件　卫生违法在客观上必须是行为人实施了违反卫生法律规范的行为，包括积极地实施卫生法所禁止的行为和消极地不实施卫生法所要求的行为。

（二）卫生违法行为与其他行为的区别

1. 卫生违法行为与违反道德的行为　许多卫生违法行为，特别是犯罪行为，同时是违反道德的行为。但是，并非所有卫生违法行为都是违反道德的行为，因为有些违法行为并不涉及道德评价的问题。同样，有些违反道德的行为并不构成违法行为。

2. 卫生违法行为与法律上无效行为　卫生违法行为当然不能发生行为人实施违法行为

时所希望的卫生法律效果，但也不能认为法律上无效的行为都是违法行为，有些法律上无效的行为虽然没有法的效力，但也并不构成违法，比如无民事行为能力人实施的民事行为。

三、卫生法律责任

（一）卫生法律责任的概念和特征

卫生法律责任是指卫生法规定的因损害法律上的权利义务关系而导致的相关主体所应承担的带有强制性的法律后果。卫生法律责任可以因卫生违法、卫生违约和违反卫生法的规定而产生。

卫生法律责任主要具有以下特征：

1. 卫生法律责任是一种否定性法律后果　一般情况下，它与违法行为密切相联，即只有在构成卫生违法的前提下，行为人才可能承担相应的卫生法律责任。否则，不构成卫生违法，也就无须承担卫生法律责任。但是，在特定情况下，在承担卫生法所涉及的民事责任时，不一定必然是由违反卫生法而引起的。

2. 卫生法律责任的内容是卫生法律、法规和规章明确规定的　只有当什么样的违法行为应承担什么样的法律责任由规范性法律文件作出明确规定时，行为人方对其违法行为承担相应的法律责任。

3. 卫生法律责任具有国家强制性　法律责任的承担以国家强制力为后盾，并由国家强制力保障其执行。

4. 卫生法律责任由国家授权的专门机关在法定职权范围内予以追究　除国家授权的专门机关，任何组织和个人都不能行使这种权力。

（二）卫生法律责任的构成要件

卫生法律责任的构成要件是指构成卫生法律责任必须具备的各种条件或必须符合的标准，它是国家机关要求行为人承担法律责任时进行分析、判断的标准。根据违法行为的一般特点，我们把卫生法律责任的构成要件概括为主体、过错、违法行为、损害事实和因果关系5个方面。

1. 主体　卫生法律责任主体，是指卫生违法主体或者承担卫生法律责任的主体。责任主体不完全等同于违法主体。

2. 过错　即主体在承担卫生法律责任时具有的主观故意或者过失的过错。

3. 违法行为　违法行为是指违反法律所规定的义务、超越权利的界限行使权利以及侵权行为的总称，一般认为违法行为包括犯罪行为和一般违法行为。

4. 损害事实　损害事实即受到损失和伤害的事实，包括对人身、对财产、对精神的损失和伤害。

5. 因果关系　即违法行为与损害事实之间的因果关系。

（三）卫生法律责任的种类

按照卫生违法行为的性质和对社会的影响程度，卫生法律责任可以分为行政责任、民事责任、刑事责任和违宪责任。

1. 行政责任　行政责任是指因违反行政法规定或因行政法规定而应承担的法律责任。追究卫生行政责任的形式主要有：

（1）行政处罚　这是指卫生行政机关或法律、法规授权组织，在职权范围内依法对违反卫生行政管理秩序的相对人所实施的行政制裁。根据《行政处罚法》和我国现行相关卫生法律、法规和规章的规定，卫生行政处罚的种类主要有：警告、罚款、没收非法财物、没收非法所得、责令停产停业、吊销许可证、责令限期改正和撤销批准文号等。

（2）行政处分　这是指卫生行政机关、医疗机构、医药企业对所属工作人员的违法、违纪或失职行为所给予的一种制裁。行政处分主要有：警告、记过、记大过、降级、撤职、开除。

2. 民事责任　民事责任是指由于违反卫生法中的民事法律规范、违反民事约定或者由于民法规定所应承担的一种法律责任。根据《民法通则》，承担民事责任的方式有：停止侵害、排除妨碍、消除危险、返还财产、恢复原状、修理、重作、更换、赔偿损失、支付违约金、消除影响、恢复名誉、赔礼道歉等。

3. 刑事责任　违反卫生法的刑事责任是指违反卫生法的行为，侵害了刑法所保护的社会关系而构成犯罪所应承担的法律责任。刑事责任是一种惩处最为严厉的法律责任。承担刑事责任的方式主要是适用刑罚，包括主刑和附加刑。主刑有：管制、拘役、有期徒刑、无期徒刑、死刑；附加刑有：罚金、剥夺政治权利、没收财产。对于犯罪的外国人，可以独立适用或者附加适用驱逐出境。我国《刑法》明确规定了违反卫生法行为的刑事责任，如生产、销售假药罪，生产、销售有毒有害食品罪，传染病菌种、毒种扩散罪，妨害传染病防治罪，非法组织卖血罪，强迫卖血罪，医疗事故罪，非法行医罪，非法进行节育手术罪等。

4. 违宪责任　违宪责任是一种特殊的法律责任，它是指国家机关及其工作人员、各政党、社会团体、企事业单位和公民的言论或行为违背宪法而必须承担的相应法律责任。抽象行政行为违法，一般承担违宪责任。

第四节　卫生行政执法

一、卫生行政执法的概念和特征

卫生行政执法以行政权为核心，根据卫生行政主体所行使的行政权的范围不同，可以把卫生行政执法进一步划分为广义的卫生行政执法和狭义的卫生行政执法。广义的卫生行政执法是指卫生行政主体行使行政权的一切活动，包括创设行政权的行政组织管理活动、为执行法律法规而制定规范性文件的活动、依法履行职责对社会特定人的管理和服务活动、依职权解决纠纷的准司法活动等，其范围非常广泛。狭义的卫生行政执法是指卫生行政主体为实现国家卫生行政管理目的，依照卫生法律、法规和规章的规定行使卫生行政职权和履行卫生行政职责来处理卫生行政事务的活动。本节所讲的卫生行政执法是指广义的卫生行政执法。

卫生行政执法是卫生行政主体实施国家卫生行政管理的手段和方式，它具有以下基本特征：

1. 卫生行政执法的根本目的是保护公民的生命和健康　这是卫生行政执法区别于其他行政执法的主要标志。我国《宪法》规定："国家发展医疗卫生事业，发展现代医药和我国传统医药，鼓励和支持农村集体经济组织、国家企事业组织和街道组织举办各种医疗设施，开展群众性的卫生活动，保护人民健康。"卫生行政执法的根本目的正是通过运用法律手段以更好地保护公民的健康权。

2. 卫生行政执法是卫生行政主体所实施的行为　卫生行政执法是实施卫生行政管理的活动，卫生行政主体是国家卫生行政管理的主体，包括卫生行政主管机关、药品监督管理机关、计划生育管理机关、国境卫生检疫机关、爱国卫生管理机关等。在特定的条件下，经法律、法规授权的组织，如各级卫生防疫站，也属于卫生行政主体。另外受卫生行政机关委托来行使卫生执法权的组织，不是卫生行政主体，而是委托机关的代理人，其实施的卫生行政执法只能以委托机关的名义做出。

3. 卫生行政执法具有法定性　这是指卫生行政主体在卫生行政执法时，必须依法进行。所依据的法律包括宪法、法律、行政法规、地方性法规、规章等，不仅要符合实体法，也要符合程序法。具体表现为主体法定、职权法定、程序法定以及依据合法。

4. 卫生行政执法具有较强的专业性和技术性　卫生活动具有明显的专业性和技术性，为保证卫生行政主体合法、正确地执法，必须遵循卫生法律规范和卫生技术规范，并须具备一定的卫生技术能力，如对食品中有毒有害物质的检验能力，因而卫生行政执法活动体现了较强的专业性和技术性。

5. 卫生行政执法具有国家强制性　卫生行政执法作为国家卫生管理的一种方式，是行使国家权力的活动，是具有法律意义、能产生法律效果的行为，因而具有国家强制性。一旦卫生行政主体运用职权进行卫生行政执法，相对方就得接受，从而使其权利和义务受到制约。

二、卫生行政执法的分类

卫生行政执法可按不同的标准划分为不同的种类。以行为功能及适用对象的不同作为标准，可将卫生行政执法活动划分为抽象卫生行政行为和具体卫生行政行为。这是对卫生行政执法的一种最基本的分类。

（一）抽象卫生行政行为

抽象卫生行政行为是指卫生行政主体针对广泛、不特定的对象设立具有普通约束力的行为规范的行为，具体是指卫生行政主体为执行卫生法律、法规和规章，在其职权范围内发布有关的规范性文件，以指导下级机关和有关部门执行和遵守卫生法律、法规和规章。抽象卫生行政行为主要指卫生行政立法活动。如卫生部为指导《母婴保健法》的执行而制定《母婴保健法实施办法》，就属于抽象卫生行政行为。

（二）具体卫生行政行为

具体卫生行政行为是指卫生行政主体针对特定对象具体运用卫生法律规范所作出的，只对特定对象产生约束力的行为，具体是指卫生行政主体在职权范围内，依据卫生法律、法规和规章所规定的内容和程序，单方面采取的直接影响特定卫生行政管理相对人的权利和义务的执法行为。具体卫生行政行为在功能上是具体适用卫生法律规范而不是设定具有普遍意义的规范，而且它针对的是特定对象并只对特定对象具有约束力，因而称之为具体卫生行政行为。这是卫生行政执法中运用最多的一种手段，主要包括：

1. 卫生行政处理　这是指卫生行政主体依据法定职权，对涉及相对人的权益的卫生行政事务进行处理或裁定的一种具体行政行为。如对医疗事故进行行政处理等。

2. 卫生监督检查　这是指卫生行政主体对管理相对人是否遵循卫生法律、法规和规章等而进行监督检查的执法行为。其主要目的是监督相对人自觉遵守卫生法律法规，保证卫生法律法规的实施。如各级卫生防疫机构对其管辖内的公共场所进行监测、检查等。

3. 卫生行政控制　这是一种卫生行政强制措施，主要是指卫生行政主体对已经危害或可能危害人群健康和社会利益的行为，以及特定人或场所，依法采取的一种紧急控制措施。如医疗保健机构、卫生防疫机构对甲类传染病人予以隔离治疗等。

4. 其他　具体卫生行政行为还包括卫生行政许可和卫生行政处罚。

三、卫生行政许可

卫生行政许可是指卫生行政机关根据公民、法人或其他组织提出的申请，经依法审查，准予从事某种卫生相关活动的行为。通常又称"行政审批"。其中，依法申请卫生行政许可的自然人、法人或其他组织被称为申请人；取得卫生行政许可的自然人、法人或其他组织称为被许可人。卫生行政许可是卫生行政机关依法管理卫生事务的一项重要措施。其方式主要是颁发有关的卫生许可证，如对符合条件的申请生产食品的企业颁发《食品卫生许可证》。

（一）卫生行政许可的特征

卫生行政许可与其他行政行为相比，有以下基本特征：

1. 卫生行政许可是依申请的行政行为　卫生行政相对人提出申请是卫生行政许可的前提条件，卫生行政机关不会因某人准备从事某项活动而主动颁发许可证或执照。

2. 卫生行政许可存在的前提是卫生法的一般禁止　"一般禁止"是指不经个别批准、认可或资格确认就不能从事的活动，而不是法律绝对禁止的活动。卫生许可是对一般禁止的卫生相关活动的解除，没有卫生法的一般禁止，卫生行政许可就无从谈起。如企业生产药品就要获得《药品生产许可证》，获得此项许可就意味着对该企业解除了生产药品的一般禁止。

3. 卫生行政许可是授益性行政行为　卫生行政许可不同于卫生行政处罚，它不是对相对人施以惩罚，而是赋予相对人某种权利或资格的授益性卫生行政行为。

4. 卫生行政许可是要式行政行为　明示的书面许可是行政许可在形式上的特点。许可证、执照是比较正规的书面形式，其他的审批、批准也必须以书面的形式作出。如企业获得《药品生产许可证》，就取得了生产药品的合法资格，同时它也是一种表明自己具有此资格的证明文件。

（二）卫生行政许可的种类

不同的卫生行政管理事项，需要不同的卫生行政许可。按卫生行政许可的性质、功能、适用条件和程序，可以将其分为以下五类：

1. 普通许可　普通许可是由卫生行政机关确认自然人、法人或其他组织是否具备从事卫生相关活动的条件。这是运用最广泛的行政许可，占行政许可总量的80%左右。普通许可没有数量限制，如医疗卫生机构设立许可、食品生产经营许可、药品生产经营许可等。

2. 特许　特许是由卫生行政机关代表国家依法向被许可人授予某种权利。主要适用于自然资源的开发利用，有限公共资源的配置等，其主要功能是分配稀缺资源，一般有数量限制。如医疗排污许可、120号码的专用许可等。

3. 认可　认可是一种资格性许可，是由卫生行政机关对申请人是否具备特定技能的认定。认可的主要功能是提高从业水平或某种技能、信誉，一般通过考试方式根据考试结果决定是否认可，没有数量限制。如对执业医师、执业护士资格的认可等。

4. 核准　核准是一种技术性许可，是由卫生行政机关对某些事项是否达到特定技术标准、技术规范的判断和确认。核准具有较强的技术性和专业性，一般要根据实地验收、检测决定，没有数量限制。如生猪屠宰检疫、大型医疗设备的安装核准、器官移植手术核准等。

5. 登记　登记是由卫生行政机关确定相对人的特定主体资格、特定身份。如医疗机构登记、医学会登记等。

（三）卫生行政许可的程序

根据《行政许可法》、卫生部颁布的《卫生行政许可管理办法》等的规定，卫生行政许可应遵循以下程序：

1. 提出许可申请　申请人提出申请许可，是行政机关实施卫生行政许可的前提，它标志着许可程序的开始。申请人的申请必须以书面的形式提出，申请的书面形式一般为申请书。申请书需要采用格式文本，卫生行政机关应当向申请人提供卫生行政许可的申请书的格式文本。申请人申请卫生行政许可，应当如实向卫生行政机关提交有关材料和反映真实情况，并对其申请材料的真实性负责。

为提高卫生行政许可的透明度，方便当事人申请卫生行政许可，卫生行政机关应当将有关卫生行政许可的事项、依据、条件、程序、期限、费用以及需要提交的全部材料和申请书的示范文本等在办公场所公布。对于申请人提出的疑问、不解，卫生行政机关负有解释和说明的义务。

2. 受理　申请事项属于本行政机关职权范围，申请材料齐全、符合法定形式，或者申请人按照本行政机关的要求提交全部补正申请材料的，应当受理行政许可申请。行政机关受理或者不予受理行政许可申请，应当出具加盖本行政机关专用印章和注明日期的书面凭证。卫生行政机关的受理，发生以下法律效力：①要求卫生行政机关开始对许可进行审查。②要求卫生行政机关必须在法定期限内完成审查，依法作出是否准予许可的决定。

3. 审查与决定　卫生行政机关应当对申请人提交的申请材料进行审查。卫生行政机关对卫生行政许可申请进行审查后，除当场作出行政许可决定的以外，应当在法定期限内按照规定程序作出行政许可决定。卫生行政机关作出准予行政许可的决定，需要颁发行政许可证件的，应当向申请人颁发加盖本行政机关印章的卫生行政许可证件，并予以公开，公众有权查阅。

卫生行政机关依法作出不予行政许可的书面决定的，应当说明理由，并告知申请人享有依法申请行政复议或者提起行政诉讼的权利。

4. 听证　听证制度是公平、公正、公开程序的核心内容，是行政法治原则，尤其是正当程序原则的要求。法律、法规、规章规定实施行政许可应当听证的事项，或者行政机关认为需要听证的其他涉及公共利益的重大行政许可事项，行政机关应当向社会公告，并举行听证。

行政许可直接涉及申请人与他人之间重大利益关系的，行政机关在作出行政许可决定前，应当告知申请人、利害关系人享有要求听证的权利；申请人、利害关系人在被告知听证权利之日起5日内提出听证申请的，行政机关应当在20日内组织听证。申请人、利害关系人不承担行政机关组织听证的费用。

听证按照下列程序进行：①行政机关应当于举行听证的7日前将举行听证的时间、地点通知申请人、利害关系人，必要时予以公告。②听证应当公开举行。③行政机关应当指定审查该行政许可申请的工作人员以外的人员为听证主持人，申请人、利害关系人认为主持人与该行政许可事项有直接利害关系的，有权申请回避。④举行听证时，审查该行政许可申请的工作人员应当提供审查意见的证据、理由，申请人、利害关系人可以提出证据，并进行申辩和质证。⑤听证应当制作笔录，听证笔录应当交听证参加人确认无误后签字或者盖章。

行政机关应当根据听证笔录，作出行政许可决定。

四、卫生行政处罚

卫生行政处罚是指享有卫生行政处罚权的卫生行政机关、法律法规授权的组织和行政委托的组织依照法定权限、程序和依据对违反卫生行政管理秩序，应当受到卫生行政处罚的相对方给予卫生行政制裁的具体行政行为。通过对违法者的依法处罚，达到教育、惩戒违法者，警戒他人，制止已有违法行为的继续，预防新的违法行为发生的目的。卫生行政处罚是保障卫生法实施的必要手段。

（一）卫生行政处罚的种类

根据《行政处罚法》及有关卫生法律、法规和规章的规定，卫生行政处罚主要有以下几种：

1. 警告　警告是指卫生行政主体对情节显著轻微、尚未造成实际危害结果的违法行为人的告诫和谴责。警告不是简单、随便的口头批评，而应以书面形式做出并向本人宣布和送达。

2. 罚款　罚款是指卫生行政主体强制违法人在一定期限内交纳一定货币的处罚形式。在大多数卫生法的罚则中都有罚款的规定。

3. 没收非法财物、没收非法所得　前者是指卫生行政主体对违法相对人剥夺其与违法行为有关的财物，如违禁物品等。后者是指卫生行政主体对违法相对人剥夺其因违法行为而获得的非法金钱收入，如违法经营而获得的非法利润等。

4. 责令停产停业　责令停产停业是指卫生行政主体对违法从事生产经营活动的相对人，在一定期限和范围内限制或取消其生产经营活动资格的处罚。

5. 吊销许可证　吊销许可证是指卫生行政主体依法终止相对人某一方面的行为能力，使其不再具备从事该类活动资格的处罚。

此外，卫生行政处罚的种类还包括责令限期改正、责令追回已售出的禁止生产的产品、撤销批准文号等。

以上卫生行政处罚种类，可以单独适用，也可以合并适用。如《药品管理法》第五十条规定："生产、销售假药的，没收假药和违法所得，处以罚款，并可以责令该单位停产、停业整顿或者吊销《药品生产企业许可证》、《药品经营企业许可证》、《制剂许可证》。"

（二）卫生行政处罚的原则

卫生行政处罚的原则是指法律规定的对设定和实施卫生行政处罚具有普遍指导意义的准则。根据《行政处罚法》的规定和卫生行政管理的实践，实施卫生行政处罚应遵循以下原则：

1. 处罚法定原则　即合法原则，具体包括：①实施处罚的主体必须是享有卫生行政处罚权的行政主体。②处罚必须有明确的卫生法律依据。③处罚必须遵循法定的程序。④处罚的种类必须由法律和行政法规设定。

2. 公正、公开原则　公正原则要求设定和实施卫生行政处罚时必须以事实为依据，与违法行为的事实、性质、情节以及社会危害程度相当。相同或相似的案件处罚应保持均衡，不得畸轻畸重，或反复无常，同时不得超过必要限度。

公开原则要求处罚依据公开、处罚过程公开和处罚结果公开。

3. 处罚与教育相结合原则　实施卫生行政处罚，纠正卫生违法行为，应当坚持处罚与教育相结合，教育公民、法人或者其他组织自觉守法。

4. 权利保障原则　在卫生行政处罚中，要保障相对人的合法权益。公民、法人或者其他组织对行政机关所给予的行政处罚，享有陈述权、申辩权；对行政处罚不服的，有权依法申请行政复议或者提起行政诉讼。公民、法人或者其他组织因行政机关违法给予行政处罚受到损害的，有权依法提出赔偿要求。

5. 一事不再罚原则　对当事人的同一个违法行为，不得给予两次以上罚款的行政处罚。当事人的同一违法行为如果同时违反两个以上的卫生法律、法规规定的，可以给予两次以上的处罚，但罚款只能一次。

（三）卫生行政处罚的程序

根据《行政处罚法》、《卫生行政处罚程序》等的规定，卫生行政处罚程序分为简易程序、一般程序和听证程序3种。

1. 简易程序　也称当场处罚程序，是指卫生行政处罚主体对一些事实清楚、情节简单、处罚较轻的违法案件，当场给予处罚的一种简便程序。

适用简易程序的案件应具备以下条件：①违法事实清楚，证据确凿。②实施处罚有法定依据。③处罚较轻；对公民处以50元罚款或警告处罚的，或对法人或其他组织处以1000元以下罚款或者警告处罚的。

简易程序的步骤：①表明身份，即执法人员向当事人出示执法身份证件。②填写预定格式、编有号码的卫生行政处罚决定书。③当场将卫生行政处罚决定书交给当事人。④执法人员将案件处理情况报所属卫生行政机关备案。⑤告知当事人权利，如申请卫生行政复议和提起卫生行政诉讼。

2. 一般程序　也称普通程序，是指卫生行政主体对一般违法案件实施行政处罚的基本程序。一般程序包括以下步骤：

（1）立案　立案是指卫生行政处罚实施机关，将所发现、应当追究法律责任的违法活动登记并确立为应受到调查处理的案件的活动。

（2）调查、取证　在调查、取证时，承办案件的执法人员不得少于两人，并应向当事人或有关人员出示执法身份证件。对当事人的询问或者检查应当制作笔录。调查、收集证据应全面、客观和公正，并可以抽样取证，在证据可能灭失或以后难以取得的情况下，可以采取先行登记保存的措施。执法人员与当事人有直接利害关系的，应当回避。

（3）告知处罚的事实、理由、依据和有关权利　行政机关及其执法人员在作出行政处罚决定之前，应当依法告知当事人作出行政处罚决定的事实、理由及依据，并告知当事人依法享有的权利，否则行政处罚决定不能成立。

（4）听取陈述、申辩或举行听证　行政机关及其执法人员在作出行政处罚决定之前，应当听取当事人的陈述、申辩，符合听证条件的卫生行政处罚，当事人要求听证，还应举行听证会。

（5）审查、决定　调查终结后，承办人员应当写出包括案由、案情等具体内容的调查报告，并依据事实和法律，对案件的定性、处理等提出意见，交由卫生行政机关或法律、法规授权组织的负责人审查。对情节复杂或者重大违法行为给予较重的行政处罚，其负责人应当交集体讨论决定。

（6）送达处罚决定书　行政处罚决定书应当在宣告后当场交付当事人。当事人不在场的，行政机关应当在 7 日内依照民事诉讼法的有关规定，将行政处罚决定书送达当事人。

3. 听证程序　卫生行政处罚的听证程序是指作出重大的卫生行政处罚决定之前，在案件承办人员和当事人参加下，由卫生行政机关专门人员主持听取申辩、质证和意见，进一步核实证据和查清事实，以保证处理结果合法、公正、合理的一种法定程序。听证程序不是与简易程序和一般程序并列的第三种程序，而只是一般程序中有可能经历的一个中间环节，只有在当事人要求的情况下，卫生行政机关才可以提供听证。

听证程序并不是针对所有的行政处罚种类，《行政处罚法》规定，对以下几种较重大的行政处罚应适用听证程序：责令停产停业的处罚；吊销许可证或者执照的处罚；较大数额罚款的处罚等。行政主体在作出上述处罚决定前，应当告知当事人有要求举行听证的权利；当事人要求听证的，行政机关或法律、法规授权的组织应当组织听证。

听证的具体程序：①当事人要求听证，应当在被告知后 3 日内提出。②卫生行政主体应当在听证的 7 日前，通知当事人举行听证的时间、地点。③听证应公开进行，但涉及国家秘密、商业秘密或者个人隐私的除外。④听证应由非本案调查人员主持，当事人认为主持人与本案有直接利害关系的，有权申请回避。⑤当事人可以亲自参加听证，也可以委托 1 至 2 人代理；举行听证时，调查人员提出当事人违法的事实、证据和处罚建议，当事人进行申辩和质询。⑥听证应当制作笔录并交由当事人审核无误后签字或者盖章。⑦听证结束后，卫生行政主体依法作出决定。

（四）卫生行政处罚的执行

卫生行政处罚的执行，是指有权机关依法强制执行卫生行政处罚决定的法律制度。通过卫生行政处罚的执行，确保卫生行政处罚决定得以实现，以维护和保障卫生行政秩序。

1. 卫生行政处罚执行的原则　《行政处罚法》确立了当事人自觉履行原则、复议和诉讼不停止执行原则以及决定罚款和收缴罚款相分离原则。

（1）当事人自觉履行原则　行政处罚决定依法作出后，当事人应当在行政处罚决定的期限内，予以履行。

（2）复议和诉讼不停止执行原则　当事人对行政处罚决定不服，申请行政复议或者提起行政诉讼的，行政处罚不停止执行，法律另有规定的除外。

（3）决定罚款和收缴罚款相分离原则　作出罚款决定的行政机关应当与收缴罚款的机构分离。但有下列情形之一的，执法人员可以当场收缴罚款：依法给予 20 元以下罚款的；不当场收缴事后难以执行的；在边远、水上等交通不便地区，当事人向指定银行缴纳确有困难，经当事人自己提出，卫生行政机关及其卫生执法人员也可以当场收缴罚款。卫生行政主体及其执法人员当场收缴罚款，必须向当事人出具省级财政部门统一制发的罚款收据；否则，当事人有权拒绝缴纳罚款。

2. 卫生行政处罚执行的措施　当事人逾期不履行卫生行政处罚决定的，作出行政处罚决定的卫生行政机关可以采取下列措施：①到期不缴纳罚款的，每日按罚款数额的 3% 加处罚款。②根据法律规定，将查封、扣押的财物拍卖或者将冻结的存款划拨抵缴罚款。③申请人民法院强制执行。

当事人确有经济困难，需要延期或者分期缴纳罚款的，经当事人申请和行政机关批准，可以暂缓或者分期缴纳。

第五节 卫生法律监督

一、卫生法律监督的概念

卫生法律监督是卫生法实施的重要环节，也是依法治国的内在要求。卫生法律监督有广义和狭义两种含义。广义的卫生法律监督是指一切国家机关、社会组织和公民对各种卫生活动的合法性所进行的监督。狭义的卫生法律监督是指由特定国家机关依照法定权限和法定程序，对立法、司法和执法活动的合法性所进行的监督，特定的国家机关享有监督权力。

卫生法律监督是国家卫生法治的重要环节，它既是卫生法治的重要内容，又是卫生法治不可缺少的有力保障，其目的就在于保障依法制定卫生法，并使卫生法在现实生活中得到统一、正确的贯彻实施。

二、卫生法律监督的构成

卫生法律监督的构成即指构成卫生法律监督的基本要素。卫生法律监督必须具备5个因素：卫生法律监督的主体、卫生法律监督的客体、卫生法律监督的内容、卫生法律监督的权力或权利、卫生法律监督的规则。也就是，由谁进行监督、监督谁和监督什么、用什么监督和怎样监督。这5个要素缺一不可，共同构成了一个完整的卫生法律监督机制。

（一）卫生法律监督的主体

卫生法律监督的主体是指由谁来实施监督。卫生法律监督的主体，主要可以概括为3类，即国家机关、社会组织和人民群众。其中，国家机关一般指国家权力机关、行政机关和司法机关；社会组织一般包括各政党、政治团体、社会团体、群众组织及企事业组织等。法律监督的种类和范围，决定于一个国家的政治制度，并在一定程度上反映了一个国家民主和法治建设的水平。

（二）卫生法律监督的客体

卫生法律监督的客体是指卫生法律监督的对象，即监督谁的问题或者说谁是被监督者的问题。在我国，所有国家机关、政党、社会团体、社会组织、大众传媒和公民既是卫生法律监督的主体，也是卫生法律监督的客体。卫生法律监督的重点对象是国家司法机关和卫生行政执法机关及其工作人员，特别是卫生行政执法机关及其工作人员。

（三）卫生法律监督的内容

卫生法律监督的内容包括与监督客体行为的合法性有关的所有问题。主要包括以下4个方面：①卫生立法监督，即对国家机关制定规范性卫生法律文件的监督。②卫生行政监督，即对卫生行政机关的具体行政执法活动进行的监督。③卫生司法监督，即对司法机关的卫生司法活动在实体和程序方面的合法性进行的监督。④卫生守法监督，即对国家机关以外的社会组织和公民从事卫生活动的合法性的监督。

（四）卫生法律监督的权力与权利

卫生法律监督的权力与权利是指监督主体监视、察看、约束、制约、控制检查和督促监督客体的权力与权利。"工欲善其事，必先利其器"，法律监督的权力与权利就是行使法律监督的"器"。法国著名资产阶级思想家孟德斯鸠在《论法的精神》中指出："一切有权力的人都容易滥用权力，这是万古不易的经验。从事物的性质来说，要防止滥用权力，就必须以权利去约束权力。"法律监督权，对于有效开展法律监督，防止权力滥用，实现法律监督的目的必不可少。

（五）卫生法律监督的规则

卫生法律监督的规则包括法律监督的实体规则和程序规则。法律监督的实体规则是指规定所有监督主体的监督权与监督客体相应的责任与义务的法律规则。法律监督的程序规则是指规定监督主体实施监督行为的顺序、方式和手续的规则。将法律监督法律化、制度化，是使法律监督有效、有序的重要环节，是法律监督法治化的必然要求。

三、卫生法律监督的体系

卫生法律监督体系是指国家机关、社会组织和公民依法对各种卫生活动的合法性进行监督所构成的多层次的系统或网络。根据不同的标准，可对卫生法律监督的体系作不同的划分。从卫生法律监督主体的角度来划分，我国的卫生法律监督系统可分为国家监督和社会监督两大系统。

（一）国家监督

国家监督是指国家机关为保障卫生法的切实实施所进行的监督。按照监督主体的不同，又可分为：国家权力机关的监督、行政机关的监督、审判机关的监督和检察机关的监督。国家机关的卫生法律监督是以国家的名义进行的，具有直接的法律效力，是我国卫生法律监督体系的核心组成部分。

（二）社会监督

社会监督是社会力量对法的制定和实施活动的合法性、合理性所进行的监督。社会监督更能体现广大人民群众当家作主，直接参与管理国家和社会事务，直接监督国家机关及其工作人员的活动的重要作用。社会监督虽不具有法律上的直接效力，不具有国家强制力，也是我国卫生法律监督体系的重要组成部分。具体包括政党（中国共产党和各民主党派）监督、人民政协的监督、社会团体（工会、妇联、共青团等）的监督、新闻舆论的监督和人民群众监督等。

四、卫生法律监督的意义

（一）促进卫生法制建设

卫生法律监督是卫生法制建设的重要环节。没有卫生法律监督，就难以对出现的偏差和错误，纠偏止错，也就不可能顺利推行卫生法制建设。卫生法律监督是卫生法制建设的重要内容和内在要求，又是卫生法制建设不可缺少的手段和重要保障。它对于维护卫生法制的统一、实现卫生法制建设的基本要求等均具有十分重要的功能和意义。

（二）保证卫生法的实施

卫生法的实施要求将卫生法律规范设定的行为准则转化为人们的实际行为和社会生活的

现实，并不意味着一纸空文。列宁曾指出："一般使用什么来保证法律的施行呢？第一，对法律的施行加以监督；第二，对不施行法律的加以惩办。"同样，通过加强卫生法律监督，一方面使一切合法的卫生行为受法律的保护，另一方面使一切违反卫生法的行为依法受到追究和惩办，使卫生法得以正确而有效地贯彻实施。因而，卫生法律监督是保障卫生法贯彻实施的有力手段。

（三）防止权力滥用

卫生法的制定、执行和适用主要是通过国家机关及其公职人员行使职权来实现的，卫生法律监督的客体亦主要指国家机关及其公职人员的公务活动，法律监督的核心是权力的合理划分与相互制约。加强卫生法律监督，一方面可督促国家机关及其公职人员严格依法从事卫生法的制定、执行和适用等活动，另一方面也可及时发现和纠正国家机关及其公职人员在上述活动中的不当和错误行为，这对于防止国家机关及其公职人员以权谋私、持权枉法、滥用职权、官僚腐败等都具有重要意义。法律的权威高于个人的权威，通过法律控制权力，是法治与人治的一个根本区别。

复习思考题

1. 卫生法律责任的构成要件有哪些？
2. 什么是卫生行政许可？它有哪些法律特征？
3. 什么是卫生行政处罚？卫生行政处罚的原则有哪些？
4. 卫生行政处罚的种类主要有哪些？
5. 卫生法律监督的分类有哪些？

资源链接

1. www. gov. cn　中华人民共和国国务院
2. www. court. gov. cn　中华人民共和国最高人民法院
3. www. spp. gov. cn　中华人民共和国最高人民检察院

第三章
卫生法律救济

格言

救济走在权利之前，无救济即无权利。 ——英美法谚

学习目标

通过本章的学习，要求理解卫生法律救济的概念，了解卫生法律救济的类型，掌握卫生行政复议和行政诉讼的概念、特征、原则、管辖、程序、受案范围，熟悉卫生行政赔偿的概念、构成要件及卫生行政赔偿的范围，了解行政赔偿的程序。

 引导案例 2007 年 8 月，上海市某区卫生局在执法监督过程中发现，某民办门诊部在诊疗活动中存在着雇用"医托"来招揽病人、门诊处方填写不规范、医疗机构和业务科室挂牌不符合《医疗机构执业许可证》中核准的内容及处方用量超过所需用量等违法行为，区卫生局遂依据《上海市医疗机构不良执业行为记分管理暂行办法》给当事人记 10 分。当事人接到通知后，向市卫生局提出行政复议申请，要求撤销区卫生局做出的医疗机构不良执业行为记分通知书，同时要求审查《上海市医疗机构不良执业行为记分管理暂行办法》的合法性。上海市卫生局认为区卫生局的记分行为不属于具体行政行为，遂依据《中华人民共和国行政复议法》的相关规定做出了不予受理的决定。

本案中主要反映了医疗机构在认为自己权利受到行政权力侵害时寻求法律救济的过程，这属于卫生行政法律救济的范畴。除此之外，在本案中权益受到侵害的还可能有哪些主体呢？认为自己权益受到侵害的主体又应该通过哪些程序和途径来维护自己的权利呢？这些都是卫生法律救济范畴内的内容。

本章将从内涵、适用依据和主要类型的角度来讲述卫生法律救济的相关知识。

第一节 概 述

一、卫生法律救济的概念与特征

卫生法律救济是指在卫生法律责任产生时，或卫生法主体认为存在卫生法律责任时，卫生法主体依照法律规定向有权受理的国家机关告诉并要求解决，予以补救，有关国家机关受理并作出具有法律效力的活动。其核心内容是卫生主体赖以维护自己的合法权益、追究责任者责任的法律程序和法律制度。

卫生法律救济有以下特征：

1. 受理机关法定 只能由国家行政机关、法律法规授权的组织和人民法院受理并做出裁决。

2. 有严格的受理范围和审理程序 《行政复议法》、《行政诉讼法》、《国家赔偿法》、《民事诉讼法》和《刑事诉讼法》分别作出明确规定，超出受理范围有关机关将不予受理，违反法定程序则承担法律责任。

3. 有明确的申请、起诉期限 各种法律救济途径和救济程序都有法定的申请、起诉期限和时效。除法律另有规定外，逾期将丧失申请、起诉权。

4. 救济程序明确 行政复议原则上采取书面审理，特定情况下也采取调查取证、听取意见等方式审理；行政诉讼、民事诉讼、刑事诉讼一审采取开庭审理，二审视情况采取开庭审理或者书面审理。

5. 做出的决定具有法律效力，由国家强制力保证执行 不履行决定的，有关机关将依法强制执行。

6. 类型具有多样性 采取何种卫生法律救济的途径，取决于卫生法主体所要追究的卫生法律责任的类型。针对不同的卫生法律责任类型，法律规定了不同的法律救济类型。

二、卫生法律救济的类型

（一）卫生行政法律救济

卫生行政法律救济是指公民、法人或其他组织等卫生法律主体认为卫生行政机关的行政行为侵害了自己的合法权益，请求有关国家机关给予救济的法律制度的总称。包括对违法、不当行政行为予以纠正，并对相应的财产损失予以弥补的内容。

卫生行政法律救济的主要途径有行政复议、行政诉讼、行政赔偿等。

（二）卫生民事法律救济

卫生民事法律救济主要是指公民的生命权、健康权因医疗机构和卫生工作人员的违法、违规或违约行为而受到侵害时，公民请求赔偿的法律制度的总称。

卫生民事法律救济的主要途径是卫生民事诉讼。

（三）卫生刑事法律救济

卫生刑事法律救济是指卫生法律主体的违法行为已触犯刑法的规定，可能构成犯罪时，由国家对涉嫌犯罪的单位和个人进行定罪、量刑的法律制度。

卫生刑事法律救济的途径是卫生刑事诉讼。

第二节 卫生行政复议

一、卫生行政复议的概念和特征

卫生行政复议是指公民、法人或其他组织认为卫生行政机关的具体行政行为侵犯其合法权益，按照法定的程序和条件向作出该具体行政行为的卫生行政机关的上一级机关提出申请，由受理申请的机关对该具体行政行为进行审查，并作出复议决定的活动。

卫生行政复议有两个显著特征：

1. 卫生行政复议是有一定司法性的行政行为 卫生行政复议的程序和方式与人民法院审理案件的程序和方式极为相似。行政复议机关作为中立者对行政机关和行政相对人之间的争议进行审查并做出裁决。

2. 卫生行政复议是行政机关内部的纠错机制　从实质上讲，行政复议是在行政系统内部，上级行政机关对下级行政机关的违法或不当行为的一种纠错行为。

二、卫生行政复议的法律依据

卫生行政复议属于行政复议的一种类型。其法律依据主要是全国人大常委会制定的《中华人民共和国行政复议法》和国务院制定的《中华人民共和国行政复议法实施条例》。

三、卫生行政复议的原则

依照我国《行政复议法》第四条、第五条的规定，卫生行政复议机关履行行政复议职责，主要应遵循以下原则：

1. 合法原则　行政机关行使复议权、履行复议职责的过程中必须合法。包括复议主体、审理复议案件的依据、审理复议案件的程序等方面的合法。

2. 公正原则　公正原则是指复议机关履行复议职责时必须切实站在中立立场之上，公正地对待复议双方，不能偏袒自己下一级的行政机关。

3. 公开原则　行政复议活动应该公开进行，复议案件的受理、审理等活动都应该尽可能地向当事人、社会公众公开。

4. 及时原则　在遵循法律规定的前提下，行政复议机关应当尽可能快速地审理行政复议案件，确保行政复议的受理、审理等程序都在法定的期限之内及时完成。

5. 便民原则　行政复议机关在履行复议职责过程中，应尽可能地减少当事人的复议成本，便于当事人提出行政复议的申请和参与行政复议的审理程序。

6. 有错必纠原则　行政复议机关应当对被申请复议的行政行为进行全面审查，只要发现被申请的具体行政行为存在违法或不当，就应予以纠正。

7. 诉讼终局原则　如果当事人对复议机关的复议决定不服，可以在法定期限内向人民法院提起行政诉讼，由人民法院来进行裁决。因此，行政复议决定不是具有终局法律效力的裁决。

四、卫生行政复议的受案范围

依据我国《行政复议法》第六条的规定，有下列情形之一者，公民、法人或者其他组织可以依法提出卫生行政复议申请：

1. 对卫生行政机关作出的警告、罚款、没收违法所得、没收非法财物等行政处罚决定不服的。

2. 对卫生行政机关作出的查封、扣押、冻结财产等行政强制措施决定不服的。

3. 对卫生行政机关作出的有关许可证、执照、资质证、资格证等证书变更、中止、撤销的决定不服的。

4. 认为卫生行政机关侵犯合法的经营自主权的。

5. 认为卫生行政机关违法要求履行义务的。

6. 认为卫生行政机关没有依法履行颁发许可证、执照，保护人身权利、财产权利、受教育权利等法定职责的。

7. 认为卫生行政机关存在其他违法或不当行政行为的。

五、卫生行政复议的程序

（一）卫生行政复议申请

1. 申请人　依据《行政复议法》的规定，作为具体行政行为相对人的公民、法人和其他组织都属于行政复议申请人的范畴。有权申请行政复议的公民死亡的，其近亲属可以申请行政复议。有权申请行政复议的公民为无民事行为能力人或者限制民事行为能力人的，其法定代理人可以代为申请行政复议。有权申请行政复议的法人或者其他组织终止的，承受其权利的法人或者其他组织可以申请行政复议。同申请行政复议的具体行政行为有利害关系的其他公民、法人或者其他组织，可以作为第三人参加行政复议。

2. 申请期限　公民、法人或者其他组织认为具体行政行为侵犯其合法权益的，可以自知道该具体行政行为之日起60日内提出行政复议申请；但是法律规定的申请期限超过60日的除外。

因不可抗力或者其他正当理由耽误法定申请期限的，申请期限自障碍消除之日起继续计算。

3. 申请方式　申请人申请行政复议，可以书面申请，也可以口头申请；口头申请的，行政复议机关应当当场记录申请人的基本情况，行政复议请求，申请行政复议的主要事实、理由和时间。

（二）卫生行政复议管辖

依据《行政复议法》的规定，卫生行政复议管辖主要有以下几种情形：

1. 对县级以上地方各级人民政府卫生行政部门的具体行政行为不服的，由申请人选择，可以向该部门的本级人民政府申请行政复议，也可以向上一级卫生行政部门申请行政复议。

2. 对政府工作部门依法设立的派出机构作出的具体卫生行政行为不服的，向设立该派出机构的部门或者该部门的本级地方人民政府申请行政复议。

3. 对法律、法规授权的组织的具体卫生行政行为不服的，分别向直接管理该组织的地方人民政府、地方人民政府工作部门或者国务院部门申请行政复议。

4. 对两个或者两个以上行政机关以共同的名义作出的具体卫生行政行为不服的，向其共同上一级行政机关申请行政复议。

5. 对被撤销的行政机关在撤销前所作出的具体卫生行政行为不服的，向继续行使其职权的行政机关的上一级行政机关申请行政复议。

（三）卫生行政复议受理

卫生行政复议机关在接到行政复议的申请后，应当在5日内对申请进行审查，做出受理或不受理的决定。对于依法决定不予受理的，应书面告知申请人。

（四）卫生行政复议审理

卫生行政复议一般采用书面审查的方式，申请人要求或复议机关认为必要时，可以向有关组织和个人进行调查。行政复议审查过程中，被申请人不得自行向其他组织和个人收集证据。

（五）卫生行政复议决定

卫生行政复议机关应当自受理申请之日起60日内作出行政复议决定。法律另有规定的，期限可以延长或缩短，延长最多不能超过30日。

复议机关经过审理，应分别针对下列情形做出不同的行政复议决定，并制作书面的行政复议决定书：

1. 具体卫生行政行为无违法或不当的，决定维持。

2. 具体卫生行政行为确有违法或不当的，应决定撤销、变更或确认具体行政行为违法；或责令被申请人在一定期限内履行职责。

卫生行政复议决定一经送达即产生法律效力。被申请人不履行或无故拖延履行的，复议机关或其他有关机关应责令其履行。申请人逾期不起诉，又不履行行政复议决定的，卫生行政机关可以强制执行，也可以申请人民法院执行。

第三节　卫生行政诉讼

一、卫生行政诉讼的概念

卫生行政诉讼是行政诉讼的一种。依据我国《行政诉讼法》的规定，可以认为：卫生行政诉讼是指公民、法人和其他组织认为行政机关及法律、法规授权组织或行政机关委托组织的具体卫生行政行为侵害其合法权益，诉请法院对其进行审查并作出裁判，解决行政争议的诉讼活动。

二、卫生行政诉讼的基本原则

卫生行政诉讼的基本原则，是指我国行政诉讼法所规定的，指导卫生行政诉讼活动的基本准则。除了诉讼的一般原则以外，卫生行政诉讼还有下列特有原则：

1. 具体行政行为合法性审查原则　合法性审查是指人民法院审查卫生行政案件，只对具体卫生行政行为是否合法进行审查。

2. 起诉不停止执行原则　一般情况下，卫生行政机关的具体行政行为不因原告提起诉讼而停止执行。但行政诉讼法也规定了一些例外的情况：被告人认为需要停止执行的；原告申请停止执行，人民法院裁定停止执行的；法律、法规规定停止执行的。

3. 不适用调解和反诉原则　因为被告卫生行政机关享有的是公共权力，同时又是一种职责，行政机关及其工作人员只能依法行使职权，无权作转让、放弃或处置，所以不适用调解的审理方式和结案方式。同时在诉讼期间，卫生行政机关无权提出反诉。

4. 被告负主要举证责任原则　这一原则是指在卫生行政诉讼中，如果被告卫生行政机关不能证明自身具体行政行为的合法性，则要承担败诉的法律后果。

三、卫生行政诉讼受案范围

结合《行政诉讼法》第十一条的规定，以下情形，当事人可以提起行政诉讼：

1. 行政相对人对扣留、罚款、吊销许可证和执照、责令停产停业、没收财物等卫生行政处罚不服的。

2. 行政相对人对取缔、强制治疗、强制隔离、临时控制等对人身和财产的强制措施不服的。

3. 申请人认为符合法定条件申请卫生行政机关颁发许可证和执照，行政机关拒绝颁发或者不予答复的行为；以及卫生行政机关拒不履行其他义务的行为的。

    4. 行政相对人认为卫生行政机关违法要求履行义务的。

    5. 申请人对卫生行政机关做出的卫生行政复议决定不服的。

    6. 对卫生行政机关对医疗事故和其他卫生事件的处理决定不服的。

四、卫生行政诉讼参加人

（一）卫生行政诉讼参加人的概念

卫生行政诉讼参加人是指依法参加卫生行政诉讼，享有诉讼权利，承担诉讼义务，并且与诉讼争议或诉讼结果有利害关系的人。

依据我国《行政诉讼法》的规定，行政诉讼参加人具体包括当事人、共同诉讼人、诉讼中的第三人和诉讼代理人。

（二）卫生行政诉讼参加人的范围

1. 原告 卫生行政诉讼的原告是指认为卫生行政主体及其工作人员的具体行政行为侵犯其合法权益，而向人民法院提起诉讼的公民、法人和其他组织。

2. 被告 卫生行政诉讼的被告是指其实施的具体行政行为被原告指控侵犯其合法权益，而由人民法院通知应诉的行政主体。

卫生行政诉讼的被告类型主要有以下情形：①作出具体行政行为的行政机关或法律、法规授权的组织；②具体行政行为被复议机关改变的，复议机关是被告；③行政机关委托的组织作出的具体行政行为，作出委托的卫生行政机关是被告；④两个以上卫生行政机关共同作出的具体行政行为，都将成为被告。

3. 第三人 卫生行政诉讼第三人是指同诉讼争议的具体行政行为有法律上的利害关系，申请参加或由人民法院通知其参加到卫生行政诉讼中来的公民、法人和其他组织。

4. 代理人 卫生行政诉讼代理人是以当事人的名义，在代理权限内，代理当事人进行卫生行政诉讼活动的人。

五、卫生行政诉讼程序

卫生行政诉讼程序是指由法律规定的人民法院审理卫生行政案件的活动过程。它包括起诉和受理、审理和判决、执行3个基本环节。

（一）起诉和受理

起诉和受理可以说是同一个环节的两个方面。起诉是指卫生行政管理相对人，认为卫生行政主体的具体卫生行政行为侵犯其合法权益，依法请求人民法院用行政审判权加以保护的行为。受理是指原告起诉后，受诉人民法院经过审查认为符合法定起诉条件，决定予以立案审理的行为。

1. 起诉期限 卫生行政诉讼的起诉期限有下列类型：一般情形下，具体卫生行政行为相对人应当在知道作出具体卫生行政行为之日起3个月内提出起诉；卫生行政相对人因不可抗力或者其他特殊情况耽误法定期限的，在障碍消除后的10日内，可以申请延长期限，并由人民法院决定；申请人不服卫生行政复议决定的，可以在收到复议决定书之日起15日内向人民法院起诉；复议机关逾期不作决定的，申请人可以在复议期满之日起15日内向人民法院起诉；法律法规规定的其他情形。

2. 起诉条件　起诉应当符合下列条件：①原告是认为具体卫生行政行为侵犯其合法权益的公民、法人或者其他组织；②有明确的被告；③有具体的诉讼请求和事实根据；④属于人民法院受案范围和受诉人民法院管辖。

3. 受理决定期限　人民法院接到诉状，经审查应当在 7 日内立案或者作出不予受理的裁定。原告对裁定不服的，可以提起上诉。

（二）审理和判决

人民法院受理卫生行政诉讼后，应组织合议庭，采取合议制，开庭审理。一般情况下，审理应公开进行，由合议庭进行法庭调查，允许原被告双方进行辩论，在辩论终结后依法进行裁判。卫生行政诉讼实行两审终审制，当事人不服一审人民法院判决的可以向上一级人民法院提起上诉。

人民法院经过审理，根据不同情况，分别作出如下判决：

1. 具体卫生行政行为合法、正当，符合法定程序的，判决维持。

2. 具体卫生行政行为违法或不正当的，判决撤销或者部分撤销，并可判决被告重新作出具体行政行为。

3. 被告不履行或者拖延履行法定职责的，判决其在一定期限内履行。

4. 卫生行政处罚违法或不当的，可以判决撤销或变更。

（三）执行

一审行政诉讼判决经过上诉期当事人未提起上诉的，或二审行政诉讼判决一经送达即产生强制执行效力。当事人拒绝履行发生法律效力的判决裁定的，另一方当事人可以向第一审人民法院申请强制执行，或者依法强制执行。

第四节　卫生行政赔偿

一、卫生行政赔偿的概念和构成要件

（一）卫生行政赔偿的概念

卫生行政赔偿是指卫生行政机关及其工作人员违法行使职权，侵犯公民、法人或其他组织的合法权益并造成损害时，由国家承担赔偿责任的制度，是国家赔偿制度的组成部分。

（二）卫生行政赔偿的构成要件

申请卫生行政赔偿，必须符合下列要件：

1. 侵权主体必须是行使国家卫生管理职权的卫生行政机关、受委托行使国家卫生管理职权的机关或法律、法规授权的组织，以及这些机关、组织的工作人员。

2. 行使卫生行政管理职权的机关及其工作人员必须有违法行为。

3. 行政相对人必须有实际的损害结果发生。

4. 违法行为与损害结果之间必须有因果关系。

二、卫生行政赔偿的范围

依据我国《国家赔偿法》的规定，卫生行政赔偿的范围包括行使卫生行政管理职权的机关及其工作人员违法实施行政处罚、违法采取行政强制措施等给当事人造成损失的情形。

三、卫生行政赔偿的程序

卫生行政赔偿的程序包括两种类型：

1. 单独请求行政赔偿　即赔偿请求人没有提出其他行政诉讼请求，单独就行政赔偿提出请求或诉讼。单独请求行政赔偿的，赔偿申请人需先向卫生行政赔偿义务机关提交行政赔偿请求申请书。卫生行政赔偿义务机关应自收到赔偿请求申请书之日起 2 个月内依法做出给予赔偿或不予赔偿的决定。赔偿义务机关逾期未作出决定或申请人对决定有异议的，可以在 3 个月内向人民法院提起诉讼，由人民法院按照行政诉讼程序审理。

2. 附带请求行政赔偿　即行政相对人在提起行政复议或行政诉讼的同时，一并提出行政赔偿请求。附带请求行政赔偿的，适用行政复议或行政诉讼程序处理。

四、卫生行政赔偿方式和计算标准

（一）赔偿方式

依据我国《国家赔偿法》的规定，卫生行政赔偿以支付赔偿金为主要方式。对于能够返还财产或者恢复原状的，予以返还财产或者恢复原状；对于不能够返还财产或恢复原状，或者造成当事人人身损害的，支付赔偿金。造成受害人名誉权、荣誉权损害的，应当在侵权行为影响的范围内，为受害人消除影响，恢复名誉，赔礼道歉。

（二）赔偿金计算标准

赔偿金的计算标准有以下情形：

1. 造成当事人财产或财产权损失的，按实际损失赔偿。

2. 侵犯公民人身自由的，每日的赔偿金按照国家上年度职工日平均工资计算。

3. 侵犯公民生命健康权的，赔偿金按照下列规定计算：

（1）造成身体伤害的，应当支付医疗费，以及赔偿因误工减少的收入。减少的收入每日的赔偿金按照国家上年度职工日平均工资计算，最高额为国家上年度职工年平均工资的 5 倍。

（2）造成部分或者全部丧失劳动能力的，应当支付医疗费以及残疾赔偿金，残疾赔偿金根据丧失劳动能力的程度确定，部分丧失劳动能力的最高额为国家上年度职工年平均工资的 10 倍，全部丧失劳动能力的为国家上年度职工年平均工资的 20 倍。造成全部丧失劳动能力的，对其扶养的无劳动能力的人，还应当支付生活费。

（3）造成死亡的，应当支付死亡赔偿金、丧葬费，总额为国家上年度职工年平均工资的 20 倍。对死者生前扶养的无劳动能力的人，还应当支付生活费。被扶养的人是未成年人的，生活费给付至 18 周岁止；其他无劳动能力的人，生活费给付至死亡时止。

第五节　卫生民事诉讼

一、卫生民事诉讼的概念和构成要件

卫生民事诉讼是民事诉讼的一种。依据我国《民事诉讼法》的规定，可以认为：卫生

民事诉讼是指公民认为医疗机构或其医务人员由于违法、违规或违约行为侵害了自己或与自己有直接利害关系的人的生命健康权，诉请法院对其进行审理并作出裁判，解决卫生民事争议的诉讼活动。

卫生民事诉讼有下列构成要件：

1. 原告是与本案有直接利害关系的公民。
2. 有明确的被告。
3. 有具体的诉讼请求和事实、理由。
4. 属于受诉人民法院管辖。

二、卫生民事诉讼的基本原则

卫生民事诉讼的一般原则，是指作为民事诉讼的一种，与其他民事诉讼共有的原则。按照《民事诉讼法》的规定，共有以下 7 项：

1. 人民法院独立行使审判权原则。
2. 以事实为根据，以法律为准绳原则。
3. 合议、回避、公开审判和两审终审原则。
4. 当事人诉讼法律地位平等原则。
5. 使用本民族语言文字进行诉讼原则。
6. 辩论原则。
7. 人民检察院进行法律监督原则。

三、卫生民事诉讼的类型

依据我国《民事诉讼法》的规定和卫生民事诉讼实践，卫生民事诉讼有以下两种类型：

1. 侵权之诉　即原告认为医疗机构及其工作人员存在违法、违规或其他不当行为，侵犯了自身或与自己有利害关系的人的生命健康权，以《民法通则》为基本法律依据要求被告承担侵权责任的诉讼。

2. 违约之诉　即原告认为医疗机构及其工作人员违反了双方之间的医疗服务合同，给自己或与自己有利害关系的人造成了损失，以《合同法》为基本法律依据要求被告承担违约责任的诉讼。

在卫生民事诉讼中，通常会出现医疗机构侵权责任和违约责任的竞合。作为原告的当事人有权做出选择，可以提起侵权之诉要求被告承担侵权责任；也可以提起违约之诉，要求被告承担违约责任。

四、卫生民事诉讼参加人

（一）卫生民事诉讼参加人的概念

卫生民事诉讼参加人，是指依法参加卫生民事诉讼，享有诉讼权利，承担诉讼义务，并且与诉讼争议或诉讼结果有利害关系的人。

（二）卫生民事诉讼参加人的范围

依据我国《民事诉讼法》的规定，卫生民事诉讼参加人具体包括当事人、共同诉讼人、诉讼中的第三人和诉讼代理人。

卫生民事诉讼当事人在诉讼的不同阶段有不同的称谓：在第一审中称原告、被告；在第二审中称上诉人、被上诉人；在审判监督程序中称申诉人和被申诉人；在执行程序中称为申请执行人、被申请执行人。

1. 原告 卫生民事诉讼原告是在卫生民事争议案件中生命健康权受到侵害的公民或与其有利害关系的人。

2. 被告 卫生民事诉讼的被告是卫生民事争议案件中的医疗机构。虽然在表现形式上是具体的医务人员的行为侵害了原告的权利，但这些工作人员的行为属于职务行为，其民事责任应由其所在的医疗机构来承担。所以，卫生民事诉讼中应以医疗机构为被告。

3. 第三人 卫生民事诉讼第三人是指同诉讼争议的具体行为或结果有法律上的利害关系，申请参加或由人民法院通知其参加到卫生民事诉讼中来的公民、法人和其他组织。

4. 代理人 卫生民事诉讼代理人是以当事人的名义，在代理权限内，代理当事人进行卫生民事诉讼活动的人。代理人的作用是维护被代理人的合法权益。包括法定、指定和委托代理人三类。可由律师、被告的工作人员、原告或第三人的亲属、经法院许可的其他公民等担任。

五、卫生民事诉讼的管辖

（一）卫生民事诉讼管辖的概念

卫生民事诉讼的管辖是指人民法院系统内审理第一审卫生民事案件的权限划分的法律制度。就法院而言，卫生民事诉讼管辖解决的是法院内部审理民事案件的分工问题。某法院有权管辖某一民事案件，也就意味着其对该类民事案件享有审判权。对原告来说，民事诉讼管辖决定了其应向哪一个人民法院起诉。

（二）卫生民事诉讼管辖的种类

从不同角度，可以对卫生民事诉讼管辖进行不同的分类：

1. 级别管辖 级别管辖是指各级人民法院之间，根据案件性质、影响大小和复杂程度，受理第一审卫生民事案件的权限分工。

我国《民事诉讼法》对卫生民事案件的级别管辖有下列规定：①除法律另有规定外，基层人民法院管辖第一审民事案件。②中级人民法院管辖重大涉外案件、在本辖区有重大影响的案件和最高人民法院确定由中级人民法院管辖的案件。③高级人民法院管辖在本辖区有重大影响的第一审民事案件。④最高人民法院管辖在全国有重大影响的案件或其认为应该由其审理的案件。

2. 地域管辖 地域管辖是指不同地区的同级人民法院之间受理第一审卫生民事案件的权限分工。我国《民事诉讼法》对卫生民事案件的地域管辖有下列规定：①一般情形下，由被告住所地人民法院管辖；被告住所地与经常居住地不一致的，由经常居住地人民法院管辖。②同一诉讼的几个被告住所地、经常居住地在两个以上人民法院辖区的，各该人民法院都有管辖权。③当事人若选择违约之诉，由被告住所地或者合同履行地人民法院管辖。④当事人若选择侵权之诉，由侵权行为地或者被告住所地人民法院管辖。⑤两个以上人民法院都有管辖权的诉讼，原告可以向其中一个人民法院起诉。⑥原告向两个以上有管辖权的人民法院起诉的，由最先立案的人民法院管辖。

3. 移送管辖和指定管辖 ①人民法院发现受理的案件不属于本院管辖的，应当移送有管辖权的人民法院，受移送的人民法院应当受理。受移送的人民法院认为受移送的案件依照规定不属于本院管辖的，应当报请上级人民法院指定管辖，不得再自行移送。②有管辖权的人民法院由于特殊原因，不能行使管辖权的，由上级人民法院指定管辖。③人民法院之间因管辖权发生争议，由争议双方协商解决；协商解决不成的，报请它们的共同上级人民法院指定管辖。④上级人民法院有权审理下级人民法院管辖的第一审民事案件，也可以把本院管辖的第一审民事案件交下级人民法院审理。下级人民法院对它所管辖的第一审民事案件，认为需要由上级人民法院审理的，可以报请上级人民法院审理。

人民法院受理案件后，当事人对管辖权有异议的，应当在提交答辩状期间提出。人民法院对当事人提出的异议，应当审查。异议成立的，裁定将案件移送有管辖权的人民法院；异议不成立的，裁定驳回。

六、卫生民事诉讼的证据

1. 卫生民事诉讼证据的种类 依据我国《民事诉讼法》的规定，卫生民事诉讼证据有书证、物证、视听资料、证人证言、当事人的陈述、鉴定结论、勘验笔录等种类。

2. 举证责任的划分 按照民事诉讼的一般原理，卫生民事诉讼当事人对自己提出的主张，有责任提供证据。当事人可以自行收集证据或委托代理人收集证据。如果难以收集的，可以依法申请法院调查证据。依据最高人民法院《关于民事诉讼证据的若干规定》，下列事项作为被告的医疗机构负有举证责任：①原告认为被告所使用的药品或医疗器械存在缺陷，被告持相反主张的。②医疗机构认为医疗行为与损害后果之间不存在因果关系或不存在医疗过错的。

七、卫生民事诉讼的程序

（一）起诉和受理

符合《民事诉讼法》规定的起诉条件的，当事人应在法定诉讼时效内向人民法院起诉。起诉应当向人民法院递交起诉状，并按照被告人数提出副本。书写起诉状确有困难的，可以口头起诉，由人民法院形成笔录，并告知对方当事人。

人民法院收到起诉状或者口头起诉，经审查，认为符合起诉条件的，应当在 7 日内立案，并通知当事人；认为不符合起诉条件的，应当在 7 日内裁定不予受理；原告对裁定不服的，可以提起上诉。

（二）调解程序

基于当事人对自己民事权利的处分权，法庭可以主持诉讼双方进行调解。双方当事人也可以自行和解。

调解贯穿于诉讼的全过程，在法庭没有做出裁决前的任何一个阶段，都可以对双方当事人进行调解，以调解的方式结案。法院制作的调解书，一经送达双方当事人便具有法律效力。以调解方式结案的，当事人不可再提起上诉。

（三）审理与判决

人民法院受理卫生民事诉讼后，应组织合议庭，采取合议制，开庭审理。一般情况下，审理应公开进行，由合议庭进行法庭调查，由原被告双方进行举证、质证，允许原被告双方进行法庭辩论，在辩论终结后依法进行裁判。

卫生民事诉讼实行两审终审制，当事人不服一审人民法院判决的可以向上一级人民法院提起上诉。二审判决为终审判决，当事人必须依法执行。当事人对二审判决不服的，可以进行申诉，依法启动审判监督程序。

依据案件的具体情况，法院可以适用简易程序审理卫生民事案件，可以由一名审判员独任审判。

（四）执行

一审卫生民事诉讼判决经过上诉期当事人未提起上诉的，或二审民事诉讼判决一经送达即产生强制执行效力。当事人拒绝履行发生法律效力的判决裁定的，另一方当事人可以向第一审人民法院申请强制执行。

第六节　卫生刑事诉讼

一、卫生刑事诉讼的概念和基本特征

卫生刑事诉讼是刑事诉讼的一种。依据我国《刑事诉讼法》的规定，可以认为：卫生刑事诉讼是指公安机关、人民检察院、人民法院在当事人和其他诉讼参与人的参加下，依法揭露、证实和惩罚与卫生领域相关的犯罪分子，并保障无辜的人不受刑事追究的专门活动。

卫生刑事诉讼具有以下主要特征：

1. 刑事诉讼是实现国家刑罚权的活动。
2. 卫生刑事诉讼由国家专门机关负责进行。
3. 卫生刑事诉讼必须有当事人和其他诉讼参与人的参加。
4. 卫生刑事诉讼必须依照法定程序进行。

二、卫生刑事诉讼的基本原则

卫生刑事诉讼的基本原则，是指作为刑事诉讼的一种，与其他刑事诉讼共有的原则。根据《刑事诉讼法》的规定，共有以下14项：

1. 专门机关依法行使职权原则。
2. 司法机关依法独立行使职权原则。
3. 依靠群众原则。
4. 以事实为根据，以法律为准绳原则。
5. 公民在适用法律上一律平等原则。
6. 分工负责，互相配合，互相制约原则。
7. 法律监督原则。
8. 使用本民族语言文字进行诉讼原则。
9. 审判公开原则。
10. 犯罪嫌疑人、被告人有权获得辩护原则。
11. 人民法院统一定罪原则。
12. 保障诉讼参与人诉讼权利原则。
13. 依照法定情形不予追究刑事责任原则。
14. 追究外国人刑事责任适用我国刑事诉讼法原则。

三、卫生刑事诉讼中的专门机关和诉讼参与人

（一）卫生刑事诉讼中的专门机关

卫生刑事诉讼中的专门机关，是指依照法定职权进行卫生刑事诉讼活动的国家执法机关，包括公安机关、人民检察院和人民法院，通常称为公检法机关。

1. 公安机关是国家的治安保卫机关，在卫生刑事诉讼中，公安机关是侦查机关。国家安全机关依照法律规定，办理危害国家安全的刑事案件，行使与公安机关相同的职权。军队保卫部门对军队内部发生的刑事案件行使侦查权。对罪犯在监狱内犯罪的案件由监狱进行侦查。

2. 人民检察院是国家的法律监督机关，代表国家行使检察权。

3. 人民法院是国家的审判机关，代表国家行使审判权。

（二）卫生刑事诉讼参与人

卫生刑事诉讼参与人，是指在卫生刑事诉讼活动中除侦查、检察、审判机关工作人员以外参加刑事诉讼活动，依法享有一定的诉讼权利，承担一定的诉讼义务的人员。根据刑事诉讼法的规定，卫生刑事诉讼参与人主要包括：当事人、法定代理人、诉讼代理人、辩护人、证人、鉴定人和翻译人员。

依据诉讼参与人同案件的利害关系不同，可以将诉讼参与人分为当事人和其他诉讼参与人两类。

1. 卫生刑事诉讼当事人　是指同案件有直接利害关系而参加卫生刑事诉讼的人员。包括被害人、自诉人、犯罪嫌疑人、被告人、附带民事诉讼的原告人和被告人。

2. 其他诉讼参与人　是指诉讼参与人中，除当事人以外根据案件的情况和诉讼的需要而参加诉讼的人。包括法定代理人、诉讼代理人、辩护人、证人、鉴定人和翻译人员。

四、卫生刑事诉讼的管辖

（一）卫生刑事诉讼管辖的概念

我国卫生刑事诉讼中的管辖，是指公安机关、人民检察院和人民法院之间在直接受理刑事案件的范围上的权限划分以及人民法院系统内审判第一审刑事案件的权限划分。

（二）卫生刑事诉讼管辖的种类

从不同角度，可以对卫生刑事诉讼管辖进行不同的分类：

1. 立案管辖　又称部门管辖或职能管辖，指公检法三机关在直接受理刑事案件上的分工。我国《刑事诉讼法》对卫生刑事案件的立案管辖有下列规定：

（1）除法律另有规定的之外，刑事案件的侦查由公安机关进行。

（2）贪污贿赂犯罪，国家工作人员的渎职犯罪，国家机关工作人员利用职权实施的非法拘禁、刑讯逼供、报复陷害、非法搜查的侵犯公民人身权利的犯罪以及侵犯公民民主权利的犯罪，由人民检察院立案侦查。对于国家机关工作人员利用职权实施的其他重大的犯罪案件，需要由人民检察院直接受理的时候，经省级以上人民检察院决定，可以由人民检察院立案侦查。

（3）自诉案件，由人民法院直接受理。

2. 审判管辖　审判管辖指普通人民法院之间，普通法院与专门法院之间，以及专门法

院之间在审判第一审刑事诉讼案件的权限上的分工。

（1）级别管辖　级别管辖是指各级人民法院之间，根据犯罪的性质和影响、罪行的轻重和可能判处的刑期的长短、案件涉及面的大小等因素，审判第一审卫生刑事案件时的权限分工。

我国《刑事诉讼法》对卫生刑事案件的级别管辖有下列规定：

基层人民法院管辖第一审普通刑事案件，但是依法由上级人民法院管辖的除外。

中级人民法院管辖危害国家安全案件，可能判处无期徒刑、死刑的普通刑事案件以及外国人犯罪的第一审刑事案件。

高级人民法院管辖全省（自治区、直辖市）性的重大刑事案件。

最高人民法院管辖全国性的重大刑事案件。

根据《刑事诉讼法》的规定，级别管辖可以变通，即上级人民法院在必要的时候，可以审判下级人民法院管辖的第一审刑事案件，下级人民法院认为案情重大、复杂，需要由上级人民法院审判的第一审刑事案件，可以请求移送上一级人民法院审判。

（2）地域管辖　地域管辖是指同级人民法院之间在审判第一审卫生刑事案件权限上的划分。

我国《刑事诉讼法》对卫生刑事案件的地域管辖有下列规定：

刑事案件由犯罪地的人民法院管辖。如果由被告人居住地的人民法院审判更为适宜的，可以由被告人居住地的人民法院管辖。

几个同级人民法院都有权管辖的案件，由最初受理的人民法院审判。在必要的时候，可以移送主要犯罪地的人民法院审判。

（3）指定管辖　指定管辖是指上级人民法院依照法律规定指定其辖区内的下级人民法院对某一案件行使管辖权。包括管辖不明的案件和因其他原因须指定管辖的案件。

（4）专门管辖　专门管辖是指专门法院与普通法院之间，各类专门法院及各专门法院系统内就第一审刑事案件受理范围的分工。

铁路法院管辖铁路系统公检负责侦破的案件；军事法院管辖违犯军人职责罪案件。

五、卫生刑事诉讼的证据

1. 卫生刑事诉讼证据的种类　依据我国《刑事诉讼法》的规定，证明案件真实情况的一切事实都是证据。证据有下列 7 种：物证、书证；证人证言；被害人陈述；犯罪嫌疑人、被告人供述和辩解；鉴定结论；勘验、检查笔录；视听资料。

2. 举证责任的划分　在公诉案件中，举证责任由公安、司法机关承担。公诉案件中的犯罪嫌疑人、被告人一般不承担举证责任，即没有提出证据证明自己无罪的义务，法院不能因为他们不能证明自己无罪便据此就得出有罪的结论。但对巨额财产来源不明等案件，是犯罪嫌疑人、被告人不负举证责任的例外。

在自诉案件中，自诉人负有举证责任。自诉人向人民法院提出起诉时，必须提供证据。如果法院认为缺乏罪证，而自诉人又提不出补充证据时，法院应当说服自诉人撤诉或裁定驳回起诉。当然，在审理自诉案件的过程中，法院也负有一定的查证责任。

六、卫生刑事诉讼的程序

1. 立案　公安机关或者人民检察院发现犯罪事实或者犯罪嫌疑人，应当按照管辖范围，立案侦查。人民法院、人民检察院或者公安机关对于报案、控告、举报和自首的材料，应当按照管辖范围，迅速进行审查，认为有犯罪事实需要追究刑事责任的时候，应当立案；认为没有犯罪事实，或者犯罪事实显著轻微，不需要追究刑事责任的时候，不予立案，并且将不立案的原因通知控告人。

对于自诉案件，被害人有权向人民法院直接起诉。被害人死亡或者丧失行为能力的，被害人的法定代理人、近亲属有权向人民法院起诉，人民法院应当依法受理。

2. 侦查 公安机关对已经立案的刑事案件，人民检察院对直接受理的案件，应当进行侦查，收集、调取犯罪嫌疑人有罪或者无罪、罪轻或者罪重的证据材料。公安机关侦查终结的案件，应当做到犯罪事实清楚，证据确实、充分，并且写出起诉意见书，连同案卷材料、证据一并移送同级人民检察院审查决定。在侦查过程中，发现不应对犯罪嫌疑人追究刑事责任的，应当撤销案件；犯罪嫌疑人已被逮捕的，应当立即释放，发给释放证明，并且通知原批准逮捕的人民检察院。人民检察院侦查终结的案件，应当作出提起公诉、不起诉或者撤销案件的决定。

3. 起诉 凡需要提起公诉的案件，一律由人民检察院审查决定。人民检察院认为犯罪嫌疑人的犯罪事实已经查清，证据确实、充分，依法应当追究刑事责任的，应当作出起诉决定，按照审判管辖的规定，向人民法院提起公诉。犯罪嫌疑人具有法定情形的，人民检察院应当作出不起诉决定。自诉案件的自诉人，可以向人民法院直接起诉。

4. 审判 人民法院受理卫生刑事诉讼后，应组织合议庭，采取合议制，开庭审理。一般情况下，审理应公开进行，由合议庭进行法庭调查，由控辩双方进行举证、质证，允许控辩双方进行法庭辩论，在辩论终结后依法进行裁判。

卫生刑事诉讼实行两审终审制，当事人不服一审人民法院判决的可以向上一级人民法院提起上诉。二审判决为终审判决，当事人必须依法执行。被判死刑的案件，必须报请最高人民法院核准。当事人对二审判决不服的，可以进行申诉，依法启动审判监督程序。

依据案件的具体情况，法院可以适用简易程序审理卫生刑事案件，可以由一名审判员独任审判。

5. 执行 已过法定期限没有上诉、抗诉的判决和裁定，终审的判决和裁定、最高人民法院核准的死刑的判决和高级人民法院核准的死刑缓期二年执行的判决，已发生法律效力，由相应的机关执行。

复习思考题
1. 卫生法律救济的途径有哪些？
2. 卫生行政复议和卫生行政诉讼有哪些异同点？
3. 卫生行政诉讼的构成要件有哪些？
4. 卫生行政赔偿赔偿金数额如何计算？
5. 当事人应如何选择卫生民事诉讼的类型？
6. 卫生民事诉讼中当事人的举证责任如何划分？
7. 卫生刑事诉讼公诉案件中举证责任是如何划分的？

资源链接
1. www.procedurallaw.com.cn 中国诉讼法律网
2. www.legaldaily.com.cn 法制网
3. www.zwfzlsw.com 职务犯罪律师网

第四章
医疗纠纷处理法律制度

 引导案例　　2003 年 7 月 5 日，原告杨某的丈夫崔某因肝病入被告医院普外肝胆外科，被告提出对崔某施行活体肝移植，并使用原告的肝脏作为供体。2003 年 9 月 6 日，被告将原告和崔某推进手术室，对原告施行右半肝切除术，结果崔某被致死，双眼角膜丢失；原告被致残，右肝叶、胆囊等去向不明。原告的精神因此受到了强烈刺激和极大伤害。原告以医疗事故损害赔偿纠纷为案由，诉至人民法院，要求被告赔偿各项损失共计人民币 10395700 元。

本案涉及医疗事故的认定及其赔偿问题，需要运用《医疗事故处理条例》等相关规定进行分析。

第一节　概　述

一、医疗事故处理立法

目前，我国认定与处理医疗事故的法律制度主要包括行政法规和司法解释。

1987 年 6 月 29 日国务院颁布了我国第一个处理医疗事故争议的专门法规《医疗事故处理办法》。2002 年 4 月 4 日，国务院公布了《医疗事故处理条例》（以下简称《条例》），并于同年 9 月 1 日施行，《医疗事故处理办法》则同时废止。卫生部随后发布了《医疗事故技术鉴定暂行办法》、《医疗事故分级标准（试行）》、《病历书写基本规范（试行）》、《医疗事故争议中尸检机构及专业技术人员资格认定办法》、《医疗事故技术鉴定专家库学科专业组目录（试行）》、《医疗机构病历管理规定》和《重大医疗过失行为和医疗事故报告制度的规定》等配套规章。

最高人民法院于 2002 年 4 月 1 日发布了《关于民事诉讼证据若干问题的解释》，其中第四条第一款第八项是"关于医疗侵权诉讼的举证责任倒置的规定"；2003 年 1 月 6 日发布了《关于参照＜医疗事故处理条例＞审理医疗侵权诉讼的通知》（以下简称《通知》）。与其他有关人身损害赔偿的司法解释一起，为通过诉讼解决医疗事故提供了法律依据。但是，在《通知》中对于医疗事故诉讼和医疗事故以外的医疗侵权诉讼的概念并没有明确，从而导致法律适用上的混乱，出现医疗事故诉讼赔偿低，经鉴定不属于医疗事故的医疗差错在提起医疗侵权诉讼之后获得的赔偿额高的现象。鉴于此，2008 年 4 月 1 日起施行的由最高人民法院发布的《民事案由规定》在第一个三级案由"生命权、健康权、身体权纠纷"项下列了"医疗损害赔偿纠纷"作为第四级案由，代替了原来的医疗事故损害赔偿纠纷；最高人民法院《关于审理医疗损害赔偿案件适用法律若干问题的解释》的建议稿已经形成。以上司法解释的出台，必将大大有助于解决以上提及的法律适用上的混乱。

二、医疗事故的概念

根据《条例》第二条的规定，医疗事故是指医疗机构及其医务人员在医疗活动中，违反医疗卫生管理法律、行政法规、部门规章和诊疗护理规范、常规，过失造成患者人身损害的事故。

与此密切相关的概念是医疗纠纷。一般认为，医疗纠纷，泛指患者与医疗机构或医务人员在形成医疗法律关系的基础上，就医疗法律行为的需求、采取的手段、期望的结果以及双方权利义务的认识上产生分歧，并以损害赔偿为主要请求的行为。产生医疗纠纷，并不意味着医院一定有医疗过失，例如，对医院药品价格的不满、未经患者同意使用其形象对外宣传等。医疗纠纷是医患双方就医疗服务过程及质量产生的争议，其外延大于医疗事故。医疗事故则是对医疗纠纷中的争议事实，经法定程序认定的结果，是医疗纠纷中的一部分。医疗事故与医疗纠纷既有联系又有区别。

三、医疗事故的构成要件

（一）主体要件

构成医疗事故的主体是合法的医疗机构及医务人员。医疗机构，是指按照国务院《医疗机构管理条例》规定取得医疗机构执业许可证的机构。医务人员，是指依法取得执业资格的医疗卫生专业技术人员，包括：①医疗防疫人员，如中医、西医、卫生防疫、地方病防治、职业病防治和妇幼保健人员。②药剂人员。③护理人员。④其他专业技术人员，如检验、理疗、口腔、同位素、放射、营养技术等专业人员。医疗机构是医务人员实施医疗行为的场所，医务人员在其中的医疗活动中发生的事故，医疗机构是责任主体，医务人员是行为主体。

没有取得合法资格的人员从事医疗活动，过失造成患者人身伤害的，其行为的性质属非法行医，不构成医疗事故。当然，对于非法行医者，也要追究其相应的民事责任、行政责任，情节严重的，还要追究其刑事责任。

（二）客体要件

在医疗事故中，医疗机构和医务人员的过失行为侵犯了就诊人的生命健康权利和医疗单位的正常活动。

（三）主观要件

主观要件是指医疗事故的行为人对医疗损害后果所持的主观心理态度。行为人应当预见自己违反医疗卫生管理法律、行政法规、部门规章和诊疗护理规范、常规的行为可能造成就诊人生命权、健康权受到损害，因疏忽大意而没有预见到，或者已经预见而轻信可以避免，以致造成损害后果。

（四）客观要件

即行为人行为的违法性、损害后果、违法行为与损害后果之间存在因果关系。行为的违法性，是指医疗事故是医疗机构及其医务人员因违反医疗卫生管理法律、行政法规、部门规章和诊疗护理规范、常规而发生的事故。损害后果，是指患者要有"人身损害"的后果，且要符合法律规定的程度。违法行为与损害后果之间存在因果关系，是指两者之间具有前后相继、引起与被引起的关系。如果行为人主观上存在过失，但其行为并未给患者造成损害后果，或者虽然存在损害后果，但与行为人的行为无关，均不能判定为医疗事故。因此，因果关系是判定是否是医疗事故的一个重要方面，也关系到医疗机构的责任大小、具体赔偿数额的确定等问题。

四、医疗事故的分级

为了正确处理医疗事故，保护患者和医疗机构及其医务人员的合法权益，《条例》根据对患者人身造成的损害程度，将医疗事故分为四级：

一级医疗事故造成患者死亡、重度残疾。

二级医疗事故造成患者中度残疾、器官组织损伤导致严重功能障碍。

三级医疗事故造成患者轻度残疾、器官组织损伤导致一般功能障碍。

四级医疗事故造成患者明显人身损害的其他后果。

五、不属于医疗事故的情形

《条例》第三十三条规定，有下列情形之一的，不属于医疗事故：

1. 在紧急情况下，为抢救垂危患者生命而采取紧急医学措施造成不良后果的。
2. 在医疗活动中，由于患者病情异常或者患者体质特殊而发生医疗意外的。
3. 在现有医学科学技术条件下，发生无法预料或者不能防范的不良后果的。
4. 无过错输血感染造成不良后果的。
5. 因患方原因延误诊疗导致不良后果的。
6. 因不可抗力造成不良后果的。

第二节　医疗事故的预防与处置

一、医疗事故的预防

为防止医疗事故的发生，首先要做好预防工作。《条例》要求医疗机构及其医务人员在医疗活动中，必须严格遵守医疗卫生管理法律、行政法规、部门规章和诊疗护理规范、常规，恪守医疗服务职业道德。医疗机构应当对其医务人员进行医疗卫生管理法律、行政法规、部门规章和诊疗护理规范、常规的培训和医疗服务职业道德教育。应当设置医疗服务质量监控部门或者配备专（兼）职人员，具体负责监督本医疗机构的医务人员的医疗服务工作，检查医务人员执业情况，接受患者对医疗服务的投诉，向其提供咨询服务。应当制定防范、处理医疗事故的预案，预防医疗事故的发生，减轻医疗事故的损害。

二、病历资料的管理和现场实物的封存

在医疗事故争议的处理中，病历资料对于认定医疗机构及其医务人员是否存在医疗过失，具有其他证据难以替代的证明作用。因此，《条例》要求，医疗机构应当按照国务院卫生行政部门规定的要求，书写并妥善保管病历资料。因抢救急危患者，未能及时书写病历的，有关医务人员应当在抢救结束后6小时内据实补记，并加以注明。发生医疗事故争议时，死亡病例讨论记录、疑难病例讨论记录、上级医师查房记录、会诊意见、病程记录应当在医患双方在场的情况下封存和启封。封存的病历资料可以是复印件，由医疗机构保管。严禁涂改、伪造、隐匿、销毁或者抢夺病历资料。

患者有权复印或者复制其门诊病历、住院志、体温单、医嘱单、化验单（检验报告）、医学影像检查资料、特殊检查同意书、手术同意书、手术及麻醉记录单、病理资料、护理记录以及国务院卫生行政部门规定的其他病历资料。患者要求复印或者复制病历资料的，医疗机构应当提供复印或者复制服务并在复印或者复制的病历资料上加盖证明印记。复印或者复制病历资料时，应当有患者在场。医疗机构应患者的要求，为其复印或者复制病历资料，可以按照规定收取工本费。具体收费标准由省、自治区、直辖市人民政府价格主管部门会同同级卫生行政部门规定。

疑似输液、输血、注射、药物等引起不良后果的，医患双方应当共同对现场实物进行封存和启封，封存的现场实物由医疗机构保管；需要检验的，应当由双方共同指定的、依法具有检验资格的检验机构进行检验；双方无法共同指定时，由卫生行政部门指定。疑似输血引起不良后果，需要对血液进行封存保留的，医疗机构应当通知提供该血液的采供血机构派员到场。

三、医疗过失的报告

医务人员在医疗活动中发生或者发现医疗事故、可能引起医疗事故的医疗过失行为或者发生医疗事故争议的，应当立即向所在科室负责人报告；科室负责人应当及时向本医疗机构负责医疗服务质量监控的部门或者专（兼）职人员报告；负责医疗服务质量监控的部门或者专（兼）职人员接到报告后，应当立即进行调查、核实，将有关情况如实向本医疗机构的负责人报告，并向患者通报、解释。

发生医疗事故的，医疗机构应当按照规定向所在地卫生行政部门报告。发生下列重大医疗过失行为的，医疗机构应当在12小时内向所在地卫生行政部门报告：①导致患者死亡或者可能为二级以上的医疗事故。②导致3人以上人身损害后果。③国务院卫生行政部门和省、自治区、直辖市人民政府卫生行政部门规定的其他情形。发生或者发现医疗过失行为，医疗机构及其医务人员应当立即采取有效措施，避免或者减轻对患者身体健康的损害，防止损害扩大。

四、尸检

患者死亡，医患双方当事人不能确定死因或者对死因有异议的，应当在患者死亡后48小时内进行尸检；具备尸体冻存条件的，可以延长至7日。尸检应当经死者近亲属同意并签字。尸检应当由按照国家有关规定取得相应资格的机构和病理解剖专业技术人员进行。承担

尸检任务的机构和病理解剖专业技术人员有进行尸检的义务。

医疗事故争议双方当事人可以请法医病理学人员参加尸检，也可以委派代表观察尸检过程。拒绝或者拖延尸检，超过规定时间，影响对死因判定的，由拒绝或者拖延的一方承担责任。

患者在医疗机构内死亡的，尸体应当立即移放太平间。死者尸体存放时间一般不得超过2周。逾期不处理的尸体，经医疗机构所在地卫生行政部门批准，并报经同级公安部门备案后，由医疗机构按照规定进行处理。

第三节　医疗事故的技术鉴定

一、鉴定程序的启动

根据《条例》的规定，有两种鉴定启动方式。一是卫生行政部门接到医疗机构关于重大医疗过失行为的报告或者医疗事故争议当事人要求处理医疗事故争议的申请后，对需要进行医疗事故技术鉴定的，应当交由负责医疗事故技术鉴定工作的医学会组织鉴定；二是医患双方协商解决医疗事故争议，需要进行医疗事故技术鉴定的，由双方当事人共同委托负责医疗事故技术鉴定工作的医学会组织鉴定。《条例》还规定，当事人对首次医疗事故技术鉴定结论不服的，可以自收到首次鉴定结论之日起15日内向医疗机构所在地卫生行政部门提出再次鉴定的申请。

二、鉴定的组织者

医疗事故技术鉴定，由负责组织医疗事故鉴定工作的医学会组织专家进行。设区的市级地方医学会和省、自治区、直辖市直接管辖的县（市）地方医学会负责组织首次医疗事故技术鉴定工作。省、自治区、直辖市地方医学会负责组织再次鉴定工作。必要时，中华医学会可以组织疑难、复杂并在全国有重大影响的医疗事故争议的技术鉴定工作。

三、专家库的建立

负责组织医疗事故技术鉴定工作的医学会应当建立专家库。专家库由具备下列条件的医疗卫生专业技术人员组成：

1. 有良好的业务素质和执业品德。
2. 受聘于医疗卫生机构或者医学教学、科研机构并担任相应专业高级技术职务3年以上。

符合前款第一项规定条件并具备高级技术任职资格的法医可以受聘进入专家库。

负责组织医疗事故技术鉴定工作的医学会依照本条例规定聘请医疗卫生专业技术人员和法医进入专家库，可以不受行政区域的限制。符合规定条件的医疗卫生专业技术人员和法医有义务受聘进入专家库，并承担医疗事故技术鉴定工作。

四、专家鉴定组

《条例》规定，由专家鉴定组负责具体案件的技术鉴定，其组成人员由医患双方在医学会主持下从专家库中随机抽取。在特殊情况下，医学会根据医疗事故技术鉴定工作的需要，可以组织医患双方在其他医学会建立的专家库中随机抽取相关专业的专家参加鉴定或者函件咨询。

专家鉴定组进行医疗事故技术鉴定，实行合议制。专家鉴定组人数为单数，涉及的主要学科的专家一般不得少于鉴定组成员的二分之一；涉及死因、伤残等级鉴定的，并应当从专家库中随机抽取法医参加专家鉴定组。

专家鉴定组成员有下列情形之一的，应当回避，当事人也可以以口头或者书面的方式申请其回避：①是医疗事故争议当事人或者当事人的近亲属的。②与医疗事故争议有利害关系的。③与医疗事故争议当事人有其他关系，可能影响公正鉴定的。

五、材料的提交

负责组织医疗事故技术鉴定工作的医学会应当自受理医疗事故技术鉴定之日起5日内通知医疗事故争议双方当事人提交进行医疗事故技术鉴定所需的材料。当事人应当自收到医学会的通知之日起10日内提交有关医疗事故技术鉴定的材料、书面陈述及答辩。

医疗机构提交的有关医疗事故技术鉴定的材料应当包括下列内容：①住院患者的病程记录、死亡病例讨论记录、疑难病例讨论记录、会诊意见、上级医师查房记录等病历资料原件。②住院患者的住院志、体温单、医嘱单、化验单（检验报告）、医学影像检查资料、特殊检查同意书、手术同意书、手术及麻醉记录单、病理资料、护理记录等病历资料原件。③抢救急危患者，在规定时间内补记的病历资料原件。④封存保留的输液、注射用物品和血液、药物等实物，或者依法具有检验资格的检验机构对这些物品、实物作出的检验报告。⑤与医疗事故技术鉴定有关的其他材料。在医疗机构建有病历档案的门诊、急诊患者，其病历资料由医疗机构提供；没有在医疗机构建立病历档案的，由患者提供。

医患双方应当依照本条例的规定提交相关材料。医疗机构无正当理由未依照本条例的规定如实提供相关材料，导致医疗事故技术鉴定不能进行的，应当承担责任。

负责组织医疗事故技术鉴定工作的医学会应当自接到当事人提交的有关医疗事故技术鉴定的材料、书面陈述及答辩之日起45日内组织鉴定并出具医疗事故技术鉴定书。负责组织医疗事故技术鉴定工作的医学会可以向双方当事人调查取证。专家鉴定组应当认真审查双方当事人提交的材料，听取双方当事人的陈述及答辩并进行核实。

双方当事人应当按照本条例的规定如实提交进行医疗事故技术鉴定所需要的材料，并积极配合调查。当事人任何一方不予配合，影响医疗事故技术鉴定的，由不予配合的一方承担责任。

六、鉴定结论

专家鉴定组依照医疗卫生管理法律、行政法规、部门规章和诊疗护理规范、常规，运用医学科学原理和专业知识，独立进行医疗事故技术鉴定，对医疗事故进行鉴别和判定，为处理医疗事故争议提供医学依据。

专家鉴定组应当在事实清楚、证据确凿的基础上，综合分析患者的病情和个体差异，作出鉴定结论，并制作医疗事故技术鉴定书。鉴定结论以专家鉴定组成员的过半数通过。医疗事故技术鉴定书应当包括下列主要内容：①双方当事人的基本情况及要求。②当事人提交的材料和负责组织医疗事故技术鉴定工作的医学会的调查材料。③对鉴定过程的说明。④医疗行为是否违反医疗卫生管理法律、行政法规、部门规章和诊疗护理规范、常规。⑤医疗过失行为与人身损害后果之间是否存在因果关系。⑥医疗过失行为在医疗事故损害后果中的责任程度。⑦医疗事故等级。⑧对医疗事故患者的医疗护理医学建议。

七、鉴定费用

医疗事故技术鉴定，可以收取鉴定费用。经鉴定，属于医疗事故的，鉴定费用由医疗机构支付；不属于医疗事故的，鉴定费用由提出医疗事故处理申请的一方支付。鉴定费用标准由省、自治区、直辖市人民政府价格主管部门会同同级财政部门、卫生行政部门规定。

第四节　医疗事故的行政处理与监督

一、医疗事故争议的行政处理

卫生行政部门接到医疗机构关于重大医疗过失行为的报告后，除责令医疗机构及时采取必要的医疗救治措施，防止损害后果扩大外，应当组织调查，判定是否属于医疗事故；对不能判定是否属于医疗事故的，应当依照本条例的有关规定交由负责医疗事故技术鉴定工作的医学会组织鉴定。

发生医疗事故争议，当事人申请卫生行政部门处理的，应当提出书面申请。申请书应当载明申请人的基本情况、有关事实、具体请求及理由等。

当事人自知道或者应当知道其身体健康受到损害之日起1年内，可以向卫生行政部门提出医疗事故争议处理申请。

发生医疗事故争议，当事人申请卫生行政部门处理的，由医疗机构所在地的县级人民政府卫生行政部门受理。医疗机构所在地是直辖市的，由医疗机构所在地的区、县人民政府卫生行政部门受理。

有下列情形之一的，县级人民政府卫生行政部门应当自接到医疗机构的报告或者当事人提出医疗事故争议处理申请之日起7日内移送上一级人民政府卫生行政部门处理：①患者死亡。②可能为二级以上的医疗事故。③国务院卫生行政部门和省、自治区、直辖市人民政府卫生行政部门规定的其他情形。

卫生行政部门应当自收到医疗事故争议处理申请之日起10日内进行审查，作出是否受理的决定。对符合本条例规定，予以受理，需要进行医疗事故技术鉴定的，应当自作出受理决定之日起5日内将有关材料交由负责医疗事故技术鉴定工作的医学会组织鉴定并书面通知申请人；对不符合本条例规定，不予受理的，应当书面通知申请人并说明理由。

当事人对首次医疗事故技术鉴定结论有异议，申请再次鉴定的，卫生行政部门应当自收到申请之日起7日内交由省、自治区、直辖市地方医学会组织再次鉴定。

当事人既向卫生行政部门提出医疗事故争议处理申请，又向人民法院提起诉讼的，卫生行政部门不予受理；卫生行政部门已经受理的，应当终止处理。

二、医疗事故行政监督

卫生行政部门收到负责组织医疗事故技术鉴定工作的医学会出具的医疗事故技术鉴定书后，应当对参加鉴定的人员资格和专业类别、鉴定程序进行审核；必要时，可以组织调查，听取医疗事故争议双方当事人的意见。

卫生行政部门经审核，对符合本条例规定作出的医疗事故技术鉴定结论，应当作为对发生医疗事故的医疗机构和医务人员作出行政处理以及进行医疗事故赔偿调解的依据；经审核，发现医疗事故技术鉴定不符合本条例规定的，应当要求重新鉴定。

医疗事故争议由双方当事人自行协商解决的，医疗机构应当自协商解决之日起7日内向所在地卫生行政部门作出书面报告，并附具协议书。

医疗事故争议经人民法院调解或者判决解决的，医疗机构应当自收到生效的人民法院的调解书或者判决书之日起7日内向所在地卫生行政部门作出书面报告，并附具调解书或者判决书。

县级以上地方人民政府卫生行政部门应当按照规定逐级将当地发生的医疗事故以及依法对发生医疗事故的医疗机构和医务人员作出行政处理的情况，上报国务院卫生行政部门。

第五节　医疗事故的赔偿

一、医疗事故赔偿争议的解决途径

发生医疗事故的赔偿等民事责任争议，医患双方可以协商解决。双方当事人协商解决医疗事故的赔偿等民事责任争议的，应当制作协议书。协议书应当载明双方当事人的基本情况和医疗事故的原因、双方当事人共同认定的医疗事故等级以及协商确定的赔偿数额等，并由双方当事人在协议书上签名。

医患双方不愿意协商或者协商不成的，可以向卫生行政部门提出调解申请。已确定为医疗事故的，卫生行政部门应医疗事故争议双方当事人请求，可以进行医疗事故赔偿调解。调解时，应当遵循当事人双方自愿原则，并应当依据本条例的规定计算赔偿数额。经调解，双方当事人就赔偿数额达成协议的，制作调解书，双方当事人应当履行；调解不成或者经调解达成协议后一方反悔的，卫生行政部门不再调解。

医患双方不愿意协商或者协商不成的，也可以直接向人民法院提起民事诉讼。

二、医疗事故赔偿应考虑的因素

医疗事故赔偿，应当考虑下列因素，确定具体赔偿数额：

1. 医疗事故等级。
2. 医疗过失行为在医疗事故损害后果中的责任程度。
3. 医疗事故损害后果与患者原有疾病状况之间的关系。

三、医疗事故赔偿项目和标准

医疗事故赔偿，按照下列项目和标准计算：

1. 医疗费　按照医疗事故对患者造成的人身损害进行治疗所发生的医疗费用计算，凭据支付，但不包括原发病医疗费用。结案后确实需要继续治疗的，按照基本医疗费用支付。

2. 误工费　患者有固定收入的，按照本人因误工减少的固定收入计算，对收入高于医疗事故发生地上一年度职工年平均工资3倍以上的，按照3倍计算；无固定收入的，按照医疗事故发生地上一年度职工年平均工资计算。

3. 住院伙食补助费　按照医疗事故发生地国家机关一般工作人员的出差伙食补助标准计算。

4. 陪护费　患者住院期间需要专人陪护的，按照医疗事故发生地上一年度职工年平均工资计算。

5. 残疾生活补助费　根据伤残等级，按照医疗事故发生地居民年平均生活费计算，自定残之月起最长赔偿 30 年；但是，60 周岁以上的，不超过 15 年；70 周岁以上的，不超过 5 年。

6. 残疾用具费　因残疾需要配置补偿功能器具的，凭医疗机构证明，按照普及型器具的费用计算。

7. 丧葬费　按照医疗事故发生地规定的丧葬费补助标准计算。

8. 被扶养人生活费　以死者生前或者残疾者丧失劳动能力前实际扶养且没有劳动能力的人为限，按照其户籍所在地或者居所地居民最低生活保障标准计算。对不满 16 周岁的，扶养到 16 周岁。对年满 16 周岁但无劳动能力的，扶养 20 年；但是，60 周岁以上的，不超过 15 年；70 周岁以上的，不超过 5 年。

9. 交通费　按照患者实际必需的交通费用计算，凭据支付。

10. 住宿费　按照医疗事故发生地国家机关一般工作人员的出差住宿补助标准计算，凭据支付。

11. 精神损害抚慰金　按照医疗事故发生地居民年平均生活费计算。造成患者死亡的，赔偿年限最长不超过 6 年；造成患者残疾的，赔偿年限最长不超过 3 年。

参加医疗事故处理的患者近亲属所需交通费、误工费、住宿费，参照上述的有关规定计算，计算费用的人数不超过 2 人。

医疗事故造成患者死亡的，参加丧葬活动的患者的配偶和直系亲属所需交通费、误工费、住宿费，参照上述的规定计算，计算费用的人数不超过 2 人。

医疗事故赔偿费用，实行一次性结算，由承担医疗事故责任的医疗机构支付。

第六节　医疗事故的法律责任

一、卫生行政部门工作人员的法律责任

卫生行政部门的工作人员在处理医疗事故过程中违反《条例》的规定，利用职务上的便利收受他人财物或者其他利益，滥用职权，玩忽职守，或者发现违法行为不予查处，造成严重后果的，依照刑法关于受贿罪、滥用职权罪、玩忽职守罪或者其他有关罪的规定，依法追究刑事责任；尚不够刑事处罚的，依法给予降级或者撤职的行政处分。

二、卫生行政部门的法律责任

卫生行政部门违反《条例》的规定，有下列情形之一的，由上级卫生行政部门给予警告并责令限期改正；情节严重的，对负有责任的主管人员和其他直接责任人员依法给予行政处分：

1. 接到医疗机构关于重大医疗过失行为的报告后，未及时组织调查的。

2. 接到医疗事故争议处理申请后，未在规定时间内审查或者移送上一级人民政府卫生行政部门处理的。

3. 未将应当进行医疗事故技术鉴定的重大医疗过失行为或者医疗事故争议移交医学会组织鉴定的。

4. 未按照规定逐级将当地发生的医疗事故以及依法对发生医疗事故的医疗机构和医务人员的行政处理情况上报的。

5. 未依照本条例规定审核医疗事故技术鉴定书的。

三、医疗机构及其医务人员的法律责任

医疗机构发生医疗事故的，由卫生行政部门根据医疗事故等级和情节，给予警告；情节严重的，责令限期停业整顿直至由原发证部门吊销执业许可证，对负有责任的医务人员依照刑法关于医疗事故罪的规定，依法追究刑事责任；尚不够刑事处罚的，依法给予行政处分或者纪律处分。

对发生医疗事故的有关医务人员，除依照前款处罚外，卫生行政部门并可以责令暂停6个月以上1年以下执业活动；情节严重的，吊销其执业证书。

医疗机构违反本条例的规定，有下列情形之一的，由卫生行政部门责令改正；情节严重的，对负有责任的主管人员和其他直接责任人员依法给予行政处分或者纪律处分：

1. 未如实告知患者病情、医疗措施和医疗风险的。

2. 没有正当理由，拒绝为患者提供复印或者复制病历资料服务的。

3. 未按照国务院卫生行政部门规定的要求书写和妥善保管病历资料的。

4. 未在规定时间内补记抢救工作病历内容的。

5. 未按照本条例的规定封存、保管和启封病历资料和实物的。

6. 未设置医疗服务质量监控部门或者配备专（兼）职人员的。

7. 未制定有关医疗事故防范和处理预案的。

8. 未在规定时间内向卫生行政部门报告重大医疗过失行为的。

9. 未按照本条例的规定向卫生行政部门报告医疗事故的。

10. 未按照规定进行尸检和保存、处理尸体的。

医疗机构或者其他有关机构违反本条例的规定，有下列情形之一的，由卫生行政部门责令改正，给予警告；对负有责任的主管人员和其他直接责任人员依法给予行政处分或者纪律处分；情节严重的，由原发证部门吊销其执业证书或者资格证书：

1. 承担尸检任务的机构没有正当理由，拒绝进行尸检的。

2. 涂改、伪造、隐匿、销毁病历资料的。

四、医疗事故技术鉴定工作人员的法律责任

参加医疗事故技术鉴定工作的人员违反本条例的规定，接受申请鉴定双方或者一方当事人的财物或者其他利益，出具虚假医疗事故技术鉴定书，造成严重后果的，依照刑法关于受贿罪的规定，依法追究刑事责任；尚不够刑事处罚的，由原发证部门吊销其执业证书或者资格证书。

五、其他人员的法律责任

以医疗事故为由，寻衅滋事、抢夺病历资料，扰乱医疗机构正常医疗秩序和医疗事故技术鉴定工作，依照刑法关于扰乱社会秩序罪的规定，依法追究刑事责任；尚不够刑事处罚的，依法给予治安管理处罚。

复习思考题

1. 简述医疗事故的概念和构成要件，并比较医疗事故与医疗纠纷的区别。
2. 《条例》中关于病历的管理有哪些规定？有何意义？
3. 简述《条例》中关于医疗事故技术鉴定的首次鉴定、再次鉴定和重新鉴定的规定。
4. 简述医疗事故赔偿应考虑的因素、赔偿项目和计算标准。
5. 如何理解医疗事故损害赔偿纠纷与医疗损害赔偿纠纷的联系与区别？

资源链接

1. www. moh. gov. cn　中华人民共和国卫生部
2. www. chinacourt. org　中国法院网
3. www. yiliaoshigu. com　医疗事故网
4. www. wblawyer. com. cn　中国医疗事故纠纷律师网
5. www. qblaw. cn　秦巴医疗纠纷网

第二篇　医药卫生法人管理法律制度

第五章

医疗机构管理法律制度

学习目标

通过本章的学习，了解医疗机构的概念、特点及分类，熟悉医疗机构的设置条件和登记、校验的程序，熟悉医疗机构病历与医疗广告管理的规定，掌握医疗机构执业与监督管理的主要规定。

 引导案例　　2005年3月23日，常德市纺织机械厂职工姜某因患颈椎疾患到常德市某医院小针刀室就诊，该院冒名进修医生"龙×国"在没有带教医师现场指导的情况下，为姜某进行小针刀治疗，在实施利多卡因局部麻醉过程中，姜某出现严重反应，随后血压下降，呼吸心跳停止，经抢救无效死亡。经专家会诊，诊断为"麻醉意外，利多卡因过敏性休克"，死亡原因为"过敏性休克，多器官功能衰竭"。湖南省卫生厅责成省卫生监督所和常德市卫生局进行调查。经查，"龙×国"真实姓名为龙×明，系安乡县农民，没有经过任何医学院校医学专业学习培训，曾到省内外流动非法行医。后盗走其堂弟龙×国医师资格证书和医师执业证书复印件，遂即到常德市某医院提出进修申请。该院在龙×明未出具医师资格证书和医师执业证书原件的情况下，接受龙×明进修，并单独执业达10个月之久。常德市卫生局依据《医疗机构管理条例》责令常德市某医院限期改正，并罚款4000元。该院院长、主管副院长负有领导责任，经武陵区卫生局报监察局决定，给予常德市某医院院长汤某行政警告处分，给予副院长彭某行政记过处分；人事科科长黄某和医务科科长范某在接受卫生技术人员进修时没有严格执行接受医生进修和临床处方管理制度，负有直接责任，经武陵区卫生局决定，分别给予黄某和范某行政记过处分。龙×明违法事实清楚，情节严重，已涉嫌犯罪，移送公安机关处理。

本案例说明医疗机构执业必须严格按照法律规定进行。

第一节　概　述

一、医疗机构的概念

医疗机构是指依照法律规定设立的，以救死扶伤、防病治病和为居民健康服务为宗旨，从事疾病的预防、诊断、治疗、康复和健康教育等活动，经许可并登记取得《医疗机构执业许可证》的医疗卫生机构的总称。

医疗机构的概念包括以下三方面内涵：

第一，法律含义。医疗机构定义首先具有刚性法律内涵，按此含义必须履行法律法规所规定的审批程序，才能成为符合上述定义的合法医疗机构。目前我国有关医疗机构审批的法规即《医疗机构管理条例》及其实施细则中规定，只有依法取得设置医疗机构批准书，并履行登记手续，领取了《医疗机构执业许可证》的单位或者个人才能开展相应的诊疗活动。

第二，社会职能含义。准确地了解什么是医疗机构，最重要的是要了解其社会职能。医疗机构的社会职能是为所在地区居民提供包括治疗及预防在内的综合而完善的保健活动，包括家庭医疗、康复训练与保健。

第三，科学性与目的性含义。医疗机构定义的本质性内涵，应是其科学性和目的性。不能简单地认为凡是收容、治疗病人的场所就是医疗机构，而必须强调真正合格的医疗机构必须能够为病人实施科学的、正确的诊疗。因此，首先必须看其是否配备有达到应有资质和应有技术水平的医务人员，同时还要看其设备条件是否达到了应有的技术水平，还包括科学管理的要求。更重要的是必须强调举办医疗机构的目的，首先应是救死扶伤，维护公众健康，提高服务对象的健康水平。

二、医疗机构的性质和功能

（一）医疗机构的性质

医疗机构作为社会卫生服务体系的一个重要组成部分，其性质体现在以下几个方面：

1. 生产性　生产性是医疗机构的基本特性。医疗机构所从事的卫生服务活动就是一种社会产品生产，医疗机构的卫生服务产品具备市场经济应有的生产、交换、流通、分配、消费的基本功能。医疗机构通过预防、诊断、治疗、保健、康复等卫生服务工作，促使患者恢复健康，从而保护居民的生活和劳动能力，这不仅是一种直接的特殊服务性生产，而且也直接、间接地保护了社会生产力。

2. 经营性　医疗机构是具有经济性质的经营单位，但医疗机构的经营性并不简单等同于追求利润最大化，而是要遵循经济活动的客观规律，追求医疗资源投入使用最优化，其中包含着为病人减轻经济负担、为医疗机构降低医疗资源消耗，并提高医疗服务质量，充分体现社会效益和经济效益的统一性。

3. 技术性　医疗机构是专业技术性很强的知识密集型单位，也是医学科学研究及医学教育基地。医疗机构的多数职工都掌握一定的专业技术，提供的服务有很强的技术性。同时，提高医疗卫生服务的质量，也离不开医学科学技术的发展和医学人才的培养。因此，医疗机构的工作应遵循其技术性特点，贯彻"依靠科学和技术的方针"，走科技发展之路。

4. 人道性　医疗工作的人道性是医疗机构区别于其他行业的固有特性，实行救死扶伤的人道主义历来是指导医疗机构工作和医务人员行为的高尚理念。我国自古就有"医乃仁术"的传统，强调赤诚济世、仁爱救人的敬业精神。人道性是医疗机构各项工作与精神文明的精华和内涵，如果失去人道性，医疗机构就会失去"神圣殿堂"的光辉，也就失去了存在的基础。

5. 公益性和福利性　我国卫生事业的性质是具有一定福利政策的公益性事业，国家从政策上确定了我国医疗机构的公益性和福利性。一方面，公益性规定了医疗机构的经济活动特性，决定了医疗机构建设、发展和资源利用要依靠政府主导及全社会参与，而不只由医疗机构自身经营，而医疗机构和医务人员也必须使自己的一切工作和行为都从全社会的利益出发；另一方面，我国卫生事业仍具有一定的福利性质，由政府实施的福利政策必须由医疗机构予以落实，同时，医疗机构和医务人员要履行维护人民健康和生命的神圣职责即维护病人的健康福利权，这种工作职责本身就具有神圣的福利特性。

（二）医疗机构的功能

随着医学科学技术的发展、医学模式的转变以及人们对疾病与健康认识的深化和医疗保健需求的提高，医疗机构的功能已逐渐从单纯的诊疗护理病人向疾病的预防与康复全面发展。现代医疗机构功能应该是，以医疗工作为中心，在提高医疗质量的基础上，保证教学和科研任务的完成，并不断提高教学质量和科研水平，做好扩大疾病预防、健康管理和计划生育的技术工作。

1. 医疗服务功能　医疗服务作为医疗机构的主要社会功能，它对整个社会具有三方面的作用。首先，通过对社会人群自然生命过程进行生物医学技术及人文服务干预，从而提高人民健康水平，增进国民健康素质，延长人口预期寿命；其次，保护和修复社会劳动力。医疗服务的最佳效果是使患病的劳动者包括脑力劳动者和体力劳动者重返工作岗位和劳动岗位，或者缩短他们患病治疗、休养时间，从而为创造社会劳动价值和财富直接、间接地作出贡献；再次，在上述两方面作用的基础上，促进社会人群的精神文明和社会安定，为构建和谐社会作出贡献。

2. 预防保健功能　医疗机构的发展趋势是扩大预防保健功能，即扩大参与社区预防保健业务，并增强以病人和"亚健康人群"为主要服务对象的"三级预防"功能，以及医疗机构感染控制功能。

3. 医学教育及医学专业人才培训功能　一般医院特别是医学院校附属医院和教学医院，不仅是医疗预防机构，而且是进行临床医学教育和培养医学人才的高等学府，其在完成医疗任务和确保医疗服务质量的前提下，根据各自条件、能力和特点或与医学院校建立一定的承担教学任务的关系，或者自行开展医护人员培训工作。

4. 医学、药学科学研究功能　医疗机构是医学和医药临床应用的科学研究基地，包括新技术、新疗法和新药物的临床实验研究；有条件的医疗机构还开展基础医学科学研究和卫生管理科学研究。

5. 社会救助功能　现代医疗机构将改变过去单纯从事医疗机构内的医疗工作的倾向，而逐步重视扩大预防，开展社区预防保健、疾病普查和防治干预，以及健康教育、健康促进活动。特别是当突发公共卫生事件发生后，各级医疗机构就成为承担社会救助任务的主要医疗力量。

6. 医用产品加工生产功能　医疗机构的主要功能不是搞物质产品生产，但是，为适应医疗的需要，医疗机构也需要进行医用产品或药物制剂及生物医学工程的研究、设计和生产加工。例如，必须承担的医用物品的消毒加工是必不可少的工作；还有许多新的医用器材需要在医院进行设计等。

三、医疗机构的分类

从不同的角度，医疗机构可以划分为不同的类型。

按医疗机构的功能可分为：①临床医疗机构，包括各级各类医院、疗养院、康复医院（中心）及门诊部、卫生所（室）等。②卫生防疫机构，包括卫生防疫站、卫生防病中心、职业病防治院、劳动卫生研究所、食品卫生监督检验所及目前新成立的疾病控制中心等。③妇幼保健机构，包括妇幼保健院（所）、计划生育服务站等。④血液与血液制品机构，包括血站、单采血浆站及生物制品厂等。

按收治范围，医疗机构可分为综合性医疗机构和专科性医疗机构。综合性医疗机构一般指设有一定数量的病床，分设内科、外科、妇产科、眼耳鼻喉科等各种专科及药剂、检验、放射等医技部门并配以相应人员、设备的医疗机构；专科性医疗机构是指为了防治某些特定疾病而设立的医疗机构，如传染病院、精神病院、结核病院以及妇产科医院、口腔医院、眼科医院、胸科医院、肿瘤医院等。

按运行目标，医疗机构可分为营利性医疗机构与非营利性医疗机构。营利性医疗机构的运行目标是追求利润最大化，其税后利润可以给予投资者一定的回报；而非营利性医疗机构则不以获取利润为其目的，而是追求特定的社会目标。两者最主要区别在于所获利润的分配和使用：非营利性医疗机构的盈利只能用于自身的扩大再生产，不能以分红的形式给出资者以回报。另外，非营利性医疗机构在终止业务活动后，其剩余资产由社会管理部门处置，出资者无权自行处置。

四、医疗机构管理立法概况

为加强对医疗机构的管理，从 20 世纪 70 年代末开始我国先后制定了多部规范性法律文件，如卫生部制定的《综合医院组织编制原则（试行草案）》、《全国医院工作条例》和《医院工作制度》等。

1994 年 2 月 26 日，国务院发布了《医疗机构管理条例》。此后，卫生部又陆续颁布了《医疗机构管理条例实施细则》、《医疗机构监督管理行政处罚程序》、《医疗机构设置规划指导原则》、《医疗机构基本标准（试行）》、《医疗机构诊疗科目名录》、《医疗机构评审委员会章程》等规章。随着社会主义市场经济体制下卫生改革的深入，2000 年 2 月，国务院办公厅转发了国务院体改办等八部门的《关于城镇医药卫生体制改革的指导意见》。之后国务院有关部委相继发布了《关于城镇医疗机构分类管理的实施意见》、《关于医疗卫生机构有关税收政策的通知》、《国家计委、卫生部印发关于改革医疗服务价格管理的意见的通知》等一系列配套规范性文件。2000 年 5 月 15 日，卫生部、原对外经济贸易合作部还发布了《中外合资、合作医疗机构暂行管理办法》等。上述法规和规定，初步形成了我国医疗机构管理法律体系的框架。

第二节　医疗机构的设置

一、医疗机构设置规划

医疗机构设置规划是区域卫生规划的重要组成部分，是卫生行政部门审批医疗机构的依据。在我国，医疗机构不分类别、所有制形式、隶属关系、服务对象，其设置必须符合当地医疗机构设置规划和医疗机构基本标准。

医疗机构设置规划由县级以上地方人民政府卫生行政部门根据其行政区域内的人口、医疗资源、医疗需求和现有医疗机构的分布状况等，按照《医疗机构设置规划指导原则》制定，报同级人民政府批准后实施。其目的是统筹规划医疗机构的数量、规模和分布，合理配置卫生资源，提高卫生资源的利用效率。

县级以上地方人民政府应当把医疗机构的设置规划纳入当地的区域卫生发展规划和城乡建设发展总体规划。

医疗机构的设置应遵循如下原则：①公平性原则。②整体效益原则。③可及性原则。④分级原则。⑤公有制主导原则。⑥中西医并重原则。

二、设置医疗机构应具备的条件

（一）申请人

地方各级人民政府设置医疗机构由政府指定或者任命的拟设医疗机构的筹建负责人申请；法人或者其他组织设置医疗机构由其法定代表人申请；两人以上合伙设置医疗机构由合伙人共同申请；个人设置医疗机构由设置人申请。

（二）总体条件

申请设置医疗机构应当提交下列文件：①设置申请书。②设置可行性研究报告。③选址报告和建筑设计平面图。由两个以上法人或者其他组织共同申请设置医疗机构以及由两人以上合伙申请设置医疗机构的，除提交可行性研究报告和选址报告外，还必须提交由各方共同签署的协议书。

1. 设置医疗机构的申请人及可行性研究报告的内容　包括：①申请单位名称、基本情况以及申请人姓名、年龄、专业履历、身份证号码。②所在地区的人口、经济和社会发展等概况。③所在地区人群健康状况和疾病流行以及有关疾病患病率。④所在地区医疗资源分布情况以及医疗服务需求分析。⑤拟设医疗机构的名称、选址、功能、任务、服务半径。⑥拟设医疗机构的服务方式、时间、诊疗科目和床位编制。⑦拟设医疗机构的组织结构、人员配备。⑧拟设医疗机构的仪器、设备配备。⑨拟设医疗机构与服务半径区域内其他医疗机构的关系和影响。⑩拟设医疗机构的污水、污物、粪便处理方案。⑪拟设医疗机构的通讯、供电、上下水道、消防设施情况。⑫资金来源、投资方式、投资总额、注册资金（资本）。⑬拟设医疗机构的投资预算。⑭拟设医疗机构5年内的成本效益预测分析，并附申请设置单位或者设置人的资质证明。

申请设置门诊部、诊所、卫生所、医务室、卫生保健所、卫生站、村卫生室（所）、护理站等医疗机构的，可以根据情况适当简化设置可行性研究报告内容。

2. 选址报告的内容　包括：①选址的依据。②选址所在地区的环境和公用设施情况。③选址与周围托幼机构、中小学校、食品生产经营单位布局的关系。④占地和建筑面积。

（三）不得申请设置医疗机构的情形

有下列情形之一的，不得申请设置医疗机构：①不能独立承担民事责任的单位。②在服刑或者不具有完全民事行为能力的个人。③医疗机构在职、因病退职或者停薪留职的医务人员。④发生二级以上医疗事故未满5年的医务人员。⑤违反有关法律、法规和规章，已被吊销执业证书的医务人员。⑥吊销《医疗机构执业许可证》的医疗机构法定代表人或者主要负责人。⑦省、自治区、直辖市政府卫生行政部门规定的其他情形。

有第二至六项所列情形之一者，不得担任医疗机构的法定代表人或者主要负责人。

（四）个人诊所设置要求

在城市设置诊所的个人，必须同时具备下列条件：①经医师执业技术考核合格，取得《医师执业证书》。②取得《医师执业证书》或者医师职称后，从事 5 年以上同一专业的临床工作。③省、自治区、直辖市卫生行政部门规定的其他条件。

在乡镇和村设置诊所的个人的条件，由省、自治区、直辖市卫生行政部门规定。

（五）中外合资、合作医疗机构的设置要求

中外合资、合作医疗机构是指外国（境外）医疗机构、公司、企业和其他经济组织（以下称合资、合作外方），按照平等的原则，经中国政府主管部门批准，在中国境内（香港、澳门及台湾地区除外）与中国的医疗机构、公司、企业和其他经济组织（以下称合资、合作）以合资或者合作形式设立的医疗机构。

中外合资、合作医疗机构的设置与发展必须符合当地区域卫生规划和医疗机构设置规划，并执行卫生部制定的《医疗机构基本标准》。

申请设立中外合资、合作医疗机构的中外双方应是能够独立承担民事责任的法人。合资、合作的中外双方应当具有直接和间接从事医疗卫生投资与管理的经验，并符合下列要求之一：①能够提供国际先进的医疗机构管理经验、管理模式和服务模式。②能够提供具有国际领先水平的医学技术和设备。③补充或改善当地在医疗服务能力、医疗技术、资金和医疗设施方面的不足。

同时，设立的中外合资、合作医疗机构还应当符合以下条件：①必须是独立的法人。②投资总额不得低于 2000 万人民币。③合资、合作中方在中外合资、合作医疗机构中所占的股权比例或权益不得低于 30% 。④合资、合作期限不超过 20 年。⑤省级以上卫生行政部门规定的其他条件。对在中西部地区或老、少、边、穷地区设置中外合资、合作医疗机构的，其上述条件可适当放宽。

三、医疗机构设置的审批

（一）医疗机构设置规划的批准机关和程序

单位或者个人设置医疗机构，必须经县级以上地方人民政府卫生行政部门审查批准，并取得设置医疗机构批准书，方可向有关部门办理其他手续。

床位在 100 张以上的综合医院、中医医院、中西医结合医院、民族医医院以及专科医院、疗养院、康复医院、妇幼保健院、急救中心、临床检验中心和专科疾病防治机构的设置审批权限的划分，由省、自治区、直辖市卫生行政部门规定；不设床位或者床位不满 100 张的医疗机构，向所在地的县级人民政府卫生行政部门申请。

卫生行政部门对设置医疗机构申请，应当自受理之日起 30 日内，依据当地医疗机构设置规划进行审查，对符合医疗机构设置规划和卫生部制定的医疗机构基本标准的，发给《设置医疗机构批准书》，《设置医疗机构批准书》的有效期，由省、自治区、直辖市卫生行政部门规定；对不予批准的要以书面形式告知理由。

设置中外合资、合作医疗机构，应提交《中外合资、合作医疗机构管理暂行办法》所规定的材料，首先向所在地设区的市级卫生行政部门提出申请；设区的市级卫生行政部门根据区域卫生规划和医疗机构设置规划提出初审意见，并与申请材料、当地区域卫生规划和医疗机构设置规划一起报省级卫生行政部门审核，若为中西医结合医疗机构或民族医医疗机构，则应经国家中医药管理局审批，再通报卫生部审批；省级卫生行政部门对申请材料及设区的市级卫生行政部门初审意见进行审核后报卫生部审批；经卫生部审批同意后，申请人再向负责外经贸管理部门即商务部提出申请，予以批准的，发给《外商投资企业批准书》。获得批准设立的涉外医疗机构，应自收到该批准证书之日起1个月内，凭此证书到国家工商行政管理部门办理注册登记手续，并应当按《医疗机构管理条例》和《医疗机构管理条例实施细则》中关于医疗机构执业登记所规定的程序和要求，向所在地省级卫生行政部门规定的卫生行政部门申请执业登记，领取《医疗机构执业许可证》。

为便于规范管理，涉外医疗机构不得设置分支机构。

（二）设置医疗机构申请不予批准的情形

申请设置医疗机构有下列情形之一的，不予批准：①不符合当地《医疗机构设置规划》。②设置人不符合规定的条件。③不能提供满足投资总额的资信证明。④投资总额不能满足各项预算开支。⑤医疗机构选址不合理。⑥污水、污物、粪便处理方案不合理。⑦省、自治区、直辖市卫生行政部门规定的其他情形。

第三节　医疗机构的登记和校验

一、医疗机构执业登记

（一）申请医疗机构执业登记的条件

1. 准予登记的条件　医疗机构的执业登记由批准其设置的人民政府卫生行政部门办理。

申请医疗机构执业登记应当具备的条件：①有设置医疗机构批准书。②符合医疗机构的基本标准。③有适合的名称、组织机构和场所。④有与其开展的业务相适应的经费、设施、设备和专业卫生技术人员。⑤有相应的规章制度。⑥能够独立承担民事责任。

申请医疗机构执业登记必须填写《医疗机构申请执业登记注册书》，并向登记机关提交下列材料：①《设置医疗机构批准书》或者《设置医疗机构备案回执》。②医疗机构用房产权证明或者使用证明。③医疗机构建筑设计平面图。④验资证明、资产评估报告。⑤医疗机构规章制度。⑥医疗机构法定代表人或者主要负责人以及各科室负责人名录和有关资格证书、执业证书复印件。⑦省、自治区、直辖市卫生行政部门规定提交的其他材料。

申请门诊部、诊所、卫生所、医务室、卫生保健所和卫生站登记的，还应当提交附设药房（柜）的药品种类清单、卫生技术人员名录及其有关资格证书、执业证书复印件以及省、自治区、直辖市卫生行政部门规定提交的其他材料。

2. 不予登记的情形　有以下情形之一的，医疗机构执业将不予登记：①不符合《设置医疗机构批准书》核准的事项。②不符合《医疗机构基本标准》。③投资不到位。④医疗机构用房不能满足诊疗服务功能。⑤通讯、供电、上下水道等公共设施不能满足医疗机构正常运转。⑥医疗机构规章制度不符合要求。⑦消毒、隔离和无菌操作等基本知识和技能的现场抽查考核不合格。⑧省、自治区、直辖市卫生行政部门规定的其他情形。

（二）医疗机构执业登记的内容

医疗机构执业登记的内容包括：①类别、名称、地址、法定代表人或者主要负责人。②所有制形式。③注册资金（资本）。④服务方式。⑤诊疗科目。⑥房屋建筑面积、床位（牙椅）。⑦服务对象。⑧职工人数。⑨执业许可证登记号（医疗机构代码）。⑩省、自治区、直辖市卫生行政部门规定的其他登记事项。

门诊部、诊所、卫生所、医务室、卫生保健所、卫生站除登记前款所列事项外，还应当核准登记附设药房（柜）的药品品种。

（三）医疗机构执业变更登记

医疗机构因分立或者合并的，应当根据不同情况申请办理相应手续：保留医疗机构的，申请办理变更登记；新设置医疗机构的，申请设置许可和执业登记；终止医疗机构的，申请注销登记。

医疗机构变更名称、地址、法定代表人或者主要负责人、所有制形式、注册资金（资本）、服务方式、诊疗科目、床位（牙椅）、服务对象的，应当向卫生行政部门申请办理变更登记。

机关、企业和事业单位设置的为内部职工服务的医疗机构向社会开放，应当按规定申请办理变更登记。

申请变更登记，应提交下列材料：①医疗机构法定代表人或者主要负责人签署的《医疗机构申请变更登记注册书》。②申请变更登记的原因和理由。③登记机关规定提交的其他材料。

医疗机构在原登记机关管辖权限范围内变更登记事项的，由原登记机关办理变更登记；因变更登记超出原登记机关管辖权限的，由有管辖权的卫生行政部门办理变更登记。医疗机构在原登记机关管辖区域内迁移，由原登记机关办理变更登记；向原登记机关管辖区域外迁移的，应当在取得迁移目的地的卫生行政部门发给的《设置医疗机构批准书》，并经原登记机关核准办理注销登记后，再向迁移目的地的卫生行政部门申请办理执业登记。

登记机关在受理变更登记申请后，依据有关法律规定进行审核，按照登记程序或者简化程序办理变更登记，并做出核准变更登记或者不予变更登记的决定。

二、医疗机构名称管理

（一）医疗机构名称的构成

医疗机构的名称由识别名称和通用名称依次构成。

医疗机构的通用名称为：医院、中心卫生院、卫生院、疗养院、妇幼保健院、门诊部、诊所、卫生所、卫生站、卫生室、医务室、卫生保健所、急救中心、急救站、临床检验中心、防治院、防治所、防治站、护理院、护理站、中心以及卫生部规定或者认可的其他名称。

可以作为医疗机构的识别名称：地名、单位名称、个人姓名、医学学科名称、医学专业和专科名称、诊疗科目名称和核准机关批准使用的名称。

（二）医疗机构的命名原则

医疗机构的命名必须符合以下原则：

1. 医疗机构的通用名称以上述所列的名称为限。

2. 上述所列医疗机构的识别名称可以合并使用。

3. 名称必须名副其实。

4. 名称必须与医疗机构类别或者诊疗科目相适应。

5. 各级地方人民政府设置的医疗机构的识别名称中应当含有省、市、县、区、街道、乡、镇、村等行政区划名称，其他医疗机构的识别名称中不得含有行政区划名称。

6. 国家机关、企业和事业单位、社会团体或者个人设置的医疗机构的名称中应当含有设置单位名称或者个人的姓名。

（三）医疗机构不得使用的名称

医疗机构不得使用下列名称：①有损于国家、社会或者公共利益的名称。②侵犯他人利益的名称。③以外文字母、汉语拼音组成的名称。④以医疗仪器、药品、医用产品命名的名称。⑤含有"疑难病"、"专治"、"专家"、"名医"或者同类含义文字的名称以及其他宣传或者暗示诊疗效果的名称。⑥超出登记的诊疗科目范围的名称。⑦省级以上卫生行政部门规定不得使用的名称。

（四）医疗机构名称的核准

以下医疗机构名称由卫生部核准：①含有外国国家（地区）名称及其简称、国际组织名称的。②含有"中国"、"全国"、"中华"、"国家"等字样以及跨省地域名称的。③各级地方人民政府设置的医疗机构的识别名称中不含有行政区名称的。

属于中医、中西医结合和民族医医疗机构的，由国家中医药管理局核准。

以"中心"作为医疗机构通用名称的医疗机构名称，由省级以上卫生行政部门核准；在识别名称中含有"中心"字样的医疗机构名称的核准，由省、自治区、直辖市卫生行政部门规定。含有"中心"字样的医疗机构名称必须同时含有行政区划名称或者地名。

除专科疾病防治机构以外，医疗机构不得以具体疾病名称作为识别名称，确有需要的由省、自治区、直辖市卫生行政部门核准。

（五）医疗机构名称的使用

医疗机构名称经核准登记，在领取《医疗机构执业许可证》后方可使用，在核准机关管辖范围内享有专用权。

医疗机构只准使用一个名称，确有需要，经核准机关核准可以使用两个或者两个以上名称，但必须确定一个第一名称。

卫生行政部门有权纠正已经核准登记的不适宜的医疗机构名称，上级卫生行政部门有权纠正下级卫生行政部门已经核准登记的不适宜的医疗机构名称。两个以上申请人向同一核准机关申请相同的医疗机构名称，核准机关依照申请在先原则核定。属于同一天申请的，应当由申请人双方协商解决；协商不成的，由核准机关做出裁决。两个以上医疗机构因已经核准登记的医疗机构名称相同发生争议时，核准机关依照登记在先原则处理。属于同一天登记的，应当由双方协商解决；协商不成的，由核准机关报上一级卫生行政部门做出裁决。

医疗机构名称不得买卖、出借，未经核准机关许可，医疗机构名称不得转让。

三、医疗机构的校验

床位在 100 张以上的综合医院、中医医院、中西医结合医院、民族医医院以及专科医院、疗养院、康复医院、妇幼保健院、急救中心、临床检验中心和专科疾病防治机构的校验期为 3 年；其他医疗机构的校验期为 1 年。

医疗机构应当于校验期满前 3 个月向登记机关申请办理校验手续。办理校验应当交验《医疗机构执业许可证》，并提交《医疗机构校验申请书》、《医疗机构执业许可证》副本及省、自治区、直辖市卫生行政部门规定提交的其他材料。卫生行政部门应当在受理校验申请后的 30 日内完成校验。

医疗机构有下列情形之一的，卫生行政部门可以根据情况给予 1～6 个月的暂缓校验期：①不符合《医疗机构基本标准》。②限期改正期间。③省、自治区、直辖市卫生行政部门规定的其他情形。

不设床位的医疗机构在暂缓校验期内不得执业。暂缓校验期满仍不能通过校验的，由卫生行政部门注销其《医疗机构执业许可证》。

四、其他

医疗机构停业必须经登记机关批准，除改建、扩建、迁建原因，医疗机构停业不得超过 1 年。县级卫生行政部门应当于每年 2 月底前，将上年度本行政区域内执业的医疗机构名册逐级上报至卫生部，其中中医、中西医结合和民族医医疗机构名册逐级上报至国家中医药管理局。医疗机构开业、迁移、更名、改变诊疗科目以及停业、歇业和校验结果由登记机关予以公告。

第四节　医疗机构的执业管理

一、医疗机构执业总体要求

1. 任何单位或者个人，未取得《医疗机构执业许可证》，不得开展诊疗活动。为内部职工服务的医疗机构未经许可和变更登记，不得向社会开放。

2. 医疗机构执业，必须遵守有关法律、法规和医疗技术规范。

3. 医疗机构必须按照核准登记的诊疗科目开展诊疗活动。未经允许不得擅自扩大业务范围。需要改变诊疗科目的，应当按照规定的程序和要求，办理变更登记手续。

4. 医疗机构必须将《医疗机构执业许可证》、诊疗科目、诊疗时间和收费标准悬挂于明显处所。医疗机构应当按照政府物价等有关部门核准的收费标准收取医疗费用，详列细项，并出具收据。

5. 医疗机构的印章、银行账户、牌匾以及医疗文件中使用的名称应当与核准登记的医疗机构名称相同，使用两个以上名称的，应当与第一名称相同。

6. 医疗机构不得使用非卫生技术人员从事医疗卫生技术工作，医疗机构使用卫生技术人员从事本专业以外的诊疗活动的，按使用非卫生技术人员处理。

医疗机构工作人员上岗工作，必须佩戴载有本人姓名、职务或者职称的标牌。

7. 医疗机构应当严格执行无菌消毒、隔离制度，采取科学有效的措施处理污水和废弃物，预防和减少医院感染。

8. 医疗机构对危重患者应当立即抢救。对限于设备或者技术条件不能诊治的患者，应当及时转诊。

9. 医疗机构施行手术、特殊检查或者特殊治疗时，必须征得患者同意，并应当取得其家属或者关系人同意并签字；无法取得患者意见时，应当取得家属或者关系人同意并签字；无法取得患者意见又无家属或者关系人在场，或者遇到其他特殊情况时，主治医师应当提出医疗处置方案，在取得医疗机构负责人或者被授权负责人员的批准后实施。

10. 医疗机构在诊疗活动中，应当对患者实行保护性医疗措施，并取得患者家属和有关人员的配合。医疗机构应当尊重患者对自己的病情、诊断、治疗的知情权利。在实施手术、特殊检查、特殊治疗时，应当向患者作必要的解释。因实施保护性医疗措施不宜向患者说明情况的，应当将有关情况通知患者家属。

11. 医疗机构发生医疗事故，按照国家有关规定处理。

12. 医疗机构对传染病、精神病、职业病等患者的特殊诊治和处理，应当按照国家有关法律、法规的规定办理。

13. 医疗机构必须按照有关药品管理的法律、法规，加强药品管理，不得使用假劣药品、过期药品和失效药品以及违禁药品等。

14. 医疗机构必须承担相应的预防保健工作，承担县级以上人民政府卫生行政部门委托的支援农村、指导基层医疗卫生工作等任务。发生重大灾害、事故、疾病流行或者其他意外情况时，医疗机构及其卫生技术人员必须服从县级以上人民政府卫生行政部门的调遣。

二、中外合资、合作医疗机构执业的要求

中外合资、合作医疗机构作为独立法人实体，自负盈亏、独立核算、独立承担民事责任，在执业过程中，应当执行以下规定：

1. 《医疗机构管理条例》和《医疗机构管理条例实施细则》关于医疗机构执业的规定。

2. 医疗技术准入规范和临床诊疗技术规范，遵守新技术、新设备及大型医用设备临床应用的有关规定。

3. 发生医疗事故，依照国家有关法律、法规处理。

4. 聘请外籍医师、护士，按照《中华人民共和国执业医师法》和《中华人民共和国护士管理条例》等有关规定办理。

5. 发生重大灾害、事故、疾病流行或者其他意外情况时，中外合资、合作医疗机构及其卫生技术人员要服从卫生行政部门的调遣。

6. 发布本机构医疗广告，按照《中华人民共和国广告法》、《医疗广告管理办法》执行。

7. 医疗收费价格和税收政策按照国家有关规定执行。

三、医疗质量管理

医疗机构应当按照卫生行政部门的有关规定、标准加强医疗质量管理，实施医疗质量保证方案，确保医疗安全和服务质量，不断提高服务水平。

医疗机构应当定期检查、考核各项规章制度和各级各类人员岗位责任制的执行和落实情况。医疗机构应当经常对医务人员进行"基础理论、基本知识、基本技能"的训练与考核，把"严格要求、严密组织、严谨态度"落实到各项工作中。医疗机构应当组织医务人员学习医德规范和有关教材，督促医务人员恪守职业道德。

第五节   病历及相关医学文书的管理

一、病历的概念

病历是指医务人员在医疗活动过程中形成的文字、符号、图表、影像、切片等资料的总和，包括门（急）诊病历和住院病历。

病历是患者在医疗机构中接受问诊、查体、诊断、治疗、检查、护理等医疗过程的所有医疗文书资料，是医务人员对病人病情发生、发展、转归的分析，医疗资源使用和费用支付情况的原始记录，是经过医务人员、医疗信息管理人员收集、整理、加工后形成的具有科学性、逻辑性、真实性的医疗档案。

二、病历的作用与分类

（一）病历的作用

在现代医疗机构管理中，病历作为医疗活动信息的主要载体，不仅是医疗、教学、科研的第一手资料，而且也是医疗质量、技术水平、管理水平综合评价的依据。病历的作用主要体现在以下三方面：

首先，法律作用。病历反映了医、药、护各方面在治疗活动中的法律权利与义务，因医疗活动所造成的医疗差错或事故，医务机构及其医务人员负有相应的责任，病历可以作为追查责任的证据。

其次，技术作用。病历是经过医药院校系统专业学习并经过资格认定的卫生技术人员形成的，具有极强的技术性，同时，病历资料也是进行医学科学研究的基础资料。

再次，经济作用。病历的经济作用在于它是患者接受医疗服务及消耗药品的结帐凭证和原始依据，也是医疗机构进行经济结算的重要依据。

（二）病历的分类

病历资料可以分为两大类：客观性病历资料和主观性病历资料。

客观性病历资料是指记录患者的症状、体征、病史、辅助检查结果、医嘱等客观情况的资料，还包括为患者进行手术、特殊检查及其他特殊治疗时向患者交待情况、患者或其近亲属签字的医学文书资料。

主观性病历资料是指在医疗活动中医务人员通过对患者病情发展、治疗过程进行观察、分析、讨论并提出诊治意见等而记录的资料，多反映医务人员对患者疾病及其诊治情况的主观认识，不同的医师、病程的不同时期均可能出现不同的结果，甚至出现相反的观点或意见。

三、病历及相关医学文书管理的规定

（一）保管及归档

1. 保管机构   医疗机构应当建立病历管理制度，设置专门部门或者配备专（兼）职人员，具体负责本机构病历和病案的保存与管理工作。

在医疗机构建有门（急）诊病历档案的，其门（急）诊病历由医疗机构负责保管；没有在医疗机构建立门（急）诊病历档案的，其门（急）诊病历由患者负责保管。住院病历由医疗机构负责保管。

医疗机构应当严格病历管理，严禁任何人涂改、伪造、隐匿、销毁、抢夺、窃取病历。

2. 保管时间　医疗机构的门诊病历的保存期自患者最后一次就诊之日起不得少于 15 年；住院病历的保存期不得少于 30 年。

3. 归档　在患者每次诊疗活动结束后 24 小时内，其门（急）诊病历应当收回。门（急）诊患者的化验单（检验报告）、医学影像检查资料等在检查结果出具后 24 小时内归入门（急）诊病历档案。

在患者住院期间，其住院病历由所在病区负责集中、统一保管。病区应当在收到住院患者的化验单（检验报告）、医学影像检查资料等检查结果后 24 小时内归入住院病历。住院病历在患者出院后由设置的专门部门或者专（兼）职人员负责集中、统一保存与管理。

（二）相关医学文书的出具

未经医师（士）亲自诊查患者，医疗机构不得出具疾病诊断书、健康证明书或者死亡证明书等证明文件；未经医师（士）、助产人员亲自接产，医疗机构不得出具出生证明书或者死产报告书。

医疗机构为死因不明者出具的《死亡医学证明书》，只做是否死亡的诊断，不做死亡原因的诊断。如有关方面要求进行死亡原因诊断的，医疗机构必须指派医生对尸体进行解剖和有关死因检查后方能做出死因诊断。

（三）查阅和复制

1. 病历的查阅　除涉及对患者实施医疗活动的医务人员及医疗服务质量监控人员外，其他任何机构和个人不得擅自查阅该患者的病历；因科研、教学需要查阅病历的，需经患者就诊的医疗机构有关部门同意后查阅，阅后应当立即归还，不得泄露患者隐私。

2. 病历的复制

（1）申请人　医疗机构应当受理下列人员和机构复印或者复制病历资料的申请：①患者本人或其代理人。②死亡患者近亲属或其代理人。③保险机构。

公安、司法机关因办理案件，需要查阅、复印或者复制病历资料的，医疗机构应当在公安、司法机关出具采集证据的法定证明及执行公务人员的有效身份证明后予以协助。

（2）提交的材料　医疗机构应当由负责医疗服务质量监控的部门或者专（兼）职人员负责受理复印或者复制病历资料的申请。受理申请时，应当要求申请人提供下列有关证明材料：①申请人为患者本人的，应当提供其有效身份证明。②申请人为患者代理人的，应当提供患者及其代理人的有效身份证明、申请人与患者代理关系的法定证明材料。③申请人为死亡患者近亲属的，应当提供患者死亡证明及其近亲属的有效身份证明、申请人是死亡患者近亲属的法定证明材料。④申请人为死亡患者近亲属代理人的，应当提供患者死亡证明、死亡患者近亲属及其代理人的有效身份证明，死亡患者与其近亲属关系的法定证明材料，申请人与死亡患者近亲属代理关系的法定证明材料。⑤申请人为保险机构的，应当提供保险合同复印件，承办人员的有效身份证明，患者本人或者其代理人同意的法定证明材料；患者死亡的，应当提供保险合同复印件，承办人员的有效身份证明，死亡患者近亲属或者其代理人同意的法定证明材料。合同或者法律另有规定的除外。

（3）复制病历的内容和程序　医疗机构可以为申请人复印或者复制的病历资料包括：门（急）诊病历和住院病历中的住院志（即入院记录）、体温单、医嘱单、化验单（检验报告）、医学影像检查资料、特殊检查（治疗）同意书、手术同意书、手术及麻醉记录单、病理报告、护理记录、出院记录。

医疗机构受理复印或者复制病历资料申请后，由负责医疗服务质量监控的部门或者专（兼）职人员通知负责保管门（急）诊病历档案的部门（人员）或者病区，将需要复印或者复制的病历资料在规定时间内送至指定地点，并在申请人在场的情况下复印或者复制。复印或者复制的病历资料经申请人核对无误后，医疗机构应当加盖证明印记。

（四）封存

发生医疗事故争议时，医疗机构负责医疗服务质量监控的部门或者专（兼）职人员应当在患者或者其代理人在场的情况下封存死亡病例讨论记录、疑难病例讨论记录、上级医师查房记录、会诊意见、病程记录等。封存的病历可以是复印件。

封存的病历由医疗机构负责医疗服务质量监控的部门或者专（兼）职人员保管。

第六节　医疗机构的医疗广告管理

一、医疗广告的概念

医疗广告，是指利用各种媒介或者形式直接或间接介绍医疗机构或医疗服务的广告。

二、医疗广告的审查

医疗机构发布医疗广告，应当在发布前申请医疗广告审查。未取得《医疗广告审查证明》，不得发布医疗广告。非医疗机构不得发布医疗广告，医疗机构不得以内部科室名义发布医疗广告。

工商行政管理机关负责医疗广告的监督管理。卫生行政部门、中医药管理部门负责医疗广告的审查，并对医疗机构进行监督管理。

医疗机构发布医疗广告，应当向其所在地省级卫生行政部门申请，并提交以下材料：《医疗广告审查申请表》；《医疗机构执业许可证》副本原件和复印件，复印件应当加盖核发其《医疗机构执业许可证》的卫生行政部门公章；医疗广告成品样件。电视、广播广告可以先提交镜头脚本和广播文稿。中医、中西医结合、民族医医疗机构发布医疗广告，应当向其所在地省级中医药管理部门申请。

省级卫生行政部门、中医药管理部门应当自受理之日起 20 日内对医疗广告成品样件内容进行审查。卫生行政部门、中医药管理部门需要请有关专家进行审查的，可延长 10 日。对审查合格的医疗广告，省级卫生行政部门、中医药管理部门发给《医疗广告审查证明》，并将通过审查的医疗广告样件和核发的《医疗广告审查证明》予以公示；对审查不合格的医疗广告，应当书面通知医疗机构并告知理由。《医疗广告审查证明》的有效期为 1 年，到期后仍需继续发布医疗广告的，应重新提出审查申请。

省级卫生行政部门、中医药管理部门应对已审查的医疗广告成品样件和审查意见予以备案保存，保存时间自《医疗广告审查证明》生效之日起至少2年。

省级卫生行政部门、中医药管理部门应在核发《医疗广告审查证明》之日起5个工作日内，将《医疗广告审查证明》抄送本地同级工商行政管理机关。

三、医疗广告的内容

医疗广告内容仅限于以下项目：①医疗机构第一名称。②医疗机构地址。③所有制形式。④医疗机构类别。⑤诊疗科目。⑥床位数。⑦接诊时间。⑧联系电话。其中1~6项发布的内容必须与卫生行政部门、中医药管理部门核发的《医疗机构执业许可证》或其副本载明的内容一致。

医疗广告的表现形式不得含有以下情形：①涉及医疗技术、诊疗方法、疾病名称、药物的。②保证治愈或者隐含保证治愈的。③宣传治愈率、有效率等诊疗效果的。④淫秽、迷信、荒诞的。⑤贬低他人的。⑥利用患者、卫生技术人员、医学教育科研机构和人员以及其他社会社团、组织的名义、形象作证明的。⑦使用解放军和武警部队名义的。⑧法律、行政法规规定禁止的其他情形。

四、医疗广告的发布

发布医疗广告应当标注医疗机构第一名称和《医疗广告审查证明》文号。

医疗机构发布户外医疗广告，应在取得《医疗广告审查证明》后，按照《户外广告登记管理规定》办理登记。医疗机构在其法定控制地带标示仅含有医疗机构名称的户外广告，无需申请医疗广告审查和户外广告登记。

禁止利用新闻形式、医疗资讯服务类专题节（栏）目发布或变相发布医疗广告。有关医疗机构的人物专访、专题报道等宣传内容，可以出现医疗机构名称，但不得出现有关医疗机构的地址、联系方式等医疗广告内容；不得在同一媒介的同一时间段或者版面发布该医疗机构的广告。

医疗机构应当按照《医疗广告审查证明》核准的广告成品样件内容与媒体类别发布医疗广告。医疗广告内容需要改动或者医疗机构的执业情况发生变化，与经审查的医疗广告成品样件内容不符的，医疗机构应当重新提出审查申请。广告经营者、广告发布者发布医疗广告，应当由其广告审查员查验《医疗广告审查证明》，核实广告内容。

第七节　医疗机构的监督管理与处罚

一、医疗机构监督管理机构及其职责

国务院卫生行政部门负责全国医疗机构的监督管理工作。县级以上地方人民政府卫生行政部门负责本行政区域内医疗机构的监督管理工作。中国人民解放军卫生主管部门负责对军队的医疗机构实施监督管理。卫生行政部门依法独立行使监督管理职权，不受任何单位和个人干涉。

县级以上人民政府卫生行政部门行使下列监督管理职权：①负责医疗机构的设置审批、执业登记和校验。②对医疗机构的执业活动进行检查指导。③负责组织对医疗机构的评审。

④对违法的行为给予处罚。

县级以上卫生行政部门设立医疗机构监督管理办公室，在同级卫生行政部门的领导下开展工作，其主要职责是：①拟订医疗机构监督管理工作计划。②办理医疗机构监督员的审查、发证、换证。③负责医疗机构登记、校验和有关监督管理工作的统计，并向同级卫生行政部门报告。④负责接待、办理群众对医疗机构的投诉。⑤完成卫生行政部门交给的其他监督管理工作。

县级以上卫生行政部门设医疗机构监督员，履行规定的监督管理职责，其主要职责是：①对医疗机构执行有关法律、法规、规章和标准的情况进行监督、检查、指导。②对医疗机构执业活动进行监督、检查、指导。③对医疗机构违反《医疗机构管理条例》和《医疗机构管理条例实施细则》的案件进行调查、取证。④对经查证属实的案件向卫生行政部门提出处理或者处罚意见。⑤实施职权范围内的处罚。⑥完成卫生行政部门交付的其他监督管理工作。医疗机构监督员有权对医疗机构进行现场检查，无偿索取有关资料，医疗机构不得拒绝、隐匿或者隐瞒。医疗机构监督员在履行职责时应当佩戴证章、出示证件。

二、医疗机构监督管理的主要内容

各级卫生行政部门对医疗机构的执业活动进行检查、指导，主要包括：①执行国家有关法律、法规、规章和标准情况。②执行医疗机构内部各项规章制度和各级各类人员岗位责任制情况。③医德医风情况。④服务质量和服务水平情况。⑤执行医疗收费标准情况。⑥组织管理情况。⑦人员任用情况。⑧省、自治区、直辖市卫生行政部门规定的其他检查、指导项目。

三、医疗机构的评审

国家实行医疗机构评审制度，由专家组成的评审委员会按照卫生部制定的医疗机构评审办法和评审标准，对医疗机构的基本标准、服务质量、技术水平、管理水平等进行综合评价。

医疗机构评审委员会由县级以上地方人民政府卫生行政部门负责组织，其成员由医院管理、医学教育、医疗、医技、护理和财务等有关专家组成。卫生行政部门根据评审委员会的评审意见，对达到评审标准的医疗机构，发给评审合格证书；对未达到评审标准的医疗机构，提出处理意见。

医疗机构评审包括周期性评审、不定期重点检查。医疗机构评审委员会在对医疗机构进行评审时，发现有违反法律的情节，应当及时报告卫生行政部门；医疗机构评审委员会委员为医疗机构监督员的，可以直接行使监督权。

四、法律责任

（一）未取得《医疗机构执业许可证》擅自执业

对未取得《医疗机构执业许可证》擅自执业的，由县级以上人民政府卫生行政部门责令停止执业活动，没收非法所得和药品、器械，并处以3000元以下罚款。

有下列情形之一的，责令停止执业活动，没收非法所得和药品、器械，处以3000元以上1万元以下的罚款：①因擅自执业曾受过卫生行政部门处罚的。②擅自执业的人员为非卫生技术专业人员的。③擅自执业时间在3个月以上的。④给患者造成伤害的。⑤使用假药、劣药蒙骗患者的。⑥以行医为名骗取患者钱物的。⑦省、自治区、直辖市卫生行政部门规定的其他情形。

（二）逾期不校验《医疗机构执业许可证》又不停止诊疗活动

医疗机构不按期校验《医疗机构执业许可证》又不停止诊疗活动的，由县级以上人民政府卫生行政部门责令限期补办校验手续；在限期内仍不办理校验的，吊销其《医疗机构执业许可证》。

（三）出卖、转让、出借《医疗机构执业许可证》

医疗机构转让、出借《医疗机构执业许可证》的，由县级以上人民政府卫生行政部门没收非法所得，并处以 3000 元以下罚款。

有下列情形之一的，没收非法所得，处以 3000 元以上 5000 元以下罚款，并吊销《医疗机构执业许可证》：①出卖《医疗机构执业许可证》的。②转让或者出借《医疗机构执业许可证》是以营利为目的的。③受让方或者承借方给患者造成伤害的。④转让、出借《医疗机构执业许可证》给非卫生技术人员的。⑤省、自治区、直辖市卫生行政部门规定的其他情形。

（四）诊疗活动超出登记范围

除急诊和急救外，医疗机构诊疗活动超出登记的诊疗科目范围，情节轻微的，由县级以上人民政府卫生行政部门处以警告。

有下列情形之一的，责令限期改正，并可处以 3000 元以下的罚款：①超出登记的诊疗科目范围的诊疗活动累计收入在 3000 元以下的。②给患者造成伤害的。

有下列情形之一的，处以 3000 元罚款，并吊销《医疗机构执业许可证》：①超出登记的诊疗科目范围的诊疗活动累计收入在 3000 元以上的。②给患者造成伤害的。③省、自治区、直辖市卫生行政部门规定的其他情形。

（五）使用非卫生技术人员从事医疗卫生技术工作

医疗机构使用非卫生技术人员从事医疗卫生技术工作的，由县级以上人民政府卫生行政部门责令立即改正，并可处以 3000 元以下的罚款。

有下列情形之一的，处以 3000 元以上 5000 元以下罚款，并吊销《医疗机构执业许可证》：①使用两名以上非卫生技术人员从事诊疗活动的。②使用的非卫生技术人员给患者造成伤害的。

（六）出具虚假证明文件

医疗机构出具虚假证明文件，情节轻微的，由县级以上人民政府卫生行政部门给予警告，并可处以 500 元以下罚款。

有下列情形之一的，处以 500 元以上 1000 元以下罚款：①出具虚假证明文件造成延误诊治的。②出具虚假证明文件给患者精神造成伤害的。③造成其他危害后果的。对直接责任人员由所在单位或者上级机关给予行政处分。

（七）违反规定发布医疗广告

医疗机构违反《医疗广告管理办法》规定发布医疗广告，县级以上地方卫生行政部门、中医药管理部门应责令其限期改正，给予警告；情节严重的，核发《医疗机构执业许可证》的卫生行政部门、中医药管理部门可以责令其停业整顿、吊销有关诊疗科目，直至吊销《医疗机构执业许可证》。未取得《医疗机构执业许可证》发布医疗广告的，按非法行医处罚。

医疗机构篡改《医疗广告审查证明》内容发布医疗广告的，省级卫生行政部门、中医药管理部门应当撤销《医疗广告审查证明》，并在1年内不受理该医疗机构的广告审查申请。省级卫生行政部门、中医药管理部门撤销《医疗广告审查证明》后，应当自做出行政处理决定之日起5个工作日内通知同级工商行政管理机关，工商行政管理机关应当依法予以查处。

工商行政管理机关对违反《医疗广告管理办法》规定的广告主、广告经营者、广告发布者依据《广告法》、《反不正当竞争法》予以处罚，对情节严重、造成严重后果的，可以并处1~6个月暂停发布医疗广告，直至取消广告经营者、广告发布者的医疗广告经营和发布资格的处罚。法律法规没有规定的，工商行政管理机关应当对负有责任的广告主、广告经营者、广告发布者给予警告或者处以1万元以上3万元以下的罚款；医疗广告内容涉嫌虚假的，工商行政管理机关可根据需要会同卫生行政部门、中医药管理部门做出认定。

（八）对其他违法情形的处罚

医疗机构有下列情形之一的，卫生行政部门可以责令其限期改正：①发生重大医疗事故。②连续发生同类医疗事故，不采取有效防范措施。③连续发生原因不明的同类患者死亡事件，同时存在管理不善因素。④管理混乱，有严重事故隐患，可能直接影响医疗安全。⑤省、自治区、直辖市卫生行政部门规定的其他情形。

当事人对行政处罚决定不服的，可以在接到《行政处罚决定通知书》之日起15日内向做出行政处罚决定的上一级卫生行政部门申请复议。上级卫生行政部门应当在接到申请书之日起30日内做出书面答复。

当事人对行政处罚决定不服的，也可以在接到《行政处罚决定通知书》之日起15日内直接向人民法院提起行政诉讼。

逾期不申请复议、不起诉又不履行行政处罚决定的，由做出行政处罚决定的卫生行政部门向人民法院申请强制执行。

复习思考题
1. 什么是医疗机构？我国医疗机构有哪些主要类别？
2. 设置医疗机构应具备什么条件？在哪些情况下不得申请设置医疗机构？
3. 申请医疗机构执业登记应具备什么条件？不予登记的情形有哪些？
4. 医疗机构开展执业活动应遵守哪些规定？
5. 什么是病历？医疗机构病历管理应遵循哪些规定？
6. 什么是医疗广告？医疗广告的内容与发布有哪些规定？

资源链接
1. www. moh. gov. cn　中华人民共和国卫生部
2. www. sdpc. gov. cn　中华人民共和国发展与改革委员会
3. www. xinhuaner. com　新华网

第六章
医药企业管理法律制度

格言

炮制虽繁必不敢省人工，品味虽贵必不敢省物力。　　　　——同仁堂古训

学习目标

通过本章的学习，了解医药企业的概念和许可证制度，熟悉开办医药企业的条件和登记、校验的程序，掌握医药企业生产与经营的主要规定。

 引导案例　　2006年8月3日，卫生部连夜发出紧急通知，停用上海华源股份有限公司安徽华源生物药业有限公司生产的药品克林霉素磷酸酯葡萄糖注射液（又称欣弗）。

卫生部通知说，青海、广西、浙江、黑龙江和山东等省、自治区部分患者使用安徽华源生产的欣弗后，陆续出现胸闷、心悸、心慌、寒战、肾区疼痛、腹痛、腹泻、恶心、呕吐、过敏性休克、肝肾功能损害等临床症状。

经调查，安徽华源药业在生产"欣弗"葡萄糖注射液过程中违反规定，厂方未按批准的工艺参数灭菌，降低灭菌温度，缩短灭菌时间，增加灭菌柜装载量，影响了灭菌效果。

我国《药品管理法》规定，药品生产企业必须建立健全质量保证体系，必须保证每个环节按照标准操作规程执行，必须严格按照法定标准、批准工艺组织生产，必须建立真实的药品生产记录和销售记录，必须保证产品检验合格后审核放行，确保生产质量。安徽华源生物药业有限公司的行为属于生产工艺违规，应认定为劣药事件。

本案例说明药品生产企业生产必须严格按照法律规定进行。

第一节　概　述

一、医药企业的内涵

本书所称医药企业，主要是指药品生产企业和药品经营企业。

药品生产企业是指生产药品的专营企业或兼营企业；药品经营企业是指经营药品的专营企业或者兼营企业。

药品经营企业又分为药品批发企业和药品零售企业。药品批发企业是指将购进的药品销售给药品生产企业、药品经营企业、医疗机构，以药品转售为主的药品经营企业；药品零售企业是指将购进的药品直接销售给消费者的药品经营企业，包括药品零售商店和设有药品专柜的药品零售兼营企业。

二、医药企业的立法概况

1984 年《药品管理法》及其实施办法颁布，首次以法律的形式确立了我国的药品生产经营管理的制度，正式确定了药品生产企业的许可证制度，规定了开办药品生产经营企业必须具备的条件、法定程序以及实施药品 GMP、GSP 制度。根据《药品管理法》的规定，卫生部于 1988 年正式颁布了我国第一个药品生产质量管理规范。国家药品监督管理局（现国家食品药品监督管理局）组建后，1998 年重新修订并颁布了《药品生产质量管理规范》，即我国现行 1998 年版 GMP；2000 年颁布《药品经营质量管理规范》（GSP）；2001 年和 2002 年《药品管理法》修正案及其实施条例的正式颁布和实施又进一步推动了药品生产管理立法工作，使我国药品生产与经营管理法律制度更加完备和规范。

医药企业管理法律制度旨在保证药品在流通领域中的质量，以保障人体用药安全，维护人民身体健康和用药的合法权益。

第二节　医药企业的设置

一、许可证制度

药品生产与经营的许可证制度是国家通过控制药品生产与经营组织的条件，确保药品质量的一项强制管理和监督制度，目的是通过法律的措施预防产生不合格的药品，保证药品质量，保障人体用药安全。药品许可证制度规定了开办药品生产与经营企业的审批主体、审批程序和证照的法律地位。

在我国，任何单位和个人要开办药品生产与经营企业，首先要取得《药品生产许可证》或《药品经营许可证》和《营业执照》。工商行政部门凭《药品生产许可证》或《药品经营许可证》发给《营业执照》。无许可证的，不得生产或经营药品。

《药品生产许可证》和《药品经营许可证》是企业从事药品生产和经营活动的法定凭证，任何单位和个人不得伪造、变造、买卖、出租和出借。

二、开办药品生产企业的条件

开办药品生产企业必须具备以下条件：

1. 具有依法经过资格认定的药学技术人员、工程技术人员及相应的技术工人。
2. 具有与其药品生产相适应的厂房、设施和卫生环境。
3. 具有能对所生产药品进行质量管理和质量检验的机构、人员及必要的仪器设备。
4. 具有保证药品质量的规章制度。

三、开办药品经营企业的条件

（一）开办药品经营企业的总体条件

开办药品经营企业，应遵循合理布局和方便群众购药的原则，并须具备下列条件：

1. 具有依法经过资格认定的药学技术人员。

2. 具有与所经营药品相适应的营业场所、设备、仓储设施和卫生环境。

3. 具有与所经营药品相适应的质量管理机构或者人员。

4. 具有保证所经营药品质量的规章制度。

（二）开办药品批发企业的条件

开办药品批发企业，应符合省、自治区、直辖市药品批发企业合理布局的要求，并符合以下设置标准：

1. 具有保证所经营药品质量的规章制度。

2. 企业、企业法定代表人或企业负责人、质量管理负责人无《药品管理法》第七十六条、第八十三条规定的情形。

3. 具有与经营规模相适应的一定数量的执业药师。质量管理负责人具有大学以上学历，且必须是执业药师。

4. 具有能够保证药品储存质量要求的、与其经营品种和规模相适应的常温库、阴凉库、冷库。仓库中具有适合药品储存的专用货架和实现药品入库、传送、分拣、上架、出库现代物流系统的装置和设备。

5. 具有独立的计算机管理信息系统，能覆盖企业内药品的购进、储存、销售以及经营和质量控制的全过程；能全面记录企业经营管理及实施《药品经营质量管理规范》方面的信息；符合《药品经营质量管理规范》对药品经营各环节的要求，并具有可以实现接受当地（食品）药品监管部门（机构）监管的条件。

6. 具有符合《药品经营质量管理规范》对药品营业场所及辅助、办公用房以及仓库管理、仓库内药品质量安全保障和进出库、在库储存与养护方面的条件。

（三）开办药品零售企业的条件

开办药品零售企业，应符合当地常住人口数量、地域、交通状况和实际需要的要求，符合方便群众购药的原则，并符合以下设置规定：

1. 具有保证所经营药品质量的规章制度。

2. 具有依法经过资格认定的药学技术人员。经营处方药、甲类非处方药的药品零售企业，必须配有执业药师或者其他依法经过资格认定的药学技术人员。质量负责人应有 1 年以上（含 1 年）药品经营质量管理工作经验。经营乙类非处方药的药品零售企业，以及农村乡镇以下地区设立药品零售企业的，应当按照《药品管理法实施条例》第十五条的规定配备业务人员，有条件的应当配备执业药师。企业营业时间，以上人员应当在岗。

3. 企业、企业法定代表人、企业负责人、质量负责人无《药品管理法》第七十六条、第八十三条规定情形的。

4. 具有与所经营药品相适应的营业场所、设备、仓储设施以及卫生环境。在超市等其他商业企业内设立零售药店的，必须具有独立的区域。

5. 具有能够配备满足当地消费者所需药品的能力，并能保证 24 小时供应。药品零售企业应备有的国家基本药物品种数量由各省、自治区、直辖市（食品）药品监督管理部门结合当地具体情况确定。

第三节　医药企业的登记与校验

一、药品生产企业的审批、登记与校验

申办人应当向拟办企业所在地省、自治区、直辖市人民政府药品监督管理部门提出申请。省、自治区、直辖市人民政府药品监督管理部门应当自收到申请之日起 30 个工作日内，按照国家发布的药品行业发展规划和产业政策进行审查，并做出是否同意筹建的决定；申办人完成拟办企业筹建后，应当向原审批部门申请验收。原审批部门应当自收到申请之日起 30 个工作日内，依据《药品管理法》第八条规定的开办条件组织验收；验收合格的，发给《药品生产许可证》。申办人凭《药品生产许可证》到工商行政管理部门依法办理登记注册。无《药品生产许可证》的，不得生产药品。

药品生产企业变更《药品生产许可证》许可事项的，应当在许可事项发生变更 30 日前，向原发证机关申请《药品生产许可证》变更登记；未经批准，不得变更许可事项。原发证机关应当自收到申请之日起 15 个工作日内做出决定。申请人凭变更后的《药品生产许可证》到工商行政管理部门依法办理变更登记手续。

《药品生产许可证》有效期为 5 年，有效期届满，需要继续生产药品的，持证企业应当在许可证有效期届满前 6 个月，按照国务院药品监督管理部门的规定申请换发《药品生产许可证》。企业破产或者关闭，许可证由原发证部门撤销。

二、药品经营企业的审批、登记与校验

开办药品批发企业，申办人应当向拟办企业所在地省、自治区、直辖市人民政府药品监督管理部门提出申请，并提交相关材料。省、自治区、直辖市人民政府药品监督管理部门应当自收到申请之日起 30 个工作日内，依据国务院药品监督管理部门规定的设置标准做出是否同意筹建的决定，并书面通知申办人。申办人完成拟办企业筹建后，应当向原审批部门申请验收。原审批部门应当自收到申请之日起 30 个工作日内，依据开办药品批发企业验收实施标准组织验收，符合条件的，发给《药品经营许可证》。申办人凭《药品经营许可证》到工商行政管理部门依法办理登记注册。

开办药品零售企业，申办人应当向拟办企业所在地设区的市级药品监督管理机构或者省、自治区、直辖市人民政府药品监督管理部门直接设置的县级药品监督管理机构提出申请，并提交相关材料。受理申请的药品监督管理机构应当自收到申请之日起 30 个工作日内，依据国务院药品监督管理部门规定的设置标准，结合当地常住人口数量、地域、交通状况和实际需要进行审查，做出是否同意筹建的决定。申办人完成拟办企业筹建后，应当向原审批机构申请验收。原审批机构应当自收到申请之日起 15 个工作日内，依据开办药品零售企业验收实施标准组织验收；符合条件的，发给《药品经营许可证》。申办人凭《药品经营许可证》到工商行政管理部门依法办理登记注册。无《药品经营许可证》的，不得批发或零售药品。

《药品经营许可证》应当标明有效期和营业范围。《药品经营许可证》有效期为 5 年，有效期届满，需要继续经营药品的，持证企业应当在许可证有效期届满前 6 个月，按照国务院药品监督管理部门的规定申请换发《药品经营许可证》。企业破产或者关闭，许可证由原

发证部门撤销。

第四节　医药企业的生产与经营

一、药品生产管理的法律规定

(一) 总体要求

1. 药品生产企业必须按照《药品生产质量管理规范》(GMP) 组织生产，GMP 由国务院药品监督管理部门依据本法制定；药品监督管理部门按照规定对药品生产企业是否符合 GMP 的要求进行认证，对认证合格的，由药品监督管理部门发给认证证书。

2. 药品必须按照国家药品标准和国务院药品监督管理部门批准的生产工艺进行生产，生产记录必须完整准确。药品生产企业改变影响药品质量的生产工艺的，必须报原批准部门审核批准。

中药饮片必须按照国家药品标准炮制；国家药品标准没有规定的，必须按照省、自治区、直辖市人民政府药品监督管理部门制定的炮制规范炮制。省、自治区、直辖市人民政府药品监督管理部门制定的炮制规范应当报国务院药品监督管理部门备案。

3. 生产药品所需的原料、辅料，必须符合药用要求，不得对药品质量产生不良影响，应从符合规定的单位购进原料、辅料，并按规定入库；药品生产所用中药材，应按质量标准购入，其产地应保持相对稳定。

4. 药品生产企业必须对其生产的药品进行质量检验；不符合国家药品标准或者不按照省、自治区、直辖市人民政府药品监督管理部门制定的中药饮片炮制规范炮制的，不得出厂。企业未经检验就出厂销售的药品视为生产销售假药。

5. 依据法律规定进行药品委托生产。药品委托生产，是指持有药品证明文件的委托方委托其他药品生产企业进行药品生产的行为。首先，必须经国务院药品监督管理部门或者国务院药品监督管理部门授权的省、自治区、直辖市人民政府药品监督管理部门批准，药品生产企业才可以接受委托生产药品；其次，接受委托生产药品的生产企业即受托方必须持有与其受托生产的药品相适应的《药品生产质量管理规范》认证证书。委托生产的药品不得低于原质量标准，产品处方等主要项目要与原药品保持一致，委托生产药品其包装及标签上应标明委托双方单位名称、生产地点；再次，某些特殊药品包括疫苗、血液制品和国务院药品监督管理部门规定的其他药品，不得委托生产。

6. 直接接触药品的包装材料和容器，必须符合药用要求，符合保障人体健康、安全的标准，并由药品监督管理部门在审批药品时一并审批。药品生产企业不得使用未经批准的直接接触药品的包装材料和容器。

药品包装必须适合药品质量的要求，方便储存、运输和医疗使用。发运中药材必须有包装。在每件包装上，必须注明药品的品名、产地、日期、调出单位，并附有质量合格标志。药品包装必须按照规定印有或者贴有标签并附有说明书。麻醉药品、精神药品、医疗用毒性药品、放射性药品、外用药品和非处方药的标签，必须印有规定的标志。

7. 药品生产企业（以及药品经营企业、医疗机构）直接接触药品的工作人员，必须每年进行健康检查。患有传染病或者其他可能污染药品的疾病的，不得从事直接接触药品的工作。

（二）《药品生产质量管理规范》（GMP）及认证

1. GMP 简介 药品 GMP 认证是国家依法对药品生产企业（车间）和药品品种实施 GMP 监督检查并取得认可的一种制度，是国际药品贸易和药品监督管理的重要内容，也是确保药品质量稳定性、安全性和有效性的一种科学先进的管理手段。

所谓"GMP"，是英文 Good Manufacturing Practice 的缩写，中文的意思是"良好作业规范"或"优良制造标准"，是一种特别注重制造过程中产品质量与卫生安全的自主性管理制度。它是一套适用于制药、食品等行业的强制性标准，其要求企业从原料、人员、设施设备、生产过程、包装运输、质量控制等方面按国家有关法规达到卫生质量要求，形成一套可操作的作业规范，帮助企业改善企业卫生环境，及时发现生产过程中存在的问题并加以改善。目前，GMP 已被世界上大多数国家立法，成为正式的法律规范，约束着世界上大多数制药企业的生产行为。

2. GMP 分类

（1）从专业化管理的角度，GMP 可以分为质量控制系统和质量保证系统两大方面：一是对原材料、中间产品、成品进行系统质量控制，即质量控制系统；另一方面是对可能影响药品质量的，生产过程中易产生的人为差错和污染等问题进行系统的严格管理，以保证药品质量，可称为质量保证系统。

（2）从硬件和软件的角度，GMP 可分为硬件系统和软件系统。硬件系统主要包括对人员、厂房、设施、设备等的目标要求，主要是企业资本资金的投入；软件系统主要包括组织机构、组织工作、生产工艺、记录、制度、方法、文件化程序、培训等，主要是企业以智力为主的投入产出。

3. GMP 认证制度

（1）GMP 认证简介 2001 年我国新修订的《药品管理法》及其实施条例正式立法明确了 GMP 认证的法律性质是药品行政监督管理机关的行政检查范畴，是每个药品生产企业都必须接受的强制性认证。药品监督管理部门按照规定对药品生产企业是否符合《药品生产质量管理规范》的要求进行认证，对认证合格的，发给认证证书。

我国目前实行国家级和省级两级 GMP 认证制度。国务院药品监督管理部门负责生产注射剂、放射性药品和国务院药品监督管理部门规定的生物制品的药品生产企业的认证工作。省级人民政府药品监督管理部门应当按照《药品生产质量管理规范》和国务院药品监督管理部门规定的实施办法和实施步骤，组织对本辖区其他剂型药品生产企业的认证工作。

（2）GMP 认证程序 新开办药品生产企业、药品生产企业新建药品生产车间或者新增生产剂型的，应当自取得药品生产证明文件或者经批准正式生产之日起 30 日内，按照规定向药品监督管理部门申请《药品生产质量管理规范》认证。受理申请的药品监督管理部门应当自收到企业申请之日起 6 个月内，组织对申请企业是否符合《药品生产质量管理规范》进行认证；认证合格的，发给认证证书。已开办的药品生产企业应当在国务院药品监督管理部门规定的期限内申请药品 GMP 认证，并取得《药品 GMP 证书》。药品生产企业新建、改建、扩建生产车间（生产线）或需增加认证范围的，应依法申请药品 GMP 认证。

申请药品 GMP 认证的生产企业应按规定填报《药品 GMP 认证申请书》，并报送相应的资料。GMP 认证的审查程序分为形式审查、技术审查和现场审查。药品生产企业申请注射剂、放射性药品、国务院药品监督管理部门规定的生物制品 GMP 认证，由企业所在地省级药品监督管理部门对药品生产企业 GMP 认证申请资料进行初审合格后，报国务院药品监督管理部门认证，国务院药品监督管理部门组织对初审合格的药品 GMP 认证资料进行形式审查，符合要求的予以受理并转局认证中心。局认证中心对药品生产企业 GMP 认证申请资料进行技术审查。药品生产企业申请除注射剂、放射性药品、国务院药品监督管理部门规定的生物制品以外的其他药品 GMP 认证，应向企业所在地省级药品监督管理部门提出认证申请，由省级药品监督管理部门组织对药品生产企业 GMP 认证申请进行初审、形式审查和技术审查。

技术审查符合要求的，实施现场检查。局认证中心负责制订注射剂、放射性药品、国务院药品监督管理部门规定的生物制品 GMP 现场检查方案，选派药品 GMP 认证检查组，组织实施现场检查。省级药品监督管理部门负责组织制定本辖域除注射剂、放射性药品、国务院药品监督管理局规定的生物制品以外的药品 GMP 现场检查方案，选派药品 GMP 认证检查组，组织实施现场检查。

对认证合格的，由国务院药品监督管理部门或者省级药品监督管理部门颁发《药品 GMP 证书》并予以公告。经现场检查，对不符合药品 GMP 认证标准，责令企业限期改正。企业在期限内改正完毕，提交改正报告，符合要求的，由原认证部门选派检查组再次进行现场检查。经再次现场检查，不符合药品 GMP 认证标准的，不予通过药品 GMP 认证，由局认证中心或省、自治区、直辖市药品监督管理局向被检查企业发认证不合格通知书。

药品监督管理部门应当按照规定，依据《药品生产质量管理规范》，对经其认证合格的药品生产企业进行认证后的跟踪检查。

二、药品经营管理的法律规定

(一) 总体要求

1. 药品经营企业，必须按照国务院药品监督管理部门制定的《药品经营质量管理规范》经营药品。

2. 药品经营企业购进药品，必须建立并执行进货检查验收制度，验明药品合格证明和其他标识；不符合规定要求的，不得购进。

3. 药品经营企业购销药品，必须有真实完整的购销记录。购销记录必须注明药品的通用名称、剂型、规格、批号、有效期、生产厂商、购（销）货单位、购（销）货数量、购销价格、购（销）货日期及国务院药品监督管理部门规定的其他内容。药品经营企业销售中药材，必须标明产地。购进、销售药品应有合法票据，并按规定建立购进记录，做到票、账、货相符。药品批发企业购销记录必须保存至超过药品有效期 1 年，但不得少于 3 年；零售企业购销记录保存不得少于 2 年。

4. 药品经营企业销售药品必须准确无误，并正确说明用法、用量和注意事项；调配处方必须经过核对，对处方所列药品不得擅自更改或者代用。对有配伍禁忌或者超剂量的处方，应当拒绝调配；必要时，经处方医师更正或者重新签字，方可调配。

5. 药品经营企业必须制定和执行药品保管制度，药品入库和出库必须执行检查制度。药品保管制度一般包括：药品的质量验收和保管养护制度、药品的入库出库复核制度、特殊药品和贵重药品的保管制度、有效期管理制度、不合格药品管理制度、退货药品管理制度、卫生管理制度等；针对不同药品的保管特点，采取必要的冷藏、防冻、防潮、防虫、防鼠等措施，保证药品质量。

6. 城乡集贸市场不得出售中药材以外的药品，但持有《药品经营许可证》的药品零售企业在规定的范围内可以在城乡集贸市场设点出售中药材以外的药品。

（二）《药品经营质量管理规范》及认证

1. GSP 简介　由于药品的特殊性，其经营的质量管理较一般商品更为严格，其有一套全面系统并与药品经营特点相适应的质量标准，即《药品经营质量管理规范》，简称 GSP。

所谓 GSP，是英文 Good Supply Practice 的缩写，即良好供应规范，是控制医药商品流通环节所有可能发生质量事故的因素从而防止质量事故发生的一整套管理程序，医药商品在其生产、经营和销售的全过程中，由于内外因素作用，随时都有可能发生质量问题，必须在所有这些环节上采取严格措施，才能从根本上保证医药商品质量。因此，许多国家制定了一系列法规来保证药品质量。

GSP 主要是针对药品经营企业药品的购进、储运和销售等环节实行质量管理，建立包括组织结构、职责制度、过程管理和设施设备等方面的质量体系，并使之有效运行。

2. GSP 分类　由于药品经营企业分为批发和零售两种，GSP 针对企业的不同情况分别予以了相关规定。对于批发企业，要求企业应设置专门的质量管理机构包括与经营规模相适应的药品检验部门和验收、养护等组织，行使质量管理职能；企业负责人中应有具药学专业技术职称的人员，负责质量管理工作。企业质量管理机构的负责人，应是执业药师或具有相应的药学专业技术职称，其他从事药品质量工作的人员都应具有药学或相关专业的学历，或者具有药学专业技术职称，并定时接受培训，考核合格方能上岗。

将药品仓库划分为待验库（区）、合格品库（区）、发货库（区）、不合格品库（区）、退货库（区）等专用场所，经营中药饮片还应划分零货称取专库（区）；仓库设备应包括：保持药品与地面之间有一定距离的设备，避光、通风和排水的设备，检测和调节温、湿度的设备，防尘、防潮、防霉、防污染以及防虫、防鼠、防鸟的设备，照明设备，适宜拆零及拼箱发货的工作场所和包装物料等的储存场所和设备等；在进货、验收、储存和养护方面，强调防患于未然，进行事前管理，保证在每个环节都将影响药品质量的可能降到最低；在出库与运输方面，GSP 规定，药品出库应进行复核和质量检查。麻醉药品、一类精神药品、医疗用毒性药品应建立双人核对制度。药品出库还应做好药品质量跟踪记录，以保证能快速、准确地进行质量跟踪。记录应保存至超过药品有效期 1 年，但不得少于 3 年；销售和售后服务方面，GSP 对销售记录、发票、药品质量投诉及药品追回等问题也都做出了详细规定。

与批发企业相比，零售企业少了对检验、储存、养护和运输等环节的要求，增加了药品的陈列和柜台销售两个方面的要求。在陈列方面，GSP 规定，药品应按剂型或用途以及储存要求分类陈列和储存：①药品与非药品、内服药与外用药应分开存放，易串味的药品与一般药品应分开存放。②药品应根据其温、湿度要求，按照规定的储存条件存放。③处方药与非处方药应分柜摆放。④特殊管理的药品应按照国家的有关规定存放。⑤危险品不应陈列。如因需要必须陈列时，只能陈列代用品或空包装。危险品的储存应按国家有关规定管理和存放。⑥拆零药品应集中存放于拆零专柜，并保留原包装的标签。⑦中药饮片装斗前应做质量复核，不得错斗、串斗，防止混药。⑧在柜台销售方面，应注意销售药品时，处方要经执业药师或具有药师以上（含药师和中药师）职称的人员审核后方可调配和销售等。

3. GSP 认证 国家食品药品监督管理局负责制定 GSP 监督实施规划及 GSP 认证的组织、审批和监督管理；负责国际间药品经营质量管理的互认工作。药品监督管理部门按照规定对药品经营企业是否符合《药品经营质量管理规范》的要求进行认证，认证的具体工作由国家食品药品监督管理局药品认证管理中心承办。省、自治区、直辖市药品监督管理部门负责本辖区内申请 GSP 认证企业的初审和取得 GSP 认证企业的日常监督管理。

新开办药品批发企业和药品零售企业，自取得《药品经营许可证》之日起 30 日内，向发证的药品监督管理部门或者药品监督管理机构申请。已开办的药品经营企业应当在国务院药品监督管理部门规定的期限内申请药品 GSP 认证，并取得《药品 GSP 证书》。

受理部门自收到认证申请之日起 3 个月内，按照国务院药品监督管理部门的规定，组织 GSP 认证；认证合格的，发给认证证书，认证证书的格式由国务院药品监督管理部门统一规定。受理药品零售企业认证申请的药品监督管理机构应当自收到申请之日起 7 个工作日内，将申请移送负责组织药品经营企业认证工作的省、自治区、直辖市人民政府药品监督管理部门。

三、药品流通管理

为加强药品监督管理，规范药品流通秩序，保证药品质量，顺应药品流通体制改革的要求，2007 年 12 月国家食品药品监督管理局颁布了《药品流通监督管理办法》，对药品生产、经营企业购销药品等问题作出具体规定：

（一）责任范围

药品生产、经营企业对其药品购销行为负责，对其销售人员或设立的办事机构以本企业名义从事的药品购销行为承担法律责任。

（二）人员培训与管理

药品生产、经营企业应当对其购销人员进行与药品相关的法律、法规和专业知识培训，建立培训档案，培训档案中应当记录培训时间、地点、内容及接受培训的人员。药品生产、经营企业应当加强对药品销售人员的管理，并对其销售行为做出具体规定。

（三）药品销售手续与资料

药品生产企业、药品批发企业销售药品时，应当提供下列资料：①加盖本企业原印章的《药品生产许可证》或《药品经营许可证》和营业执照的复印件。②加盖本企业原印章的所销售药品的批准证明文件复印件。③销售进口药品的，按照国家有关规定提供相关证明文件。

药品生产企业、药品批发企业派出销售人员销售药品的，除上述资料外，还应当提供加盖本企业原印章的授权书复印件。授权书原件应当载明授权销售的品种、地域、期限，注明销售人员的身份证号码，并加盖本企业原印章和企业法定代表人印章（或者签名）。销售人员应当出示授权书原件及本人身份证原件，供药品采购方核实。

药品生产企业、药品批发企业销售药品时，应当开具标明供货单位名称、药品名称、生产厂商、批号、数量、价格等内容的销售凭证；药品零售企业销售药品时，应当开具标明药品名称、生产厂商、数量、价格、批号等内容的销售凭证。

药品生产、经营企业采购药品时，应按规定索取、查验、留存供货企业有关证件、资料和销售凭证，并保存至超过药品有效期 1 年，但不得少于 3 年。

（四）药品购销中的禁止行为

1. 药品生产企业只能销售本企业生产的药品，不得销售本企业受委托生产的或者他人生产的药品。

2. 药品生产、经营企业不得在经药品监督管理部门核准的地址以外的场所储存或者现货销售药品。

3. 药品生产、经营企业知道或者应当知道他人从事无证生产、经营药品行为的，不得为其提供药品。

4. 药品生产、经营企业不得为他人以本企业的名义经营药品提供场所、资质证明文件，或者票据等便利条件。

5. 药品生产、经营企业不得以展示会、博览会、交易会、订货会、产品宣传会等方式现货销售药品。

6. 药品经营企业不得购进和销售医疗机构配制的制剂。

7. 未经药品监督管理部门审核同意，药品经营企业不得改变经营方式。

8. 经营处方药和甲类非处方药的药品零售企业，执业药师或者其他依法经资格认定的药学技术人员不在岗时，应当挂牌告知，不得销售处方药和甲类非处方药。

9. 药品生产、经营企业不得以搭售、买药品赠药品、买商品赠药品等方式向公众赠送处方药或者甲类非处方药。

10. 药品生产、经营企业不得采用邮售、互联网交易等方式直接向公众销售处方药。

11. 禁止非法收购药品。

第五节　法律责任

一、无证生产、经营药品的法律责任

未取得《药品生产许可证》、《药品经营许可证》或者《医疗机构制剂许可证》生产药品、经营药品的，依法予以取缔，没收违法生产、销售的药品和违法所得，并处违法生产、销售的药品（包括已售出的和未售出的药品，下同）货值金额2倍以上5倍以下的罚款；构成犯罪的，依法追究刑事责任。

二、生产、销售假药、劣药的法律责任

1. 生产、销售假药的，没收违法生产、销售的药品和违法所得，并处违法生产、销售药品货值金额2倍以上5倍以下的罚款；有药品批准证明文件的予以撤销，并责令停产、停业整顿；情节严重的，吊销《药品生产许可证》、《药品经营许可证》或者《医疗机构制剂许可证》；构成犯罪的，依法追究刑事责任。

2. 生产、销售劣药的，没收违法生产、销售的药品和违法所得，并处违法生产、销售药品货值金额1倍以上3倍以下的罚款；情节严重的，责令停产、停业整顿或者撤销药品批准证明文件，吊销《药品生产许可证》、《药品经营许可证》或者《医疗机构制剂许可证》；构成犯罪的，依法追究刑事责任。

3. 从事生产、销售假药及生产、销售劣药情节严重的企业或者其他单位，其直接负责的主管人员和其他直接责任人员 10 年内不得从事药品生产、经营活动。

4. 知道或者应当知道属于假劣药品而为其提供运输、保管、仓储等便利条件的，没收全部运输、保管、仓储的收入，并处违法收入 50% 以上 3 倍以下的罚款；构成犯罪的，依法追究刑事责任。

5. 药品经营企业、医疗机构未违反《药品管理法》及其实施条例的有关规定，并有充分证据证明其不知道所销售或者使用的药品是假药、劣药的，应当没收其销售或者使用的假药、劣药和违法所得；但是，可以免除其他行政处罚。

三、违反药品委托生产法律规定的法律责任

擅自委托或者接受委托生产药品的，对委托方和受托方均依照生产、销售假药的法律责任予以处罚。

四、未按规定实施质量管理规范的法律责任

药品的生产企业、经营企业、药物非临床安全性评价研究机构、药物临床试验机构未按照规定实施《药品生产质量管理规范》、《药品经营质量管理规范》、《药物非临床研究质量管理规范》、《药物临床试验质量管理规范》的，给予警告，责令限期改正；逾期不改正的，责令停产、停业整顿，并处 5000 元以上 2 万元以下的罚款；情节严重的，吊销《药品生产许可证》、《药品经营许可证》和药物临床试验机构的资格。

五、从无证企业购进药品的法律责任

药品的生产企业、经营企业或者医疗机构从无《药品生产许可证》、《药品经营许可证》的企业购进药品的，责令改正，没收违法购进的药品，并处违法购进药品货值金额 2 倍以上 5 倍以下的罚款；有违法所得的，没收违法所得；情节严重的，吊销《药品生产许可证》、《药品经营许可证》或者《医疗机构执业许可证书》。

六、药品销售过程中给予、收受回扣的法律责任

药品的生产企业、经营企业、医疗机构在药品购销中暗中给予、收受回扣或者其他利益的，药品的生产企业、经营企业或者其代理人给予使用其药品的医疗机构的负责人、药品采购人员、医师等有关人员以财物或者其他利益的，由工商行政管理部门处 1 万元以上 20 万元以下的罚款，有违法所得的，予以没收；情节严重的，由工商行政管理部门吊销药品生产企业、药品经营企业的营业执照，并通知药品监督管理部门，由药品监督管理部门吊销其《药品生产许可证》、《药品经营许可证》；构成犯罪的，依法追究刑事责任。

药品的生产企业、经营企业的负责人、采购人员等有关人员在药品购销中收受其他生产企业、经营企业或者其代理人给予的财物或者其他利益的，依法给予处分，没收违法所得；构成犯罪的，依法追究刑事责任。

七、伪造、变造、买卖、出租、出借许可证或者药品批准证明文件的法律责任

伪造、变造、买卖、出租、出借许可证或者药品批准证明文件的，没收违法所得，并处违法所得 1 倍以上 3 倍以下的罚款；没有违法所得的，处 2 万元以上 10 万元以下的罚款；

情节严重的，并吊销卖方、出租方、出借方的《药品生产许可证》、《药品经营许可证》、《医疗机构制剂许可证》或者撤销药品批准证明文件；构成犯罪的，依法追究刑事责任。

违反规定，提供虚假的证明、文件资料样品或者采取其他欺骗手段取得《药品生产许可证》、《药品经营许可证》、《医疗机构制剂许可证》或者药品批准证明文件的，吊销《药品生产许可证》、《药品经营许可证》、《医疗机构制剂许可证》或者撤销药品批准证明文件，5 年内不受理其申请，并处 1 万元以上 3 万元以下的罚款。

八、未保存购销记录的法律责任

药品经营企业没有真实完整的购销记录，责令改正，给予警告；情节严重的，吊销《药品经营许可证》。

九、违反药品流通监督管理规定的法律责任

1. 有下列情形之一的，责令限期改正，给予警告；逾期不改正的，处以 5000 元以上 2 万元以下的罚款：①药品生产、经营企业未对其购销人员进行与药品相关的法律、法规和专业知识培训，未建立培训档案的。②药品生产、批发企业未开具销售凭证的。③药品生产、经营企业未按照规定留存有关资料、销售凭证的。

2. 药品生产、经营企业未加强对药品销售人员的管理和对其销售行为作出具体规定的，给予警告，责令限期改正。

3. 有下列情形之一的，没收违法销售的药品和违法所得，并处违法销售的药品货值金额 2 倍以上 5 倍以下的罚款：①药品生产、经营企业在经药品监督管理部门核准的地址以外的场所现货销售药品的。②药品生产企业销售本企业受委托生产的或者他人生产药品的。③药品生产、经营企业以展示会、博览会、交易会、订货会、产品宣传会等方式现货销售药品的。④药品经营企业未经药品监督管理部门审核同意改变经营方式的。

4. 药品生产、经营企业在经药品监督管理部门核准的地址以外的场所储存药品的，按照《药品管理法实施条例》第七十四条的规定予以处罚。

5. 药品零售企业销售药品时未开具销售凭证的，责令改正，给予警告；逾期不改正的，处以 500 元以下的罚款。

6. 药品生产、经营企业知道或者应当知道他人从事无证生产、经营药品行为而为其提供药品的，给予警告，责令改正，并处 1 万元以下的罚款；情节严重的，处 1 万元以上 3 万元以下的罚款。

7. 药品生产、经营企业为他人以本企业的名义经营药品提供场所，或者资质证明文件，或者票据等便利条件的，按照《药品管理法》第八十二条的规定予以处罚。

8. 药品经营企业购进或者销售医疗机构配制的制剂的，按照《药品管理法》第八十条的规定予以处罚。

9. 药品零售企业未凭处方销售处方药的，责令限期改正，给予警告；逾期不改正或者情节严重的，处以 1000 元以下的罚款；药品零售企业在执业药师或者其他依法经过资格认定的药学技术人员不在岗时销售处方药或者甲类非处方药的，责令限期改正，给予警告；逾期不改正的，处以 1000 元以下的罚款。

10. 药品生产、批发企业未在药品说明书规定的低温、冷藏条件下运输药品的，给予警告，责令限期改正；逾期不改正的，处以 5000 元以上 2 万元以下的罚款；有关药品经依法

确认属于假劣药品的，按照《药品管理法》有关规定予以处罚；未在药品说明书规定的低温、冷藏条件下储存药品的，按照《药品管理法》第七十九条的规定予以处罚；有关药品经依法确认属于假劣药品的，按照《药品管理法》有关规定予以处罚。

11. 药品生产、经营企业以搭售、买药品赠药品、买商品赠药品等方式向公众赠送处方药或者甲类非处方药，责令限期改正，给予警告；逾期不改正或者情节严重的，处以赠送药品货值金额2倍以下的罚款，但是最高不超过3万元。

12. 药品生产、经营企业以邮售、互联网交易等方式直接向公众销售处方药的，责令改正，给予警告，并处销售药品货值金额2倍以下的罚款，但是最高不超过3万元。

13. 违反规定非法收购药品的，按照《药品管理法》第七十三条的规定予以处罚。

14. 药品监督管理部门及其工作人员玩忽职守，对应当予以制止和处罚的违法行为不予制止、处罚的，对直接负责的主管人员和其他直接责任人员给予行政处分；构成犯罪的，依法追究刑事责任。

十、侵权的法律责任

药品的生产企业、经营企业、医疗机构违反规定，给药品使用者造成损害的，依法承担赔偿责任。

复习思考题

1. 什么是药品生产企业和药品经营企业？药品批发企业与药品零售企业有什么区别？

2. 开办药品生产企业和经营企业应具备什么条件？

3. 药品生产与经营应遵循哪些方面的规定？

4. 关于药品流通管理主要有哪些规定？

资源链接

1. www. cpha. org. cn　中国药学会

2. www. medfda. com　中国医药企业网

3. www. sda. gov. cn　国家食品药品监督管理局

第七章

中国红十字会法律制度

格言

携手为人道。　　　　　　　　　——第 30 届红十字与红新月国际大会主题

学习目标

通过本章的学习，掌握中国红十字会的性质、宗旨和组织形式，红十字会的职责以及红十字标志的使用。了解中国红十字会的历史演变以及违反红十字法所应承担的法律责任。

 引导案例　　　2008 年 5 月 12 日，四川汶川发生了强烈地震灾害。中国红十字会紧急行动起来，迎难而上，全力以赴，投入到这场空前规模的人道救援行动中，作出了重要的贡献。

中国红十字会总会在第一时间启动一级救灾应急预案，迅速成立抗震救灾指挥部，向国内外发出紧急呼吁，广泛开展募捐活动，及时向灾区调运救灾物资，派遣工作组、救援队赶赴灾区。灾区各级红十字会忠于职守，迅速行动，全身心地投入抗震救灾工作。各兄弟省红十字会情系灾区，把抗震救灾作为最重要、最紧迫的任务，以多种方式，广泛开展献爱心、送温暖活动，积极支援灾区。广大红十字工作人员和志愿者怀着强烈的社会责任感、使命感和博大的人道情怀，不畏艰险，不辞劳苦，深入一线，参加解救被困群众、救治伤员、救助转移灾民、运送发放救灾物资、开展心理救助等工作。

地震发生后，各级红十字会通过设立捐赠现场以及银行、邮局、网络和手机等途径，掀起了大规模的抗震救灾募捐活动。全国人民、港澳台同胞、华人华侨以及国际社会发扬一方有难、八方支援的精神，踊跃捐助。截至 7 月 27 日 18 时，全国红十字会系统共接受境内外捐赠款物达 158.4 亿元人民币。其中，总会（含中国红十字基金会）接受到账捐款 44.93 亿元，接受捐赠物资价值 6 亿元。地方各级红十字会报告接受款物 107.46 亿元。已向四川、甘肃、陕西、云南、贵州等灾区拨付救灾款物 50.58 亿元。其中，总会（含中国红十字基金会）拨付款物 16.79 亿元。

这个案例使我们了解到中国红十字会作为从事人道主义工作的社会救助团体，在自然灾害中，积极履行了开展救护和救助、依法接受国内外组织和个人捐款，及时向灾区群众和受难者提供人道主义援助的职责。

第一节　概　　述

一、中国红十字组织的起源

开创于 19 世纪中叶的国际红十字运动诞生后，逐步在世界范围传播。首先于 19 世纪 80 年代传到了我国台湾，1894 年甲午海战后开始在中国大陆传播。长期在日本经商的侨胞孙实甫感受到了日本人从红十字会获得的诸多实益，认识到红十字运动对深受苦难的中国民众

的重要性，于是和志同道合者一同翻译国外红十字组织的章程，广为传播西方"人道"理念。这使得国人逐渐认识到红十字会的重要性，为中国红十字会的诞生奠定了社会基础。孙实甫因此被认为是"中国倡导红十字会第一人"。

1904 年 2 月，日俄两国为了争夺在中国的特权，在我国东北旅顺展开了日俄战争，使我国数十万无辜同胞深受战争之害。当时，在旅顺的外国侨民都由本国政府或红十字会出面被组织接送出战区。但宣布中立的清政府派船接运中国同胞时竟遭到俄国拒绝。为救护中国难民，上海海关道沈敦和等人发起成立了"东三省红十字普济善会"。这是中国最早的和红十字有关联的组织。

为得到国际上的承认，1904 年 3 月 10 日，清朝商约大臣吕海寰和工部左侍郎盛宣怀等人在上海联合中立的英、法、德、美代表，成立了"万国红十字会上海支会"，这是中国红十字会的前身。1907 年更名为大清红十字会，吕海寰任会长。吕海寰长期关心和操办红十字组织的工作，成为中国红十字组织的奠基人之一。

1911 年，辛亥革命爆发，大清红十字会更名为中国红十字会。1912 年 1 月，得到红十字国际委员会的承认。1919 年 7 月，正式加入国际红十字会协会（即现在的红十字会与红新月会国际联合会）。1933 年，更名为中华民国红十字会。

中国红十字组织自成立以来，从事救助难民、救护伤兵和赈济灾民活动，为减轻遭受战乱和自然灾害侵袭的民众的痛苦而积极工作，并参加了国际人道主义救援活动。

二、新中国的红十字会事业

新中国成立后，于 1950 年对中国红十字组织进行了改组，名称改为中国红十字会。1952 年，第十八届红十字与红新月国际大会承认中国红十字会是中国唯一合法的全国性红十字会。这是新中国在国际组织中恢复的第一个合法席位。

新中国成立以来特别是改革开放以来，中国红十字事业取得了长足的发展。各级红十字组织机构在不断健全、完善和发展，它们在红十字宣传和筹资、备灾救灾、群众性卫生救护、无偿献血事业、海峡两岸沟通交流、参加国际人道主义救援工作等方面做出了令人瞩目的成绩。中国红十字会积极履行着保护人的生命和健康，发扬人道主义精神，促进和平进步事业的崇高使命。

1997 年 7 月 1 日和 1999 年 12 月 20 日，香港红十字会和澳门红十字会先后成为中国红十字会享有高度自治权的分会。目前，中国红十字会有 31 个省级分会、333 个地级分会、2860 个县级分会和新疆建设兵团分会、铁路和商业系统红十字会、香港和澳门特别行政区红十字会，有 7 万个基层组织，团体会员单位 12 万个，志愿者 113.2 万人，会员总数 2398 万人，其中青少年会员 1549 万人。

总之，中国红十字组织始终根植于广大民众之中，并不断发展、壮大。在不同的历史阶段，为"改善最易受损害群体的境况"作出了应有的贡献，赢得了良好的声誉和社会各界的支持，产生了积极的影响。"历史悠久，功在人间"是对中国红十字会百年历史恰如其分的评价。

三、中国的红十字会法

红十字法是调整在保护人的生命和健康，发扬人道主义精神，促进和平进步事业，保障红十字会依法履行职责活动中产生的各种社会关系的法律规范的总称。

1993 年 10 月 31 日，中华人民共和国第八届全国人民代表大会常务委员会第四次会议通过了《中华人民共和国红十字会法》，这是中国红十字事业发展中的一个里程碑。它使中国红十字事业有了法律保障，中国红十字会由此走上了依法建会的轨道。

1994 年 4 月，中国红十字会第六次全国会员代表大会依照《红十字会法》制定了《中国红十字会章程》。1996 年 1 月，国务院、中央军事委员会发布了《中华人民共和国红十字标志使用办法》。此外，还制定了《中国红十字会灾害救济原则与条例》和《中国红十字会募捐和接受捐赠工作条例》。1999 年 10 月，中国红十字会第七次全国会员代表大会通过了新的《中国红十字会章程》。

红十字会法和其他相关法律文件对于进一步推动我国红十字事业的发展具有重要意义。

第二节　中国红十字会的性质和组织

一、中国红十字会的性质

随着历史的发展，不同阶段对于中国红十字会的性质有着不同的认识和规定。1950 年 8 月在北京召开中国红十字会协商改组会议（实际为新中国第一次全国人民代表大会）规定，中国红十字会为"中央人民政府领导下的人民卫生救护团体"。1985 年 5 月，中国红十字会第四次全国会员代表大会提出，中国红十字会是全国性的人民卫生救护和社会福利团体。

根据 1993 年通过的《红十字会法》第二条的规定，中国红十字会是中华人民共和国统一的红十字组织，是从事人道主义工作的社会救助团体。从中可以看出，中国红十字会的工作内容不断增加，领域不断拓宽，外延不断扩大。中国红十字会在社会生活中的作用越来越重要，地位也越来越高。

中国红十字会是国际红十字运动的重要成员，以保护人的生命和健康、发扬人道主义精神、促进和平进步事业为宗旨。中国红十字会遵守宪法和法律，遵循国际红十字和红新月运动确立的人道、公正、中立、独立、志愿服务、统一和普遍七项基本原则，依照中国参加的日内瓦公约及其附加议定书和中国红十字会章程，独立自主地开展工作。中国红十字会根据独立、平等、互相尊重的原则，发展同各国红十字会和红新月会的友好合作关系。

二、中国红十字会的组织

（一）中国红十字会的组织结构

《红十字会法》对于中国红十字会的组织有如下规定：全国建立中国红十字会总会，具有社会团体法人资格。县级以上按行政区域建立地方各级红十字会，根据实际工作需要配备专职工作人员。全国性行业根据需要可以建立行业红十字会。地方各级红十字会、行业红十字会依法取得社会团体法人资格。

根据《中国红十字会章程》规定，中国红十字会的最高权力机构是全国会员代表大会，全国会员代表大会的代表由中国红十字会总会和地方红十字会推选的会员代表以及与有关部门协商产生的代表和特邀代表组成。会员代表大会闭会期间由理事会执行其决议；理事会闭会期间由常务理事会执行其决议；驻总会机关的常务理事组成执行委员会，执行委员会对常务理事会负责。

各级红十字会理事会由会员代表大会民主选举产生。理事会民主选举产生会长和副会长。中国红十字会总会设名誉会长和名誉副会长。名誉会长和名誉副会长由中国红十字会总会理事会聘请。

各级红十字会会员代表大会闭会期间,由理事会执行会员代表大会的决议。理事会向会员代表大会负责并报告工作,接受其监督。

上级红十字会指导下级红十字会工作。

(二)中国红十字会会员

中华人民共和国公民,不分民族、种族、性别、职业、宗教信仰、教育程度,遵守《中华人民共和国红十字会法》,承认中国红十字会章程并缴纳会费的,可以申请加入红十字会,成为红十字会会员。

红十字会会员分为个人会员和团体会员。在校学生加入红十字会的为红十字青少年会员。机关、企业事业单位及有关团体,集体加入红十字会的为团体会员。

个人入会须提出申请,基层红十字组织批准,报县级以上(含县)红十字会备案,发给会员证,方可成为红十字会会员;机关、企业事业单位及有关团体集体入会,由县级以上(含县)红十字会发给证书和标牌,方可成为红十字会团体会员;对红十字事业有较大贡献的单位和个人,县级以上(含县)红十字会可以直接接收为会员。

第三节 中国红十字会的职责和权利

一、中国红十字会职责

《中华人民共和国红十字会法》第十二条对中国红十字会履行的职责作出了规定。《中国红十字会章程》第二十九条又把中国红十字会的职责根据平时和战时的不同情形分别进行了细致的规定:

(一)平时履行的职责

1. 开展救灾的准备工作,兴建和管理救灾备灾设施;在自然灾害和突发事件中,开展救护和救助,根据灾害和事件的具体情况,由中国红十字会总会向国内外发出呼吁,依法接受国内外组织和个人的捐款,及时向灾区群众和受难者提供急需的人道主义援助。

2. 开展卫生救护和防病常识的宣传普及;在易发生意外伤害的行业和城镇居民委员会、农村、牧区,开展初级卫生救护培训,组织群众参加意外伤害和自然灾害的现场救护。

3. 参与输血献血工作,推动无偿献血;协助各级人民政府开展无偿献血的宣传发动工作,对先进单位和个人进行表彰奖励;开展非血缘关系骨髓移植供者动员、宣传、组织和供髓者资料数据的储存、检索工作。

4. 组织会员、志愿工作者开展社会服务活动;开展其他人道主义服务工作。

5. 依法开展募捐活动;在机场、火车站、宾馆、商场、公园、货币兑换处等公共场所可设置红十字募捐箱并进行管理。

6. 参加国际人道主义救援工作;开展与国际红十字组织和各国红十字会或红新月会的

友好合作交流。

7. 开展有益于青少年身心健康的红十字青少年活动。

8. 宣传日内瓦公约及其附加议定书、红十字与红新月运动七项基本原则；宣传《中华人民共和国红十字会法》和《中华人民共和国红十字标志使用办法》并协助各级人民政府纠正滥用红十字标志现象。

9. 兴办符合红十字会宗旨的社会福利事业和经济实体。

10. 完成人民政府委托事宜。

（二）战时依据日内瓦公约及其附加议定书履行的职责

1. 组织红十字会救护队，参与战场救护。

2. 在武装部队中依法开展传染病的防治工作。

3. 对战区平民进行救助。

4. 协助战俘、被监禁者及难民与家人取得联系，转交钱物，并为此建立必要的通信渠道。

5. 参与探视和见证交换战俘。

二、中国红十字会的权利

（一）物资处分权

红十字会有权处分其接受的救助物资；在处分捐赠款物时，应当尊重捐赠者的意愿。

（二）优先通行权和公共通信工具优先使用权

在自然灾害和突发事件中，执行救助任务并标有红十字标志的人员、物资和交通工具有优先通行的权利。为执行救助任务的需要，红十字会救援人员可以优先使用公共通信工具。

（三）履行职责时的法律保障权

任何组织和个人不得拒绝、阻碍红十字会工作人员依法履行职责。否则将由国家追究其相应的法律责任。

（四）享受减税、免税权

红十字会接受用于救助和公益事业的捐赠物资，按照国家有关规定享受减税、免税的优惠待遇。

红十字会兴办的社会福利事业可以按照国家有关规定，享受税收优惠政策。

三、红十字会的经费来源和使用监督

（一）经费来源

红十字会经费的主要来源有：

1. 红十字会会员缴纳的会费。

2. 接受国内外组织和个人捐赠的款物。

3. 动产和不动产的收入。

4. 人民政府的拨款。

（二）经费的使用监督

红十字会应当建立经费审查监督制度。红十字会的经费使用应当与其宗旨相一致。对接受的境外捐赠款物，应当建立专项审查监督制度。红十字会经费的来源和使用情况每年向红十字会理事会报告。

红十字会的经费使用情况还应当依照国家有关法律、法规的规定，接受人民政府的检查监督。

任何组织和个人不得侵占和挪用红十字会的经费和财产。

第四节　中国红十字标志的使用

一、红十字标志

中国红十字会使用白底红十字标志。红十字标志是国际人道主义保护标志，是武装力量医疗机构的特定标志，是红十字会的专用标志。红十字标志具有保护作用和标明作用，二者不得混淆使用。

为了确保红十字标志的正确、合法使用，我国于 1996 年发布了《中华人民共和国红十字标志使用办法》。禁止任何组织或者个人非法使用红十字标志。地方各级人民政府应当依照该《办法》的规定对本行政区域内红十字标志的使用实施监督管理。地方各级红十字会应当协助本级人民政府对红十字标志的使用实施监督管理。

二、红十字标志的保护性使用

（一）红十字标志保护性使用的含义

红十字标志的保护性使用，是指在武装冲突中，冲突各方对依法佩戴红十字标志的人员和标有红十字标志的处所及其物品、医务运输工具，必须予以保护和尊重。

（二）红十字标志保护性使用的方法

红十字作为保护性标志使用时，不得在标志上添加任何内容。用在旗帜上的，红十字不得触及旗帜的边缘。用在臂章上的，红十字应当置于臂章的中间部位。用在建筑物上的，红十字应当置于建筑物顶部的明显部位；应当在尽可能远的地方或者不同的方向得以辨认；在夜间或者能见度低时，应当以灯光照明或者用发光物装饰。

（三）有权使用保护性红十字标志的人员

在武装冲突中，下列人员可以使用保护性红十字标志：①武装力量医疗机构的医务人员和工作人员。②红十字会的工作人员和医务人员。③经国务院或者中央军事委员会批准的国际红十字组织和外国红十字组织的工作人员和医务人员。④军用的和民用的医务运输工具上的医务人员和工作人员。⑤经国务院或者中央军事委员会批准的国内外的志愿救助团体人员和民用医疗机构的医务人员。

使用保护红十字标志的人员，必须随身携带由国务院或者中央军事委员会授权的部门签发的身份证明。

（四）有权使用保护性红十字标志的机构或组织

在武装冲突中，下列机构或者组织及其处所、物品、医务运输工具可以使用保护性红十字标志：①武装力量的医疗机构。②参加救助活动的红十字会。③经国务院或者中央军事委员会批准的国内外的志愿救助团体和医疗机构。④经国务院或者中央军事委员会批准的国际组织。

《红十字标志使用办法》第十一条特别规定，武装力量医疗机构的人员、处所及其物品、医务运输工具，和平时期可以使用保护性红十字标志作为标记。

三、红十字标志的标明性使用

（一）红十字标志标明性使用的含义

红十字标志的标明性使用，是指对与红十字活动有关的人或者物的标示。

（二）红十字标志标明性使用的方法

红十字作为标明性标志使用时，在红十字下方必须伴以红十字会的名称或者名称缩写，并不得将红十字置于建筑物顶部。红十字会的工作人员、会员和其他有关人员履行职责时，应当佩戴标有红十字的小尺寸臂章；不履行职责时，可以佩戴标有红十字的小尺寸胸针或者胸章。

（三）有权使用标明性红十字标志的人员

下列人员可以使用标明性红十字标志：①红十字会工作人员。②红十字会会员。③红十字青少年会员。

（四）可以使用标明性红十字标志的场所

下列场所可以使用标明性红十字标志：①红十字会使用的建筑物。②红十字会所属的医疗机构。③红十字会开展符合其宗旨的活动场所。

（五）可以使用标明性红十字标志的物品和运输工具

下列物品、运输工具可以使用标明性红十字标志：①红十字会的徽章、奖章、证章。②红十字会的印刷品、宣传品。③红十字会的救灾、救护物资及运输工具。

在《红十字标志使用办法》规定的范围以外需要使用标明性红十字标志的，由红十字总会批准。

四、红十字标志的禁止使用

为了维护红十字标志使用的严肃性，防止滥用红十字标志的行为，《红十字标志使用办法》规定，红十字标志不得用于：①商标或商业性广告。②非红十字会或者非武装力量的医疗机构。③药店、兽医站。④商品的包装。⑤公司的标志。⑥工程设计、产品设计。⑦《红十字标志使用办法》规定可以使用红十字标志以外的其他情形。

第五节　法律责任

一、阻碍红十字会工作人员履行职责的法律责任

《红十字会法》第十五条规定，任何组织和个人不得拒绝、阻碍红十字会工作人员依法

履行职责。在自然灾害和突发事件中，以暴力、威胁方法阻碍红十字会工作人员依法履行职责的，依照刑法有关规定追究其刑事责任；阻碍红十字会工作人员依法履行职责并使用暴力、威胁方法的，依照治安管理处罚条例的有关规定处罚。

《刑法》第二百七十七条规定，在自然灾害和突发事件中，以暴力、威胁方法阻碍红十字会工作人员依法履行职责的，构成妨碍公务罪，处3年以下有期徒刑、拘役、管制或者罚金。

二、违反《红十字标志使用办法》的法律责任

对违反《红十字标志使用办法》的规定，有下列情形之一的，红十字会有权予以劝阻，并要求其停止使用；拒绝停止使用的，红十字会可以提请人民政府责令停止使用：①红十字会的工作人员、会员、红十字青少年会员以外的人员使用标明性红十字标志的。②非红十字会使用的建筑物及其他场所使用标明性红十字标志的。③非红十字会的医疗机构使用标明性红十字标志的。④不属于红十字会的物品、运输工具等使用标明性红十字标志的。⑤有违反《红十字标志使用办法》规定使用红十字标志的其他情形的。

违反《红十字标志使用办法》中关于禁止使用红十字标志的规定，擅自使用红十字标志的，由县级以上人民政府责令停止使用，没收非法所得，并处1万元以下的罚款。

武装力量中的组织和人员有违反本办法规定行为的，由军队有关部门处理。

复习思考题

1. 中国红十字会的性质和宗旨是什么？
2. 简述中国红十字会的职责和权利。
3. 哪些人员在什么场合有权使用保护性红十字标志？
4. 简述违反《红十字会法》的法律责任。

资源链接

1. www. ifrc. org　红十字会与红新月会国际联合会
2. www. icrc. org　红十字国际委员会
3. www. redcross. org. cn　中国红十字会
4. www. crcf. org. cn　中国红十字基金会

第三篇　医药卫生技术人员管理法律制度

第八章
执业医师法律制度

格言

医者生人之术也，医而无术，则不足生人。

——《回春录序》

学习目标

通过本章的学习，要求理解执业医师法的概念和执业医师的概念；掌握执业医师的考试和注册制度，以及医师执业规则；熟悉医师的考核和培训制度；了解执业医师法的适用范围及违反执业医师法应承担的法律责任。

 引导案例　　李某原是某市医院泌尿外科的医师，有执业医师资格证书，并在原单位进行过执业注册。2005年7月考取了某医科大学第一临床医学院泌尿外科陈教授的博士研究生，他的研究方向是"泌尿系统肿瘤治疗研究"，他经常在导师的带领下做手术。2007年12月的某一天，导师突然心梗发作，不巧当天已安排了他的导师为一患者行膀胱囊肿手术。导师患病不能进行手术，他便替导师完成了这例手术。

李某可不可以做这例手术呢？法律是怎样规定的？

第一节　概　述

一、执业医师法的概念

执业医师法是在调整、加强医师队伍建设，提高医师职业道德和业务素质，保障医师的合法权益和保护人民健康活动中产生的各种社会关系的法律规范的总和。

医师是指依法取得执业医师资格或者执业助理医师资格，经注册在医疗、预防、保健机构（包括计划生育技术服务机构）中执业的专业医务人员。医师应当具备良好的职业道德和执业水平，发扬人道主义精神，履行防病治病、救死扶伤、保护人民健康的神圣职责，全社会应当尊重医师。医师依法履行职责，受法律保护。

医师是掌握医药卫生知识、从事疾病防治的专业人员，医师从事的是治病救人的职业，其执业行为直接关系到公民的生命和健康。因此，为了加强对医师执业的管理，世界上大多数国家都制定了专门的医师法，也有一些国家在医疗法或一些相关法律中对医师的执业加以规定。

主要内容包括：医师的资格、执业登记和注册、医师的权利和义务、医师执业的法律责任等。

二、医师立法的沿革

我国是世界上最早用法律管理医师的国家之一，早在西周时代，《周礼》就有病历书写和死亡报告，以及对医师进行年终考核以定其报酬的记载。以后历代的法典如《唐律》、《大明会典》等都有有关规范医师执业行为的法律条文。20 世纪 20 年代开始，我国出现了对医师执业管理的单行法律，如国民政府于 1929 年颁布的《医师暂行条例》，1931 年的《高等西医师考试条例》，1943 年颁布的《医师法》。

新中国成立后，人民政府极为重视对医师的管理。1951 年经当时的政务院批准，卫生部相继颁布了《医师暂行条例》、《中医师暂行条例》等法规。党的十一届三中全会以后，卫生部制定发布了一系列规范性文件，使医师执业管理法律法规逐步完善，如《卫生技术人员职称及晋升条例（试行）》（1979 年），《医院工作人员职责》（1982 年），《医师、中医师个体开业暂行管理办法》（1988 年），《外国医师来华短期行医管理办法》（1993 年）等。

为了加强医师队伍建设，提高医师的职业道德和业务素质，保障医师的合法权益，保护人民健康，1998 年 6 月 26 日，第九届全国人大常委会第三次会议通过了《中华人民共和国执业医师法》（以下简称《执业医师法》），自 1999 年 5 月 1 日起施行。为了贯彻实施执业医师法，1999 年卫生部成立了国家医师资格考试委员会，发布了《医师资格考试暂行办法》（1999 年）、《医师执业注册暂行办法》（1999 年）、《关于医师执业注册中执业范围的暂行规定》、《传统医学师承和确有专长人员医师资格考试暂行办法》等配套规章，我国的执业医师管理走上了法制化、规范化的轨道。

三、制定执业医师法的意义

（一）有利于加强医师队伍管理

为了适应社会主义市场经济体制，我国深入改革和大力发展医疗卫生事业，各级、各类医疗机构不断建立，截至 2007 年末，全国登记注册的医疗机构（不含村卫生室）29.0 万个，全国卫生人员 590.4 万人，对于各级各类医疗机构的卫生技术人员尤其是医师必须依法管理。《执业医师法》对执业医师或执业助理医师资格的取得、执业规则、考核和培训、法律责任等都做了明确的规定，这就使医师队伍的管理有法可依，有利于建设一支高素质的医师队伍。

（二）有利于提高医师的职业道德和业务素质

医师的职业道德和业务素质是医师执业的前提和基础，《执业医师法》颁布实施后，全国实行统一的医师资格考试制度，注重临床知识技能和相关医学法律、医学伦理、医学心理知识的考核，首先从资格上对医师执业进行了限制。同时规定，在业务素质和职业道德方面加强对医师的考核和培训，对违背职业道德和执业规则的违法行为规定了相应的法律责任，从而在各方面有利于提高医师的职业道德和业务素质。

（三）有利于保障医师和患者的合法权益

长期以来，由于医师的权利和义务不明确，一方面，致使侵犯医师人身安全和名誉、扰乱医疗秩序的现象时有发生；另一方面，少数医师不负责任，违背医疗法律规范，损害患者的健康和利益。现在，《执业医师法》对医师的权利和义务作了明确规定，同时强调全社会应当尊重医师，医师在执业活动中的人格尊严、人身安全不受侵犯。这样，既有利于保障医师的合法权益，又有利于保护人民健康。

四、执业医师法的适用范围与管理

执业医师法的适用范围，是指在医疗、预防、保健机构中工作的，依法取得执业医师资格或者执业助理医师资格，经注册取得医师执业证书，从事相应的医疗、预防、保健业务的专业医务人员。

《执业医师法》规定，国务院卫生行政部门主管全国的医师工作，县级以上地方人民政府卫生行政部门负责管理本行政区域内的医师工作。

《执业医师法》规定，医师可以依法组织和参加医师协会。2002 年 1 月 9 日，中国医师协会在北京成立。其宗旨是发挥行业服务、协调、自律、维权、监督、管理作用，团结和组织全国医师遵守国家《宪法》、法律、法规和政策，弘扬以德为本、救死扶伤的人道主义职业道德，努力提高医疗水平和服务质量，维护医师的合法权益，为我国人民的健康和社会主义建设服务。中国医师协会的成立，标志着我国医师队伍的管理从行政管理为主向行业自律性管理为主的转变。

卫生行政部门对医师的管理主要包括：①医师资格考试由国务院卫生行政部门统一组织实施。②医师执业注册由各地县级以上人民政府卫生行政部门受理审查，并发给国务院卫生行政部门统一印制的《医师执业证书》。③《医师执业证书》的变更权、注销权由卫生行政部门统一行使。④县级以上人民政府卫生行政部门负责指导考核，并对考核不合格的医师进行处罚。⑤对医师的培训也由卫生行政部门统一制定计划并组织实施。⑥县级以上人民政府卫生行政部门有权对医师在执业活动中的行政违法行为进行调查，并进行行政处罚。

军队的医师工作由中国人民解放军总政治部、总后勤部主管。军队各级政治机关、后勤机关按照职责分工，负责本级医师的管理工作。

传统医学师承和确有专长人员的资格认定和考核由省级中医药主管部门组织，各考核机构具体实施，其医师资格考试的组织管理与实施，按《医师资格考试暂行办法》的有关规定执行。

第二节　医师资格考试和注册

一、医师资格考试

（一）医师资格考试的概念

医师资格是指国家确认、准予从事医师职业的资格，是公民从事医师职业必须具备的条件和身份，即从事医师职业所应具备的学识、技术和能力的必备标准，具有法律效力。医师资格考试是指评价申请医师资格者是否具备执业所必需的专业知识与技能的考试，是医师执业的准入考试。

通过考试取得执业资格，是保证人才质量的有效措施。由于医师执业水平直接关系到公民的生命和健康，决定着医疗质量，所以世界各国在立法中都规定了严格的医师资格考试制度，但是医师资格考试的具体方式各国规定有所不同。美国于 1915 年成立全国医学考试委员会负责医师资格考试；德国医师资格考试由国家统一组织；日本于 1870 年就建立了医师资格考试制度。

我国《执业医师法》规定，国家实行医师资格考试制度。医师资格考试实行统一办法、统一标准、统一组织。考试办法由国务院卫生行政部门制定，考试由省级以上人民政府卫生行政部门组织实施。

（二）医师资格考试的种类

我国医师资格考试的种类，包括执业医师资格考试和执业助理医师资格考试两种。考试的类别分为临床医师、中医（包括中医、民族医、中西医结合）师、口腔医师、公共卫生医师四类。考试方式分为实践技能考试和医学综合笔试。

（三）医师资格考试的条件

根据《执业医师法》和卫生部《关于医师资格考试报名资格暂行规定》，报名条件如下：

1. 参加执业医师资格考试的条件　具有下列条件之一的，可以参加执业医师资格考试：①具有高等学校医学专业本科以上学历，在执业医师指导下，在医疗、预防、保健机构中试用期满 1 年的。②已取得执业助理医师执业证书，具有高等学校医学专科学历，在医疗、预防、保健机构中工作满 2 年的。③已取得执业助理医师执业证书，具有中等专业学校医学专业学历，在医疗、预防、保健机构中工作满 5 年的。

2. 参加执业助理医师考试的条件　具有高等学校医学专业专科学历或者中等专业学校医学专业学历，在执业医师指导下，在医疗、预防、保健机构中试用期满 1 年的，可以参加执业助理医师资格考试。

3. 其他参加医师资格考试的条件　以师承方式学习传统医学满 3 年或者经多年实践医术确有专长的，经县级以上卫生行政部门确定的传统医学专业组织或者医疗、预防、保健机构考核合格并推荐，可以参加执业医师资格或者执业助理医师资格考试。

在乡村医疗卫生机构中向村民提供预防、保健和一般医疗服务的乡村医生，符合《执业医师法》有关规定的，也可以参加执业医师资格或者执业助理医师资格考试。

为进一步贯彻落实《执业医师法》，指导各地做好医师资格考试报名资格审查工作，严格医师资格准入，不断提高医师素质，在总结前几年工作经验的基础上，卫生部于 2006 年 4 月 4 日发布了《医师资格考试报名资格规定（2006 版)》，对医师资格考试报名资格有关规定进行了汇总，并对个别规定作了补充和修订。

（四）医师资格证书的取得

医师资格证书是证明某人具有医师资格的法律文件，必须依法取得。对参加全国统一的执业医师资格考试或者执业助理医师资格考试，成绩合格的，授予执业医师资格或者执业助理医师资格，由省级卫生行政部门颁发卫生部统一印制的《医师资格证书》。医师资格一经合法取得，就不得非法剥夺。

二、医师执业注册制度

医师执业注册，是指对具备医师资格者进行执业活动的管理。对医师予以注册和注销注册是世界各国对医师执业进行管理的基本制度。各国有关法律都规定，有医师资格者必须经注册才能进行执业活动；同时，还对何种情况给予医师注销注册作出了规定。

我国《执业医师法》规定，国家实行医师执业注册制度。凡取得执业医师资格或者执业助理医师资格的，均可申请医师执业注册。医师经注册取得《医师执业证书》后，方可按照注册的地点、执业类别、执业范围，从事相应的医疗、预防、保健活动。未经注册取得《医师执业证书》者，不得从事医疗、预防、保健活动。

（一）注册的组织管理

我国《执业医师法》规定，卫生部负责全国医师执业注册监督管理工作；县级以上地方卫生行政部门是医师执业注册的主管部门，负责本行政区域内的医师执业注册监督管理工作。

（二）注册程序

1. 申请　凡取得执业医师资格或者执业助理医师资格的，均可向所在地县级以上卫生行政部门申请医师执业注册。拟在医疗、保健机构中执业的人员，应当向批准该机构执业的卫生行政部门申请注册。拟在预防机构中执业的人员，应当向该机构的同级卫生行政部门申请注册。拟在机关、企业和事业单位的医疗机构中执业的人员，应该向核发该机构《医疗机构执业许可证》的卫生行政部门申请。

申请医师执业注册，应当提交下列材料：①医师执业注册申请审核表。②二寸免冠正面半身照片两张。③《医师资格证书》。④注册主管部门指定的医疗机构出具的申请人6个月内的健康体检表。⑤申请人身份证明。⑥医疗、预防、保健机构的拟聘用证明。⑦省级以上卫生行政部门规定的其他材料。

重新申请注册的，除提交前款第二至七项规定的材料外，还应提交医师重新执业注册申请审核表和县级以上卫生行政部门指定的医疗、预防、保健机构或组织出具的业务水平考核结果证明。

获得执业医师资格或者执业助理医师资格后2年内未注册者，申请注册时，还应提交在省级以上卫生行政部门指定的机构接受3～6个月的培训及经考核合格的证明。

执业助理医师取得执业医师资格，继续在医疗、预防、保健机构中执业的，应当按照《医师执业注册暂行办法》第六条规定，申请执业医师注册。申请人除提交该办法第七条第一款规定的材料外，还应当提交原《医师执业证书》。注册主管部门在办理执业注册手续时，应当收回原《医师执业证书》，核发新的《医师执业证书》。

取得医师资格的军队医师，可以向所在军区级单位政治机关干部部门和后勤机关卫生部门申请医师执业注册。军区级医疗、预防、保健机构可以为本机构中的医师集体办理注册手续。

2. 审核与注册　主管部门应当自收到注册申请之日起30日内，对申请人提交的申请材料进行审核。审查合格的，予以注册，并发给卫生部统一印制的《医师执业证书》。对不符合注册条件的，注册主管部门应当自收到注册申请之日起30日内，书面通知申请人，并说明理由。申请人如有异议的，可以依法申请行政复议或者向人民法院提起行政诉讼。

（三）重新注册

我国《执业医师法》规定，有下列情形之一的，应当重新申请注册：①中止医师执业活动2年以上的。②法定的不予注册的情形消失的（如受刑事处罚、传染病传染期、精神病发病期等）。

重新申请注册的人员，应当首先到县级以上卫生行政部门指定的医疗、预防、保健机构或组织，接受3～6个月的培训，并经考核合格，方可依照法律的规定重新申请执业注册。

（四）不予注册

我国《执业医师法》规定，有下列情形之一的，不予注册：①不具备完全民事行为能力的。②因受刑事处罚，自刑罚执行完毕之日起至申请注册之日止不满2年的。③受吊销医师执业证书行政处罚，自处罚决定之日起至申请注册之日止不满2年的。④甲类、乙类传染病传染期，精神病发病期以及身体残疾等健康状况不适宜或者不能胜任医疗、预防、保健业务工作的。⑤重新申请注册，经卫生行政部门指定机构或组织考核不合格的。⑥有国务院卫生行政部门规定不宜从事医疗、预防、保健业务的其他情形的。

受理申请的卫生行政部门对不符合注册条件的，应当自收到注册申请之日起30日内，书面通知申请人，并说明理由。申请人如有异议的，可以自收到通知之日起60日内，依法申请行政复议或者向人民法院提起行政诉讼。

（五）注销注册

我国《执业医师法》规定，医师注册后有下列情形之一的，其所在的医疗、预防、保健机构应当在30日内报告注册主管部门，办理注销注册：①死亡或者被宣告失踪的。②受刑事处罚的。③受吊销医师执业证书行政处罚的。④因考核不合格，暂停执业活动期满，经培训后再次考核仍不合格的。⑤中止医师执业活动满2年的。⑥身体健康状况不适宜继续执业的。⑦有出借、出租、抵押、转让、涂改《医师执业证书》行为的。⑧卫生部规定不宜从事医疗、预防、保健业务的其他情形的。

注册主管部门对具有上述情形的，应当予以注销注册，收回《医师执业证书》。被注销注册的当事人有异议的，可以自收到注销注册通知之日起15日内，依法申请行政复议或者向人民法院提起诉讼。

（六）变更注册

医师变更执业地点、执业类别、执业范围等注册事项的，应当到注册主管部门办理变更注册手续，并提交医师变更执业注册申请审核表、《医师资格证书》、《医师执业证书》以及省级以上卫生行政部门规定提交的其他材料。但经医疗、预防、保健机构批准的卫生支农、会诊、学术交流、承担政府交办的任务和卫生行政部门批准的义诊等除外。

医师申请变更执业注册事项属于原注册主管部门管辖的，申请人应到原注册主管部门申请办理变更手续。医师申请变更执业注册事项不属于原注册主管部门管辖的，申请人应当先到原注册的主管部门申请办理变更注册事项和医师执业证书编码，然后到拟执业地点注册主管部门申请办理变更执业注册手续。跨省、自治区、直辖市变更执业注册事项的，除依照前款规定办理有关手续外，新的执业地点注册主管部门在办理执业注册手续时，应收回原《医师执业证书》，并发给新的《医师执业证书》。

注册主管部门应当自收到变更注册申请之日起30日内办理变更注册手续。对不符合变更注册条件的，应当自收到变更注册申请之日起30日内书面通知申请人，并说明理由。申请人如有异议，可以依法申请行政复议或者向人民法院提起诉讼。

医师在办理变更注册手续过程中，在《医师执业证书》原注册事项已被变更、未完成新的变更事项许可前，不得从事执业活动。医师执业注册主管部门，应当对《医师执业证书》的准予、发放、注销注册和变更注册等，建立统计制度和备案制度。县级以上地方卫生行政部门应当对准予注册、注销注册或变更注册的人员名单予以公告，并由省级卫生行政部门汇总，报卫生部备案。

（七）医师执业证书的法律效力

医师经注册取得《医师执业证书》后，方可按照注册的执业地点、执业类别、执业范围，从事相应的医疗、预防、保健活动，其执业活动受法律保护。医师的执业地点，是指医师执业的医疗、预防、保健机构及其登记注册的地址。执业类别，是指医师从事医疗、预防、保健中哪类执业活动。执业范围，是指医师执业的具体诊疗科目，包括内科、外科、妇产科、儿科、牙科、放射科等。根据《关于医师执业注册中执业范围的暂行规定》，在计划生育技术服务机构中执业的临床医师，其执业范围为计划生育技术服务专业。在医疗机构中执业的临床医师以妇产科专业作为执业范围进行注册的，其范围含计划生育技术服务专业。取得全科医学专业技术职务任职资格者，方可申请注册全科医学专业作为执业范围。

一般情况下医师不得从事执业注册范围以外其他专业的执业活动，但有下列情况之一的，不属于超出执业范围：①对病人实施紧急医疗救护的。②临床医师依据《住院医师规范化培训规定》和《全科医师规范化培训试行办法》等，进行临床转科的。③依据国家有关规定，经医疗、预防、保健机构批准的卫生支农、会诊、进修、学术交流、承担政府交办的任务和卫生行政部门批准的义诊等。④省级以上卫生行政部门规定的其他情形。

《医师执业证书》是证明医师取得执业许可的法律文件，应妥善保管，不得出借、出租、抵押、转让、涂改和毁损。如发生损坏或者遗失的，当事人应当及时向原发证部门申请补发或换领。损坏的《医师执业证书》，应当交回原发证部门。《医师执业证书》遗失的，原持证人应当于 15 日内在当地指定报刊上予以公告。

第三节　医师执业规则

一、医师执业权利

法律意义上的医师权利是指依法取得医师资格并注册的医师，在执业活动中依法所享有的权利，使医师能够做出或不做出一定行为，以及要求他人相应做出或不做出一定行为的许可和保障，并为法律所确认和保护。任何人不得侵犯或剥夺医师的法定权利。根据执业医师法的规定，医师在执业活动中享有的权利主要包括：

1. 在注册的执业范围内，进行医学诊查、疾病调查、医学处置，出具相应的医学证明文件，选择合理的医疗、预防、保健方案。这是医师从事执业活动应享有的基本权利，医师有权根据自己的诊断，针对不同的疾病和不同的病人，采取不同的方案，任何组织和个人都不得干涉和非法剥夺其权利。

2. 按照国务院卫生行政部门规定的标准，获得与本人执业活动相当的医疗设置的基本条件。这是医师从事其执业活动的基础，也是医师从事其执业活动必须具备的基本条件，医疗、预防、保健机构有义务为医师提供执业活动所必需的基本条件。

3. 从事医学研究、学术交流，参加专业学术团体。这是医师作为医学专业技术人员所享有的一项权利，即医师有权根据自己的知识和经验进行相关医学科学研究，有权参加国内外医学专业学术交流，有权参加医学专业学术团体并参加各种学术活动。

4. 参加专业培训，接受继续医学教育。这既是医师享有的一项权利，又是医师应履行的一项义务。随着现代社会的不断发展，医学专业技术也在不断发展，这就要求医师接受医学继续教育，不断更新知识，调整知识结构，提高自己的职业道德和业务素质，以适应时代和社会的发展。

5. 在执业活动中，人格尊严、人身安全不受侵犯。即医师在执业活动中，如遇有侮辱、诽谤、威胁、殴打或以其他方式侵犯其人身自由、干扰正常工作的行为，有权要求依照治安管理处罚条例的规定对行为人进行处罚。

6. 获取工资报酬和津贴，享受国家规定的福利待遇。

7. 对所在机构的医疗、预防、保健工作和卫生行政部门的工作提出意见和建议，依法参与所在机构的民主管理。

二、医师执业义务

医师执业义务，是指医师在执业过程中必须履行和遵守的责任。医师的义务与医师的权利相对应，和医师的执业活动密切相关。根据执业医师法的规定，医师在执业活动中应当履行的义务主要包括：

1. 遵守法律、法规，遵守技术操作规范。

2. 树立敬业精神，遵守职业道德，履行医师职责，尽职尽责为患者服务。

3. 关心、爱护、尊重患者，保护患者的隐私。

4. 努力钻研业务，更新知识，提高专业技术水平。

5. 宣传卫生保健知识，对患者进行健康教育。

三、医师执业规则

根据执业医师法的规定，医师在执业活动中应遵守的执业规则主要包括：

1. 医师实施医疗、预防、保健措施，签署有关医学证明文件时，必须亲自诊查、调查并按照规定及时填写医学文书，不得隐匿、伪造或者销毁医学文书及有关材料，不得出具与自己执业范围无关或者与执业类别不相符的医学证明文件。

2. 对危急患者，医师应当采取紧急措施进行诊治，不得拒绝急救处置。

3. 医师应当使用经国家有关部门批准使用的药品、消毒药剂和医疗器械。除正当诊断治疗外，不得使用麻醉药品、医疗用毒性药品、精神药品和放射性药品。

4. 医师应当如实向患者或其家属介绍病情，但应注意避免对患者产生不利后果。医师进行实验性临床医疗前应当经医院批准并征得患者本人或其家属同意。

5. 医师不得利用职务之便索取、非法收受患者财物或者牟取其他不正当利益。

6. 遇有自然灾害、传染病流行、突发重大伤亡事故及其他严重威胁人民生命健康的紧急情况时，医师应当服从县级以上人民政府卫生行政部门的调遣。

7. 医师发生医疗事故或者发现传染病疫情时，应当按照有关规定及时向所在机构或者卫生行政部门报告；医师发现患者涉嫌伤害事件或者非正常死亡时，应当按照有关规定向有关部门报告。

8. 执业助理医师应当在执业医师指导下，在医疗、预防、保健机构中按照其执业类别执业；在乡、镇医疗、预防、保健机构中工作的执业助理医师，可以根据医疗诊治的情况和需要，独立从事一般的执业活动。

第四节　医师的考核和培训

一、执业医师的考核

（一）考核的概念

考核通常是指一定的组织按照事先确定的原则、内容、方法和程序对所属工作人员进行的考察和评价活动。医师考核是指医疗机构或者有关组织对医师的考核，它是对医师进行管理的重要的一环。考核的结果将作为卫生主管部门和医疗机构对医师进行奖惩、职称评定、职务晋升、培训等项管理的依据。

（二）考核的主体

执业医师法规定，县级以上卫生行政部门负责指导、检查和监督医师考核工作。县级以上人民政府卫生行政部门委托的医疗、预防、保健机构或者医疗机构评审委员会、医师协会或者其他医学专业组织负责对医师的业务水平、工作成绩和职业道德状况进行定期考核。

（三）考核的标准、形式和内容

医师考核标准是医师的执业标准，包括医师的执业规则以及医师的其他行业标准。医师考核实行定期考核，平时考核是定期考核的依据。考核内容包括：①业务水平，医师从事本职工作所具备的知识和技能。②工作成绩，医师完成工作的数量和质量。③职业道德，考察医师是否遵守医德规范。

（四）考核的结果

考核机构应当将考核结果报告准予注册的卫生行政部门备案。对考核不合格的医师，县级以上卫生行政部门可以责令其暂停执业活动3~6个月，并接受培训和继续医学教育。暂停执业活动期满，再次进行考核，对考核合格的，允许其继续执业，对考核不合格的，由县级以上卫生行政部门注销注册，收回《医师执业证书》。

根据执业医师法的规定，医师有下列情形之一的，县级以上人民政府卫生行政部门应当给予表彰和奖励：①在执业活动中，医德高尚，事迹突出的。②对医学专业技术有重大突破，作出显著贡献的。③遇有自然灾害和传染病流行、突发重大伤亡事故及其他严重威胁人民健康的紧急情况时，救死扶伤、抢救诊疗表现突出的。④在边远贫困地区、少数民族地区条件艰苦的基层单位努力工作的。⑤国务院卫生行政部门规定应当予以表彰和奖励的其他情形的。

二、执业医师的培训

（一）培训的概念

医师的培训，是指以提高医师的业务水平和素质为目的的各种教育和训练活动。它是一种以学习新理论、新技术、新方法为主的继续医学教育。医学科学在不断的发展，新的医疗技术、医疗方法不断被应用，新的药品不断被研制开发出来，学习新理论、新技术、新方法是对执业医师结构的必要补充，是提高医师诊疗技术和诊疗水平、提高医疗服务质量的有效措施。

（二）培训的主体

执业医师法规定，县级以上卫生行政部门应当制订医师培训计划，对医师进行多种形式的培训，为医师接受继续医学教育提供条件。采取有力措施，对在农村和少数民族地区从事医疗、预防、保健业务的医务人员实施培训。医疗、预防、保健机构应当按照规定和计划保证本机构医师的培训和继续教育；县级以上卫生行政部门委托的承担医师考核任务的医疗卫生机构，应当为医师培训和接受继续医学教育提供和创造条件。

（三）培训的对象、内容和形式

医师培训的对象，是通过规范或非规范的医学专业学习毕业后，正在从事医学专业技术工作的各类医务人员。包括执业医师、执业助理医师以及其他医务人员。培训的内容，要适应各类医务人员的实际需要，具有针对性、实用性和先进性，应以现代医学科学发展中的新理论、新知识、新技术和新方法为重点。培训形式，包括参加学术会议、学术讲座、专题讨论会、专题学习班、专题调研和考察、安全分析讨论会、临床病理讨论会、技术操作示教、短期或长期培训等。培训应以短期和业余为主。

第五节　法律责任

法律责任指公民、法人或其他组织实施违法行为所必须承担的法律后果，即因违法行为而在法律上受到的相应制裁。法律责任是一种强制性责任，由国家强制力保障实施，是违法者所必须承担的。按照违法行为的性质和危害程度，可以将法律责任分为行政责任、民事责任和刑事责任。

一、行政责任

1. 以不正当手段取得《医师执业证书》的，由发给证书的卫生行政部门吊销；对负有直接责任的主管人员和其他直接责任人员，依法给予行政处分。

2. 医师在执业活动中有下列行为之一的，由县级以上卫生行政部门给予警告或者责令暂停6个月以上1年以下执业活动；情节严重的，吊销其执业证书：①违反卫生行政规章制度或者技术操作规范，造成严重后果的。②由于不负责任延误急危患者的抢救和诊治，造成严重后果的。③造成医疗责任事故的。④未经亲自诊查、调查，签署诊断、治疗、流行病学等证明文件或者有关出生、死亡等证明文件的。⑤隐匿、仿造或者擅自销毁医学文书及有关资料的。⑥使用未经批准使用的药品、消毒药剂和医疗器械的。⑦不按照规定使用麻醉药品、医疗用毒性药品、精神药品和放射性药品的。⑧未经患者或者其家属同意，对患者进行实验性临床医疗的。⑨泄露患者隐私，造成严重后果的。⑩利用职务之便非法收受患者财物或者牟取其他不正当利益的。⑪发生自然灾害、传染病流行、突发重大的伤亡事故以及其他严重威胁人民生命健康的情况时，不服从卫生行政部门调遣的。⑫发生医疗事故或者发现传染病疫情，患者涉嫌伤害事件或者非正常死亡，不按照规定报告的。

3. 未经批准擅自开办医疗机构行医或者非医师行医的，由县级以上卫生行政部门予以取缔，没收其违法所得及其药品、器械，并处10万元以下的罚款；对医师吊销其执业证书。

4. 阻碍医师依法执业，侮辱、诽谤、威胁、殴打医师或者侵犯医师人身自由、干扰医师正常工作和生活的，依照治安管理处罚条例的规定给予治安行政处罚。

5. 医疗、预防、保健机构对属于注销注册情形而未履行报告职责，导致严重后果的，由县级以上卫生行政部门给予警告，并对该机构的主要负责人依法给予行政处分。

6. 卫生行政部门工作人员或者医疗、预防、保健机构工作人员违反执业医师法的有关规定作假、玩忽职守、滥用职权、徇私舞弊，不构成犯罪的，依法给予行政处分。

二、民事责任

《执业医师法》规定，医师在医疗、预防、保健工作中造成事故的，依照法律或者国家有关规定处理并依法承担赔偿责任。未经批准擅自开办医疗机构行医或者非医师行医，给患者造成损害的，依法承担赔偿责任。

三、刑事责任

1. 《执业医师法》规定，违反执业医师法，构成犯罪的，依法追究刑事责任。

2. 《执业医师法》规定，未经批准擅自开办医疗机构行医或者非医师行医，构成犯罪的，依法追究刑事责任。

3. 《刑法》第三百三十五条规定：医务人员由于严重不负责任，造成就诊人死亡或严重损害就诊人身体健康的，处 3 年以下有期徒刑或者拘役。

4. 《刑法》第三百三十六条规定：未取得医师执业资格的人非法行医，情节严重的，处 3 年以下有期徒刑、拘役或者管制，并处或者单处罚金。严重损害就诊人身体健康的，处 3 年以上 10 年以下有期徒刑并处罚金。造成就诊人残废的，处 10 年以上有期徒刑并处罚金。

5. 《刑法》第三百三十六条第二款规定：未取得医师执业资格的人擅自为他人进行节育复通手术、假节育手术、终止妊娠手术或者摘取宫内节育器，情节严重的，处 3 年以下有期徒刑、拘役或者管制，并处或者单处罚金；严重损害就诊人身体健康的，处 3 年以上 10 年以下有期徒刑并处罚金。造成就诊人死亡的，处 10 年以上有期徒刑并处罚金。

复习思考题

1. 简述执业医师法和执业医师的概念。
2. 简述参加执业医师资格考试的条件。
3. 简述执业医师要履行哪些义务。
4. 简述医师执业规则。
5. 简述违反执业医师法的法律责任。

资源链接

www. moh. gov. cn   中华人民共和国卫生部

第九章
执业药师法律制度

格言

人命至重，贵于千金，一方济之，德逾于此。

—— ［唐］孙思邈《千金要方》

学习目标

通过本章的学习，要求了解执业药师的概念；掌握执业药师资格考试和注册制度，以及药师的执业规则；熟悉药师的考核和培训制度；了解执业药师法的适用范围及违反执业药师法应承担的法律责任。

引导案例　　　2005 年 11 月 21 日中央电视台在《新闻调查》栏目播出了报道《天价住院费》。在报道中称："2005 年 6 月 1 日，因多脏器功能衰竭的 74 岁恶性淋巴瘤患者翁文辉，被送进哈尔滨医科大学第二附属医院（哈医大二院）的心内科重症监护室；于 8 月 6 日抢救无效在医院病逝。在其住院的 67 天里，住院费用总计 139.7 万元。病人家属又在医生建议下，自己花钱买了 400 多万元的药品交给医院，作为抢救急用，合计耗资达 550 万元。然而，高昂的医药费并未能挽回病人的生命。"随后国内各类媒体竞相转载或者报道，成为当时的一个公共事件。

中央纪委、监察部、卫生部和黑龙江省纪委组成联合调查组认定事实如下："哈尔滨医科大学附属第二医院在治疗患者翁某过程中发生违纪违法问题。经查，患者翁某，男，75 岁，哈尔滨市离休干部。因患恶性淋巴肿瘤，于 2005 年 5 月 16 日入住哈医大二院干部病房，后因并发肺部感染、呼吸衰竭，6 月 1 日转入心外科重症监护室（又称心外科 ICU）治疗，最终因多脏器功能衰竭，于 8 月 6 日死亡。住院 82 天，医院共收取医疗费用 138.9 万元。"

2006 年 4 月 29 日，卫生部、国务院纠风办通报了中央纪委、监察部、卫生部和黑龙江省纪委联合调查组对哈医大二院有关违纪违法问题的查处情况，并指出在治疗过程中，哈医大二院存在如下问题：

一是违反规定乱收费；二是心外科 ICU 违法违规伪造和大量涂改医疗文书；三是部分科室管理混乱，相关职能科室监管不力；四是对患者家属投诉采取的措施不力，处置不当。

医师和药师本应该是密切配合的一个整体，但是通过本案例我们了解到我国现今的医院普遍存在着医师、药师分家的现象，医师开出的处方缺少药师的审核及监督，在整个医疗服务活动中，执业药师没有起到自己本应有的指导、监督作用，从而导致高额医药费用和药物的滥用。

第一节　概　述

一、执业药师的概念

执业药师是指经全国统一考试合格，取得《执业药师资格证书》并经注册登记，在药品生产、经营、使用单位中执业的药学技术人员。人力资源和社会保障部与国家食品药品监督管理局共同负责全国执业药师资格制度的制定、组织协调、资格考试、注册登记和监督管理工作。

二、我国执业药师的发展概况

（一）执业药师的数量及分布情况

我国于1994年3月15日起颁布实施《执业药师资格制度暂行规定》。根据执业药师资格认证中心（SFDA）2008年底公布的数据显示，截至2008年底，我国共有162632人取得了执业药师资格；从各省执业药师的分布数量看，我国执业药师的分布极不均衡，执业药师较多的是北京、上海、广东、浙江、山东、江苏、湖北、湖南等经济发达地区和东中部城市，这些经济发达城市或地区的执业药师数量明显多于贫困落后地区；药品生产企业和医疗单位的执业药师数量多于药品经营企业，贫困落后地区特别是农村的零售药店执业药师奇缺。

（二）我国执业药师制度的发展历程

我国执业药师制度的发展经历了起步实施、发展、快速发展到发展缓慢的4个阶段。

第一阶段，从1994年至1997年间，我国执业药师制度开始起步实施。

第二阶段，从1998年至2001年4年间，我国颁布实施了一系列关于执业药师的规章和大量规范性文件，极大促进了执业药师的发展。

第三阶段，从2001年至2004年4年间，是我国执业药师数量快速增长的时期。2001年8月，我国制定实行了《国家执业药师资格制度2001~2005年工作规划》，明确规定了药品生产、经营、使用领域执业药师配备要求，提出了加速壮大执业药师队伍的措施。

第四阶段，2004年至今，执业药师的增长速度缓慢，出现报考人数大幅度下降的情况。究其原因主要是有关规章并没有规定应当配备多少执业药师，也未规定如果没有配备足够的执业药师所应当承担的责任，法律并没有做出强硬性的规定；再加之执业药师法迟迟没有出台，实践中执业药师的职、权、利得不到应有的保障，在一定程度上影响了广大执业药师、药学技术人员的积极性，导致了报考执业药师人员大幅度下降、执业药师数量增长缓慢的局面。

（三）我国执业药师法律规范的特点及存在的问题

我国关于执业药师制度的法律规范的特点主要有：①法律规范的种类主要是部门规章及一系列规范性文件。这些部门规章对执业药师的资格考试、注册管理、继续教育等程序方面的制度做出了明确的规定；但对执业药师的法律地位、执业药师的权利和义务、执业药师责任等实体性内容没有做出明确的规定。②为了更好地贯彻执行部门规章，有关部委相继出台了一系列规范性文件，这些规范性文件对有关规章进行了一定的变通或者是放宽标准，导致规章的随意性较大、标准不严格。③国家食品药品监督管理局关于执业药师和卫生部关于药学技术人员的部门规章之间存在冲突，两者都属于部门规章，效力等级相同，导致了执行过程中的混乱和多重管理。④缺乏统一的执业药师法，执业药师和执业医师、执业护士在医疗服务中不仅仅是分工不同，三者之间存在紧密的制衡关系，执业医师和执业护士分别有《执业医师法》和《护士条例》进行规范，明确了执业医师和执业护士的法律地位和保障；而执业药师则缺乏同等效力的执业药师法的规范和保障，显然不利于执业药师作用的发挥和该制度的发展。

三、执业药师的作用

我国法律规定从事药品生产、经营和使用的单位应当配备相应的执业药师，相应地执业药师的从业领域主要在药品生产、经营和使用等领域，根据《执业药师资格制度暂行规定》等法律的规定，执业药师的职责或者说作用主要体现在以下6个方面：

1. 医药方面法律法规的执行者　《药品管理法》、《药品经营质量管理规范》、《执业药师资格制度暂行规定》等对执业药师的配备和职责都做出了相应的规定，执业药师必须严格执行《药品管理法》及国家有关药品研究、生产、经营、使用单位的各项法规及政策。执业药师对违反《药品管理法》及有关法规的行为和决定，有责任提出劝告、制止、拒绝执行并向上级报告。

2. 负责对药品质量的监督和管理　参与制定、实施药品全面质量管理及对本单位违反规定的处理。如在药品生产企业，执业药师的作用主要是基于确保药品质量、药品安全有效的原则，严把药品生产质量关。在药品经营企业，《药品经营质量管理规范》要求药品经营企业应在药品购进、储运和销售等环节实行质量管理，建立包括组织机构、职责制度等方面的质量体系；同时要求企业质量管理机构的负责人，应是执业药师或具有相应的药学专业技术职称。执业药师的作用就是做好药品购进、储运和销售等环节的药品质量管理工作，确保药品质量合格、安全有效。

3. 负责对处方的审核及监督调配　对医生处方进行审核，确保患者用药安全，对于处方药，必须要有执业医师或者执业助理医师审核签字的处方方可调配或者销售；若发现处方中有配伍禁忌或超剂量，应拒绝调配或与处方医师联系，请医生修改处方后调配，以确保患者和消费者用药安全。

4. 提供用药咨询与信息，指导合理用药　执业药师通过向医生、护士、患者及其家属提供用药信息，指导其合理用药；通过了解掌握最新的医学情报和药学资料，及时了解国内外药学领域的最新发展动态，提供新药的作用机制、剂量、安全性、有效性、与同类产品相比的优势等信息，协助医生选择最适合患者的药物，确定给药的途径和药物剂型，确保患者用药的安全有效。

5. 开展药物不良反应的检测工作　药物不良反应是指人接受正常剂量的药物时出现的任何有伤害的和与用药目的无关的反应，包括药物的副作用、毒性反应、过度反应、继发反应等。执业药师应在药物不良反应检测中充分发挥作用，成为药物不良反应报告的责任人，通过执业药师有意识地监测患者用药后出现的各种不良反应，具体记录整理各类不良反应报告资料，做好统计、分析、调查和随访工作；系统地收集患者的有关资料，以确定是否有潜在的药源性问题，选择最合适的给药方案，以减少药源性疾病的发生率，提高药物治疗的有效性。

6. 开展药品疗效的测评工作　医院执业药师是以临床医师和患者为服务对象，以供应药物和指导参与临床安全、合理、有效的药物治疗为职责，其最终目标是为取得满意的临床治疗效果。执业药师对进入医院的每一种新药，都要收集其疗效、不良反应、适应证等各方面资料反馈给临床，对一些不良反应明显、疗效不确切或者不符合本院用药情况的新药，要及时向医院药事管理委员会反映并建议不予进入药房，同时对一些不良反应明显而疗效不确切的老药及时进行测评并及时淘汰。还可对临床用药再评价，为药品推陈出新、优胜劣汰提供临床依据。

第二节　药师资格考试与注册

一、药师资格考试制度

为加强对药学技术人员的执业准入控制，确保药品质量和保障人民群众用药安全，国家对药学技术人员实行执业药师资格制度，并将执业药师资格考试纳入全国专业技术人员执业资格考试制度统一规划的范围。

（一）药师资格考试的组织管理部门

根据《执业药师资格制度暂行规定》、《执业药师资格考试实施办法》等规章和规范性文件的规定，我国人力资源和社会保障部与国家食品药品监督管理局共同负责全国执业药师资格制度的政策制定、组织协调、资格考试、注册登记和监督管理工作。具体来说，日常管理工作由国家食品药品监督管理局负责，国家食品药品监督管理局负责组织拟定考试科目和考试大纲，编写培训教材，按照统一规划组织考前培训工作、建立试题库及考试命题工作。人力资源和社会保障部负责组织审定考试科目、考试大纲和试题，会同国家食品药品监督管理局对考试工作进行监督、指导并确定合格标准，具体的考务工作则委托人力资源和社会保障部人事考试中心组织实施。

（二）药师资格考试的具体内容

1. 申报条件　申请参加执业药师资格考试须具备以下条件之一：①取得药学、中药学或相关专业中专学历，从事药学或中药学专业工作满7年。②取得药学、中药学或相关专业大专学历，从事药学或中药学专业工作满5年。③取得药学、中药学或相关专业大学本科学历，从事药学或中药学专业工作满3年。④取得药学、中药学或相关专业第二学士学位、研究生班结业或取得硕士学位，从事药学或中药学专业工作满1年。⑤取得药学、中药学或相关专业博士学位。

2. 考试的时间安排　执业药师资格考试日期定在每年的10月份，报名时间定在每年的3月份。考试时间总共为4个半天，每个科目考试时间为两个半小时；考试以2年为一个周期，参加全部科目考试的人员须在连续两个考试年度内通过全部科目的考试。而免试部分科目的人员必须在一个考试年度内通过应试科目的考试。

3. 考试的科目内容　考试的具体科目包括药学（中药学）专业知识（一）、药学（中药学）专业知识（二）、药事管理与法规和综合知识与技能4个科目。其中，药事管理与法规、综合知识与技能两个科目为执业药师资格考试的必考科目；从事药学或中药学专业工作的人员，可根据所从事的本专业工作，选择药学专业知识科目（一）、药学专业知识科目（二）或者是中药学专业知识科目（一）和中药学专业知识科目（二）的考试。

（三）药师资格考试的变通规定

为适应我国药学技术人员的实际情况，促进我国执业药师队伍的建设和发展，国家医药管理局于1994年颁布了《执业药师资格认定办法》、人力资源与社会保障部与国家医药管理局于1999年4月1日颁布了《执业药师资格考试实施办法》，都对我国的执业药师资格取得做出了一定的变通规定。

1. 对符合特定条件的药学技术人员，通过申报审核认定取得执业药师资格。

《执业药师资格认定办法》中规定，同时具备以下条件者，经申报和有关执业药师资格认定工作领导小组的认定程序，即可获得执业药师资格：①坚持四项基本原则，遵纪守法。②1994 年 3 月 15 日以前担任药品生产或经营的高级专业技术人员。③获得省（部）级医药科技成果奖，或在省（部）级刊物上发表过有代表性的医药专业论文 2 篇，或有医药行业的重要专著。④连续直接从事医药生产、经营或药学岗位工作 5 年以上，累计 10 年以上。⑤经省级医药管理部门对有关药事管理及法规方面的知识考核合格。

同时，《执业药师资格认定办法》规定，国家实施执业药师资格认定工作仅限于实施执业药师资格考试前，实施执业药师资格考试后，不再进行认定工作。也就是通过认定的方式取得执业药师资格的工作仅限于 1995 年 10 月之前，并且仅实施 2 批认定工作。现在，要取得执业药师资格必须通过执业药师资格考试。

2. 对符合特定条件的人员，可免试部分考试科目，通过应试科目考试后即可获得执业药师资格。

《执业药师资格考试实施办法》第五条规定：按照国家有关规定评聘为高级专业技术职务，并具备下列条件之一者，可免试药学（或中药学）专业知识（一）、药学（或中药学）专业知识（二）两个科目，只参加药事管理与法规、综合知识与技能两个科目的考试，通过考试后即可取得执业药师资格：①中药学徒、药学或中药学专业中专毕业，连续从事药学或中药学专业工作满 20 年。②取得药学、中药学专业或相关专业大专以上学历，连续从事药学或中药学专业工作满 15 年。

（四）考前培训

国家食品药品监督管理局负责执业药师资格考试的培训管理工作。各地培训机构要具备场地、师资、教材等条件，经省、自治区、直辖市药品监督管理部门会同人事部门审核批准，报国家食品药品监督管理局备案。培训收费标准须经当地物价主管部门核准并公布于众，接受群众监督。

二、执业药师的注册制度

为保障执业药师资格制度的实施，加强对执业药师的管理工作，国家对执业药师实行注册制度，国家法律明确规定取得《执业药师资格证书》者，必须经注册后，才能以执业药师的身份开展执业活动。同时，国家通过制定《执业药师资格制度暂行规定》、《执业药师注册管理暂行办法》、《关于执业药师注册管理暂行办法的补充意见》等一系列规章及规范性文件，对执业药师的注册管理工作做出了详细而明确的规定。

（一）注册管理部门

国家食品药品监督管理局为全国执业药师注册管理机构，各省、自治区、直辖市食品药品监督管理局为本辖区执业药师注册机构。人力资源和社会保障部及各省、自治区、直辖市人事部门对执业药师注册工作实施监督、检查。

（二）执业的类别、执业范围和执业地区

《执业药师注册管理暂行办法》第四条规定，执业药师按照执业类别、执业范围、执业地区进行注册。执业的类别为药学类、中药学类；执业范围为药品生产、药品经营和药品使用；执业的地区为省、自治区和直辖市。国家食品药品监督管理局于 2008 年发布的《关于执业药师注册管理暂行办法的补充意见》中对上述规定进行了补充，执业药师的执业类别分药学类、中药学类、药学与中药学类；持有专业类别为药学类、中药学类《中华人民共和国执业药师资格证书》的人员，可申请办理《执业药师注册证》（药学与中药学类）。执业的范围若为药品经营的，注册机构须在《执业药师注册证》上注明药品经营（批发）或药品经营（零售），在药品零售连锁公司总部或门店工作的，须在《执业药师注册证》上注明药品经营（零售）。同时，法律还规定，执业药师只能在一个执业药师注册机构注册，在一个执业单位按照注册的执业类别、执业范围进行执业。

（三）执业药师的注册

1. 申请执业药师注册的条件　①取得《执业药师资格证书》。②遵纪守法，遵守职业道德。③身体健康，能坚持在执业药师岗位工作。④经执业单位同意。

2. 首次申请执业药师注册　首次申请注册的人员，必须填写"执业药师首次注册申请表"，并提交以下材料：①《执业药师资格证书》。②身份证明复印件。③近期1寸免冠正面半身照片5张。④县级（含）以上医院出具的本人6个月内的健康体检表。⑤执业单位证明。⑥执业单位合法开业的证明复印件。

3. 再次申请执业药师注册　执业药师的注册有效期限为3年，持证者须在有效期满前3个月到原执业药师注册机构申请办理再次注册手续。办理再次注册手续，须填写"执业药师再次注册申请表"，并提交以下材料：①《执业药师资格证书》和《执业药师注册证》。②执业单位考核材料。③《执业药师继续教育登记证书》。④县级（含）以上医院出具的本人6个月内的健康体检表。

4. 变更注册申请　执业药师在同一执业地区变更执业单位或者执业范围的，须到原执业药师注册机构办理变更注册手续，填写"执业药师变更注册登记表"，并提交以下材料：①《执业药师资格证书》和《执业药师注册证》。②新执业单位合法开业的证明复印件。

涉及变更执业地区的，须到原执业药师注册机构办理变更注册手续，填写《执业药师变更注册登记表》，并向新执业地区的执业药师注册机构重新申请注册。新的执业药师注册机构在办理执业注册手续时，应收回原《执业药师注册证》，并发给新的《执业药师注册证》。

2008年，国家食品药品监督管理局实行执业药师注册管理网络信息系统后，执业药师需要变更执业地区和执业单位的，应填写《执业药师再次注册申请表》和提交相应的材料，注册机构受理执业药师变更注册手续，做出变更注册许可决定后，不需再通知原注册机构，网络系统将自动进行变更注册信息提示。

5. 不予注册的情形　申请执业药师注册的人员具有以下情形之一的，不予注册：①不具有完全民事行为能力的。②因受刑事处罚，自刑罚执行完毕之日到申请注册之日不满2年的。③受过取消执业药师执业资格处分不满2年的。④国家规定不宜从事执业药师业务的其他情形的。

6. 注销注册的情形　执业药师注册后，发生以下情形之一的，予以注销注册：①死亡或被宣告失踪的。②受刑事处罚的。③被吊销《执业药师资格证书》的。④受开除行政处分的。⑤因健康或其他原因不能从事执业药师业务的。

（四）执业药师的注册管理

1. 注册机构须在收到注册申请之日起30个工作日内，对符合条件者予以注册；对不符合条件者不予注册，同时书面通知申请人并说明理由。

2. 注册机构办理注册时，在《执业药师资格证书》中的注册情况栏内加盖注册专用印章，并发给国家食品药品监督管理局统一印制的《执业药师注册证》。旧版的《执业药师注册证》具有正本和副本两册，2008 年以后，国家食品药品监督管理局实行新版的《执业药师注册证》，取消《执业药师注册证》副本，注册证书上不再加盖国家局的印章。各省、自治区、直辖市食品药品监督管理局做出注册许可决定后，须在《执业药师注册证》上加盖本部门公章和照片骑缝钢印。执业药师持有的原版《执业药师注册证》正、副本仍将继续有效，待办理再次注册或变更注册手续时交回原注册证书并核发新证。

3. 执业药师注册机构每年须将注册情况报国家食品药品监督管理局备案，并定期公告；国家食品药品监督管理局发现上报备案的执业药师中有不符合规定条件的，有权责令执业药师注册机构复查并予以改正。

4. 对不予注册或注销注册持有异议的当事人，可以依法申请行政复议或者向人民法院提起诉讼。

5. 对以骗取、转让、借用、伪造《执业药师资格证书》、《执业药师注册证》和《执业药师继续教育登记证书》等不正当手段进行注册的人员，一经发现，由执业药师注册机构收缴注册证并注销注册；构成犯罪的，依法追究刑事责任。

6. 执业药师注册机构的工作人员，在注册工作中玩忽职守、滥用职权、徇私舞弊，由其所在单位依据有关规定给予行政处分；构成犯罪的，依法追究刑事责任。

第三节　药师执业规则

执业规则，是在执业活动过程中应当遵守的行为规范和准则。执业药师的执业规则，是指执业药师在实施执业行为、履行执业药师职责时，所应当遵循的准则。由于执业药师的工作与社会大众生命健康息息相关，这一职业特点对执业药师的职业道德提出更高要求。执业药师的职业道德必须内化为执业药师在执业过程中所应当严格遵守的行为准则，执业药师的职业道德在执业规则中占据相当重要的位置。根据《执业药师资格制度暂行规定》、《中国执业药师职业道德准则》、《执业药师执业道德准则适用指导》等规章和文件对执业药师职责和职业道德的规定，我国执业药师的执业规则是：

1. 依法执业规则　执业药师在执业过程中必须严格遵守《药品管理法》、《执业药师资格制度暂行规定》、《执业药师注册管理规定》等一系列法律法规规章及规范性文件的要求，严格做到有法可依、有法必依、执业必严，自觉遵守法律规定，坚决杜绝各类违法违规行为，对于医疗机构等存在违反《药品管理法》等法律法规规章的行为和决定，有责任提出劝告、制止、拒绝执行并向有关上级主管部门报告。

2. 确保药品质量、保障人民用药安全有效的规则　执业药师要充分发挥自己的专业技术知识，做好对药品质量的监督和管理工作，确保药品质量的安全、有效；为医生、护士、患者及其家属提供用药咨询和信息，指导其正确合理使用药品，不断为社会公众提供高质量的药品服务和药学服务水平而努力。

3. 遵守职业道德、忠于职守规则　执业药师的职业道德主要体现在 5 个方面：

（1）救死扶伤、不辱使命　执业药师应当以救死扶伤、实行人道主义为己任，以维护患者和公众的生命安全和健康利益为最高行为准则，树立敬业精神，遵守职业道德，以自己的专业知识、技能和良知，全面履行自己的职责，尽心尽力为患者及公众服务。

（2）尊重患者，一视同仁　执业药师应当注意自己的言行举止，要做到文明礼貌、热心、耐心、平等地对待一切患者，不得有任何歧视性或者其他不道德的行为；应当尊重患者的隐私，对在执业过程中知晓的患者隐私，不得无故泄漏；在执业过程中，除非确有正当合法的理由，执业药师不得拒绝为患者调配处方、提供药品或药学服务，应当满足患者的用药咨询需求，提供专业、真实、准确、全面的药学信息，不得在药学专业服务的项目、内容、费用等方面欺骗患者。

（3）依法执业，质量第一　执业药师应当遵守药品管理法律、法规，恪守中国执业药师职业道德准则，依法独立执业，认真履行职责，科学指导用药，确保药品质量和药学服务质量，保证公众用药安全、有效、经济。

（4）进德修业，珍视声誉　执业药师应积极参加执业药师自律组织举办的有益于职业发展的活动，珍视和维护职业声誉，模范遵守社会公德，提高职业道德水准；主动接受继续教育，不断完善和扩充专业知识，以不断提高执业水平；积极关注与执业活动相关的法律法规的变化，积极参加社会公益活动，深入社区和乡村为城乡居民提供广泛的药品和药学服务，大力宣传和普及安全用药知识和保健知识；执业药师应当遵守行业竞争规范，公平竞争，不得有违反法律禁止性规范的行为，自觉维护执业秩序，维护执业药师职业的荣誉和社会形象。

（5）尊重同仁，密切合作　执业药师应当尊重同行，同业互助，公平竞争，共同提高执业水平，不应诋毁、损害其他执业药师的威信和声誉；应当加强与医护人员、患者之间的联系，保持良好的沟通、交流与合作，积极参与用药方案的制订、修订过程，提供专业、负责的药学支持；应当与医护人员相互理解，以诚相待，密切配合，建立和谐的工作关系。发生责任事故时应分清自己的责任，不得相互推诿。

4. 接受社会监督规则　执业药师在执业活动中，应当接受各级食品药品监督管理部门、卫生行政主管部门的监督管理，接受执业药师协会、社会公众的监督。

第四节　药师的继续教育

我国自1994年实施执业药师资格制度的同时，规定对执业药师实行继续教育和继续教育登记制度，执业药师必须接受继续教育，并将执业药师参加继续教育作为再次注册的依据。这些年来，继续教育制度不断发展完善，在保障不断提高执业药师药学专业素质、法律和道德素质、执业能力和药学服务质量方面发挥了越来越重要的作用。国家食品药品监督管理局于2003年出台了《关于改革和加强执业药师继续教育管理工作的意见》这一规范性文件和《执业药师继续教育管理暂行办法》的部门规章，对我国执业药师继续教育管理工作从总则、组织与管理、内容与形式、学分管理等方面做出了详细的规定，有力地推动了我国执业药师继续教育制度的良好发展。

一、执业药师继续教育中的各类主体

（一）组织管理部门及其职责

国家食品药品监督管理局履行全国执业药师继续教育管理职责，负责制定执业药师继续教育政策及管理办法，监督检查指导各省、自治区、直辖市食品药品监督管理局的执业药师继续教育管理工作；各省、自治区、直辖市食品药品监督管理局在本辖区内履行执业药师继续教育管理职责，加强对本辖区执业药师继续教育的监督检查和指导，并且应当充分利用现有的药学教育资源的作用，为执业药师提供更多的选择范围和便利条件。具体来说，食品药品监督管理局的职责主要有：

1. 国家药品监督管理局的职责

（1）制定执业药师继续教育政策和管理办法。

（2）审定全国执业药师继续教育指导大纲和全国执业药师继续教育推荐培训教材。

（3）负责执业药师继续教育管理人员和师资的业务培训，组织执业药师继续教育国际和国内学术研究与交流。

（4）指导和检查各省、自治区、直辖市食品药品监督管理部门，国家食品药品监督管理局执业药师资格认证中心，中国执业药师协会的执业药师继续教育管理工作。

2. 各省、自治区、直辖市食品药品监督管理局的职责

（1）负责本辖区执业药师继续教育的统一规划、统筹管理。

（2）制定本辖区施教机构资格认定管理细则，负责施教机构的资质认定，并将认定的施教机构名单报送国家食品药品监督管理局备案。

（3）指导和检查本辖区施教机构实施执业药师继续教育，并负责对培训质量进行评估。

（4）确定本辖区执业药师继续教育选修内容遴选确认单位，并监督其工作。

（5）制定本辖区执业药师继续教育自修内容学分登记管理办法。

（6）及时报送本辖区制定的有关管理办法至国家食品药品监督管理局备案。

（二）继续教育的施教部门及其职责

国家食品药品监督管理局和各省、自治区和直辖市食品药品监督管理部门可以委托授权给相应的机构组织实施执业药师继续教育的部分职责和继续教育的施教工作。涉及执业药师继续教育工作的机构主要有：执业药师资格认证中心、执业药师协会和一些高等院校等。这些不同的单位根据不同的授权，履行不同的职能。

1. 国家食品药品监督管理委托执业药师资格认证中心组织实施全国执业药师继续教育的技术业务工作。

2. 执业药师协会：包括中国执业药师协会和各省、自治区、直辖市的执业药师协会。国家食品药品监督管理局委托中国执业药师协会履行以下职责：①拟订全国执业药师继续教育指导大纲。②组织专家按大纲要求评估执业药师继续教育培训教材，根据需要编写有关培训教材。③遴选、确认和公布执业药师继续教育年度必修内容和面向全国的选修内容。④利用有效、经济、方便的远程教育手段组织实施部分执业药师继续教育必修、选修内容。⑤承办国家食品药品监督管理局交办的其他工作，报送年度执业药师继续教育工作实施情况。而各省、自治区、直辖市的食品药品监督管理部门则可以委托本省的执业药师协会等机构遴选、确认和公布面向本辖区的执业药师继续教育选修内容，但公布的选修内容只可在本辖区内组织实施。

3. 具备一定条件的高等院校的施教资格。凡是从事药学教育5年以上，按照国家有关规定能授予大学本科以上学历的高等院校，经各省、自治区、直辖市食品药品监督管理部门认定具备规定的施教机构基本条件的，可以实施执业药师继续教育必修、选修内容培训。

（三）执业药师

接受继续教育是执业药师的义务和权利，取得《执业药师资格证书》的人员每年须自觉参加继续教育，并完成规定的学分，执业药师可以根据工作需要自主选择继续教育内容、形式和地点。各有关部门应积极支持、鼓励执业药师参加继续教育；执业单位应为执业药师提供学习经费、时间和其他必要条件，执业药师参加继续教育所需经费应从本人工作单位职工教育经费中报销，执业药师参加继续教育期间的工资、福利待遇等按国家有关规定执行。

二、执业药师继续教育的内容和形式

（一）继续教育的内容

执业药师继续教育应以需要更新、补充的有关法律法规、职业道德、药学、中药学及相关专业知识与技能方面的新理论、新知识、新技术、新方法等为主要学习内容，应根据执业药师的执业范围、执业类别和工作岗位，注重科学性、先进性、实用性和针对性，以适应执业药师提供高质量药学服务的基本要求。继续教育的内容分为必修、选修和自修三类，其中，必修内容是指按照《全国执业药师继续教育指导大纲》的要求，执业药师必须进行更新、补充的继续教育内容；选修内容是指按照《全国执业药师继续教育指导大纲》的要求，执业药师可以根据需要有选择地进行更新、补充的继续教育内容；自修内容则是按照《全国执业药师继续教育指导大纲》的要求，执业药师根据需要在必修、选修内容之外自行选定的与执业活动相关的继续教育内容。

必修内容由中国执业药师协会遴选、确认和公布；面向全国的选修内容由各施教机构自行申请，由中国执业药师协会组织专家进行遴选、确认和公布，并在全国范围内有效；中国执业药师协会于每年11月底以前接受面向全国的选修内容的申请，并组织专家进行遴选、确认，于次年第一季度内或3月底以前公布，经遴选、确认和公布的面向全国的执业药师继续教育选修内容，自公布之日起2年内实施有效，超过2年未实施的，选修内容自动失效。若需再次实施，则应重新申请确认和公布。各省、自治区和直辖市食品药品监督管理部门则可以委托有关单位遴选、确认和公布面向本辖区的选修内容，报省食品药品监督管理部门和中国执业药师协会备案。

（二）执业药师继续教育的形式

为使执业药师能够科学合理地选择和接受继续教育，降低成本，最大限度地减轻执业药师继续教育的经济负担，《执业药师继续教育管理暂行办法》规定，执业药师继续教育的形式和手段可根据实际灵活多样，可采取网络教育、远程教育、短期培训、学术会议、函授、刊授、广播、视像媒体技术、业余学习等多种形式。同时要求各施教机构收取学习费用必须合理，应减轻执业药师的经济负担，不得以营利为目的。至于自修形式，则更加灵活多样，可以采取如参加研讨会、学术会，阅读专业期刊，培训，学历教育，讲学，自学，研究性工作计划、报告或总结，调研或考察报告等形式。

三、执业药师继续教育的学分制度和登记管理制度

（一）继续教育学分制度

执业药师继续教育实行学分制度，具有执业药师资格的人员每年参加继续教育获取的学

分不得少于15学分，注册期3年内累计不得少于45学分。其中必修和选修内容每年不得少于10学分，自修内容学习可累计获取学分；对于具体的学分计算方式，《执业药师继续教育管理暂行规定》的学分授予细则做出了明确的规定。

（二）继续教育登记制度

执业药师继续教育实行登记制度，《执业药师继续教育登记证书》由国家食品药品监督管理局统一印制，由执业药师本人保存。执业药师参加必修内容和选修内容的学习并经考核合格后，由施教机构在《执业药师继续教育登记证书》上确认与登记盖章；采取网络教育、远程教育形式实施必修、选修内容，并经考核合格的，由施教机构出具《执业药师继续教育学分证明》，各省、自治区、直辖市食品药品监督管理部门凭此证明在《执业药师继续教育登记证书》上进行学分登记，并将登记过的《执业药师继续教育学分证明》收回；执业药师继续教育自修内容学分由各省、自治区、直辖市食品药品监督管理部门及人事教育部门或由省级食品药品监督管理部门委托的机构确认，并在《执业药师继续教育登记证书》上进行学分登记。

第五节　法律责任

在执业活动者，执业药师必须严格依法行使职责，履行法律规定的各项义务，执业药师违反法律法规和规章的行为，必须承担一定的法律后果，也就是法律责任。

一、行政法律责任

1. 行政处分　《药品管理法》和《执业药师资格制度暂行规定》等法律法规对执业药师的执业行为做出了一定的规范，执业药师必须依法履行职责，存在违反《药品管理法》、《执业药师资格制度暂行办法》等行为的，所在单位必须如实上报，由国家食品药品监督管理局根据情况给予相应的处分，注册机构对执业药师所受的处分，应当及时记录在其《执业药师资格证书》中的备注《执业情况记录》栏内。

2. 注销执业药师资格　执业药师以涂改、伪造或虚假和不正当手段获取《执业药师资格证书》或《执业药师注册证》的，一经发现，发证机构应收回证书，取消其执业药师资格，注销注册，并对直接责任者根据有关规定给予行政处分，直至送交有关部门追究法律责任；执业药师在执业过程中，违反刑法规定，构成犯罪，依法应当承担刑法处罚的，按照《执业药师注册管理暂行办法》规定注销其执业药师资格。

二、刑事法律责任

《中华人民共和国药品管理法》等法律中对执业药师的执业行为做出了相应的规定，执业药师必须严格依据《中华人民共和国药品管理法》等法律法规开展执业行为，为社会公众提供药学服务。在执业期间，执业药师若存在违反《药品管理法》及其他法律法规的行为，构成犯罪的，由司法机关依法追究其刑事责任。

复习思考题

1. 什么是执业药师?
2. 执业药师的作用都有哪些?
3. 参加执业药师考试需要哪些条件?
4. 我国执业药师的执业规则有哪些?
5. 我国执业药师继续教育的内容有哪些? 形式有哪些?

资源链接

1. www. sda. gov. cn　国家食品药品监督管理局
2. www. zhiyeyaoshi. com　中国执业药师网
3. www. slpedu. com　执业药师继续教育网

第十章
护士管理法律制度

格言

护士必须有一颗同情心和一双愿意工作的手。

——南丁格尔

学习目标

通过本章的学习，掌握护士管理法律制度和规范、护士条例的内容，尤其是护士执业考试和注册制度的相关法律规定，以及护士执业的义务、权利及其法律责任。

 引导案例　2005 年 1 月 5 日，黄某父亲因胸痛 1 小时被 120 急救送至某医院，经急诊科处理后，考虑患者为急性心肌梗死遂将其转至心内科，入住观察病房。医师开具医嘱进行对症治疗，其中护理级别为一级护理。经过一系列治疗后，黄某父亲病情稳定。1 月 15 日上午，因为又有危重患者入院，考虑黄某父亲情况稳定，护士嘱托护工将其搬离观察病房至普通病房，在搬动过程中，患者突发心跳骤停，经抢救无效死亡。死亡原因：急性心肌梗死。

黄某作为家属无法接受，复印、封存患者病历后，在审理医嘱单时，发现医嘱单中的护理级别一直为一级护理，但在护理记录单中，早在 1 月 11 日某护士就写道："患者生命体征平稳，现将一级护理改为二级护理。"

黄某认为，一级护理和二级护理针对不同的病情，护理要求差别很大，本案显然是由于护士擅自更改医嘱，特别是护理级别，未进行正确的护理和观察病情，导致患者病情被漏观，而且在搬动过程中，未做到安静平稳，直接导致患者死亡，医院应当承担民事责任。因与医院协商未果，黄某将医院诉至法院。

问题：护士是否有权修改护理级别？

第一节　概　　述

一、护士的概念

护士是指经执业注册取得护士执业证书，依照《护士条例》规定从事护理活动，履行保护生命、减轻痛苦、增进健康职责的卫生技术人员。

护理事业是医疗卫生事业的重要组成部分，护士是医疗卫生战线上的重要力量。广大护理工作者以其忠诚的服务理念、严谨的工作作风和精湛的专业技术，兢兢业业、勤勤恳恳地战斗在护理岗位上，表现出了良好的职业道德和高尚的思想品质。我国卫生部高度重视对护理工作的管理，特别是近几年来采取了一系列措施发展护理事业。2005 年，卫生部颁布实施《中国护理事业发展规划纲要》，明确了"十一五"时期护理工作的发展目标、工作重点和主要措施。同时，召开了全国护理工作会议进行部署，要求各省、自治区、直辖市卫生行政部门研究、制定并落实本省（自治区、直辖市）护理事业发展规划和实施方案。在近4年开展的"以病人为中心，以提高医疗服务质量"为主题的医院管理年活动中，卫生部将临床一线护士的配备作为评价医院管理质量的重要内容之一。

这些措施有效地促进了我国护理事业的发展，促使医院更加重视并着力解决临床一线护士短缺的问题。主要表现在：

1. 护士数量迅速增长　截至2007年底，全国护士发展到154.3万名，占卫生技术人员的34%。护士数量从2005年至2007年共增加了24万人，是我国历史上增长最快的阶段。

2. 护士整体素质提高　各省、自治区、直辖市卫生厅局按照卫生部下发的《专科护理领域护士培训大纲》，对重症监护、急诊急救等领域的护士开展了专科培训工作，以进一步提高护士的专业能力。卫生部2007年对全国696所三级综合医院的调查显示：护士中具备大专以上学历的护士比例为57.5%。

3. 合同制护士待遇改善　近年来，各医疗机构在依法执业、充分培训、保证质量、保障权益的前提下，规范管理合同制护士队伍，改善合同制护士的待遇。

4. 改进护理服务，提高护理质量　为促进护理工作贴近患者、贴近临床、贴近社会，各地在改善护理服务方面开展了许多工作。很多医院建立并实施对手术病人的术前访视和术后支持服务制度，这些做法得到了患者和社会的肯定。根据2007年卫生部在"医院管理年"督导活动中，对全国71所三级综合医院共4248名住院患者关于护理工作的满意度调查，结果显示平均满意度为93.7%。

5. 护理服务领域不断拓展　随着社区卫生服务的发展，护理服务不断向家庭、社区延伸，满足了人民群众的健康服务需求。

二、我国关于护士管理方面的法律规范

随着现代护理的发展，护理工作涉及的法律规范逐渐增多。护士不仅是服务对象的照顾者，也是其代言人，护士要保护患者的利益和权利不受侵害，同时也要明确自己的权利与应承担的义务，保护自己的合法权益。因此，护士必须熟悉相关的法律、法规。

1. 卫生部于1993年3月26日颁布《中华人民共和国护士管理办法》。这一部门规章明确规定了我国实行护士执业资格考试制度和护士执业注册登记制度，这两个制度作为世界各国都采用的护理管理标准，是进行护士管理的成功经验。同时，《护士管理办法》还对护士执业规则、罚则做出了规定，是我国第一部关于护士资格管理的规章。

2. 国务院第206次常务会议于2008年1月23日颁布《护士条例》，5月12日起施行。该条例是我国首部为护士的权利义务立法的行政法规。制定《护士条例》的主要原因是：护士的合法权益缺乏法律保障，《护士管理办法》中更侧重于对护士执业规则的规定，即规定护士的执业权利受到法律的保障，全社会应当尊重护士的执业活动，而其对护士的具体执业权利，没有明确规定；部分医疗机构存在正式编制人员和编外聘用合同制人员的双轨管理，两种不同编制人员存在同工不同酬或其他不公平待遇等问题，这些情况都严重侵犯了护士的合法权益；一些护士不能全面、严格地履行护理职责，忽视基础护理工作，主动服务意识不强，导致护患关系紧张，从而影响医疗质量，甚至引发医疗事故；部分医疗卫生机构重医疗、轻护理，随意减少护士人数，导致医护比例严重失调。为了充分保护护士的合法权益，严格规范护士执业行为，强化医疗卫生机构的职责，促进护患关系的和谐发展，国家根

据医疗卫生事业发展和护理事业发展的新形势，通过了《护士条例》。这一条例在内容上与《护士管理办法》有许多相冲突的地方，但《护士条例》中并没有明确规定废止《护士管理办法》的效力。

3. 卫生部于2008年5月4日通过并发布《护士执业注册管理办法》，与《护士条例》同一天生效施行。其中第一条明确说明本办法根据《护士条例》制定，对护士执业注册的管理部门、申请条件、申请提供的材料、有关卫生行政部门办理注册申请的时限及事项等都做出了规定。

第二节 护士执业考试和注册制度

一、护士资格考试制度

为保证护士的基本素质和专业技能水平，确保护理质量和医疗质量，世界上许多国家都通过立法建立护士执业资格考试和护士执业许可制度。如美国早在1903年就通过州立法的形式实施了注册护士制度；日本于1948年颁布了《护士、助产士、保健士法》；英国在1979年颁布了《护士、助产士、公共卫生护士法》；发展中国家，如印度、印度尼西亚、菲律宾等也都以法律的形式对护士进行了执业准入管理。根据WHO统计，其成员国中50%以上的国家均对护士实施考试和注册管理制度。

我国的《护士管理办法》第六条、《护士条例》第七条、《护士执业注册管理办法》第二条中明确规定："凡申请护士执业者必须通过卫生部统一执业考试，取得《中华人民共和国护士执业证书》"。"护士执业，应当经执业注册取得护士执业证书"，"未经执业注册取得《护士执业证书》者，不得从事诊疗技术规范规定的护理活动"。这3个法律条文，明确规定了我国实行护士执业资格考试制度和护士执业注册许可制度。

二、护士执业注册制度

（一）执业注册

1. 护士执业注册的管理机构　卫生部负责对全国护士进行执业注册的监督和管理；各省、自治区、直辖市人民政府卫生行政部门是护士执业注册的主管部门，负责本行政区域的护士执业注册管理工作。

2. 申请护士执业注册的条件　①具有完全民事行为能力。②在中等职业学校、高等学校完成教育部和卫生部规定的普通全日制3年以上的护理、助产专业课程学习，包括在教学、综合医院完成8个月以上护理临床实习，并取得相应学历证书。③通过卫生部组织的护士执业资格考试。④符合本办法第六条规定的健康标准。《护士执业注册管理办法》第六条规定的健康标准是：无精神病史；无色盲、色弱、双耳听力障碍；无影响履行护理职责的疾病、残疾或者功能障碍。

3. 申请护士执业注册应提交的材料　①护士执业注册申请审核表。②申请人身份证明。③申请人学历证书及专业学习中的临床实习证明。④护士执业资格考试成绩合格证明。⑤省、自治区、直辖市人民政府卫生行政部门指定的医疗机构出具的申请人6个月内的健康体检证明。⑥医疗卫生机构拟聘用的相关材料。

　　同时还必须注意，护士提出执业注册申请，应当自通过护士执业资格考试之日起 3 年内提出，逾期提出申请的，除提供上述材料外，还应当提交在省、自治区、直辖市人民政府卫生行政部门规定的教学、综合医院接受 3 个月临床护理培训并考核合格的证明。

　　4. 注册申请的受理、审核　卫生行政部门收到有关护士执业申请并受理后，应当在受理之日起 20 个工作日内，对申请人提交的材料进行审核。审核合格的，准予注册，发给《护士执业证书》；对不符合规定条件的，不予注册，并书面说明理由。《护士执业证书》上应当注明护士的姓名、性别、出生日期等个人信息及证书编号、注册日期和执业地点。

　　5. 执业注册的期限　护士执业注册有效期为 5 年。

　　（二）延续执业注册

　　《执业条例》规定护士执业注册有效期 5 年届满需要继续执业的，应当在有效期届满前30 日，向原注册部门申请延续注册。符合条件准许延续注册的，延续注册的有限期限为 5年；不准许延续注册或者到期未提出延续注册申请的，原注册部门注销执业注册。申请延续注册需要提供以下材料：①护士延续注册申请审核表。②申请人的《护士执业证书》。③省、自治区、直辖市人民政府卫生行政部门指定的医疗机构出具的申请人 6 个月内的健康体检证明。注册部门在收到延续注册申请后，自受理之日起 20 日内进行审核，审核合格的，予以准许延续注册，注册的有限期限同样为 5 年。

　　如果存在以下两种情形，不予延续注册：①不符合《护士执业注册管理办法》第六条规定的健康标准的。②被处暂停执业活动处罚期限未满的。

　　（三）变更执业注册

　　护士在执业过程中，需要变更执业地点等注册项目的，应当向拟执业地注册主管部门报告，申请变更注册。应提交下列材料：①护士变更注册申请审核表。②申请人的《护士执业证书》。注册部门应当自受理之日起 7 个工作日内为其办理变更手续。如果涉及跨省、自治区、直辖市变更执业地点的，收到报告的注册部门还应当向其原执业地注册部门通报。但在下列情况下，护士不需要办理变更注册：承担卫生行政部门交办或者批准的任务；履行医疗卫生机构职责的护理活动，包括经医疗卫生机构批准的进修、学术交流等。

　　（四）注销执业注册

　　护士存在法定的予以注销执业注册的情形的，原注册机关应当依照法律规定注销其执业注册。根据《护士执业注册管理办法》第十八条规定，存在以下情形的，原注册部门注销其执业注册：①注册有效期届满未延续注册，包括申请延续注册未受准许的。②受吊销《护士执业证书》处罚。③护士死亡或者丧失民事行为能力。对于上述前两种情形，护士需要继续进行执业活动的，必须重新申请执业注册。

　　（五）违反注册规定的法律责任

　　护士需要从事诊疗技术规范规定的护理活动的，必须依法进行执业注册，对护士提出的有关注册申请，相关卫生行政主管部门也必须依法审核和进行相应的注册工作。无论是护士，还是卫生行政管理部门违法进行相应的注册活动的，都应承担一定的法律责任。

　　1. 护士违法注册的情形及责任　护士执业注册申请人隐瞒有关情况或者提供虚假材料申请护士执业注册的，卫生行政部门不予受理或者不予护士执业注册，并给予警告；已经注册的，应当撤销注册。

2. 卫生行政部门违法注册的情形及责任　卫生行政部门对不符合护士执业注册条件者准予护士执业注册的，或者对符合护士执业注册条件者不予护士执业注册的，由其上级卫生行政部门或者监察机关责令改正，对直接负责的主管人员或者其他直接责任人员依法给予行政处分。

第三节　护士执业规则及职责

一、护士执业规则

护士执业规则，也就是护士在执业活动过程中必须遵守的行为规则和规范。护士从事大量的照顾性、治疗性工作，承担着救死扶伤、保护生命、预防疾病和减轻痛苦的专业职责，因此，护士不仅要具备专业知识和技术操作能力，而且还应当关爱患者，给予患者全面的照顾和心理支持。护士执业资格考试制度、执业注册许可制度、《护士管理办法》和《护士条例》都对护士的执业规则、护士的职责做出了明确规定。特别是 2008 年新颁布的《护士条例》细化了护士的法定义务和执业规范，明确规定了护士不履行法定义务、不遵守执业规范、违反执业规则的法律责任。

根据《护士条例》、《护士管理办法》等行政法规、部门规章的规定，我国护士的执业规则主要有以下几个方面。

1. 依法执业规则　护士执业，应当遵守法律、法规、规章和诊疗技术规范规定，这是护士执业的根本准则，也有学者称之为合法性原则。这一原则涵盖了护士执业的基本要求，包含了护士执业过程中应当遵守的大量具体规范和应当履行的大量义务。通过法律、法规、规章和诊疗技术规范的约束，护士履行对患者、患者家属以及社会的义务。比如，严格地按照规范进行护理操作；为患者提供良好的环境，确保其舒适和安全；主动征求患者及家属的意见，及时改进工作中的不足；认真执行医嘱，注重与医生之间相互沟通；积极开展健康教育，指导人们建立正确的卫生观念和培养健康行为，唤起民众对健康的重视，促进地区或国家健康保障机制的建立和完善等。

2. 紧急处置规则　《护士条例》第十七条规定："护士在执业活动中，发现患者病情危急，应当立即通知医师；在紧急情况下为抢救垂危患者生命，应当先行实施必要的紧急救护。"《护士管理办法》第二十一条规定："遇到紧急情况应及时通知医生并配合抢救，医生不在场时，护士应当采取力所能及的急救措施。"这两个法律条文都明确规定了护士在遇到紧急情况时，必须立即通知医生，并采取一定的急救措施。至于说是"必要的急救措施"还是"力所能及的急救措施"，哪个更加合理，法律有必要根据我国护士的实际能力水平给予明确。在实际工作中，遇到紧急情况，护士通常要执行两项工作：一是及时将患者病情变化情况通知医生，以便于医生做出准确判断并采取更为专业到位的治疗方案；二是在等待医生到来之前，采取力所能及的急救措施，比如说采用急救药等。

3. 发现问题医嘱报告规则　《护士条例》第十七条第二款规定，护士发现医嘱违反法律、法规、规章或者诊疗技术规范规定的，应当及时向开具医嘱的医师提出；必要时，应当向该医师所在科室的负责人或者医疗卫生机构负责医疗服务管理的人员报告。护士在执行医嘱过程中，发现可疑或者问题医嘱的，必须核查情况后才能执行：①医嘱书写不清楚。②医嘱书写有明显错误，包括医学术语错误和剂量、用法错误。③医嘱内容违反诊疗常规、药物使用规则。④医嘱内容与平常医嘱内容有较大差别。⑤其他医嘱错误或者疑问。护士应当：第一，向开出医嘱的医师提出，要求该医师核实，经核对无误应当由医师签字确认。第二，在向开具医嘱的医师提出疑问后医师未予理睬，或者找不到开具医嘱的医师时，护士应当向该医师所在科室的负责人或者医疗卫生机构负责医疗服务管理的人员报告。

4. 尊重关爱患者、保护患者隐私权的规则　《护士条例》第十八条规定，护士应当尊重、关心和爱护患者，应当保护患者的隐私。在实践中，一些护士护理工作简单化，不能全面履行护理职责，仅注重执行医嘱，完成打针、发药的工作，忽视主动观察病人病情变化、巡视病房和基础护理工作；主动服务意识不强，"以病人为中心"的服务理念没有完全付诸于行动，忽视对病人的生活照顾、心理护理和康复指导，忽视与病人的沟通、交流，导致护患关系紧张，而影响医疗质量。另外，由于医疗护理活动的特殊性，护士在护理过程中往往能够获悉病人的病史、症状、体征、家族史以及习惯、嗜好等隐私和秘密，在职业道德上护士应该为患者保守这些隐私和秘密，避免因泄露患者的隐私而对患者造成不良影响，甚至产生严重后果。

5. 参与公共卫生和疾病防控工作规则　《护士条例》第十九条规定，护士有义务参与公共卫生和疾病预防控制工作，发生自然灾害、公共卫生事件等严重威胁公众生命健康的突发事件时，护士应当服从县级以上人民政府卫生主管部门或者所在医疗卫生机构的安排，参加医疗救护。

二、护士的职责

护士的职责，即护士从事护理工作的内容，是护士在执业过程中应当履行的义务，是护士在护理过程中必须做出一定行为或者不作为的必要性。护士违反法定义务，需要承担一定的法律责任。

关于护士的职责，2000年世界卫生组织在关于《护理工作范畴的报告》中指出，护士的工作主要包括4个方面：第一，护理具有照顾的本质，护士应当为患者提供帮助，使患者尽快恢复自理和自立，在关心患者身体基本需要的同时，还应当协助患者和家属克服压力和焦虑。第二，护理工作是治疗工作的辅助，护士不仅要根据医嘱协助医师执行诊疗计划，还应当对患者的病情和对治疗的反应进行观察，并及时与医师沟通。第三，护士要进行必要的健康指导，包括指导患者采取健康的生活方式以预防疾病和并发症，如饮食指导、康复指导等。第四，护士是医患沟通的桥梁，护士应与医师、药师、技师等专业人员联络沟通有关患者的治疗、护理等问题。

根据法律、法规、规章和诊疗技术规范的规定，具体来说护士在执业过程中的义务主要涉及以下5个方面：

1. 护士对患者的义务　熟练掌握专业知识和各项护理操作技术，不断学习，以保持和提高个人的专业能力；具有慎独的精神；严格地按照规范进行护理操作；尊重患者的人格和权利；维护患者的利益，有对患者进行健康教育的义务；与患者建立良好的护患关系，相互信任，以诚相待；为患者提供良好的环境，确保其舒适和安全；在对临终患者的护理中应以减轻患者痛苦为原则，使其能够安静、有尊严地离开人世；在对尸体料理过程中，护士应保持对逝者的尊重，并且避免对其他患者造成不良刺激；不利用职业之便收受患者或他人的贿赂。

2. 护士对患者家属的义务　尊重患者家属，根据患者的情况，对其家属进行专业性指导，主动征求患者及家属的意见，及时改进工作中的不足；抚慰患者家属，为其提供心理支持；做好逝者的善后工作，并将遗嘱及遗物及时转告或转交给家属或相关人员。

3. 护士在与其他医务工作者合作过程中的义务　将患者的利益放在首位，护士之间彼此尊重，团结协作，相互支持；相互学习，认真执行医嘱，注重与医生之间相互沟通，在患者面前维护医生的威信；了解其他医务人员的工作特点和规律，遇到问题时及时与他们联系，确保工作顺利进行。

4. 护士在社会服务中的义务　为社会人群提供预防、保健等健康服务；积极开展健康教育，指导人们建立正确的卫生观念和培养健康行为；面对重大灾害性事件，护士应全力以赴地投入救护工作中，通过积极有效的行动，唤起民众对健康的重视，促进地区或国家健康保障机制的建立和完善。

5. 护士在护理科研中的义务　主动探索、解决护理实践中的问题，具有严谨、求实、团结、创新的科学态度；在进行实验前，应把实验目的、方法、可能出现的后果等如实告知受试者或者其合法代理人，并征得其同意；给受试者以充分的护理，把风险控制在最低限度内，必要时给予其物质或精神补偿。实验结束时，应如实、准确地总结实验结果，切忌窃取他人的科研成果。对于协作完成的科研成果，应公正地分享荣誉和物质利益。

第四节　护士执业的权利及法律责任

一、护士执业的权利

（一）护士执业权利的定义

护士执业的权利，是指护士在执业活动过程中，享有做出一定行为的资格或者没有做出一定行为的资格。护士执业权利是护士通过卫生部统一的执业资格考试后获得的，所以护士的执业权利不同于公民的一般劳动权，是一种具有职业特权性质的特殊劳动权，这种特殊的劳动权具有很强的专业性、服务性、人道主义性和遵循医嘱性。

《中华人民共和国护士管理办法》第四条、第二十六条规定："护士的执业权利受法律保护，护士的劳动受全社会的尊重"；"护士依法履行职责的权利受法律保护，任何单位和个人不得侵犯"。

（二）护士执业权利的具体内容

根据《护士条例》规定，护士主要享有以下权利：

1. 获取工资、福利及参加社保的权利　护士在用自己的专业护理知识为社会提供医疗、预防和保健服务的同时，享有按照《工伤保险条例》、《国务院关于建立城镇职工基本医疗保险制度的决定》、劳动和社会保障部等部门《关于事业单位、民间非营利组织工作人员工伤有关问题的通知》及《关于护士工龄津贴的若干规定》等国家有关规定获取工资报酬、享受福利待遇、参加社会保险的权利。任何单位或者个人不得克扣护士工资、降低或者取消护士福利等待遇。

2. 获得职业危险保护权　由于护理工作的特殊性，护士在执业过程中经常需要面临一些职业风险，如各类传染性疾病，各种消毒剂、抗肿瘤药物、放射线、机械性损伤及心理压力等，特别是一些高危科室的护士，其面临的职业危害程度更大。为此，《护士条例》规定：护士执业，有获得与其所从事的护理工作相适应的卫生防护、医疗保健服务的权利；从事直接接触有毒有害物质和有感染传染病危险工作的护士，有依照有关法律、行政法规的规定接受职业健康监护的权利；患职业病的，有依照有关法律、行政法规的规定获得赔偿的权利。

3. 获得职务、职称的权利　护士有按照国家有关规定获得与本人业务能力和学术水平相应的专业技术职务、职称的权利。

4. 参加培训、学术交流的权利　护士有参加专业培训、从事学术研究和交流、参加行业协会和专业学术团体的权利。

5. 获得与履行护理职责相关的信息权　护士有获取与疾病诊疗、护理相关信息的权利和其他与履行护理职责相关的权利。

6. 参与民主管理权　参与民主管理权是指护士有对所在医疗、预防、保健等卫生机构和卫生行政部门的工作提出意见和建议，依法参与所在单位的民主管理的权利。

7. 获得尊重的权利　在执业活动中，护士人格尊严、人身安全不受侵犯，全社会都应该尊重护士的执业劳动。

8. 获取奖励权　为促进护士提供自身专业知识和技能，激发护士工作的积极性，国家规定对优秀护士实行表彰、奖励措施。《护士条例》第六条规定："国务院有关部门对在护理工作中作出杰出贡献的护士，应当授予全国卫生系统先进工作者荣誉称号或者颁发白求恩奖章；受到表彰、奖励的护士享受省部级劳动模范、先进工作者待遇；对长期从事护理工作的护士应当颁发荣誉证书。县级以上地方人民政府及其有关部门对本行政区域内作出突出贡献的护士，按照省、自治区、直辖市人民政府的有关规定给予表彰、奖励。"

（三）保障护士执业权利的措施

《护士条例》在对护士的执业权利做出具体规定的同时，也从医疗卫生机构的职责的角度制定了一些保障措施，明确规定医疗卫生机构违反法定职责的，应当承担相应的行政法律责任，情节严重的、负有责任的主管人员和其他直接责任人员将受到行政处分。其目的在于通过强化医疗卫生机构的职责，促使医疗卫生机构纠正"重医疗、轻护理"的观念，加强护士队伍建设，保障护士的合法权益，规范护士护理行为，为促进护理事业发展发挥应有的积极作用。

1. 医疗机构必须按照卫生部制定的标准配备护士　1978年卫生部《综合医院组织编制原则（试行草案）》中要求病房护士与床位比为0.4：1的标准。2005年卫生部调查了全国400多家医院，三级综合医院病房护士与床位比平均为0.33：1。这些年来，各医院护士的配备比例在逐步增加，但临床护士数量不足问题仍未得到有效解决，根据卫生部对护士工作量的调查，一位病房护士每班最少护理10～14名病人，最多可达到30名病人以上，65.2%的临床一线护士每天连续工作时间超过10小时。这种状况不仅使得护士的工作强度非常大，经常超时超量工作，违反劳动法关于工作时间的规定，同时严重影响了护理的质量和患者的安全，直接关系到医院的工作质量。为此，《护士条例》规定，医疗卫生机构配备护士的数量不得低于卫生部规定的护士配备标准。条例施行前，尚未达到护士配备标准的医疗卫生机构，应当按照卫生部规定的实施步骤，自条例施行之日起3年内达到护士配备标准。医疗卫生机构违反条例的规定，护士的配备数量低于卫生部规定的标准的，由县级以上地方人民政府卫生主管部门依据职责分工责令限期改正，给予警告；逾期不改正的，根据国务院卫生主管部门规定的护士配备标准和在医疗卫生机构合法执业的护士数量核减其诊疗科目，或者暂停其6个月以上1年以下执业活动；国家举办的医疗卫生机构违反规定，情节严重的，还应当对负有责任的主管人员和其他直接责任人员依法给予处分。

2. 医疗机构应当采取措施保障护士的合法权益　①应当为护士提供卫生防护用品，并采取有效的卫生防护措施和医疗保健措施。②应当执行国家有关工资、福利待遇等规定，按照国家有关规定为在本机构从事护理工作的护士足额缴纳社会保险费用。③对在艰苦边远地区工作，或者从事直接接触有毒有害物质、有感染传染病危险工作的护士，所在医疗卫生机构应当按照国家有关规定给予津贴。④应当制订、实施本机构护士在职培训计划，并保证护士接受培训。⑤根据临床专科护理发展和专科护理岗位的需要，开展对护士的专科护理培训。医疗卫生机构违反上述前三种规定之一的，卫生行政主管部门依照有关法律、行政法规给予行政处罚，属于国家举办的医疗卫生机构违法、情节严重的，还应当对负有责任的主管人员和其他直接责任人给予行政处分；医疗机构未制订、实施护士在职培训计划或者未保障护士接受培训的，由县级以上卫生行政主管部门责令限期改正，给予警告的处罚。

二、法律责任

护士在执业过程中必须依法行使权利，合法行使权利的行为受到法律的保护；根据权利对等原则，护士在享有权利的同时，必须遵守执业规则，履行法定的执业义务，违反法定义务，依法应当承担一定的不利后果，也就是护士应当承担一定的法律责任。法律责任又分为行政法律责任、民事法律责任和刑事法律责任3种，根据护士违法行为的内容和情节的轻重，分别承担不同的责任。

（一）行政法律责任

行政法律责任是指行政相对人违反行政法律、法规和规章规定，依法应当承担的不利法律后果。行政法律责任的类别主要有：责令停止违法行为，警告，罚款，暂扣或吊销执照、经营许可证等。护士违反《护士条例》、《医疗事故处理条例》等行政法规规定的，依法应当承担相应的行政法律责任。

1. 根据《护士条例》第三十一条规定，护士在执业活动中有以下行为的，由县级以上地方人民政府卫生主管部门依据职责分工责令改正，给予警告；情节严重的，暂停其6个月以上1年以下执业活动，直至由原发证部门吊销其护士执业证书：①发现患者病情危急未立即通知医师的。②发现医嘱违反法律、法规、规章或者诊疗技术规范的规定，未能及时向开具医嘱的医师提出，或者未按规定向该医师所在科室负责人或医疗卫生机构负责医疗服务管理的人员报告的。③泄露患者隐私的。④发生自然灾害、公共卫生事件等严重威胁公众生命健康的突发事件时，不服从安排参加医疗救护的。

2. 《医疗事故处理条例》第五十五条规定，医疗机构发生医疗事故的，由卫生行政部门根据医疗事故等级和情节，给予相应等级的行政处罚，对负有责任的医务人员依照刑法关于医疗事故罪的规定，依法追究刑事责任；尚不够刑事处罚的，依法给予行政处分或者纪律处分。护士在执业过程中，因过失造成医疗事故尚未构成犯罪的，依照《医疗事故处理条例》承担相应的行政法律责任。

（二）民事法律责任

民事法律责任是指违反民事法律规范，无正当理由不履行民事义务或因侵害他人合法权益所应承担的法律责任。民事法律责任具有补偿性，承担责任的主要类型是：赔礼道歉、恢复名誉、停止侵害、赔偿损失等。护士在执业过程中，因违反民事法律规定造成患者人身伤害或者财产损失的，应当承担民事法律责任。比如说，《护士条例》规定护士应当尊重、关心和爱护患者，保护患者的隐私。护士在执业过程中不尊重患者或者泄露患者的隐私，造成严重后果的，应当对患者承担赔礼道歉、消除影响和赔偿损失等民事法律责任。

（三）刑事法律责任

护士在执业过程中，造成医疗事故，构成刑法所规定的医疗事故罪的，依照刑法相关规定承担医疗事故罪的法律责任。根据《刑法》第三百三十五条规定，医疗事故罪是指医务人员在诊疗护理工作中，由于违反规章制度和诊疗规范，严重不负责任，造成就诊人死亡或者严重损害就诊人身体健康的行为。构成医疗事故罪的，处3年以下有期徒刑或者拘役。

复习思考题

1. 我国有哪些关于护士管理方面的法律规范？
2. 违反护士执业注册制度的法律责任有哪些？
3. 护士执业的权利和义务有哪些？
4. 护士执业的法律责任有哪些？

资源链接

1. www.xinhushi.com　中国护士网
2. www.cn512.com　中华护士网

第十一章
乡村医生以及其他卫生技术人员管理法律制度

格言

法律是一切人类智慧聪明的结晶，包括一切社会思想和道德。　——柏拉图

法律是一种不断完善的实践，虽然可能因其缺陷而失效，甚至根本失效，但它绝不是一种荒唐的玩笑。

——（美国）罗纳德·德沃金

学习目标

通过本章的学习，掌握乡村医生的执业注册制度、各相关主体的法律责任，了解乡村医生的执业规则、培训与考核；掌握外国医师来华短期行医的邀请聘用制度和注册制度；掌握放射工作单位的法律责任，放射工作人员从业条件与培训，以及放射工作人员的个人剂量监测管理和职业健康管理规定。

引导案例　　赵某自 1982 年开始在某村卫生所从事乡村医生活动，已取得所在县卫生行政主管部门颁发的乡村医生证书。他在村里的多年行医行为，村民非常满意，从未因为行医发生过纠纷。2007 年 7 月 24 日，村民刘某的妻子王某临产，刘某找到赵某请求为其妻接生，赵便随刘来到了刘家。接生过程中出现了胎儿娩出后胎肩不能娩出的情形，赵某遂用压前肩及屈大腿的办法将胎儿娩出。5 个月后刘某家人发现孩子的左臂活动受限，便找到赵某，赵某检查后发现确实存在抬举困难，便告诉他们带孩子去县医院看看。在县医院就诊后得出结论是臂丛神经受损。刘某回村后要求赵某给予赔偿未遂故起诉到法院。法院受理后发现赵某没有执业医师或执业助理医师证书，但有乡村医生证书。

按照法律规定赵某是否符合行医条件？

第一节　乡村医生从业管理法律制度

一、乡村医生的概念及主管部门

2003 年 7 月 30 日国务院第十六次常务会议通过了《乡村医生从业管理条例》（以下简称《条例》），自 2004 年 1 月 1 日起施行。该《条例》是为了适应我国国情，提高乡村医生的职业道德和业务素质，加强乡村医生从业管理，保护乡村医生的合法权益，保障村民获得初级卫生保健服务而制定的。

按照《乡村医生管理条例》的规定，乡村医生是指尚未取得执业医师资格或者执业助理医师资格，经注册在村医疗卫生机构从事预防、保健和一般医疗服务的乡村医生。

当前乡村医生的服务形式主要依托村医疗卫生机构。村医疗卫生机构是指向在村居民提

供预防、保健和一般医疗服务的村卫生室（所、站）、村社区卫生服务站，属于非营利性的卫生机构。据卫生部统计，截至 2007 年底，全国 61.4 万个行政村共设 60.5 万个村卫生室。村卫生室中，执业（助理）医师 10.2 万人、乡村医生和卫生员 91.4 万人，其中乡村医生 86.3 万人。村医疗卫生机构中的执业医生或者执业助理医师不属于乡村医师的范畴。

根据《中华人民共和国执业医师法》的有关规定，《条例》对乡村医生的执业注册、执业规则、考核和培训作了规定，村医疗卫生机构中的执业医师或者执业助理医师，依据执业医师法的规定管理，不适用本条例。

《条例》规定，国务院卫生行政主管部门负责全国乡村医生的管理工作，县级以上地方人民政府卫生行政主管部门负责本行政区域内乡村医生的管理工作。国家鼓励取得执业医师资格或者执业助理医师资格的人员，开办村医疗卫生机构，或者在村医疗卫生机构向村民提供预防、保健和医疗服务；鼓励乡村医生通过医学教育取得医学专业学历；鼓励符合条件的乡村医生申请参加国家医师资格考试。

二、乡村医生的执业注册

（一）执业注册的管理

乡村医生执业注册制度规定，乡村医生经过注册取得执业证书后，方可在受聘用的村医疗卫生机构从事预防、保健和一般医疗服务等执业活动；未经注册取得乡村医疗执业证书的，不得执业。

县级人民政府卫生行政主管部门负责乡村医生执业注册工作。其有责任将准予执业注册、再注册和注销注册的人员名单及时向其执业的村医疗卫生机构所在地的村民公告，并将取得注册的人员名单由设区的市级人民政府卫生主管部门汇总后报省、自治区、直辖市人民政府卫生主管部门备案。

村民和乡村医生发现违规办理乡村医生执业注册、再注册、注销注册的，有权向有关人民政府卫生行政主管部门反映；有关人民政府卫生行政主管部门对反映的情况应当及时核实，调查处理，并将调查结果予以公布。上级人民政府卫生主管部门应当加强对下级人民政府卫生主管部门办理乡村医生执业注册、再注册、注销注册的监督管理工作，及时纠正违法行为。

（二）执业注册的资格条件

《条例》公布之前取得县级以上地方人民政府卫生行政主管部门颁发的乡村医生证书，并符合下列条件之一的乡村医生，可以向县级人民政府卫生行政主管部门申请乡村医生执业注册，取得乡村医生执业证书后，可以继续在村医疗卫生机构执业：①已经取得中等以上医学专业学历的。②在村级医疗卫生机构连续工作 20 年以上的。③按照省、自治区、直辖市人民政府卫生行政主管部门制订的培训计划，接受培训取得合格证书的。

对具有县级以上地方人民政府卫生行政主管部门颁发的乡村医生证书，但不符合上述条件的乡村医生，县级人民政府卫生行政主管部门应当进行有关预防、保健和一般医疗服务基本知识的培训并考试。在《条例》施行后 6 个月内经培训并考试合格的，可以申请乡村医生执业注册；经培训但考试不合格的，应参加县级卫生行政主管部门组织的再次培训和考试。不参加再次培训或者再次考试仍不合格的，不得申请乡村医生执业注册。

《条例》公布之日起，进入村医疗卫生机构从事预防、保健和医疗服务的人员，应当具备执业医师资格或执业助理医师资格。不具备以上条件的地区，可根据实际需要，允许具有中等医学专业学历的人员或者培训达到中等医学专业水平的其他人员，申请执业注册，进入村医疗机构执业。

（三）执业注册的程序

1. 注册申请　符合《条例》规定，申请在村医疗卫生机构执业的人员，应向村医疗卫生机构所在地的县级人民政府卫生行政主管部门提出执业注册的申请，并提交下列资料：①村医疗卫生机构出具的拟聘用证明；②相关学历证明、证书。

2. 注册审核　县级人民政府卫生行政主管部门应当自受理申请之日起 15 日内完成审核工作，对符合本条例规定条件的，准予执业注册，发给乡村医生执业证书；对不符合本条例规定条件的，不予注册，并书面说明理由。

3. 再注册　乡村医生执业证书有效期为 5 年。乡村医生执业证书有效期满需要继续执业的，应当在有效期满前 3 个月申请再注册。县级人民政府卫生行政主管部门应当自受理申请之日起 15 日内进行审核，对符合条件的，准予再注册，换发乡村医生执业证书；对不符合条件的，不予再注册，由发证部门收回原乡村医生执业证书。

（四）不予注册

《条例》规定，有下列情形之一的，不予注册：①不具有完全民事行为能力的。②受刑事处罚，自刑事执行完毕之日起至申请执业注册之日止不满 2 年的。③受吊销乡村医生执业证书行政处罚，自处罚之日起全申请执业注册之日止不满 2 年的。

（五）变更注册与注销注册

《条例》规定，乡村医生应当在聘用其执业的村医疗卫生机构执业，变更执业的村医疗卫生机构的，应当依照有关规定办理相应的变更注册手续。

《条例》规定，有下列情形之一的，由原注册的卫生行政主管部门注销执业注册，收回乡村医生执业证书：①死亡或者被宣告失踪的。②受刑事处罚的。③中止执业活动满 2 年的。④考核不合格，逾期未提出再次考核申请或者经再次考核仍不及格的。

三、乡村医生的权利义务及执业规则

（一）乡村医生的执业权利

根据《条例》规定，乡村医生在执业活动中享有下列权利：①进行一般医学处置，出具相应的医学证明。②参与医学经验交流，参加专业学术团体。③参加业务培训和教育。④在执业活动中，人格尊严、人身安全不受侵犯。⑤获取报酬。⑥对当地的预防、保健、医疗工作和卫生行政主管部门的工作提出意见和建议。

（二）乡村医生的执业义务

根据《条例》规定，乡村医生在执业活动中应当履行下列义务：①遵守法律、法规、规章和诊疗护理技术规范、常规。②树立敬业精神，遵守职业道德，履行乡村医生职责，为村民健康服务。③关心、爱护、尊重患者，保护患者的隐私。④努力钻研业务，更新知识，提高专业技术水平。⑤向村民宣传卫生保健知识，对患者进行健康教育。

（三）乡村医生的执业规则

根据《条例》规定，乡村医生在执业活动中应当遵守下列规则：①应当协助有关部门

做好初级卫生保健服务工作。②按照规定及时报告传染病疫情和中毒事件，如实填写并上报有关卫生统计报表，妥善保管有关资料。③不得重复使用一次性医疗器械和卫生材料，对使用过的一次性医疗器械和卫生材料，应当按照规定处置。④应当如实向患者或者其家属介绍病情，对超出一般医疗服务范围或者限于医疗条件和技术水平不能诊治的病人，应当及时转诊。⑤情况紧急不能转诊的，应当先行抢救并及时向有抢救条件的医疗卫生机构求助。⑥不得出具与执业范围无关或者与执业范围不相符的医学证明，不得进行实验性临床医疗活动。⑦应当在乡村医生基本用药目录规定的范围内用药。

四、乡村医生的培训与考核

（一）乡村医生的培训

根据《条例》规定，省、自治区、直辖市人民政府组织制定乡村医生培训规划，县级人民政府根据培训规划制订本地区乡村医生培训计划，县级人民政府卫生行政主管部门根据乡村医生培训计划，负责组织乡村医生的培训工作。乡村医生应当按照培训规划的要求至少每2年接受一次培训，更新医学知识，提高业务水平。

乡、镇人民政府以及村民委员会应当为乡村医生开展工作和学习提供条件，保证乡村医生接受培训和继续教育。对承担国家规定的预防、保健等公共卫生服务的乡村医生，其培训所需经费列入县级财政预算。对边远贫困地区，设区的市级以上地方人民政府应当给予适当经费支持。国家鼓励社会组织和个人支持乡村医生培训工作。

（二）乡村医生的考核

根据《条例》规定，县级人民政府卫生行政主管部门负责组织本地区乡村医生的考核工作，对乡村医生的考核，每2年组织一次。对乡村医生的考核应当客观、公正，充分听取乡村医生执业的村医疗卫生机构、乡村医生本人、所在村村民委员会和村民的意见。

县级人民政府卫生主管部门负责检查乡村医生执业情况，收集村民对乡村医生业务水平、工作质量的评价和建议，接受村民对乡村医生的投诉，并进行汇总、分析。汇总、分析结果与乡村医生接受培训的情况作为对乡村医生进行考核的主要内容。

乡村医生经考核合格的，可以继续执业；经考核不合格的，在6个月之内可以申请进行再次考核。逾期未提出再次考核申请或者经再次考核仍不合格的乡村医生，原注册部门应当注销其执业注册，并收回乡村医生执业证书。

五、法律责任

（一）行政责任

1. 乡村医生在执业活动中，违反《条例》规定，有下列行为之一的，由县级人民政府卫生行政主管部门责令限期改正，给予警告；逾期不改正的，责令暂停3个月以上6个月以下执业活动；情节严重的，由原发证部门暂扣乡村医生执业证书：①执业活动超出规定的执业范围，或者未按照规定进行转诊的。②违反规定使用乡村医生基本用药目录以外的处方药品的。③违反规定出具医学证明，或者伪造卫生统计资料的。④发现传染病疫情、中毒事件不按规定报告的。

2. 乡村医生在执业活动中，违反规定进行实验性临床医疗活动，或者重复使用一次性医疗器械和卫生材料的，由县级人民政府卫生行政主管部门责令停止违法行为，给予警告，可以并处 1000 元以下的罚款；情节严重的，由原发证部门暂扣或者吊销乡村医生执业证书。

3. 乡村医生变更执业的村医疗卫生机构，未办理变更执业注册手续的，由县级人民政府卫生行政主管部门给予警告，责令限期办理变更注册手续。

4. 县级人民政府卫生行政主管部门未按照乡村医生培训规划、计划组织乡村医生培训的，由本级人民政府或者上一级人民政府卫生行政主管部门责令改正；情节严重的，对直接负责的主管人员和其他直接责任人员依法给予行政处分。

5. 县级人民政府卫生行政主管部门，对不符合《条例》规定条件的人员发给乡村医生执业证书，或者对符合条件的人员不发给乡村医生执业证书的，由本级人民政府或者上一级人民政府卫生行政主管部门责令改正，收回或者补发乡村医生执业证书，并对直接负责的主管人员和其他直接责任人员依法给予行政处分。

6. 县级人民政府卫生行政主管部门对乡村医生执业注册或者再注册申请，未在规定时间内完成审核工作的，或者未按照规定将准予执业注册、再注册和注销注册的人员名单向村民予以公告的，由本级人民政府或者上一级人民政府卫生行政主管部门责令限期改正；逾期不改正的，对直接负责的主管人员和其他直接责任人员依法给予行政处分。

7. 卫生行政主管部门对村民和乡村医生反映的办理乡村医生执业注册、再注册、注销注册的违法活动未及时核实、调查处理或者未公布调查处理结果的，由本级人民政府或者上一级人民政府卫生行政主管部门责令限期改正；逾期不改正的，对直接负责的主管人员和其他直接责任人员依法给予行政处分。

（二）民事责任

以不正当手段取得乡村医生执业证书的，由发证部门收缴乡村医生执业证书；造成患者人身损害的，依法承担民事赔偿责任；未经注册在村医疗卫生机构从事医疗活动，造成患者人身损害的，依法承担民事赔偿责任。

（三）刑事责任

1. 以不正当手段取得乡村医生执业证书，造成患者人身损害，构成犯罪的，依法追究刑事责任。

2. 未经注册在村医疗卫生机构从事医疗活动，造成患者人身损害，构成犯罪的，依法追究刑事责任。

3. 寻衅滋事、阻碍乡村医生依法执业，侮辱、诽谤、威胁、殴打乡村医生，构成违反治安管理行为的，由公安机关依法予以处罚；构成犯罪的，依法追究刑事责任。

第二节　外国医师来华执业管理法律制度

一、概述

外国医师来华短期行医，是指在外国取得合法行医权的外籍医师，应邀、应聘或申请来华从事不超过 1 年期限的临床诊断、治疗业务活动。随着我国卫生事业的不断发展，卫生改革的不断深入，外国医师来华短期行医的情况逐年增多。为了加强外国医师来华短期行医的管理，保障医患双方的合法权益，促进中外医学技术的交流和发展，卫生部于 1992 年 9 月 8

日通过了《外国医师来华短期行医暂行管理办法》，并于1993年1月1日起施行。其适用对象除外国来华短期行医的医师外，还包括香港、澳门、台湾来内地短期行医的医师或医疗团体。

二、执业资格

外国医师来华短期行医，应当事先依法获得入境签证，入境后按有关规定办理居留或停留手续；必须遵守中国的法律法规，尊重中国的风俗习惯。

根据《外国医师来华短期行医暂行管理办法》的规定，外国医师来华短期行医的，实行邀请聘用制度。外国医师申请来华短期行医，必须按照《外国医师来华短期行医暂行管理办法》的规定与聘用单位签订短期来华协议，经过注册，取得《外国医师短期行医许可证》方可在华行医。

根据《外国医师来华短期行医暂行管理办法》的规定，外国医师来华短期行医，必须有在华医疗机构作为邀请或聘用单位，邀请或聘用单位可以是一个或多个。外国医师应邀、应聘来华短期行医，可以根据情况由双方决定是否签订协议。未签订协议的，所涉及的有关民事责任由邀请或聘用单位承担。

外国医师申请来华短期行医，必须依照规定与聘用单位签订协议，有多个聘用单位的，要分别签订协议。外国医师来华短期行医的协议书必须包括以下内容：①行医的目的。②行医的具体项目。③行医的地点。④行医的时间。⑤行医承担的法律责任。

三、注册制度

外国医师来华短期行医必须经过注册，取得由卫生部统一印制的《外国医师短期行医许可证》。注册机关为设区的市级以上卫生行政部门。执业注册除亲自办理外，外国医师可以委托在华的邀请或聘用单位代其办理注册手续。邀请和聘用单位分别在不同地区的，应当分别向当地设区的市级以上卫生行政部门申请注册。

根据《外国医师来华短期行医暂行管理办法》的规定，申请外国医师来华短期行医注册，必须提交以下材料：①申请书。②外国医师的学位证书。③外国行医执照或行医权证明。④外国医师的健康证明。⑤邀请或聘用单位证明以及协议书或承担有关民事责任的声明书。其中学位证书、行医执照和行医权证明必须经过公证。

注册机关应当在受理申请后30日内进行审核，并将审核结果书面通知申请人或代理申请单位。审核的主要内容包括：①有关文字材料的真实性。②申请项目的安全性和可靠性。③申请项目的先进性和必要性。对审核合格的予以注册，并发给《外国医师短期行医许可证》。

外国医师来华短期行医注册的有效期不超过1年。具有香港或澳门合法行医权的香港或澳门永久性居民在内地短期行医注册的有效期不超过3年。注册期满需要延期的，可以按照《外国医师来华短期行医暂行管理办法》的规定重新办理注册手续。

四、法律责任

外国医师来华短期行医未经注册的，由所在地设区的市级以上卫生行政部门予以取缔，没收非法所得，并处以10000元以下罚款；对邀请、聘用或提供场所的单位，处以警告，没收非法所得，并处以5000元以下罚款。

外国医师来华短期行医，不遵守中国的法律法规，不尊重中国的风俗习惯的，由相应的主管机关依法处理。

外国医师应邀、应聘来华短期行医，根据实际情况双方未签订协议的，所涉及的有关民事责任由邀请或聘用单位承担。

第三节　放射工作人员的健康管理

一、放射工作人员的概念及主管部门

放射工作人员，是指在放射工作单位从事放射职业活动中受到电离辐射照射的人员。我国政府一贯重视放射工作人员的职业健康与安全。在对1985年10月发布的《卫生部关于放射工作人员个人剂量监测管理规定》和1997年6月发布的《放射工作人员健康管理规定》修订和调整的基础上，2007年6月3日卫生部发布了《放射工作人员职业健康管理办法》（以下简称《管理办法》），并于2007年11月1日起施行。

《管理办法》规定，卫生部主管全国放射工作人员职业健康的监督管理工作，县级以上地方人民政府卫生行政部门负责本行政区域内放射工作人员职业健康的监督管理。放射工作单位应当采取有效措施，使本单位放射工作人员职业健康的管理符合《管理办法》和有关标准及规范的要求。

二、放射工作人员的从业条件与培训

1. 放射工作人员的从业条件　《管理办法》规定，放射工作人员应当具备下列基本条件：①年满18周岁。②经职业健康检查，符合放射工作人员的职业健康要求。③放射防护和有关法律知识培训考核合格。④遵守放射防护法规和规章制度，接受职业健康监护和个人剂量监测管理。⑤持有由卫生部统一制定格式的《放射工作人员证》。

放射工作人员上岗前，放射工作单位负责向所在地县级以上地方人民政府卫生行政部门为其申请办理《放射工作人员证》；开展放射诊疗工作的医疗机构，向为其发放《放射诊疗许可证》的卫生行政部门申请办理《放射工作人员证》；开展核燃料循环中的铀矿开采、铀矿水冶、铀的浓缩和转化、燃料制造、反应堆运行、燃料后处理和核燃料循环中的研究活动以及非医用加速器运行、辐照加工、射线探伤和油田测井等活动的放射工作单位，向所在地省级卫生行政部门申请办理《放射工作人员证》；其他放射工作单位办理《放射工作人员证》的规定，由所在地省级卫生行政部门结合本地区实际情况确定。

2. 放射工作人员的培训　放射工作人员上岗前应当接受放射防护和有关法律知识培训，考核合格方可参加相应的工作。培训时间不少于4天。放射工作单位应当定期组织本单位的放射工作人员接受放射防护和有关法律知识培训。放射工作人员两次培训的时间间隔不超过2年，每次培训时间不少于2天。

放射工作单位应当建立并按照规定的期限妥善保存培训档案。培训档案应当包括每次培训的课程名称、培训时间、考试或考核成绩等资料。放射防护及有关法律知识培训应当由符合省级卫生行政部门规定条件的单位承担，培训单位可会同放射工作单位共同制订培训计划，并按照培训计划和有关规范或标准实施和考核。放射工作单位应当将每次培训的情况及时记录在《放射工作人员证》中。

三、放射工作人员的个人剂量监测管理

根据《放射工作人员职业健康管理办法》的规定，放射工作单位要安排本单位的放射工作人员接受个人剂量监测。其中，外照射个人剂量监测周期一般为 30 天，最长不应超过 90 天。

放射工作单位应当建立并终生保存放射工作人员的个人剂量监测档案，允许放射工作人员查阅、复印本人的个人剂量监测档案。个人剂量监测档案应当包括：①常规监测的方法和结果等相关资料。②应急或者事故中受到照射的剂量和调查报告等相关资料。放射工作单位应当将个人剂量监测结果及时记录在《放射工作人员证》中。

放射工作人员进入放射工作场所，应当正确佩戴个人剂量计；操作结束离开非密封放射性物质工作场所时，按要求进行个人体表、衣物及防护用品的放射性表面污染监测，发现污染要及时处理，做好记录并存档；进入辐照装置、工业探伤、放射治疗等强辐射工作场所时，除佩戴常规个人剂量计外，还应当携带报警式剂量计。

个人剂量监测工作应当由具备资质的个人剂量监测技术服务机构承担。个人剂量监测技术服务机构的资质审定由中国疾病预防控制中心协助卫生部按照《职业病防治法》、《职业卫生技术服务机构管理办法》和卫生部有关规定组织实施。个人剂量监测技术服务机构应当严格按照国家职业卫生标准、技术规范开展监测工作，参加质量控制和技术培训。个人剂量监测报告应当在每个监测周期结束后 1 个月内送达放射工作单位，同时报告当地卫生行政部门。

四、职业健康管理

放射工作人员上岗前，应当进行岗前职业健康检查，符合放射工作人员健康标准的，方可参加相应的放射工作。放射工作单位不得安排未经职业健康检查或者不符合放射工作人员职业健康标准的人员从事放射工作。放射工作单位应当组织上岗后的放射工作人员定期进行职业健康检查，两次检查的时间间隔不应超过 2 年，必要时可增加临时性检查。放射工作人员脱离放射工作岗位时，放射工作单位应当对其进行离岗前的职业健康检查。对参加应急处理或者受到事故照射的放射工作人员，放射工作单位应当及时组织健康检查或者医疗救治，按照国家有关标准进行医学随访观察。

从事放射工作人员职业健康检查的医疗机构（以下简称职业健康检查机构）应当经省级卫生行政部门批准。职业健康检查机构自体检工作结束之日起 1 个月内，将职业健康检查报告送达放射工作单位，其出具的职业健康检查报告应当客观、真实，并对职业健康检查报告负责。职业健康检查机构发现有可能因放射性因素导致健康损害的，应当通知放射工作单位，并及时告知放射工作人员本人；发现疑似职业性放射性疾病病人，应当通知放射工作人员及其所在放射工作单位，并按规定向放射工作单位所在地卫生行政部门报告。

放射工作单位应当在收到职业健康检查报告的 7 日内，如实告知放射工作人员，并将检查结论记录在《放射工作人员证》中。放射工作单位对职业健康检查中发现不宜继续从事放射工作的人员，应当及时调离放射工作岗位，并妥善安置；对需要复查和医学随访观察的放射工作人员，应当及时予以安排。放射工作单位不得安排怀孕的妇女参与应急处理和有可能造成职业性内照射的工作。哺乳期妇女在其哺乳期间应避免接受职业性内照射。放射工作

单位应当为放射工作人员建立并终生保存职业健康监护档案。职业健康监护档案应包括以下内容：①职业史、既往病史和职业照射接触史。②历次职业健康检查结果及评价处理意见。③职业性放射性疾病诊疗、医学随访观察等健康资料。

放射工作人员有权查阅、复印本人的职业健康监护档案。放射工作单位应当如实、无偿提供。放射工作人员职业健康检查及职业性放射性疾病的诊断、鉴定、医疗救治和医学随访观察的费用，由其所在单位承担。

在国家统一规定的休假外，放射工作人员每年可以享受保健休假 2～4 周。享受寒、暑假的放射工作人员不再享受保健休假。从事放射工作满 20 年的在岗放射工作人员，可以由所在单位利用休假时间安排健康疗养。放射工作人员的保健津贴按照国家有关规定执行。

五、监督检查

县级以上地方人民政府卫生行政部门应当定期对本行政区域内放射工作单位的放射工作人员职业健康管理进行监督检查。检查内容包括：①有关法规和标准执行情况。②放射防护措施落实情况。③人员培训、职业健康检查、个人剂量监测及其档案管理情况。④《放射工作人员证》持证及相关信息记录情况。⑤放射工作人员其他职业健康权益保障情况。

卫生行政执法人员依法进行监督检查时，应当出示证件。被检查的单位应当予以配合，如实反映情况，提供必要的资料，不得拒绝、阻碍、隐瞒。卫生行政执法人员依法检查时，应当保守被检查单位的技术秘密和业务秘密。卫生行政部门接到群众的举报后应当及时核实、处理。

六、法律责任

（一）放射工作单位的法律责任

1. 放射工作单位有下列行为之一的，按照《职业病防治法》第六十三条处罚：①未按照规定组织放射工作人员培训的。②未建立个人剂量监测档案的。③拒绝放射工作人员查阅、复印其个人剂量监测档案和职业健康监护档案的。

2. 放射工作单位未按照规定组织职业健康检查、未建立职业健康监护档案或者未将检查结果如实告知劳动者的，按照《职业病防治法》第六十四条处罚。

3. 放射工作单位未给从事放射工作的人员办理《放射工作人员证》的，由卫生行政部门责令限期改正，给予警告，并可处 3 万元以下的罚款。

4. 放射工作单位有下列行为之一的，按照《职业病防治法》第六十五条处罚：①未按照规定进行个人剂量监测的。②个人剂量监测或者职业健康检查发现异常，未采取相应措施的。

5. 放射工作单位有下列行为之一的，按照《职业病防治法》第六十八条处罚：①安排未经职业健康检查的劳动者从事放射工作的。②安排未满 18 周岁的人员从事放射工作的。③安排怀孕的妇女参加应急处理或者有可能造成内照射的工作的，或者安排哺乳期的妇女接受职业性内照射的。④安排不符合职业健康标准要求的人员从事放射工作的。⑤对因职业健康原因调离放射工作岗位的放射工作人员、疑似职业性放射性疾病的病人未做安排的。

（二）卫生行政部门的法律责任

卫生行政部门及其工作人员不履行法定职责，造成严重后果的，对直接负责的主管人员和其他直接责任人员，依法给予行政处分；情节严重，构成犯罪的，依法追究刑事责任。

（三）其他主体的法律责任

1. 技术服务机构未取得资质擅自从事个人剂量监测技术服务的，或者医疗机构未经批准擅自从事放射工作人员职业健康检查的，按照《职业病防治法》第七十二条处罚。

2. 开展个人剂量监测的职业卫生技术服务机构和承担放射工作人员职业健康检查的医疗机构有下列行为之一的，按照《职业病防治法》第七十三条处罚：①超出资质范围从事个人剂量监测技术服务的，或者超出批准范围从事放射工作人员职业健康检查的。②未按《职业病防治法》和《放射工作人员职业健康管理办法》规定履行法定职责的。③出具虚假证明文件的。

复习思考题

1. 乡村医生的法律责任有哪些？

2. 放射工作单位的法律责任有哪些？

3. 外国医师来华短期行医需要满足哪些条件？

资源链接

www.crda.net.cn　中国乡村医生协会

第四篇　疾病预防与控制法律制度

第十二章
传染病防治法律制度

 引导案例　　某市某中心小学共有 38 个班级，学生 1858 人，教师 85 人。自 2004 年 2 月 9 日开学第一天起，一班出现首例发热学生，但该生仍带病上课半天，4 天后此班累计已有发热者 24 人，其中 2 人住院治疗。之后几天该校发热者急剧增加，并向全校蔓延，出现发病高峰，主要表现为发热、乏力、咽痛、咳嗽、腹痛、腹泻，体格检查发现发热性潮红面容，结膜外眦充血，肺可闻及干啰音。整个过程 18 天，共发病 183 例，全部是学生。2 月 17 日至 21 日该省疾控中心先后两次对发热学生和未发热学生采集了 24 份咽拭子和 42 份血清标本，其中 24 份咽拭子检测 6 份甲型流感病毒阳性，20 日检测 20 份发热者的血清甲型流感 IgM 抗体，4 份阳性，10 份未发病学生血清甲型流感 IgM 抗体，1 份阳性。

流感是由流感病毒引起的急性呼吸道传染病，流感病毒分甲型、乙型、丙型，分型主要是根据对人体造成的危害划分的。其中甲型对人体的危害是最大的，经常造成世界范围内的大流行，而且波及面广、传播迅速。传染病的流行过程与流行特征是什么？此次疫情的流行特点、主要传播途径是什么？怎样预防与控制传染病？

第一节　概　述

一、传染病防治法的概念

传染病防治法是调整预防、控制和消除传染病的发生与流行，保障人体健康活动中产生的各种社会关系的法律规范的总称。

传染病是指病原体细菌、病毒、立克次体和原虫等引起的，能在人与人、动物与动物或人与动物之间相互传播的一类疾病。由于这类疾病具有传染性、流行性和反复性等特点，因而发病率高，对人的身体健康危害极大，在人类的历史上，它对人类的危害不亚于战争。黑死病造成欧洲 2500 多万人死亡，直接导致了古罗马帝国的毁灭。曾经辉煌的古罗马文明、玛雅文明、印加文明都是因为传染病的暴发、流行而消亡的。可以说，一部人类的历史，也是同传染病作斗争的历史。经过一代又一代人的努力，许多曾经给人类带来毁灭性打击的传染病都被征服。但是，病原微生物从来没有放弃过对人类的攻击，它在不同的时期、不同的地点，以不同的面目出现，如艾滋病、埃博拉、传染性非典型肺炎等等。对于人类来说，传染病的防治任重道远。1995 年全球死亡 5200 万人中，1700 万人死于传染病，占 32%。特别是在 20 世纪 70 年代以后，由于各种自然因素和社会因素的影响，全球传染病发病率大幅度上升，传染病流行和暴发不断发生。因此，世界卫生组织总干事在"1996 年世界卫生报告"中惊呼："我们正处于一场传染病全球危机的边缘。没有一个国家可以躲避这场危机！"1996 年世界卫生日的主题就是："全球警惕，采取行动，防范新出现的传染病。"

新中国成立前我国因传染病死亡的人数居各种死因人数的首位。新中国成立后，党和政府非常重视对传染病的防治和管理工作。1950 年国务院颁布了《关于发动秋季种痘的指示》，1955 年卫生部拟定了《传染病管理办法》，1978 年经国务院批准颁布了《中华人民共和国急性传染病管理条例》等一系列规范性文件，确定了法定传染病范围及分类管理原则。由于传染病防治法规的实施，各级医疗卫生机构的严格管理和广大医务人员的积极努力，我国传染病的总发病率明显下降，使我国因急性传染病死亡的人数下降到各种死因的第六位。

我国的传染病防治工作虽然取得了巨大的成绩，但由于我国幅员辽阔，人口众多，城乡各地的经济、文化、卫生水平的发展不平衡及传染病本身的特点等因素，传染病对人民群众健康的危害依然存在。一些已趋于消灭的传染病如性病又死灰复燃，一些已被控制的传染病如结核病又有上升趋势，一些新的传染病如艾滋病也传入我国，且发病率逐年上升。为了加强传染病的管理，预防、控制和消除传染病的发生、流行，保障人体健康，有利于社会主义现代化建设，我国在卫生领域最早立法的是传染病防治的法规。1978 年颁布了《急性传染病管理条例》。1986 年通过《国境卫生检疫法》。1989 颁布了《中华人民共和国传染病防治法》（以下简称为《传染病防治法》），1989 年 2 月 21 日第七届全国人民代表大会常务委员会第六次会议通过，1989 年 9 月 1 日起施行；2004 年 8 月 28 日第十届全国人民代表大会常务委员会第十一次会议修订，自 2004 年 12 月 1 日起施行。新修订的传染病防治法共 9 章 80 条，较原法的 7 章 41 条，条文增加了近 1 倍，可以说是对原法的全面修订。新的传染病防治法突出了对传染病的预防和预警，健全了疫情的报告、通报和公布制度，完善了传染病暴发、流行的控制措施，增加了传染病医疗救治的规定，加强了对传染病防治的网络建设和经费保障，进一步明确了地方政府、卫生行政部门等各方面的责任和义务，建立了比较完善的防治传染病的法律制度。这是实施宪法规定的保护人民健康的重要法律之一，标志着我国传染病防治工作从行政管理走上了法制管理轨道。

二、法定传染病的分类

根据传染病的危害程度和我国的实际情况，《传染病防治法》将全国发病率较高、流行面较大、危害较严重的 39 种急慢性传染病定为法定管理的传染病，并根据其对人类的危害程度及传播方式和速度的不同，分为甲、乙、丙三类，实行了分类管理。分类管理既有利于把有限的卫生资源合理配置、有效投入，也有利于突出重点，争取最大效益。

依据新的传染病防治法，法定传染病的排序如下：

甲类传染病：鼠疫、霍乱。

乙类传染病：传染性非典型肺炎、艾滋病、病毒性肝炎、脊髓灰质炎、人感染高致病性禽流感、麻疹、流行性出血热、狂犬病、流行性乙型脑炎、登革热、炭疽、细菌性和阿米巴性痢疾、肺结核、伤寒和副伤寒、流行性脑脊髓膜炎、百日咳、白喉、新生儿破伤风、猩红热、布鲁菌病、淋病、梅毒、钩端螺旋体病、血吸虫病、疟疾。

丙类传染病：流行性感冒、流行性腮腺炎、风疹、急性出血性结膜炎、麻风病、流行性和地方性斑疹伤寒、黑热病、包虫病、丝虫病，除霍乱、细菌性和阿米巴性痢疾、伤寒和副伤寒以外的感染性腹泻病。

上述规定以外的其他传染病，根据其暴发、流行情况和危害程度，需要列入乙类、丙类传染病的，由国务院卫生行政部门决定并予以公布。

1. 甲类传染病　甲类传染病是指发病率高，治疗延误时引起病死率高，在人间传播速度快，波及面广，可能危及社会安全，流行时需要采取强制性隔离病人或者密切接触者，甚至采取疫区封锁或者交通卫生检疫等措施的烈性传染病。

2. 乙类传染病　乙类传染病为严格管理类传染病，一是指发病率较高，引起高病死率，但传播能力有限，对社会造成一定危害，需要采取计划性疫苗接种，进行义务性、公众性检查与治疗，对传染源或者对传播环节进行系统控制等社会性控制工程的传染病。二是指发病率较高，引起高病死率，能在人间传播但没有高致残率或者没有高致畸能力，对社会造成一定危害，需要采取计划性疫苗接种，进行义务性、公众性检查与治疗，对传染源或者对传播环节进行系统控制等社会性控制工程的传染病。具备上述条件之一者可纳入乙类传染病。

3. 丙类传染病　丙类传染病为监测管理类传染病，是指对社会和人民健康造成一定影响，需要开展主动性系统监测以掌握流行情况，需要建立和改善控制措施，开展防治的传染病。

与修订前《传染病防治法》相比较，法定传染病病种分类的变化主要有：①将新发传染病传染性非典型肺炎、人感染高致病性禽流感纳入到乙类法定传染病中进行管理。②将卫生部已经发文明确由丙类升为乙类的传染病肺结核、血吸虫病、新生儿破伤风，纳入到乙类法定传染病进行管理。

《传染病防治法》还规定，国务院卫生行政部门可以根据情况，增加或者减少乙类、丙类传染病病种，并予公布。对乙类传染病中的传染性非典型肺炎、炭疽中的肺炎疽以及人感染高致病性禽流感，采取甲类传染病的预防、控制措施，其他乙类传染病和突发原因不明的传染病，需要采取甲类传染病的预防、控制措施的，由国务院卫生行政部门及时报经国务院批准后予以公布、实施。

第二节　传染病预防和控制的法律规定

一、传染病的预防

我们国家对传染病施行以预防为主的方针，防治结合，分类管理；还明确规定各级政府领导传染病防治工作，制定传染病防治规划，并组织实施；各级政府卫生行政部门对传染病防治工作实施统一监督管理。各级各类疾病控制机构按照专业分工承担责任范围内的传染病防治管理任务，并接受有关卫生防疫部门的业务指导。

传染病预防是传染病防治管理工作中一项极其重要的实施手段，是《传染病防治法》的重要内容，是贯彻国家对传染病实行"预防为主"原则的集中体现，主要内容有：

1. 加强卫生宣传教育　普及传染病预防知识，提高人民的保健和防病能力，养成良好的卫生习惯，是预防传染病发生和传播的重要措施。《传染病防治法》将其作为一项法定的义务予以确定，要求各级政府应当分工协作，承担具体的实施工作，全体公民有接受卫生健康教育的义务。

2. 消除各种传染病传播媒介　传染病是由各种病原微生物引起的，能在人与人、动物与动物或者人与动物之间相互传播。病媒生物是传染病传播的重要媒介。因此，预防控制传染病的传播与流行，开展群众性卫生活动，消除传染病的传播媒介是一项重要的基础性工作。要发动群众开展爱国卫生运动，农牧、林业、卫生、城建、水利等部门要协调配合，共同做好灭鼠、消除各种病媒昆虫以及传播传染病或引起人畜共患传染病的禽畜等宿主动物的防治管理。

3. 改善公共卫生设施，保护水源　公共卫生设施，是指为人民生活服务的各种卫生设施，如公共厕所，粪便无害化处理场所和再利用的配套设施，垃圾污物贮运、无害化处理系统，污水和雨水排放系统等。建设和改造公共卫生设施，提高城乡基础设施的卫生水平是降低、控制肠道传染病发病的根本措施。《传染病防治法》将其列为各级政府的职责，要求在城市建设和改造中应当按照城市环境卫生设施标准修建公共厕所、垃圾粪便的无害化处理场和污水、雨水排放处理系统等公共卫生设施；在农村应当逐步改造厕所，对粪便进行无害化处理；加强对公共生活用水的卫生管理，建立必要的卫生管理制度。

4. 实行有计划的预防接种制度　预防接种是控制和消除某些传染病的有效手段之一，是国家贯彻预防为主方针、保护易感人群的重要措施。用法律的形式规定国家实行有计划的预防接种，特别是对儿童实行预防接种证制度，从制度上保证了对人群普遍实行预防接种，并通过主动预防手段达到控制和消除对人群，尤其是对儿童危害较严重的传染病的目的。当前，国家实行有计划预防接种的病种有脊髓灰质炎、麻疹、白喉、百日咳、破伤风、肺结核和乙型肝炎。一些省份已将流行性乙型脑炎、流行性脑脊髓膜炎、风疹、流行性腮腺炎纳入常规预防接种病种，将炭疽、布鲁菌病、鼠疫、森林脑炎、钩端螺旋体病等，根据情况纳入预防接种病种。狂犬疫苗普遍被列为可以感染狂犬病病毒的动物咬（抓）伤后要求立即接种的疫苗。为保障出国人员的健康，对进入黄热病流行国家或地区的人员规定必须接种黄热病疫苗。目前，有些疫苗的预防接种实行有偿服务，即个人承担疫苗费用及注射费用，如接种甲型肝炎疫苗、流行性感冒疫苗等。随着更多新疫苗的问世，以及我国经济实力的提高，计划预防接种的病种还会相应增加。预防接种对象是居住在我国境内的任何人，包括境内的中国人、港澳台地区的同胞以及居住在我国境内的外国侨民及其子女、留学生等。预防接种的对象不分民族、信仰、性别和居住地区，羁押和被监管人员也应包括在内。

5. 严格执行各项卫生制度　①健康检查制度。从事易使传染病扩散如饮水、饮食、美容、保育等行业的从业人员，必须按照国家有关规定取得健康合格证后方可上岗。②菌（毒）种管理制度。原传染病防治法实施办法对传染病的菌（毒）分为以下三类，并据此分别实行严格的保藏、携带、运输和供应等方面的管理。一类：鼠疫耶尔森菌、霍乱弧菌；天花病毒、艾滋病毒。二类：布氏菌、炭疽菌、麻风杆菌；肝炎病毒、狂犬病毒、出血热病毒、登革热病毒；斑疹伤寒立克次体。三类：脑膜炎双球菌、链球菌、淋病双球菌、结核杆菌、百日咳嗜血杆菌、白喉棒状杆菌、沙门菌、志贺菌、破伤风梭状杆菌；钩端螺旋体、梅毒螺旋体；乙型脑炎病毒、脊髓灰质炎病毒、流感病毒、流行性腮腺炎病毒、麻疹病毒、风疹病毒。③消毒管理制度。《传染病防治法》规定，被传染病病原体污染的污水、污物、场所和物品，有关单位和个人必须在疾病预防控制机构的指导监督下进行严格消毒后处理；拒绝消毒处理的，当地卫生行政部门或疾病预防控制机构可以采取强制措施。④传染病监测制度。国务院卫生行政部门制定国家传染病监测规划和方案，省、自治区、直辖市人民政府卫生行政部门根据国家传染病监测规划和方案，制定本行政区域的传染病监测计划和工作方案。⑤传染病预警制度。国务院卫生行政部门和省、自治区、直辖市人民政府应根据对传染病发生、流行趋势的预测，及时发出传染病预警，根据情况予以公布。被乙类、丙类传染病病原体污染的污水、污物、粪便，有关单位和个人必须按照卫生防疫机构提出的卫生要求进行处理。《传染病防治法》还规定，医疗保健机构要严格执行消毒隔离制度，防止医院内感染和医源性感染，并要求加强对血液、血制品、卫生用品、卫生材料、一次性医疗器材的管理。

6. 控制传染源，预防传染病扩散　对患有甲类传染病的病人或者病原携带者予以必要的隔离治疗。对受传染病病原体污染的污水、污物、粪便、室内空气、地面、四壁及动物尸体等物品依照有关规定进行严格消毒处理。出售、运输被传染病病原体污染或者来自疫区可能被传染病病原体污染的皮毛、旧衣物及生活用品等必须按照疾病预防控制机构的要求进行必要的卫生处理。

7. 加强对人畜共患传染病的预防管理和自然疫源地的建设项目审批　在疫源地或者可能是自然疫源地的地区兴建建设项目，应当向省级以上疾病预防控制机构对施工环境申请卫生调查，并根据疾病控制机构的意见采取必要的卫生防疫措施。

8. 做好专业人员的防护和医疗保健　除计划免疫外，对从事传染病预防、医疗、科研、教学的人员，现场处理疫情的人员，以及在生产、工作中接触传染病病原体的其他人员，有关单位应根据国家规定，采取有效的防护和医疗保健措施。

《传染病防治法》还规定，在中华人民共和国领域内的一切单位和个人，必须接受医疗保健机构、疾病预防控制机构有关传染病的查询、检验、调查取证以及预防、控制措施，并有权检举、控告违反《传染病防治法》的行为。"一切单位"包括我国一切机关、企事业单位、社会团体，也包括在我国领域内的一切外资、中外合资、合作企业等；"一切个人"即在我国领域内的一切自然人，包括中国人、外国人和无国籍人，外交人员也不例外，不享有传染病防治方面的豁免权。

二、疫情报告

（一）责任疫情报告人、义务报告人

责任疫情报告人为疾病预防控制机构、医疗机构和采供血机构，及执行职务的医护人员和检疫人员、疾病预防控制人员、乡村医生、个体开业医生。执行职务的人员包括两层含义：一是指从事疾病预防控制、医疗、采供血、检疫业务的人员，二是上述人员正处在实施疾病预防控制、医疗、采供血、检疫的工作期间。在发现传染病病人、病原携带者或者疑似传染病病人时，必须在国务院卫生行政部门规定的时限内向当地卫生防疫机构报告疫情。城

乡居民、机关团体、车站、码头、机场、饭店职工及其他人员为义务报告人。

（二）报告程序及要求

1. 责任报告人的报告内容和时限　责任报告人在发现传染病病人、疑似传染病病人时，应依法认真填写疫情报告卡，向疾病控制机构报告疫情，并另做疫情登记备查。在报告疫情的同时还应尽快采取传染病防治措施，控制疫情传播。①责任报告单位对甲类传染病、传染性非典型肺炎和乙类传染病中艾滋病、肺炭疽、脊髓灰质炎病人、病原携带者或疑似病人，城镇应于 2 小时内、农村应于 6 小时内通过传染病疫情监测信息系统进行报告。②对其他乙类传染病病人、疑似病人和伤寒、副伤寒、痢疾、梅毒、淋病、乙型肝炎、白喉、疟疾的病原携带者，城镇应于 6 小时内、农村应于 12 小时内通过传染病疫情监测信息系统进行报告。③对丙类传染病和其他传染病，应当在 24 小时内通过传染病疫情监测信息系统进行报告。

2. 报告上达途径　传染病暴发、流行时，责任报告人应当以最快的通讯方式向当地卫生防疫行政部门报告，卫生行政部门接到报告后，应当立即报告当地政府。省级政府卫生行政部门接到发现甲类传染病和发生传染病暴发、流行的报告后，应当于 6 小时内报告国务院卫生行政部门。

3. 各级政府机关间的疫情信息传达　国境口岸所在地卫生行政部门制定的卫生行政防疫机构和港口、机场、铁路卫生防疫机构以及国境卫生建议机关在发现本法规定的甲类传染病病人、病原携带者、疑似传染病病人时，应当按照国家有关规定立即向国境口岸所在地的疾病预防控制机构或者所在地县级以上地方人民政府卫生行政部门报告并互相通报。

各级政府有关主管人员和从事传染病的医疗保健、卫生防疫、监督管理的人员不得隐瞒、谎报或者授意隐瞒、谎报疫情。

国务院卫生行政部门应定期如实公布全国疫情并随时通报重大疫情，并可授权省、自治区、直辖市人民政府卫生行政部门及时地如实通报和公布本行政区域内的疫情。省、自治区、直辖市卫生行政部门除定期公布本行政区的疫情外，并可授权卫生防疫机构公布。

相当于地级市以上人民政府卫生行政部门、卫生防疫机构在工作需要时可介绍当地传染病发生、流行与防治情况。各级政府卫生行政部门可定期与相邻的政府卫生行政部门交换疫情，遇有重要疫情时应随时通报。已经公布的疫情均可进行学术交流。

三、控制措施

传染病的控制是指在传染病发生或暴发流行时，政府及有关部门为了防止传染病扩散和蔓延而采取的控制措施。对传染病疫情的处理由疾病控制机构和医疗保健机构实行分级分工管理。

（一）一般措施

1. 医疗保健机构、疾病控制机构发现传染病时，应当及时采取下列控制措施：①对甲类传染病病人和病原携带者，乙类传染病中的艾滋病病人、炭疽中的肺炭疽病人，予以隔离治疗。隔离期限根据医学检查结果确定。拒绝隔离治疗或者隔离期未满擅自脱离隔离治疗的，可以由公安部门协助治疗单位采取强制隔离治疗措施。②对除艾滋病病人、炭疽中的肺炭疽病人以外的乙类、丙类传染病病人，根据病情，采取必要的治疗和控制传播措施。③对疑似甲类传染病病人，明确诊断前在指定场所进行医学观察。④对传染病病人、病原携带者、疑似传染病病人污染的场所、物品和密切解除的人员，实施必要的卫生处理和预防措施。⑤以上各项措施实施时，传染病病人及其亲属和有关单位以及居民或者村民组织应当配合。

此外，《传染病防治法》还规定，医疗保健机构或者疾病预防控制机构在诊治中发现甲类传染病的疑似病人，应当在2日内做出明确诊断。

2. 传染病病人尸体处理：对患鼠疫、霍乱和肺炭疽并死亡的病人的尸体，由治疗病人的医疗单位负责立即消毒处理，就近火化。患病毒性肝炎、伤寒和副伤寒、艾滋病、白喉、炭疽、脊髓灰质炎死亡的病人尸体，由治疗病人的医疗单位或者当地疾病预防控制机构负责消毒后，可选远离居民点500m以外、远离饮用水源50m以外的地方，将尸体在距离地面2m以下深埋。医疗保健机构、疾病预防控制机构经县级以上卫生行政部门的批准可以对传染病病人尸体或者疑似传染病病人尸体进行解剖查验。

3. 传染病密切接触留验措施：甲类传染病病人和病原携带者以及乙类传染病中的艾滋病、淋病、梅毒病人的密切接触者必须按照有关规定接受检疫、医学检查和防治措施。上述以外的乙类传染病病人及病原携带者的密切接触者，应当接受性医学检查和防治措施。甲类传染病疑似病人和病原携带者的密切接触者，经留验是病人或者病原携带者后，留验期间的工资福利待遇由所属单位按出勤照发。

4. 药品、器械的发放、运输：医药部门和其他有关部门应当及时供应预防和治疗传染病的药品和器械。生物制品生产单位应当及时供应预防和治疗传染病的生物制品。预防和治疗传染病的药品、生物制品和器械应当有适量的储备。铁道、交通、民航部门必须优先运送卫生行政部门批准的处理疫情的人员、防治药品、生物制品和器械。

（二）紧急措施

采取紧急措施必须同时具备3个条件：①传染病暴发、流行。②控制疫情需要采取紧急措施。③必须报上一级人民政府批准。

1. 当地政府立即切断传播途径 传染病暴发、流行时，当地政府应当立即组织力量进行防治，切断传染病的传播途径；必要时，报经上一级地方政府决定，可以采取下列紧急措施：①停止集市、集会、影剧院演出或者其他人群聚集的活动。②停工、停业、停课。③封存或者封闭被传染病病原体污染的公共饮用水源、食品以及相关食品。④控制或者捕杀疫染野生动物、家畜、家禽。⑤封闭可能造成传染病扩散的场所。

县级以上地方政府接到下一级政府关于采取上述所列紧急措施的报告时，应当在规定的24小时内作出决定。下一级政府在上一级政府决定前，必要时可以临时采取上述第一、四项紧急措施，不得超过24小时。

2. 解除紧急措施的决定，由原决定机关宣布 条件是：①甲类传染病病人、病原携带者全部治愈；乙类传染病病人、病原携带者得到有效的隔离治疗。病人尸体得到严格消毒处理。②污染的物品及环境已经消毒等卫生处理；有关病媒昆虫、染疫动物基本消除。③暴发、流行的传染病病种，经过最长潜伏期后，未发现新的传染病病人，疫情得到有效控制。

（三）疫区封锁

疫区，指发生传染病流行或者可能是传染病聚集发生的地区。在甲类传染病暴发、流行的疫区，根据疫情控制的需要，可以宣布疫区封锁措施。实行封锁的疫区，可由当地政府组织公安等有关部门，在通往疫区的出入口设立检查点，阻止疫区内外人员和交通的流动，以便切断传染病的传播途径。实行疫区封锁的基本条件必须是在甲类传染病暴发、流行的地区。其决定封锁疫区的权限有两种：一般疫区封锁必须经省、自治区、直辖市人民政府决定；特殊疫区的封锁由国务院决定，包括以下4种情况：①封锁的区域是大、中城市。②封锁的疫区跨省、自治区、直辖市。③因封锁需要中断干线交通。④封锁国境。疫区封锁的解除，由原决定机构公布。

四、医疗救治

对传染病病人施行医疗救治是传染病防治工作不可或缺的组成部分，在传染病暴发、流行时，显得尤其重要。

（一）医疗救治服务网络的构成

由医疗救治机构、医疗救治信息网络和医疗救治专业技术人员组成。

1. 医疗救治机构　包括急救机构和治疗机构。急救机构分为紧急救援中心和医疗机构急诊科室。紧急救援中心：直辖市和设区的市建立紧急救援中心。原则上独立设置，也可以由综合实力较强的医疗机构承担其功能。紧急救援中心按照批准其成立的卫生行政部门的指令，组织调度本行政区域内急救医疗资源，开展传染病病人和疑似传染病病人的现场救援和转运。当传染病暴发、流行时，可以与公安（110）、消防（119）等应急系统联合行动，实施紧急救治。

2. 医疗救治信息网络　包括数据交换平台、数据中心和应用系统。通过统一的传染病信息资源网络实现卫生行政部门、疾病预防控制机构、医疗机构之间的信息连通，充分利用及合理调整卫生资源，使传染病病人和疑似传染病病人能够得到及时的医疗救治，有效控制传染病的传播。

3. 医疗救治专业技术队伍　省、自治区、直辖市应当建立应对传染病暴发、流行的医疗救治专业技术队伍。平时在本医疗机构从事日常诊疗工作，定期进行传染病应急培训、演练。传染病暴发、流行时，接受国家统一调遣，开赴现场，承担紧急医疗救援。

（二）医疗救治方式

1. 医疗救护　急救机构根据当时、当地条件和病情，对传染病病人或者疑似传染病病人施行一般性紧急医疗处理后，将病人送至指定的医疗机构或者其他具备相应救治能力的医疗机构救治。

2. 现场救援　在具备相应救治能力的医疗机构以外的地点，例如学校、居民区、建筑工地、交通工具上，对不宜转送或者不便立即转送的传染病病人或者疑似传染病病人采取就地隔离、就地治疗措施。

3. 接诊治疗　在具备相应救治能力的医疗机构对传染病病人或者疑似传染病病人进行诊断与治疗。

（三）妥善保管病历记录以及其他有关资料

医疗机构无论是以哪种方式向传染病病人或者疑似传染病病人提供医疗救治服务，都要按照卫生部《病历书写基本规范（试行）》的规定，"客观、真实、准确、及时、完整"地书写病历，力求"文字工整、字迹清晰、表述准确、语句通顺、标点正确"。由于抢救急危病人不能及时书写的，有关医务人员应当在抢救工作结束后6小时之内据实补记，并加以注明，保证病历资料的真实性和完整性。值得注意的是，平时医务人员尚能够按规定完成病历的书写，但在传染病暴发、流行时或者抢救工作繁重时则难以做到。如此不仅会影响对病人的治疗，而且一旦发生医疗纠纷或者医疗事故争议，医疗机构将使自己处于不利境地。

（四）实行传染病预检、分诊制度

所谓传染病预检、分诊制度，是指医疗机构安排有一定临床经验的、经过传染病尤其是甲类传染病和经国务院批准采取甲类传染病控制措施的其他传染病知识培训的高年资内科（尽可能是传染科）医师，在相对隔离的诊室对传染病病人或者疑似传染病病人进行初诊，根据检查结果，引导其到相应的诊室做进一步诊断的就医程序。传染病预检、分诊制度可以减少传染病病人或者疑似传染病病人与其他病人的接触机会，也可以减少传染病病人或者疑似传染病病人之间的接触机会，既能有效预防与控制传染病在医疗机构内传播，又能方便传染病病人或者疑似传染病病人就医，十分必要。

（五）转院

转院是医疗活动的一种需要，在对传染病病人或者疑似传染病病人施行医疗救治过程中更是不可避免。当传染病暴发、流行时，转院的发生频率会很高，并直接影响对传染病的控制效果。因此，国家制定安全有效的转院制度，保障传染病病人或者疑似传染病病人得到及时、有效的医疗救治。通常符合下列情形之一的，应当按规定转院：

1. 根据首诊负责制的要求，未核准登记"传染科"诊疗科目的首诊医疗机构，通过接诊发现传染病病人或者疑似传染病病人的。

2. 医疗机构虽经核准登记有"传染科"诊疗科目，但对接诊的传染病病人或者疑似传染病病人不具备相应救治条件和能力的。

3. 虽然具备相应救治条件和能力，但是未被设区的市以上人民政府卫生行政部门列为指定治疗某种传染病的医疗机构的。

4. 治疗过程中，根据设区的市以上人民政府卫生行政部门指令，需要将病人集中治疗的。

5. 国务院卫生行政部门或者省、自治区、直辖市人民政府卫生行政部门另有其他规定的。

转院时，转出的医疗机构应当将病人的病历复印件随同病人一并交付转入的医疗机构，认真办理交接手续。此前，现行的法律规范没有类似规定。实践中，确实属于治疗需要，医疗机构多采取提供病历摘要的做法。自 2004 年 12 月 1 日修订后的《传染病防治法》开始实施之日起，医疗机构在将传染病病人或者疑似传染病病人转往别的医疗机构的同时，必须将其病历复印件一并转出，以利传染病的救治。

1982 年卫生部制订的《医院工作制度》中虽有"转院、转科制度"，但过于简单，已经滞后，不适合在传染病病人或者疑似传染病病人接受医疗救治过程中规范转院程序的要求。因此，本法授权由国务院卫生行政部门做出具体的规定。

第三节　传染病监督和保障措施的法律规定

一、传染病防治监督管理机关及其职责

《传染病防治法》规定，执行传染病防治监督管理工作职权的机关是各级政府卫生行政部门和受国务院卫生行政部门委托的其他有关部门（如铁路、交通部门）卫生主管机构。

（一）各级政府卫生行政部门对传染病防治工作行使下列监督管理职权

1. 实施传染病预防控制规划、计划和方案。
2. 收集、分析和报告传染病监测信息，预测传染病的发生、流行趋势。
3. 开展对传染病疫情和突发公共卫生事件的流行病学调查、现场处理及效果评价。
4. 开展传染病实验室检测、诊断、病原学鉴定。
5. 实施免疫规划，负责预防性生物制品的使用管理。
6. 开展健康教育、咨询，普及传染病防治知识。
7. 指导、培训下级疾病预防控制机构及其工作人员开展传染病监测工作。
8. 开展传染病防治应用性研究和卫生评价，提供技术咨询等等。

各级卫生行政部门根据分级管理的原则，对疾病预防控制机构承担的上述职责进行监督检查，以依法申请行政复议、行政诉讼。对于违法行为的举报，有关部门必须认真对待，做到执法必严、违法必究。

（二）各级政府卫生行政部门对医疗机构行使下列监督管理职权

1. 严格执行有关管理制度和操作规定，防止传染病的医源性感染和医院感染。
2. 承担传染病疫情报告、本单位的传染病预防以及责任区域内的传染病预防工作。
3. 承担医疗活动中与医院感染有关的危险因素监测、安全防护、消毒、隔离和医疗废物处置工作。
4. 对传染病病原体实行严格管理，严防传染病病原体的实验室感染和病原微生物的扩散。
5. 发现传染病时，采取相应的措施。
6. 按照规定对使用的医疗器械进行消毒；对按照规定一次性使用的医疗器具，应当在使用后予以销毁。
7. 对传染病病人或者疑似传染病病人提供医疗救护、现场救援和接诊治疗等。

二、传染病管理监督员及其职责

地方各级政府卫生行政部门、疾病预防控制机构和国务院卫生行政部门委托的其他有关部门卫生主管机构推荐的传染病管理监督员，由省级以上政府卫生行政部门聘任并发给证书。省级政府卫生行政部门聘任的传染病管理监督员，报国务院卫生行政部门备案。

传染病管理监督员执行下列任务：

1. 监督检查《传染病防治法》的执行情况。
2. 进行现场调查，包括采集必需的标本及查阅、索取、翻印复制必要的文字、图片、声像资料等，并根据调查情况写出书面报告。
3. 对违法单位或者个人提出处罚建议。
4. 执行卫生行政部门或者其他有关部门卫生主管机构交付的任务。
5. 及时提出预防和控制传染病措施的建议。

三、传染病管理检查员及其职责

各级各类医疗保健机构内设立的传染病管理检查员，由本单位推荐，经县级以上政府卫生行政部门或受国务院卫生行政部门委托的其他部门卫生主管机构批准并发给证书。传染病管理检查员执行下列任务：

1. 宣传《传染病防治法》，检查本单位和责任地段的传染病防治措施的实施和疫情报告执行情况。

2. 对本单位和责任地段的传染病防治工作进行技术指导。

3. 执行卫生行政部门和疾病预防控制机构对本单位及责任地段提出的改进传染病防治管理工作意见。

4. 定期向卫生行政部门指定的疾病预防控制机构汇报工作情况，遇到紧急情况及时报告。

四、保障措施的法律规定

传染病防治工作不仅关系到保障人民群众身体健康，也关系到经济的发展和社会的进步，是国民经济和社会发展的重要组成部分。党和政府一向把传染病防治工作作为卫生工作的战略重点，各级政府和全社会对此承担着重要责任。中共中央、国务院在《关于卫生改革与发展的决定》中提出：到2010年我国国民健康的主要指标在经济发达地区要达到或接近世界中等发达国家的平均水平，在欠发达地区也要达到发展中国家的先进水平。传染病防治工作是实现这一目标的关键。传染病防治工作，不是单纯的卫生问题，它关系到社会、经济的发展，小到一个家庭，大到整个宏观经济和社会稳定，而且它又是一项长期性的工作。把传染病防治工作纳入国民经济及社会发展规划，使这项工作有序开展，是长治久安的战略措施，是非常必要的。

2003年"非典"流行，给我国经济带来了一定影响，给社会带来了不稳定因素，由此，一些主要传染病的发病率、死亡率，不仅威胁我国人民的健康，也给经济带来了沉重负担，因贫致病、因病返贫的边远贫困地区和少数民族地区，反映传染病防治面临着十分严峻的形势，需要国家、各级人民政府把传染病防治工作纳入社会经济发展总体规划，使这项工作有计划、有步骤、有目的地组织落实。

（一）经费保障

长期以来，由于经费不足，影响疾病预防控制能力的提高；一些传染病病人由于经济困难不能得到及时、有效、规范的治疗，成为新的传染源。传染病防治是公共卫生问题，但它涉及社会生活的各个方面。2003年以来，党中央、国务院做出一系列重大决策，强化政府的公共卫生职能，加大对公共卫生的投入，加强疾病控制体系和医疗救治体系建设。国务院要求，力争用3年的时间，基本建成覆盖城乡、功能完善的疾病预防控制体系、医疗救治体系和执法监督体系，提高应对重大传染病等突发公共卫生事件的能力，本届政府已经确定投入数百亿元用于公共卫生基础设施建设，体现了政府公共服务职能，保障传染病防治工作落到实处。

1. 县、市、省级人民政府根据职责负责本行政区域的传染病预防、控制、监督工作的人员经费、机构经费、办事经费、设备经费等日常经费，保证日常情况下传染病防治工作的正常进行。

2. 传染病发生、流行具有一定的规律，一些传染病可以通过监测和预警来判断其流行趋势；某些传染病可以通过预防措施，如注射疫苗来控制；有的疾病可以通过药物进行有效治疗，如结核病的规范化治疗等。因此，国家采取必要的防治手段完全可以控制某些传染病，规定卫生部会同财政部、国家发展改革委员会等部门，确定全国传染病预防、控制、救治、监测、预测、预警、监督检查等具体项目，对项目的实施给予专项资金支持。

根据我国的财政体制，上述项目的资金从两个方面给予支持。一是困难地区重大传染病防治项目由中央财政给予补助。从1991年开始财政部和国家发改委分别设立了中央农村卫生专项资金，用于民族地区和贫困地区卫生事业，中央财政每年安排防治传染病专款5000多万元，用于鼠疫、血吸虫病等重大疫情防治；每年安排结核病防治专款4000多万元。为了建立健全我国公共卫生体系，中央财政2003年安排了10亿元的公共卫生专项资金，主要用于中西部地区突发公共卫生事件应急医疗救治项目、疾病预防控制机构实验室设备和卫生防疫专用车辆配置项目、计划免疫建设项目、省级卫生监督执法信息数据库建设项目、血吸虫防治项目、降低孕产妇死亡率和消除新生儿破伤风项目以及艾滋病防治项目。二是在卫生部确定的项目范围内，省级人民政府根据本地情况，确定传染病预防、控制、监督等项目，并保障项目的实施经费。

（二）扶持基层、贫困地区

中共中央、国务院《关于卫生改革与发展的决定》中提出要高度重视并做好贫困地区和少数民族地区的卫生工作。各级政府要把卫生扶贫纳入当地扶贫计划，安排必要的扶贫资金，帮助这些地区重点解决基础卫生设施、改善饮水条件和防治地方病、传染病。要把扶持这些地区卫生事业发展作为财政转移支付的重要内容。鼓励发达地区对口支援贫困地区和少数民族地区的卫生工作。国家近年来已加大中央和东部地区对西部地区卫生工作的支持力度，并将逐年增加。

根据中央财政和地方财政的分管原则，中央财政对困难地区实施重大传染病防治项目给予补助，地方各级人民政府具体负责保障城市社区、农村基层传染病预防工作的经费。经费应包括国家免疫规划项目的预防接种、规定免费治疗的疾病、对公众的健康教育等。

（三）实行医疗救助，减免医疗费用

为体现国家对传染病病人的关怀，控制传染病的传播和流行，本法将对患有特定传染病的困难人群实行医疗救助，减免医疗费用，作为传染病防治的重要保障措施之一。获得医疗救助应当具备两个条件：一是患有特定传染病。按照本法规定，各类传染病共39种，在我国目前的经济发展阶段，政府还不可能对所有种类的传染病患者予以免费治疗，只能根据传染病发生、流行趋势和控制传染病传播的需要，对特定的传染病患者实行医疗救助。二是困难人群。我国幅员辽阔，人口众多，地区间、城乡间经济发展不平衡，医疗保障体系不健全，部分边远贫困地区、少数民族地区和城镇贫困人口还存在缺医少药的问题。对这部分人员的传染病医疗费用国家予以减免。

近年来，国家不断加大对重大传染病的防治，采取对西部地区卫生投入的倾斜政策，在结核病、艾滋病及其他重点疾病防治中从中央卫生专项经费方面加大支持力度。国务院吴仪副总理在2004年全国卫生工作会议上提出，以防治艾滋病、血吸虫病为重点，减少传染病对人民健康和经济建设的威胁。目前实行医疗救治减免医疗费用的病种有结核病、艾滋病等。

《传染病防治法》对贫困人口规定医疗救助，是迄今出台的卫生方面法律中首次提出，充分表明了国家为民政策上的决心。具体要求：①医疗救助工作应当进一步规范化、制度化，制定相应的具体措施和制度。②对医疗救助的目标原则、救助对象、救助办法、申请审批程序、医疗救助服务、基金的筹集和管理、组织与实施等要进行规范，按规定执行。

（四）药品医疗器械和其他物资储备

建立传染病预防、控制的物资储备机制，目的是使我们在传染病突然来临时，有充分的准备，能够应对各种紧急情况。"兵马未动，粮草先行"，没有充分的物资保障，就不可能具备抵御大的传染病疫情的应急能力，更不能取得胜利。

1. 药品、医疗器械的储备 药品（包括疫苗）和医疗器械是预防、控制传染病的重要手段，也是救治患者的必需物资。建立中央与地方两级医药储备制度，认真落实储备资金，确保储备资金安全和保值，加强医药储备管理，确保及时有效供应。中央医药储备的药品和医疗器械品种和数量，由国家食品药品监督管理局、卫生部和有关单位确定。国家储备实行品种、总量平衡、动态管理。承担药品储备任务的企业，要按照科学、合理的储备周期，制定相应的轮换办法，在确保储备品种和数量的前提下，及时对储备药品和医疗器械进行轮换。

2. 其他物资的储备 主要是指进行流行病学调查、监督检查、监测检验的设备储备，进行传染源隔离、卫生防护的用品和设施等的储备。储备的物资应当定期检查，确保质量、品种和数量，以保证在紧急需要时，调得出、供得上、质量好、品种全。

（五）做好防护，给予津贴

在传染病防治工作中，因为工作需要在预防、医疗、科研、教学、现场处理疫情等情况下，都有可能接触到传染病病原体，如参加传染病预防、控制和医疗救治工作的疾病预防控制机构的工作人员、医护人员以及救护车司机、有关科研实验室的工作人员等；还有些工作岗位在生产、工作中也可能接触到传染病病原体。他们在工作中极易感染相关传染病，对身体造成伤害。在2003年的传染性非典型肺炎的防治工作中，相当一部分医护人员受到感染就是一个值得吸取的教训。为有效开展工作，要首先保障这些工作人员采取必要的防护措施。这里所称的防护措施主要包括：工作人员执行职务时要穿好防护服装，有关单位应建立实施操作时的隔离制度、安全操作制度、污染物的消毒制度等。2003年卫生部在《传染性非典型肺炎医院感染控制指导原则（试行）》中规定了隔离工作指导原则、消毒工作指导原则和医务人员防护指导原则。有关单位在保障对这些工作人员采取防护措施的同时，还应当采取必要的医疗保健措施，如应预先接种有关接触的传染病疫苗、定期进行体格检查等。另外，有关单位应当根据工作量的大小、工作条件的好坏、防护难易以及危害身体健康程度等情况，对有关工作人员给予适当的卫生保健津贴。2003年，在传染性非典型肺炎防治工作中，国家有关主管部门对参加传染性非典型肺炎防治的医务卫生人员的补助和保健津贴做出了规定。

第四节 法律责任

一、行政责任

（一）行政处罚

1. 控制传染病环境传染源不力的处罚 《传染病防治法》及其实施办法规定，单位或个人有以下违法行为之一的，由县级以上人民政府卫生行政部门根据情节的轻重责令限期改正、没收违法所得，可并处 5 万元以下的罚款：①供水单位供应的饮用水不符合国家规定的《生活饮用水标准》，单位自备水源未经批准与城镇供水系统连接的。②未按城市环境卫生设施标准修建公共卫生设施致使垃圾、粪便、污水不能进行无害化处理，对被传染病病原体污染的污水、污物、粪便不按规定进行消毒处理，对被甲类和乙类传染病病人、病原携带者、疑似传染病病人污染的场所、物品未按卫生防疫机构的要求实施必要的卫生处理的。③造成传染病医源性感染、医院内感染、实验室感染和致病性微生物扩散的，招用流动人口的用工单位，未向卫生防疫机构报告并采取卫生措施，造成传染病传播、流行的。④生产、经营、使用消毒药剂和消毒器械、卫生用品、卫生材料、一次性医疗器材、隐形眼镜、人造器官等不符合国家卫生标准，可能或者已经造成传染病传播、扩散的。⑤准许或者纵容传染病病人、病原携带者和疑似传染病病人，从事国务院卫生行政部门规定禁止从事的易使传染病扩散的工作的。⑥传染病病人、病原携带者故意传播传染病，造成他人感染的，甲类传染病病人、病原携带者或者疑似传染病病人，乙类传染病中艾滋病、肺炭疽病人拒绝进行隔离治疗的。⑦违章养犬或者拒绝、阻挠扑杀违章犬，造成咬伤他人或者导致人群中发生狂犬病的。

上述违法行为，情节严重的，除行政处罚外，对主管人员和直接负责人员由其所在单位或者上级机关给予行政处分。

此外，《传染病防治法》还规定，在自然疫源地和可能是自然疫源地的地区兴建大型建设项目未经卫生调查即进行施工的，由县级以上政府卫生行政部门责令限期改正，可以处 2000 元以上 2 万元以上的罚款。

2. 单位或个人生产、经营违反《传染病防治法》的处罚

（1）单位和个人非法经营、出售用于预防传染病菌苗、疫苗等生物制品的，可以处相当出售金额 3 倍以下的罚款，危害严重，出售金额不满 5000 元的，以 5000 元计算。

（2）单位和个人出售、运输被传染病病原体污染和来自疫区可能被传染病病原体污染的毛皮、旧衣物及生活用品，由县级以上政府卫生行政部门责令限期进行卫生处理，可以处出售金额 1 倍以下的罚款；造成传染病流行的，根据情节，可以处相当出售金额 3 倍以下的罚款，危害严重，出售金额不满 2000 元的，以 2000 元计算。

（3）个体行医人员在实行职务时，不报、漏报、迟报传染病疫情的，由县级以上政府卫生行政部门责令限期改正，限期内不改的，可以处 100 元以上 500 元以下的罚款；对造成传染病传播流行的，可以处 200 元以上 2000 元以下的罚款。

当事人对卫生行政部门作出的罚款决定不服的，可以向上一级卫生行政部门申请复议，也可以自收到行政处罚决定书之日起 15 日内，直接向法院提起诉讼。

（二）行政处分

《传染病防治法》及其实施办法规定，有下列行为之一的单位和个人，对主管人员和直接责任者由所在单位或者上级机关给予行政处分：①单位和个人非法经营、出售用于预防传染病菌苗、疫苗等生物制品的。②单位和个人出售、运输被传染病病原体污染和来自疫区地可能被传染病病原体污染的皮毛、旧衣物及生活用品的。③传染病暴发、流行时，妨碍或者拒绝执行政府有关采取紧急措施决定的。④传染病暴发、流行时，医疗保健人员、卫生防疫人员拒绝执行各级政府卫生行政部门调集其参加控制疫情的决定的。⑤对控制传染病暴发、流行负有责任的部门拒绝执行政府有关控制疫情决定的。⑥无故阻拦和拦截依法执行处理疫情任务的车辆和人员的。⑦执行职务的医疗保健人员、卫生防疫人员和责任单位，不报、漏报、迟报传染病疫情的。

二、刑事责任

《传染病防治法》规定，违反《传染病防治法》，情节严重，构成犯罪的，依法追究刑事责任。

刑法第三百三十条规定，违反《传染病防治法》的规定，有下列情形之一，引起甲类传染病传播或者有传播严重危险的，处 3 年以下有期徒刑或者拘役；后果特别严重的，处 3 年以上 7 年以下有期徒刑：①供水单位供应的饮用水不符合国家规定的卫生标准的。②拒绝按照卫生行政机构提出的卫生要求对传染病病原体污染的污水、污物、粪便进行消毒处理的。③准许或者纵容传染病病人、病原携带者和疑似传染病病人从事国务院卫生行政部门规定禁止从事的易使传染病扩散的工作的。④拒绝执行卫生监督机构依照《传染病防治法》提出的预防、控制措施的。

单位犯前款罪的，对单位判处罚金，并对其直接负责的主管人员和其他直接负责人员依照上述规定处罚。

刑法第三百三十一条规定，从事试验、保藏、携带、运输传染病菌种、毒种的人员，违反国务院卫生行政部门有关规定，造成传染病菌种、毒种扩散，后果严重的，处 3 年以下有期徒刑，明知自己患有梅毒、淋病等严重性病而卖淫、嫖娼的，处 5 年以下有期徒刑、拘役或者管制，并处罚金。

三、民事责任

民事责任是由于传播传染病、使传染病流行而导致他人人身、财产损害的侵权责任。主要包括医疗机构、采供血机构、生物制品生产单位、有关兴建大型工程的建设单位、有关公共场所经营单位、传染病患者的侵权责任。

1. 医疗机构的侵权责任　①由于医疗机构未按照规定采取措施，导致医院内感染，从而使得公民被传染上传染病。②由于医疗机构未执行国家有关规定，导致医源性感染，如反复使用一次性医疗器具、血液不合格等，从而使得公民被传染上传染病。

2. 采供血机构构成侵权　主要是提供了不合格的血液，导致他人感染经血液传播的传染病。

3. 生物制品生产单位构成侵权　主要是提供了不合格的血液制品等，导致他人感染经血液传播的传染病。

4. 有关兴建大型工程的建设单位的侵权责任　主要发生在建设单位，未执行该法的有关规定，擅自建设导致了传染病发生，使他人感染传染病。

5. 有关公共场所经营者的侵权责任　①未按照本法规定，对被传染病病原体污染的污水、污物、场所和物品进行消毒处理，从而导致有关人员感染传染病。②未按照本法规定，雇佣传染病病人、病原携带者从事易使该传染病扩散的工作，从而导致他人感染传染病。

6. 传染病患者的侵权责任　主要发生在传染病病人、病原携带者，不按照本法的规定接受疾病预防控制机构、医疗机构的隔离治疗措施，从而导致他人被传染上传染病的情形。

第五节 几种常见传染病防治的法律规定

一、艾滋病防治条例

艾滋病（AIDS），即获得性免疫缺陷综合征，可分为急性感染期、潜伏期、艾滋病前期、典型艾滋病期。其致病病原是人类免疫缺陷病毒（HIV），潜伏期平均为9～10年。

自1981年在美国发现第一例艾滋病病例以来，这种传染病以其不可抵挡之势，在世界各地蔓延，1985年6月我国发现第一例艾滋病患者。目前，艾滋病在我国已经从传入期、扩散期进入到快速增长期。因此，艾滋病的预防和控制工作已经得到了国家的高度重视，发布了一系列相关法律、法规和政策。主要包括《传染病防治法》、《艾滋病防治条例》、《医疗废物管理条例》、《性病防治管理办法》、《消毒管理办法》、《国务院关于切实加强艾滋病防治工作的通知》、《中国遏制与防治艾滋病行动计划》、《全国艾滋病防治宣传教育工作指导方案》、《中国预防与控制艾滋病中长期规划》等。2006年1月18日国务院第122次常务会议通过了《艾滋病防治条例》，自2006年3月1日起施行，为我国预防艾滋病从国外传入或者在国内发生和流行、保障人体健康提供了法律保证。

（一）艾滋病防治方针

预防为主、防治结合是我国传染病防治的总方针。艾滋病的防治工作也应当遵循这一方针。艾滋病的预防制度是建立完善的艾滋病防治体系的关键和基础。因此，遵循这一方针，针对艾滋病防治工作中存在的突出问题，规定了一系列的制度：

1. 为了能够准确掌握艾滋病疫情，依照传染病防治法的规定，建立健全艾滋病监测制度。

2. 鼓励和支持居民委员会、村民委员会以及其他有关组织和个人对有易感染艾滋病病毒危险行为的人群实施行为干预措施。

3. 将推广使用安全套等干预措施作为制度予以明确。

4. 强调医疗卫生机构和出入境检验检疫机构应当加强对医疗、检测行为的规范化管理，防止发生艾滋病的医院感染和医源性感染。

5. 与《献血法》、《血液制品管理条例》相衔接，严格规范血站、单采血浆站、血液制品生产单位的采供血行为和生产行为，保证血液、血浆和血液制品的安全。

6. 艾滋病的医疗救治制度。

（二）艾滋病防治规划的主体

国家艾滋病防治规划由卫生部会同国务院其他有关部门制定，规定艾滋病防治规划的制定主体为县级以上地方人民政府。同时，为了保证制度、政策、措施的一致和行动的统一，条例规定，地方政府制定艾滋病防治规划时，应当以本条例和国家规划为依据。

1. 艾滋病的防治问题虽然是一个社会问题，需要综合治理，但是涉及一些具体的防治措施，主要还是从公共卫生的角度出发，将其作为一种传染病进行防治，因此制定艾滋病防治规划应当以卫生部为主。

2. 由于艾滋病的社会属性，其防治工作涉及多个方面，涉及多个部门的职责及多部门的协调配合，特别是涉及经费安排、部门职责分工等内容，需要有关部门共同制定。《中国预防与控制艾滋病中长期规划（1998~2010年)》就是由卫生部、国家发改委、科技部、财政部制定，由国务院同意、印发。

（三）艾滋病防治的主要措施

1. 宣传教育，行为干预和关怀救助，实行综合防治是艾滋病防治的主要措施。由于艾滋病的特殊性，特别是考虑到人们对艾滋病认知的程度和社会环境，应当将艾滋病的预防和宣传教育作为一项重要措施，置于艾滋病防治的重要地位。这种宣传教育应当包括对全人口的一般教育和对青少年、特殊人群的特殊教育。必须通过形式多样的宣传教育方式，向公众普及艾滋病防治知识，特别是向有易感染艾滋病病毒危险行为的人群传递科学、准确的艾滋病防治信息，引导人们改变危险的行为，减少或者阻断有利于艾滋病病毒传播的因素。同时，由于艾滋病的传播与人自身行为有密切的联系，艾滋病防治工作，涉及改变人的行为，特别是涉及有吸毒、卖淫、嫖娼、同性恋行为的特殊人群的高危险行为，因此，改变高危险行为成为防治艾滋病的关键。在法律制度上，着重关注对艾滋病传播的社会行为因素的控制。

2. 艾滋病传播途径的自身特点需要我们更加解放思想，实事求是，统一认识，统一步调，坚定不移地推行诸如安全套的推广使用、美沙酮替代、针头置换等被证明是行之有效的干预措施。

此外，对艾滋病病毒感染者和艾滋病病人的态度、政策，反映了人们的人权观念和宽容程度，体现了政府的形象。我国政府高度重视对艾滋病病毒感染者、艾滋病病人及其家属的治疗和救助，承诺并实行了"四免一关怀"政策。将这些关怀救助措施以法律制度的形式固定下来。

（四）艾滋病病毒感染者、艾滋病病人及其家属的合法权益

艾滋病病毒感染者、艾滋病病人及其家属享有的主要合法权益，包括婚姻权、就业权、就医权和入学权。这些权益是艾滋病病毒感染者、艾滋病病人及其家属应当享有的最基本的权益。在此仅列举婚姻权和就医权。

1. 婚姻权　依照我国现行婚姻法的规定，艾滋病病毒感染者、艾滋病病人不属于法律禁止结婚的范围，因此，艾滋病病毒感染者、艾滋病病人可以结婚。但是，没有禁止艾滋病病毒感染者、艾滋病病人结婚，不意味着艾滋病病毒感染者、艾滋病病人结婚可以不承担法定义务。由于艾滋病可以通过性行为传播，为了防止与艾滋病病毒感染者、艾滋病病人结婚的人感染艾滋病病毒，条例规定，艾滋病病毒感染者、艾滋病病人应当将感染或者发病的事实及时告知与其有性关系者。

2. 就医权　就医权属于基本人权，在任何情况下，都不能被剥夺。艾滋病病毒感染者或艾滋病病人比普通人更需要医疗救治，其就医权更应该得到法律的保护。但是，为了防止艾滋病的医院感染和医源性感染，条例规定，艾滋病病毒感染者、艾滋病病人就医时，应当将感染或者发病的事实如实告知接诊医生。

（五）艾滋病监测网络的制度规定

艾滋病监测，是指连续、系统地收集各类人群中艾滋病（或者艾滋病病毒感染）及其相关因素的分布资料，对这些资料进行综合分析，为有关部门制定预防控制策略和措施提供及时可靠的信息和依据，并对预防控制措施进行效果评价。

艾滋病是《中华人民共和国传染病防治法》规定的乙类传染病，是重点监测的传染病

之一。建立艾滋病监测网络是国家建立传染病监测制度的重要组成部分。根据我国艾滋病防治工作的需要，建立艾滋病的监测网络是非常必要的，是贯彻"预防为主"卫生工作方针的重要方面。

1. 加强对艾滋病毒感染者和艾滋病病人的报告与管理。

2. 建立健全艾滋病监测网络体系。艾滋病疫情信息的收集不仅依靠法定报告，而且应当形成包括哨点监测、行为监测、自愿咨询检测、实验室监测、易感染艾滋病人群监测的综合体系，加强各种监测途径的互补、互通，真正形成艾滋病监测网络体系。

3. 对不同渠道的信息进行综合分析，加以科学计算，得出我国艾滋病病毒感染者和艾滋病病人的现患者信息。

4. 规定医疗卫生机构、血站、出入境检验检疫机构等在报告艾滋病和提供艾滋病防病信息方面的义务，同时规定专业机构负责信息的沟通、收集、确证、综合、分析、利用等工作。

二、结核病防治规划

为进一步加强全国结核病防治工作，遏制结核病的流行，保障人民群众身体健康，促进国民经济和社会发展，根据当前我国结核病流行与防治现状，制定本规划。

（一）结核病流行与防治工作现状

结核病是经呼吸道传播的慢性传染病，主要发生在肺部。结核病在全球的广泛流行，严重危害了人民群众的身体健康，已成为重大的公共卫生问题和社会问题。我国是世界上22个结核病高负担国家之一，结核病患者数量居世界第二位，其中80%在农村。据2000年全国结核病流行病学调查，我国现有结核菌感染者4亿人，结核病患者500万人，其中传染性肺结核病患者200万人。每年因患结核病死亡的人数达到15万人。结核病是我国农村因病致贫、因病返贫的主要疾病之一。

我国政府十分重视结核病的防治工作。从1981年起，国务院有关部门相继制定与实施了两个全国结核病防治十年规划。1992～1999年，利用世界银行贷款在新疆等13个省（自治区）开展了"中国结核病控制项目"，利用中央防病经费在河南等15个省（自治区）实施了"卫生部加强与促进结核病控制项目"。其间，项目地区累计免费诊断并治疗传染性肺结核病患者120余万例，治愈率从50%提高到90%。经过多年的艰苦努力，我国结核病防治工作取得了显著成绩，形成了一套符合中国国情的现代结核病控制策略。

我国结核病防治工作的形势仍很严峻，任务艰巨。当前，全国仍有一半的地区还没有实施现代结核病控制策略；多部门合作、全社会参与的结核病防治局面尚未形成；结核病防治知识的教育还不够普及；结核病防治能力不能适应预防与控制工作的需要，同时，流动人口的骤增、耐药结核病的蔓延、结核菌与艾滋病病毒的双重感染，致使结核病疫情恶化，加大了结核病防治工作的难度。在今后10年，如不能全面有效地实施现代结核病控制策略，预计全国将新增结核病患者2000万～3000万人，将给国家和人民带来沉重的负担，严重制约我国经济和社会的发展。

（二）指导原则

1. 政府负责、部门合作、社会参与，共同做好结核病防治工作。

2. 实行分类指导，对西部地区和贫困人群给予重点帮助。

3. 坚持"预防为主，防治结合"的方针，积极发现和治疗传染性肺结核病患者。

4. 全面实施现代结核病控制策略，落实肺结核病患者的归口管理和督导治疗。

5. 实行肺结核病治疗费用"收、减、免"政策。对没有支付能力的传染性肺结核病患者实行免费治疗。

（三）主要措施

1. 加强结核病防治能力建设，健全服务体系　要加强省、地（市）、县（市）三级结核病防治网络建设，明确各级结核病防治机构的职责和任务，注意调整、充实结核病防治机构，稳定结核病防治专业队伍，提高结核病防治人员的防治技术和服务水平。

县（市）级结核病防治机构要成为实施现代结核病控制策略、落实结核病防治规划的基本单位，能够履行肺结核病患者诊断、治疗和管理的职责和任务。地（市）级结核病防治机构要能够履行对所辖县（市）结核病防治工作的业务指导、技术培训、质量控制、监督检查和管理评价等职责和任务。中央和省级结核病防治机构要能够有效地组织协调结核病防治规划和年度计划的实施，对结核病防治工作进行技术指导、人员培训、质量控制、监督监测、健康教育、社会学评价和科学研究。

要积极动员并发挥各级各类医疗卫生机构的作用，配合当地结核病防治机构做好肺结核病患者的发现、登记、报告、转诊及危重患者抢救工作。

2. 积极发现和治疗肺结核病患者　要采取因症求诊和以痰涂片显微镜检查为主的方式，在边远地区可采用直接查痰方式，积极发现传染性肺结核病患者。各地区对高危人群、高发地区要有计划地组织肺结核病可疑症状者的检查。实施督导治疗，积极治疗发现的患者，做到发现一例，报告一例，登记一例，治疗一例，管理一例，治愈一例，以有效控制结核病的传播。

3. 完善结核病报告信息系统　要将结核病防治纳入卫生信息网建设中，积极推广应用现代网络信息传输技术，建立和完善结核病统计、报告、监测、评价系统。各级结核病防治机构应有专人负责结核病报告、登记、治疗和管理等信息资料的综合与分析，保证各类统计报表数字的真实、可靠、及时、准确。及时掌握结核病疫情动态，不断改进结核病防治措施。

4. 加强人员培训，提高业务素质　要组织有关专家制订各类医疗卫生人员结核病防治培训大纲，编写结核病防治培训教材，按照逐级分类培训的原则，坚持专业教育与在职培训相结合，利用医学生的学校教育、岗位培训、继续教育等多种培训方式，开展现代结核病控制策略新技术、新方法等培训，努力培养学科带头人，逐步提高各级医疗服务和结核病防治人员的业务水平。

5. 加强宣传教育，增进全民结核病防治意识　要把结核病防治知识的宣传和普及作为科普知识宣传的重要内容，纳入当地健康教育规划。坚持全民健康教育与重点人群教育相结合，在组织开展"世界防治结核病日"宣传活动的基础上，有计划、有针对性地通过多种形式开展经常性的宣传工作。向群众宣传结核病的危害和防治方法，动员社会各界参与结核病防治工作，形成全民防治结核病的氛围。

6. 加强应用性研究　要加强结核病的科学研究，将结核病科研项目列入国家重点攻关计划和优先项目。将结核病有关应用性研究纳入地方科研规划，给予资金支持。科学研究要坚持为防治工作服务的方向，重点开展结核病流行病学、多耐药结核病的治疗与监测、结核菌与艾滋病病毒双重感染以及对结核病防治新技术、新方法等方面的研究。

7. 加强国际间的交流与合作　要建立与国际组织和非政府组织在人员培训、科学研究、资源共享等方面的合作伙伴关系，吸收、借鉴和推广国际先进的结核病防治科学技术及成功经验，积极争取国际社会的援助，参加全球遏制结核病的行动。

（四）组织保障

1. 加强领导　地方各级人民政府要加强对结核病防治工作的领导，把结核病防治工作纳入本地区国民经济和社会发展规划。加强对规划执行情况的监督检查，不断总结经验，研究解决问题，确保防治措施的落实。

2. 加强法制管理　地方各级人民政府要按照《中华人民共和国传染病防治法》、《中华人民共和国执业医师法》和《结核病防治管理办法》等法律法规，制定地方性结核病防治法规，加大依法管理力度。加强对各类医疗卫生、厂矿、企业、农（林）场、学校等单位的结核病防治工作的执法监督，完善疫情报告、监测和信息管理系统，落实结核病有效治疗方案，使结核病防治工作的管理有法可依，有章可循，逐步走向法制管理的轨道。

3. 加强部门合作　各部门要密切配合，各司其职，共同做好结核病防治工作。

4. 以政府投入为主，实行多方筹资，保证规划目标的实现　地方各级人民政府要加大对结核病防治经费投入的力度，把解决结核病防治经费问题纳入议事日程。从 2001 年起，中央财政设立结核病防治专项经费，地方各级财政也要把结核病防治工作经费纳入地方财政预算，根据公共卫生事业发展需要，增加结核病防治经费的投入。同时要合理统筹使用赠款、贷款，以保证规划目标的实现。

三、禽流感的防治

人感染高致病性禽流感（以下简称"人禽流感"）是由禽甲型流感病毒某些亚型中的一些毒株引起的急性呼吸道传染病。早在 1981 年，美国即有禽流感病毒 H7N7 感染人类引起结膜炎的报道。1997 年，我国香港特别行政区发生 H5N1 型人禽流感，导致 6 人死亡，在世界范围内引起了广泛关注。近年来，人们又先后获得了 H9N2、H7N2、H7N3 亚型禽流感病毒感染人类的证据，荷兰、越南、泰国、柬埔寨、印尼及我国相继出现了人禽流感病例。尽管目前人禽流感只是在局部地区出现，但是考虑到人类对禽流感病毒普遍缺乏免疫力、人类感染 H5N1 型禽流感病毒后的高病死率以及可能出现的病毒变异等，世界卫生组织（WHO）认为该疾病可能是对人类存在潜在威胁最大的疾病之一。

（一）人禽流感应急预案

为做好人禽流感防控工作，提高人禽流感的防治水平和应对能力，及时、有效地采取各项防控措施，做到早发现、早报告、早隔离、早治疗人禽流感病例，控制疫情的传播、蔓延，保障广大人民群众的身体健康和生命安全，维护社会的稳定，特制定本应急预案。

1. 病例诊断　各省（区、市）年度首例人禽流感病例由卫生部组织人禽流感专家组诊断，此后发生的病例由省（区、市）卫生行政部门组织专家组诊断，同时报卫生部备案。省级卫生行政部门在接到辖区内人禽流感预警病例报告后，应在 12 小时内派出专家组进行调查和会诊，并向卫生部报告。省级专家组根据病例的流行病学史、临床表现、实验室检查结果，按照《人禽流感诊疗方案（2005 版修订版）》进行诊断或排除。有条件的省级疾病预防控制机构负责实施人禽流感病例实验室检测工作；不能开展检测的要及时送中国疾病预防控制中心检测。各省（区、市）、计划单列市检测出的所有阳性标本全部送中国疾病预防控制中心复核检测；检测阴性的标本，卫生部和中国疾病预防控制中心认为需要的，也要送中国疾病预防控制中心复核。

2. 应急处置

（1）本地尚未发现动物和人禽流感疫情，但其毗邻国家或相邻地区发生动物或人禽流感疫情，应该采取以下措施：①密切关注国内外动物禽流感及人禽流感疫情动态，做好疫情预测预警，开展疫情风险评估。②做好各项技术及物资准备。③开展常规疫情、流感或人禽流感、不明原因肺炎病例、不明原因死亡病例的监测。④医疗机构开展不明原因肺炎的筛查工作。⑤开展人禽流感知识的健康教育，提高公众防控人禽流感知识水平。⑥配合有关部门开展动物禽流感疫情监测工作，防止疫区受感染动物以及产品的输入。

（2）本地有动物禽流感疫情，但尚未发现人禽流感疫情，应该采取以下措施：①与农业部门紧密协作，立即开展现场流行病学调查、密切接触者追踪和样品采集工作。②启动人禽流感应急监测方案，疫区实行人禽流感疫情零报告制度。③做好密切接触者的医学观察。④按照职责分工，做好疫点内人员居住和聚集场所的消毒处理工作。⑤医疗机构要做好病人接诊、救治、医院内感染控制等准备工作。⑥做好疫情调查处理等人员的个人防护。

（3）本地出现散发或聚集性人禽流感病例，属重大突发公共卫生事件（Ⅱ级），但局限在一定的范围，没有出现扩散现象的，应采取以下措施：①启动人禽流感应急监测，实行人禽流感病例零报告制度。②按照人禽流感病例流行病学调查方案迅速开展流行病学调查工作，查明病例之间的相互关联，判定是否发生人传染人现象。③按照密切接触者判定标准和处理原则，确定密切接触者，并做好医学观察。④按照职责分工，做好疫点内人员居住和聚集场所的消毒处理工作。⑤医疗机构要做好人禽流感病例隔离、救治和医院内感染控制工作，并协助疾病预防控制机构开展流行病学调查和病例的主动搜索、标本采集等工作。⑥做好疫情调查处理、医疗救治、实验室检测等医务人员的个人防护。⑦及时向本地区有关部门和邻近省（区、市）人民政府卫生行政部门通报有关情况。⑧进一步加强健康教育，提高公众卫生意识和个人防护意识，减少发生人禽流感的危险性，做好公众心理疏导工作，避免出现社会恐慌。⑨如经调查证实发现人传染人病例，要根据疫情控制的需要，划定疫点和疫区范围，报请当地人民政府批准，采取学校停课、部分行业停业等防控措施。

（4）证实人间传播病例并出现疫情扩散状态，属特别重大突发公共卫生事件（Ⅰ级），按照《卫生部应对流感大流行准备计划与应急预案（试行）》采取相应的措施。

3. 保障措施

（1）加强技术培训，提高应对能力　加强对疾病预防控制人员的技术培训，提高流行病学调查、监测、消毒处理和实验室检验的能力；加强对医务人员禽流感防治知识的培训，要求每一位接诊医务人员都要掌握人禽流感诊疗、预防控制和流行病学调查的相关知识，提高基层医务人员早期发现病人的意识、能力和诊疗水平。

（2）完善检测网络，提高检测能力　中国疾病预防控制中心建立国家级人禽流感检测实验室，省（区、市）级疾病预防控制中心建立省级人禽流感检测实验室，重点地区和有条件的地区也可建立地、市级人禽流感检测实验室。人禽流感检测实验室应符合实验室生物安全有关规定和要求，配备专人负责，并选择技术水平高、责任心强的技术人员承担检测工作。

（3）加强生物安全管理，确保实验室生物安全　①各级疾病预防控制机构及科研机构要完善有关生物安全规章制度，配备必要的人员，健全实验室安全管理制度，使生物安全管理做到科学化、规范化、制度化。②开展人禽流感病毒检测工作的实验室必须符合我国实验室生物安全的有关规定和要求，依照《病原微生物实验室生物安全管理条例》、《可感染人类的高致病性病原微生物菌（毒）种或样本运输管理规定》、《微生物和生物医学实验室生物安全通用准则（WS233－2002）》和《实验室生物安全通用要求（GB19489－2004）》等规定开展工作。在应急状态下，卫生部可在专家论证的基础上，临时指定合格的实验室开展相关检测。③各医疗卫生机构要对专业人员进行有关生物安全知识的培训，提高专业人员生物安全防护意识和能力。

（4）加强监督检查，确保措施落实　各级卫生行政部门要认真开展对防控措施落实情况的督导检查和指导，特别加强对重点地区的督导和检查，督查应急预案制定、业务培训、技术演练、疾病监测、疫情报告、传染病预检分诊及疫情现场控制等措施落实情况，发现问题，及时解决，对玩忽职守的人员要严肃处理。

（5）做好物质储备，保障经费支持　各级卫生行政部门合理安排疾病预防控制和卫生应急工作经费，做好各类应急物资储备，包括防护用品、应急预防性药物、抗病毒治疗和对症治疗药品、消杀药械、检测试剂等物资。

（二）人禽流感的预防

1. 尽可能减少人，特别是少年儿童与禽、鸟类的不必要的接触，尤其是与病、死禽类的接触。

2. 因职业关系必须接触者，工作期间应戴口罩、穿工作服。

3. 加强禽类疾病的监测。动物防疫部门一旦发现疑似禽流感疫情，应立即通报当地疾病预防控制机构，指导职业暴露人员做好防护工作。

4. 加强对密切接触禽类人员的监测。与家禽或人禽流感患者有密切接触史者，一旦出现流感样症状，应立即进行流行病学调查，采集病人标本并送至指定实验室检测，以进一步明确病原，同时应采取相应的防治措施。有条件者可在48小时内口服神经氨酸酶抑制剂。

5. 严格规范收治人禽流感患者医疗单位的院内感染控制措施。接触人禽流感患者应戴口罩、戴手套、戴防护镜、穿隔离衣。接触后应洗手。具体的消毒隔离措施和专门病房的设置应参照执行卫生部《传染性非典型肺炎（SARS）诊疗方案》的相关规定。

6. 加强检测标本和实验室禽流感病毒毒株的管理，严格执行操作规范，防止实验室的感染及传播。

7. 注意饮食卫生，不喝生水，不吃未熟的肉类及蛋类等食品；勤洗手，养成良好的个人卫生习惯。

8. 可采用中医药方法辨证施防。应用中药预防本病的基本原则：益气解毒，宣肺化湿。适用于高危人群，应在医生指导下使用。

复习思考题

1. 简述传染病防治法的概念。
2. 预防与控制传染病的措施有哪些？
3. 违反传染病防治法的法律责任有哪些？
4. 简述传染病的法定分类。

资源链接

1. www. dldlyy. com　中国传染病防治网
2. www. 99aids. com　中国艾滋病公益网站
3. www. chinatb. org　中国结核网

第十三章
职业病和地方病防治法律制度

格言

"后苑银作镀金，为水银所熏，头手俱颤"，"采石人，石末伤肺，肺焦多死"。

——北宋时期（11～12世纪）《谈苑》

学习目标

通过职业病和地方病防治法律制度的学习，了解职业病的概念、范围和种类，熟悉职业病的诊断与职业病病人保障、地方病防治法律制度，掌握职业病预防和防护的法律规定。

 引导实例

某韩国独资制鞋有限公司，2004年7月22日至8月7日，接连出现3例含苯化学物及汽油中毒患者（经职业病医院确诊）。3名女性中毒者都是在该公司生产流水线上进行手工刷胶的操作工。

有关人员到工作现场调查确认：在长70m、宽12m的车间内，并列2条流水线，有近百名工人进行手工刷胶作业；车间内有硫化罐、烘干箱、热烤板等热源，但无降温、通风设施，室温高达37.2℃；企业为追求利润，不按要求使用溶剂汽油，改用价格较低、毒性较高的燃料汽油作为橡胶溶剂，使得配制的胶浆中的含苯化学物含量较高；所有容器（如汽油桶、亮光剂桶、胶浆桶及40多个胶浆盆等）全部敞口；操作工人没有任何个人防护用品。经现场检测：车间空气中苯和汽油浓度分别超过国家卫生标准2.42倍和2.49倍。为什么该公司在不长的时间内，会连续发生女刷胶工苯及汽油中毒事件？气温高，车间内有热源，但没有降温措施，致使室温过高，而且用敞口容器盛胶，使苯及汽油大量挥发（蒸发）；公司使用价格较低、毒性较高的燃料汽油作为橡胶溶剂，使得配制的胶浆中的含苯化学物含量较高；没有通风设施。以上原因造成车间空气中苯和汽油浓度都超过国家卫生标准数倍，而且又不为工人配备劳动防护用品，所以会连续发生女刷胶工苯及汽油中毒事件。

这个案例告诉了我们职业防护的重要性，在生产过程中应该注意保护职工的健康权益。

第一节　概　述

目前，我国的职业病危害十分严重，职业病危害分布于全国30多个行业，其中以煤炭、冶金、建材、有色金属、机械、化工等行业职业危害最为突出。随着乡镇企业的发展，原来主要集中在城市和工业区的职业病危害迅速向农村地区转移。在对外开放、引进国外技术过程中，随着新材料、新工艺的应用，职业病危害也随之由境外向境内转移，在我国已经出现了一些以前从未有过或极少发生过的严重职业中毒。目前，我国存在的主要职业病危害：一是粉尘危害。尘肺是我国发病人数最多、最常见的职业病。在劳动生产过程中能引起尘肺的粉尘多达数十种。二是毒物危害。据职业病报告统计，近年来我国重大职业中毒事故呈不断上升趋势，引起中毒的化学物质约40多类，而且职业病发病率呈上升趋势，每年全国报告各类急、慢性职业中毒几千人，死亡数百人。为此，必须做好职业病防治工作，防止劳动过程中可能产生的职业病危害因素对作业人员身体的危害，保护劳动者的健康。

一、职业病防治法的概念

职业病，是指企业、事业单位和个体经济组织的各种用工形式的劳动者，在工作或者其他职业活动中，因接触粉尘、放射线、有毒有害物质等职业危害因素而引起的，并列入国家公布的职业病范围的疾病。一旦罹患职业疾病，很难治愈，不仅会致劳动者致残、死亡、部分或者全部丧失劳动能力，还会给国家经济建设和社会发展带来巨大损害。

职业病防治法，是指调整在预防、控制和消除职业病危害，保护劳动者健康和相关权益，促进经济发展等活动过程中所发生的各种社会关系的法律规范的总称。它是职业卫生长期积累的经验总结，是卫生部门和卫生工作人员努力的可喜成果，也是我国卫生事业获得新发展的一项标志。这部法律在职业病预防、职业卫生服务、职业病诊断、职业病病人保障、职业卫生监督管理等方面作出一系列的规定，确立了职业病防治的基本规范和具体制度，将职业病防治活动纳入了法制的轨道。

职业病防治法的适用范围：中华人民共和国领域内职业病防治活动；控制最主要、危害最严重的职业病，如接触粉尘、放射性、有毒有害物质作业，按照职业病名单实施管理。适用于产生职业危害的企业事业单位和个体经济组织（用人单位），理论上说，不包括没有职业危害的用人单位。

二、职业病的范围

国际劳工组织《工伤事故和职业病津贴公约》（第121号）提出，每个成员国必须制定工业安全与职业病预防条例，要求实施工伤保险的国家必须实行工伤预防的措施。我国规定，工伤保险要与事故预防、职业病防治相结合。企业和职工必须贯彻"安全第一、预防为主"的方针，遵守劳动安全卫生法规制度，严格执行国家劳动安全卫生规程和标准，防止劳动过程中的事故，减少职业危害。

2001年10月，第九届全国人民代表大会常务委员会第24次会议通过了《中华人民共和国职业病防治法》；同时期卫生部发布了相应规章《职业健康监护管理办法》、《职业病诊断与鉴定管理办法》、《职业病危害事故调查处理办法》等。

卫生部和原劳动保障部于2002年4月公布了我国目前职业病范围，主要包括10大类：①尘肺13种。②职业性放射性疾病11种。③职业中毒56种。④物理因素所致职业病5种。⑤生物因素所致职业病3种。⑥职业性皮肤病8种。⑦职业性眼病3种。⑧职业性耳鼻喉口腔疾病3种。⑨职业性肿瘤8种。⑩其他职业病5种，其中包括化学灼伤等工伤事故共计115种。

第二节　职业病的预防和防护制度

一、职业病的前期预防

职业病防治工作的基本方针是"预防为主、防治结合"。因为一旦罹患职业病，就很难治愈。所以，职业病防治工作必须从致病源头抓起，实行前期预防。"预防为主"，是做好职业病防治工作的基础和前提，就是要做到"防患于未然"，把职业病防治工作，由传统的发生问题后进行处理的工作模式转变为预防管理的模式，把工作重点放在预防上，不要等发生了职业病再去被动地处理后事，而要把职业病危害消灭在萌芽状态，防止职业病的发生。

（一）建设项目职业病危害预评价制度

建设单位在可行性论证阶段应当向卫生行政部门提交职业病危害预评价报告书，内容主要包括建设项目概况，职业病危害因素，以及这些因素对工作场所和劳动者健康影响的评价，并确定危害类别和职业病防护措施，如提出在可能出现急性职业中毒事故的情况下，应配备的急救设备和所采取的抢救措施，为建设项目投产后的职业病防护管理提供目标和方向。卫生行政部门应当自收到预评价报告书后在法定时间内做出审核，并以书面形式通知建设单位。

（二）工作场所的职业卫生要求

产生职业病危害的用人单位的设立，除应当符合法律、行政法规规定的设立条件外，其工作场所还应当符合下列职业卫生要求：

1. 职业病危害因素的强度或者浓度符合国家职业卫生标准　在职业活动中存在的各种有害的化学、物理、生物因素以及在作业过程中产生的其他职业有害因素符合国家职业卫生标准，如生产过程中化学物质、粉尘的浓度在国家职业卫生标准规定的范围内。

2. 有与职业病危害防护相适应的设施　它是指在职业病防治工作中，为保护劳动者健康、治理职业病危害、预防职业病发生而采取的一切措施的总称，包括治理职业病危害的设备、采取的预防职业病发生的工程措施等。

3. 生产布局合理，符合有害与无害作业分开的原则　合理的生产布局应当符合职业卫生要求，避免有害作业和无害作业交叉进行，便于集中作业管理。

4. 有配套的更衣间、洗浴间、孕妇休息间等卫生设施　各项卫生设施要能满足职业病防护设施和职工（包括孕期女工）卫生保健的需要。

5. 设备、工具、用具等设施符合保护劳动者生理、心理健康的要求　避免因劳动组织和劳动制度不合理，劳动工具、用具、设备不符合要求，导致劳动者劳动强度过大、过度精神或者心理紧张，长时间在不良体位下作业等损害劳动者健康的情形发生。

6. 法律、行政法规和国务院卫生行政部门关于保护劳动者健康的其他要求　即用人单位的工作场所除符合上述5个条件外，法律、行政法规和国务院卫生行政部门有关于保护劳动者健康的其他要求也应一并遵守。

（三）劳动者享有的职业卫生保护权利

1. 受培训、教育权　劳动者为了掌握劳动技能，掌握职业病防治方面的知识与技能，有必要接受职业卫生教育和培训，通过职业卫生教育与培训，劳动者可以增强自我健康保护意识，提高保护健康的能力这是劳动者享有的权利。

2. 职业健康权　劳动者有权享受定期的职业健康检查，以能够经常性地了解自己的身体状况，当劳动者患职业病后，用人单位应当按照国家规定安排职业病病人进行治疗、康复。

3. 职业病危害的知情权　劳动者对于职业病危害的知情权，与劳动者的生命健康权关系密切，是保护劳动者生命健康权的重要前提。劳动者职业病危害知情权的实现，主要是通过在与用人单位签订劳动合同时来实现的。劳动者只有了解工作场所产生或者可能产生的职业病危害因素、危害后果以及应当采取的职业病防护措施，才能真正保护自身的健康。

4. 劳动保护的权利　用人单位提供符合防治职业病要求的职业病防护设施和个人使用的职业病防护用品，进而改善工作条件，这是保护劳动者身体健康的重要措施。

5. 检举权、控告权　劳动者发现用人单位有违反职业病防治法律、法规以及危及生命健康的行为，有权对用人单位提出批评，并有权向有关部门进行检举和控告。检举可以署名，也可以不署名；可以用书面形式，也可以用口头形式。但是，劳动者在行使这一权利时，应注意检举和控告的情况必须真实，要实事求是，不能无中生有。

6. 拒绝作业权　拒绝违章指挥和强令进行没有职业病防护措施的作业，这是保护劳动者生命健康的一项非常重要的权利。

7. 参与民主管理权　劳动者有权利参与用人单位的民主管理，通过参与用人单位的民主管理，可以充分调动劳动者的积极性与主动性，充分发挥劳动者的聪明才智，为用人单位献计献策，对职业病防治工作提出意见与建议，共同做好用人单位的职业病防治工作。

二、劳动过程中的防护与管理

用人单位只有采取法律规定的职业病防治管理措施，才能更好地保护劳动者的身体健康，而且是保护劳动者身体健康的前提条件。

(一) 职业病防治管理措施

1. 职业病防治的组织建设　用人单位必须要设置一个内设机构或者组织，或者是指定一个职业卫生管理机构或者组织，具体负责职业病防治工作。该机构或者组织中要有专职或者兼职的专业人员专门从事职业病的防治工作。目的是为了使用人单位的职业病防治措施能够得到落实，并要实行职业病防治责任制。这是职业病防治中首先要采取的措施。

2. 制订职业病防治计划和实施方案　建立了职业病防治组织后，就必须制订出具体的职业病防治计划，以及落实职业病防治计划的具体方案。

3. 建立、健全职业卫生管理制度和操作规程　将职业卫生管理作为一项制度加以建立并予完善，比如，职业病危害项目的申报制度、工作场所职业病危害因素监测制度、职业卫生培训以及职业健康检查等等。还应建立一套具体的操作规程。

4. 建立、健全职业卫生档案和劳动者健康监护档案　职业卫生档案，主要包括用人单位基本情况，职业病防护设施的设置、运转和效果，职业病危害因素的监测结果与分析，职业健康检查的组织和检查结果及评价。劳动者健康监护档案，主要包括职业史，职业病危害接触史，职业健康检查结果，职业病的诊断、处理、治疗和疗养，职业病危害事故的抢救情况等有关个人健康资料。

5. 建立、健全工作场所职业病危害因素监测及评价制度　职业病危害因素监测，是指对工作场所的特定职业病危害因素，由经过卫生行政部门资质认证的职业卫生技术服务机构进行检测，并出具具有法律效力的检验结果报告的活动，是保证工作场所职业病危害因素的浓度或者强度符合国家职业卫生标准的一项重要措施。

6. 建立、健全职业病危害事故应急救援预案　职业病危害事故，是指存在于工作场所的职业病危害因素由于某种意外原因，如违反操作规程、设备失修等，对劳动者造成的突发的职业损伤。制定职业病危害事故救援方案与措施，才能应对各种职业病危害事故的发生，在职业病危害事故发生时，能够及时地采取有效救援措施，使受到危害的劳动者得到及时的救治，避免损失的进一步扩大，尽量减少伤亡。

（二）职业病防护设施和职业病防护用品

职业病防护设施，是指用于职业病防护的设施、工程技术、个体防护用品，以及组织管理和卫生保健措施等。职业病防护设施的使用，是保护劳动者身体健康所必不可少的。用人单位必须采用有效的职业病防护设施，即所采用的职业病防护设施必须能够真正起到防治职业病的作用。

劳动者个人使用的防护用品，是指劳动者在劳动过程中使用的可以防止职业病危害因素，有效保护劳动者身体健康的个人用品。主要有以下 5 类：①呼吸器官防护用品类。②眼、面防护用品类。③听觉器官防护用品类。④皮肤保护用品类。⑤其他用品类。对职业病防护设备、应急救援设施和个人使用的职业病防护用品，用人单位应当进行经常性的维护、检修，定期检测其性能和效果，确保其处于正常状态，不得擅自拆除或者停止使用。

（三）职业病危害因素的监测、检测、评价和治理

1. 职业病危害因素监测制度　经常和定期监测作业场所职业病危害因素，可以及时了解有害因素产生、扩散、变化的规律，鉴定防护设施的效果，并为采取防护措施提供依据。职业病危害因素监测必须由专门人员负责，并且要每天进行监测。职业病危害因素监测系统应当保持正常运行的状态，只有这样才能保证监测数据的准确。

2. 职业病危害因素检测、评价　按照国务院卫生行政部门的规定对职业病危害因素进行检测和评价。其结果存入职业卫生档案，以备监督检查时用以查询；并将检测、评价的结果定期向用人单位所在地的卫生行政部门报告，以便卫生行政部门能够及时掌握用人单位职业病危害因素的情况，必要时可以对该单位加强监督检查，增加监督检查的次数；还要向劳动者公布检测、评价的结果，使劳动者对该单位的职业病危害因素情况有所了解，从而加强自我保护。

3. 职业病危害因素的治理　如果发现工作场所的职业病危害因素的浓度或者强度不符合国家职业卫生标准和卫生要求时，必须要采取相应的措施进行治理，如果经治理仍然达不到国家职业卫生标准和卫生要求，则必须停止存在职业病危害因素的作业。待符合国家职业卫生标准和卫生要求后，方可重新开始作业。

（四）劳动合同和职业培训

用人单位与劳动者在签订劳动合同时，应当履行告知义务。

1. 劳动合同　劳动合同是指劳动者与用人单位确立劳动关系，明确双方权利义务的协议。这里所讲的劳动合同，包括聘用合同。所谓聘用合同，一般来讲，是指用人单位通过向特定的劳动者（一般是指有技术业务专长的人员）发聘书的方式，直接建立劳动关系的合同。劳动合同的内容包括：

（1）工作过程中可能产生的职业病危害及其后果　这是用人单位在劳动合同中必须履行的一项告知义务，是劳动者享有的一项非常重要的权利。劳动者只有了解劳动过程中可能产生的职业病危害及其后果，才能根据自己的身体状况加以选择，是否在该用人单位从事劳动，在此基础上，才能考虑该用人单位所给予的待遇是否适当等等。实践当中，大部分从事有毒有害作业的劳动者并不知道存在职业病危害。特别是进入城镇三资企业、私营企业和乡镇企业务工的农民，由于他们文化水平较低，普遍缺乏自我保护意识、知识和能力。另一方面，一些用人单位存在着为了多赚钱隐瞒工作场所职业病危害的真相，在与劳动者签订劳动合同时不履行职业病危害告知义务的情况，针对这种情况做出了强制性的规定，用人单位必须按照本条规定履行义务，以维护劳动者的知情权，保护劳动者的身体健康。

（2）职业病防护措施　用人单位有可能产生职业病危害，但如果有相应的职业病防护措施，劳动者仍然可以选择在此从事劳动，因而这也是劳动合同中必不可少的内容。

（3）待遇　包括劳动者享有的保险福利待遇以及患职业病后应享有的职业病人的待遇。

（4）其他　包括劳动合同期限、工作内容、劳动报酬、劳动保护和劳动条件、劳动纪律、劳动合同终止的条件、违反劳动合同的责任。所有这些内容都是劳动合同的必备条款，也是法定条款。

2. 职业卫生培训　职业卫生培训是指针对有关作业环境对劳动者健康的影响，提出改善作业环境、保护劳动者健康、防治职业病危害、预防职业病措施的技术业务知识和实际操作技能的教育和培训。包括上岗前的职业卫生培训和在岗期间的职业卫生培训。劳动者接受职业卫生培训，既是劳动者享有的权利也是应承担的义务。通过定期职业卫生培训，使劳动者掌握哪些是职业病危害以及预防与控制等方面的职业卫生知识，提高自我健康保护意识，并积极加以预防，保护自身健康。

对劳动者使用职业病防护设备和防护用品加以指导，因为有些劳动者对于职业病防护设备和防护用品缺乏正确使用的知识，需要用人单位在这方面加强指导，从而真正起到防治职业病的作用。

劳动者应当遵守的职业病防治方面的义务：①劳动者应当加强对职业病防治方面知识的学习，通过学习掌握职业卫生知识。②自觉遵守职业病防治法律、法规、规章和操作规程。③对于职业病防护用品和防护设备要正确使用，并且要加以维护。④发现职业病危害事故的隐患，要及时报告，以便用人单位及时采取措施，消除职业病危害事故的隐患。

（五）职业健康检查

职业健康检查，是职业健康监护制度的重要内容。用人单位对从事接触职业病危害的作业的劳动者，应当组织3个阶段的健康检查：

1. 上岗前的职业健康检查　检查的内容为，根据劳动者拟从事的工种和工作岗位，分析该工种和岗位存在的职业病危害因素及其对人体健康的影响，确定特定的健康检查项目，根据检查结果，评价劳动者是否适合从事该工种的作业。通过上岗前的职业健康检查，可以防止职业病发生，减少或消除职业病危害易感劳动者的健康损害，减少用人单位的经济损失和社会负担。如果劳动者没有经过上岗前的职业健康检查，用人单位由于不了解该劳动者的身体情况，因而不得安排其从事接触职业病危害的作业。

2. 在岗期间的职业健康检查　要定期进行在岗期间的职业健康检查，根据检查结果，评价劳动者的健康变化是否与职业病危害因素有关，判断劳动者是否适合继续从事该工种的作业。通过对劳动者进行在岗期间的职业健康检查，可以早期发现健康损害，及时治疗，减轻职业病危害后果，减少用人单位经济损失和社会负担。对于通过职业健康检查，发现劳动者有与其所从事的职业相关的健康损害的，应当将其调离原来的工作岗位，重新安排，并应当妥善地安置好劳动者的工作与生活。

3. 离岗时的职业健康检查　检查的内容为评价劳动者在离开工作岗位时的健康变化是否与职业病危害因素有关。其健康检查的结论是职业健康损害的医学证据，有助于明确健康损害责任，保障劳动者健康权益，减少社会负担。如果劳动者在离岗前没有进行职业健康检查，用人单位不得解除或者终止与其订立的劳动合同。

关于职业健康检查的时间和次数，法律上没有做出具体规定，应当按照国务院卫生行政部门的规定进行组织。对于职业健康检查的结果，用人单位应当如实地告知劳动者本人，不得隐瞒真实情况。关于职业健康检查的费用，法律明确规定由用人单位承担，不能由劳动者个人承担。

（六）应急救援与控制措施

在劳动过程中发生或者有可能发生急性职业病危害事故时，用人单位应当立即采取措施。①立即采取应急救援措施和控制措施，控制住危害事故的发生，不使这种危害扩散。对于尚未发生、但有可能发生的事故，也要积极地采取措施，避免危害事故的发生。及时将受到职业病危害的劳动者送到医疗卫生机构进行治疗，并对劳动者进行健康检查，留在医疗机构进行医学观察。对于以上治疗、健康检查和医学观察所花费的费用，由用人单位承担。②在采取应急救援和控制措施的同时，用人单位还应当及时地向用人单位所在地人民政府卫生行政部门和有关部门报告，以便卫生行政部门和有关部门及时了解发生事故的情况，指导用人单位采取有效的措施。有关部门包括劳动行政部门。按照本条规定，接到报告的卫生行政部门，应当及时会同有关部门尽快到达事故现场，调查、分析事故原因，并对事故进行处理，不能拖延。必要时，卫生行政部门可以采取临时的控制职业病危害事故的措施。

第三节　职业病诊断与职业病病人的保障

一、职业病的诊断

职业病的诊断工作应当遵循科学、公正、公开、公平、及时、便民的原则。职业病诊断机构在进行职业病诊断时，应当组织3名以上取得职业病诊断资格的执业医师进行集体诊断。

（一）职业病诊断依据

1. 职业史　详细询问、仔细核对职业史是诊断职业病的先决条件。职业史内容应包括：①患者全部职业的工种和工龄。②接触有害因素的种类、时间和数量，接触方式及防护措施使用情况。③同工种其他工人患病情况。④排除可引起类似职业中毒征象的非职业性接触，如家庭使用农药、有机溶剂，有服药史等。

2. 生产环境监测资料　通过生产环境调查，或收集有关生产环境监测资料，了解患者接触有害因素的情况、生产方式、浓度、时间、毒物的人体途径及防护设备等情况，结合历年车间中有害物质的浓度、工人健康状况及职业病发病情况，进行分析。

3. 病史及临床检查 ①病史：应详细询问及分析各种症状出现的时间、发展顺序、严重程度与接触有害因素时间先后的关系。特别要注意早期症状及典型症状。②体格检查：除一般常规检查外，有选择性地重点检查一些与接触职业有害因素相关的项目。③实验室检查：根据有害因素毒副作用的特点，有针对性地进行毒物代谢物的生物检测。

职业病诊断人员综合上述资料做出正确诊断。

（二）职业病诊断过程中的注意事项

1. 对不能确诊的疑似职业病病人，可以经必要的医学检查或者住院观察后，再做出诊断。

2. 没有证据否定职业病危害因素与病人临床表现之间有必然联系的，在排除其他致病因素后，应当诊断为职业病。

3. 职业病诊断机构做出职业病诊断后，应当向当事人出具职业病诊断证明书。职业病诊断证明书应当明确是否患有职业病，对患有职业病的，还应当载明所患职业病的名称、程度（期别）、处理意见和复查时间。

4. 用人单位和医疗卫生机构发现职业病病人或者疑似职业病病人时，应当按规定报告。确诊为职业病的，用人单位还应当向所在地县级劳动保障行政部门报告。

（三）职业病诊断程序

1. 承担职业病诊断的医疗卫生机构在进行职业病诊断时，应当组织 3 名以上取得职业病诊断资格的执业医师集体诊断，"3 名以上"属于法定要求。

2. 职业病诊断证明书应当由参与诊断的医师共同签署，不能只是个别或者部分医师签署。

3. 经承担职业病诊断的医疗卫生机构审核盖章。

上述 3 项内容有任何一项要求未获得满足，该诊断证明书就不具有法律效力。这对于保证诊断质量，防止权力滥用是必要的。

二、职业病报告制度

用人单位和医疗卫生机构发现职业病病人或者疑似职业病病人时，应当及时向所在地卫生行政部门报告。确诊为职业病的，用人单位还应当向所在地劳动保障行政部门报告。卫生行政部门和劳动保障行政部门接到报告后，应当依法做出处理。

1. 职业病报告责任主体　根据本法规定，职业病报告责任人或责任主体应包括下述机构：①诊断职业病医疗卫生机构。②接诊急性职业病的综合医疗卫生机构。③用人单位。以上机构依法承担职业病报告的义务。

2. 职业病报告方法　①凡尘肺病、慢性职业中毒和其他慢性职业病诊断单位或职业病诊断组，负责慢性职业病的报告工作。做出慢性职业病诊断后（包括尘肺患者升级诊断），应填写《职业病报告卡》或《尘肺病报告卡》，在 15 天内报至所在地的卫生监督机构。②急性职业病由最初诊断的任何医疗卫生机构在 24 小时内向患者单位所在地的卫生监督机构报告。③遇有急性职业中毒同时发生 3 人死亡或急性职业炭疽 1 人以上时，接诊医疗机构应实行紧急报告制度，立即电话报告上述相应机构，并同时发出报告卡。④卫生监督机构接到上述第二、三项报告后，要立即赴现场调查，填写《职业中毒现场劳动卫生学调查表》，并会同各有关部门，如劳动部门、工会组织、工矿企业及其主管部门，分析发生原因，并将调查结果及处理意见报上级卫生监督机构等。

职业病统计报告作为国家统计工作的一部分，各级负责职业病报告工作的单位和人员，必须树立法制观念，不得虚报、漏报、拒报、迟报、伪造和篡改。任何单位和个人不得以任何借口干扰职业病报告人员依法履行统计报告义务。

三、职业病病人的待遇

1. 职业病病人依法享受国家规定的职业病待遇，用人单位应当按照国家有关规定，安排职业病病人进行治疗、康复和定期检查。用人单位对不适宜继续从事原工作的职业病病人，应当调离并妥善安置。

2. 没有参加工伤保险，由最后的用人单位承担医疗和生活保障费用。

3. 分立、合并、解散和破产时，应当对从事接触职业病危害因素的作业的劳动者进行健康检查，并按照国家有关规定妥善安置职业病病人。

4. 职业病病人变动工作单位，其依法享有的待遇不变。

5. 职业病病人的诊疗、康复费用，伤残以及丧失劳动能力的职业病病人的社会保障，按照国家有关工伤社会保险的规定执行。

对从事存在职业病危害作业的劳动者，应当给予适当的岗位津贴，对其按规定接受职业健康检查所占用的生产、工作时间，应按正常出勤处理。

对疑似职业病病人，职业病防治机构认为需要住院作进一步检查的，不论其最后是否诊断为职业病，在此期间可享受职业病待遇。

第四节　法律责任

一、行政责任

对违反职业病防治法规定的用人单位和个人，县级以上卫生行政部门可以视其情节轻重，给予警告、责令限期改正、罚款、责令停止产生职业病危害的作业直至责令关闭等行政处罚；对直接负责的主管人员和其他直接责任人员，可以依法给予降级或者撤职的处分。卫生行政部门不按照规定报告职业病和职业病危害事故的，由上一级卫生行政部门责令改正，通报批评，给予警告；虚报、瞒报的，对单位负责人、直接负责的主管人员和其他直接责任人员依法给予降级、撤职或者开除的行政处分。

二、刑事责任

造成重大职业病危害事故或者其他严重后果，构成犯罪的，对直接负责的主管人员和其他直接责任人员，依法追究刑事责任。

职业病危害事故，是指存在于工作场所的职业病危害因素由于某种意外原因，如违反操作规程、职业病防护设施不能正常工作等，对劳动者的生命健康造成重大损害，如因毒气泄漏引起急性中毒事故等。直接负责的主管人员，是指在单位违法行为中负有直接领导责任的人员，包括违法行为的决策人，事后对单位违法行为予以认可和支持的领导人员，以及由于疏于管理或放任，因而对单位违法行为负有不可推卸责任的领导人员。其他直接责任人员，是指直接实施违法行为的人员。按照刑法有关重大责任事故罪的规定，对有关当事人进行处罚。

工厂、矿山、林场、建筑企业或者其他企业、事业单位的职工，由于不服从管理，违反规章制度，或者强令工人违章冒险作业，因而发生重大伤亡事故或者造成其他严重后果的，处 3 年以下有期徒刑或者拘役；情节特别恶劣的，处 3 年以上 7 年以下有期徒刑。

三、民事责任

职业病病人除依法享有工伤社会保险外，依照有关民事法律，尚有获得赔偿的权利的，有权向用人单位提出赔偿要求。

第五节　地方病防治的法律规定

地方病是指在一定地区内发生的生物地球化学性疾病、自然疫源性疾病和与不利于人们健康的生产生活方式密切相关疾病的总称。

在防治地方病的法规工作上，我国先后颁布了一系列方针、政策、规定，如《全国地方病防治工作规划》、《卫生部关于完善地方病防治工作达标考核验收办法的通知》、《卫生部关于加强领导严格控制鼠疫疫情发展的几点意见》、《全国血吸虫病防治规划》、《卫生部关于当前血吸虫病防治工作情况的报告》、《全国麻风病防治管理条例》、《麻风病联合化疗及评价标准》、《基本消灭麻风病考核验收办法（暂行）》、《食盐加碘消除碘缺乏危害管理条例》、《中国 2000 年消除碘缺乏规划纲要》等，对地方病的防治工作进行法规调整。

为有效预防和控制地方病的流行，维护病区群众身体健康，促进病区经济与社会协调发展，根据我国地方病的流行特点与防治现状，国家制定了全国重点地方病防治规划（2004～2010 年）。

一、全国重点地方病防治规划中的工作目标

（一）总目标

到 2010 年，全国 95% 以上的县（市）要实现消除碘缺乏病目标，地方性氟中毒、地方性砷中毒、大骨节病等重点地方病的发病水平要显著降低。

（二）具体目标

1. 碘缺乏病　到 2010 年，达到消除碘缺乏病目标。

2. 地方性氟中毒　①饮水型地方性氟中毒。到 2010 年，全国 70% 的病区村完成改水，其中 90% 的中、重病区村完成改水。改水工程保持良好运行状态，水质符合农村生活饮用水卫生标准。②生活燃煤污染型地方性氟中毒。到 2010 年，全国病区的改炉改灶率达到 75%，90% 以上的新建炉灶在 5 年后使用性能良好，居民正确使用炉灶率达到 95% 以上。③到 2010 年，地方性氟中毒病区中小学生和家庭主妇防治知识知晓率分别达到 85% 和 70% 以上。

3. 地方性砷中毒　①饮水型地方性砷中毒。到 2010 年，所有病区村完成改水。改水工程保持良好运行状态，水质符合农村生活饮用水卫生标准。②生活燃煤污染型地方性砷中毒。到 2010 年，所有病区完成改炉改灶，居民正确使用炉灶率达到 95% 以上。③到 2010 年，地方性砷中毒病区中小学生和家庭主妇防治知识知晓率分别达到 85% 和 70% 以上。

4. 大骨节病　到 2010 年，全国 95% 的大骨节病重病区村儿童大骨节病 X 线检出率降到 20% 以下。

二、预防控制措施

（一）加强病情监测

结合公共卫生信息网络建设，进一步完善地方病病情信息网络，加强地方病病情和相关危险因素监测，准确、及时、定量地分析和预测全国地方病病情和流行趋势，为调整防治策略、制定防治规划、开展防治工作并考核评估防治效果提供科学依据。

（二）加强健康教育

开展多种形式的健康教育活动，使病区群众普遍掌握地方病防治知识，增强防病意识，提高自我防护能力，改变不利于健康的传统生产生活方式，自觉采取有效措施，预防和减少地方病的危害。

（三）加大干预力度

根据各地区地方病病种和防治工作所处的不同阶段，因地制宜地实施切实有效的干预措施。

三、保障措施

（一）加强领导，强化责任

地方各级人民政府要加强对地方病防治工作的领导，建立健全防治工作领导和协调机制，将防治工作纳入病区各级人民政府主要领导的任期目标，实行目标责任制和责任追究制。要研究制定促进地方病防治工作的政策和措施，广泛筹集并统筹安排防治工作所需资源，解决防治工作中出现的问题。

（二）分工负责，齐抓共管

各有关部门和单位要切实履行各自职责，密切配合，认真做好防治工作。

卫生部门要及时制定防治工作策略和规划，组织开展防治、监测、健康教育、技术培训和考核评估等工作；向有关部门和单位提供病区范围、病情资料和相关技术支持；组织实施生活燃煤污染型地方性氟中毒、地方性砷中毒病区的改炉改灶、降氟降砷工作。

发展改革部门要将防治工作列入国民经济和社会发展计划；根据有关部门和单位的建议，在地方性氟中毒、地方性砷中毒病区安排改水工程，统筹考虑并优先安排缺水的地方病病区人口搬迁；加大对碘盐生产、销售网络的建设和质量监管，提高缺碘地区合格碘盐的普及率。

财政部门要安排落实防治所需经费，并监督经费使用情况。中央财政通过专项转移支付，对贫困地区重大防治项目给予补助。

水利部门要将地方性氟中毒、地方性砷中毒病区的改水工作纳入农村安全饮水工程规划，并组织实施。

农业部门要将生活燃煤污染型地方性氟中毒、地方性砷中毒病区的改炉改灶工作纳入农业沼气池建设项目。

林业部门要对纳入退耕还林、退牧还草规划的大骨节病病区进行重点扶持。

教育、广电、残联等部门和单位要配合开展多种形式的地方病防治健康教育活动，做好特需人群补碘的教育工作，预防智力残疾的发生。

工商、质检部门要负责对碘盐生产、流通、贩运、销售各个环节的质量监督及对违法违纪行为的查处。

（三）强化法制，严格管理

认真贯彻执行《食盐加碘消除碘缺乏危害管理条例》、《食盐专营办法》、《盐业管理条例》以及有关防治地方病的地方性条例和部门规章，加强法制宣传，加大执法力度，使防治工作步入法制化管理的轨道。

（四）拓宽投资渠道，落实防治经费

地方各级人民政府要根据规划要求和防治工作需要，按照分级负担的原则，落实防治专项经费。有条件的地区，可以探索通过建立基金的方式，广泛动员社会力量支持地方病防治事业。

各有关部门和单位要按照规划的要求及本部门和单位承担的防治任务，安排必要的防治工作资金。要采取"渠道不变、加强管理、统一规划"的办法，充分利用水利、退耕还林、农业综合开发、农村沼气池建设等资金，综合发挥在地方病防治方面的效益。要将碘缺乏病、地方性氟中毒、地方性砷中毒和大骨节病等地方病危害严重的西部贫困病区作为重点，实施由政府、社会和群众共同参与的综合干预措施，集中力量努力消除西部贫困重病区村重点地方病的危害。

（五）加强机构建设，提高人员素质

地方各级人民政府在安排疾病预防控制机构建设时，要将地方病防治机构作为疾病预防控制机构的重要组成部分统筹考虑，坚持因地制宜，实行分类指导，改革和调整地方病防治机构。要加强地方病防治专业人员在职继续教育和培训，提高人员素质，建设一支精干的地方病防治专业队伍。

（六）加强科学研究，开展国际合作

要坚持科研为防治工作服务的方针，针对防治工作中的难点和关键环节，组织技术攻关，力争有所突破。要进一步开展国际交流与合作，及时跟踪和借鉴国际上的成功经验，引进先进技术和方法，提高我国防治工作水平。

复习思考题
1. 职业病的概念是什么？
2. 职业病防治管理的主要内容有哪些？
3. 职业病诊断依据是什么？
4. 职业病诊断的注意事项有哪些？
5. 如何做好职业病人保障工作？
6. 全国重点地方病防治规划的具体目标是什么？

资源链接
1. www. npc. gov. cn　中国人大网
2. www. zybw. net　职业病防治网
3. www. hrbmu. edu. cn/crcfedc/index. htm　地方病控制中心主页

第十四章
国境卫生检疫法律制度

格言

　　法律就是法律，它是一座雄伟的大厦，庇护着我们大家；它的每一块砖石都垒在另一块砖石上。
　　　　　　　　　　　　　　　　　　　　　　　　　——高尔斯华绥

学习目标

　　通过本章的学习，了解国境卫生检疫的卫生监督和卫生处理的法律规定，传染病监测的内容和方法，熟悉传染病监测的病种，掌握国境卫生检疫的概念、对象和对检疫传染病人的管理措施。

 引导案例　　2009年4月，南沙检验检疫局在对一艘来自香港的法国籍国际集装箱船实施登轮检疫时，发现该船未按规定悬挂卫生检疫信号（黄旗），并有人员上下船舶的记录，该行为已严重违反《国境卫生检疫法》及其实施细则的有关规定。检验检疫人员当即向该船船长和船务代理公司指出其违法行为，并交由该局执法部门严肃查处。

　　此次事件引起了该船所属公司法国总部的高度重视，亚太区总经理亲自写来道歉信，并表示，通过检验检疫部门的教育查处，已深刻认识到违反卫生检疫法的严重性和危害性，今后将引以为鉴，严格遵守我国的法律法规，积极配合检验检疫部门工作。

　　问题：本案中的公司船只违反了《中华人民共和国国境卫生检疫法》的哪些规定？

第一节　概　述

一、国境卫生检疫法的概念

　　国境卫生检疫法是由国家权力机关制定的，由国家强制力保证实施的，调整防止传染病从国外传入或从国内传出，实施检疫查验、传染病监测和卫生监督等活动中产生的各种社会关系的法律规范的总称。

　　国境卫生检疫是指由国境卫生检疫机关在我国国境口岸，对入出境的人员、交通工具、运输设备以及可能传播传染病的行李、货物、邮包等物品实施传染病检疫、监测和卫生监督的行政执法活动。其宗旨是保护人体健康。

　　新中国成立后，为了维护国家的主权和尊严，控制传染病在国际间的传播，卫生部颁布了《交通检疫暂行办法》、《民用航空检疫暂行办法》。1957年第一届全国人民代表大会常务委员会第八十八次会议通过了我国第一部卫生法律《中华人民共和国国境卫生检疫条例》。1958年经国务院批准，由卫生部发布了《中华人民共和国国境卫生检疫条例实施细则》。1979年，我国正式承认了《国际卫生条例》，成为缔约国并承担国际义务。1986年12月2日，第六届全国人民代表大会常务委员会第十八次会议通过了《中华人民共和国国境卫生检疫法》（以下简称《国境卫生检疫法》），于1987年5月1日起正式施行。1989年3月经国务院批准，卫生部发布了《中华人民共和国国境卫生检疫法实施细则》（以下简称《实施细则》）。此外卫生部还发布了《传染病监测健康检查暂行办法》、《进口废旧物品卫生检疫管理规定》、《入境出境集装箱卫生管理规定》等。2007年12月29日第十届全国人民代表大会常务委员会第三十一次会议对《中华人民共和国国境卫生检疫法》进行了修订。以上法律、法规对入出境人员和船舶、飞机、车辆、物品检疫检查、临时检疫，国际间传染病监测、卫生监督和法律责任等也做了明确规定。卫生检疫法的制定与施行，使我国国境卫生检疫工作进一步有法可依，保证了人体健康和完善了社会主义法律体系。

二、国境卫生检疫的对象

国境卫生检疫对象也称检疫范围。《国境卫生检疫法》第四条规定："入出境人员、交通工具、运输设备以及可能传播检疫传染病的行李、货物、邮包等物品，都应当接受检疫，经国境卫生检疫机关许可，方准入境或者出境。依据这一法律规定，国家卫生检疫的对象应包括那些入出国境的人员、交通工具、运输设备以及可能传播传染病的行李、货物、邮包等物品。

1. 入境、出境人员　入境、出境人员是指入出我国国境的人员。一切入境和出境的人员，包括交通员工、旅客、外交人员、劳务人员、留学生、遣送人员、边民、团体等都应接受卫生检疫。具有外交身份的人员不享有卫生检疫豁免权。

2. 交通工具和运输设备　交通工具是指船舶、航空器、列车和其他车辆。运输设备是指货物集装箱。随着经济的全球化和国际贸易的发展，交通工具和运输设备可能成为疾病在国际间传播的媒介，所以对交通工具及货物集装箱均要实施检疫和卫生处理。

3. 行李、邮包　行李是指入境、出境人员携带的物品，邮包是指入、出境的邮件。邮件包括：适用于检疫传染病各项规定的纺织品、旧衣服以及使用过的或不干净的被褥；传染性物品；来自霍乱疫区的食品；其传入或栖居能成为人类疫病媒介作用的活昆虫或其他动物等。

4. 货物　货物是指由国内运出或国外运进的一切生产资料，以及废旧物品（包括旧衣物、旧包装物料、旧棉絮类、废纸类、旧轮胎类等）、血液及其制品、生物制品、人体组织、微生物等。

5. 尸体、骸骨　《国境卫生检疫法》规定：必须对在国境口岸以及停在该场所的入、出境交通工具上的所有非因意外伤害而死亡并死因不明的尸体和骸骨进行卫生检疫，以防止检疫传染病的传播。

三、国境卫生检疫机关

国家出入境检验检疫局主管全国国境卫生检疫工作。《国境卫生检疫法》规定，在中华人民共和国国际通航的港口、机场以及陆地边境和国界江河的口岸，设立国境卫生检疫机关，依法实施传染病检疫、监测和卫生监督。

（一）国境口岸卫生检疫机关

它是代表国家在国境口岸行驶检疫主权的卫生执法机构，是国务院指定的港口。国境卫生检疫机关在国境口岸工作的范围，包括为国境口岸服务的涉外宾馆、饭店、俱乐部；为入、出境交通工具提供饮食、服务的单位和对入出境人员、交通工具、集装箱和货物实施检疫、监测、卫生监督的场所。

1998 年，国务院机构改革，由原国家商检局、原国家动植物检验局、原国家卫生检疫局组建国家出入境检验检疫局。为便于工作高效运转，公正执法，国家出入境检验检疫局对原来"三检"部门与《食品安全法》、《国境卫生检疫法》、《商检法》、《动植物检验法》相配合的各种条例、细则、办法等进行了清理和规范，以保证《国境卫生检疫法》等法律的正确实施，发挥保障经济建设和人民健康的重要作用。

（二）国境口岸卫生检疫机关的职责

1. 执行《国境卫生检疫法》及《实施细则》和国家有关卫生法规。

2. 收集、整理、报告国际和国境口岸传染病的发生、流行和终息情况。

3. 对国境口岸的卫生状况实施卫生监督，对入出境的交通工具、人员、集装箱、尸体、骸骨以及可能传播检疫传染病的行李、货物、邮包等实施检疫查检、传染病监测、卫生监督和卫生处理。

4. 对入境、出境的微生物、生物制品、人体组织、血液及其制品等特殊物品以及可能传播人类传染病的动物，实施卫生检疫。

5. 对入境、出境人员实行预防接种、健康检查、医疗服务、国际旅行健康咨询和卫生宣传。

6. 签发卫生检疫证件。

7. 进行流行病学调查研究，开展科学实验。

8. 完成国务院出入境检验检疫部门指定的其他工作。

（三）国境卫生检疫人员

国境卫生检疫人员是由国家出入境检验检疫主管部门任命或经其他法定程序任职于国家或国境口岸的国境卫生检疫机关，从事国境卫生检疫管理或国境卫生检疫查检工作的人员。包括直接从事国境卫生检疫工作的组织者、领导和执行人员，也包括间接从事国境卫生检疫工作的人员。国境卫生检疫人员在执行各项卫生检疫任务时，代表国家行使国境卫生检疫主权，代表国境卫生检疫机关行使卫生检疫行政权，其职务行为受法律保护。

1. 检疫医师　检疫医师是国境口岸卫生检疫机关具体执行《国境卫生检疫法》的行政执法人员。其主要职责有：①查验权。检疫医师有权查验由入境检疫船舶的船长签字或者有船医复签的航海健康申请书、航员名单、旅客名单、载货申报单、航海日志；查验入境航空器机长或者其授权的代理人提交的总申报单、旅客名单、货物名单；查验其他有关检疫证件。②询问权。检疫医师对有关卫生状况、人员健康的询问，受入境检疫的船舶船长、船医、航空器机长或者其授权的代理人，以及列车长或者其他车辆负责人、入境旅客，均必须如实回答。③签证权。查验完毕后，对没有染疫的入境、出境的船舶、航空器、列车或者其他车辆，检疫医师应当立即签发入境、出境检疫证。

2. 国境口岸卫生监督员　国境口岸卫生监督员是国境口岸卫生检疫机关设置的实施卫生监督任务的执法人员。国境口岸卫生监督员由各地卫生检疫机关推荐，各有关省、自治区、直辖市出入境检验检疫主管部门审核，国务院入境检验检疫及主管部门委任，并发给证件。其职责是：①对国境口岸停留在国境的入境、出境交通工具进行卫生监督和卫生宣传。②在消毒、除鼠、除虫等卫生处理方面进行技术指导。③对造成传染病传播、啮齿动物和病媒虫扩散、食物中毒、食物污染等事故进行调查，并提出控制措施。

《实施细则》规定卫生检疫机关工作人员、国境口岸卫生监督员在执行任务时，应当穿着检疫制服，佩戴检疫标识；卫生检疫机关的交通工具在执行任务期间，应当悬挂检疫旗帜。

第二节　国境卫生检疫的法律规定

一、入出境检疫

我国的国境卫生检疫的主要任务是依据《国境卫生检疫法》及其实施细则，在我国各国境口岸实施检验检疫、传染病监测、卫生处理、隔离留验和检疫检验。按不同的分类标准，可以把国境卫生检疫分为若干类别，根据入境、出境的方向，可以分为入境检疫和出境检疫；依据实施检疫的国境口岸的地理位置，又可分为海港检疫、航空检疫和陆地边境检疫；按工作性质，可以分为常规检疫和特殊检疫，其中特殊检疫的形式主要有非口岸检疫，临时检疫，随船、随机、随车检疫，赴国外检疫等。

（一）入境检疫

入境的交通工具和人员，必须在最先到达的国境口岸的指定地点接受检疫，除引航员外，未经国境检疫机关许可，任何人不准上下交通工具，不准装卸行李、货物、邮包等物品。这里所说的指定地点包括检疫锚地；允许航空器降落的停机坪、航空站；国际列车到达国境后第一个火车站的站台；江河口岸边境的通道口。

《国境卫生检疫法》规定，在交通工具及人员抵达国境前，交通工具的代理人或者有关管理机关（如港务监督机关、实施检疫的航空站、车站），应尽早向卫生检疫机关通知下列事项：交通工具名称、国籍、型号、可供识别的标志；预订到达的日期和时间；始发站，目的地；交通工具工作人员和旅客人数；货物种类等。

受入境检疫的交通工具抵达锚地、航空站、车站、关口后，其负责人应向检疫医师提交健康申报书、工作人员和旅客名单、载货申报单以及其他有关检疫证件。对未染有传染病或者已实施卫生检疫的交通工具，由检疫医师签发入境检疫证。

（二）非口岸检疫

来自国外的船舶、航空器因故停泊、降落在中国境内非口岸地点时，船舶、航空器的负责人应当立即向就近的国境卫生检疫机关或者当地卫生行政部门报告。除紧急情况外，未经国境卫生检疫机关或者当地卫生行政部门许可，任何人不准上下船舶、航空器，不准装卸货物、行李、邮包等物品。

（三）电信检疫

为了简化检疫手续，减少船舶非生产停泊时间，我国按照国际惯例，于1979年公布了《国际航行船舶试行电信卫生检疫规定》，对于享受电信卫生检疫权利的国际航行船舶提出了具体要求。凡国际航行的中外船舶申请电信检疫，可以向卫生检疫机关提出，经检疫机关进行卫生检查并认为合格后，发给卫生证书。船舶卫生证书自签发之日起1年内有效。

（四）临时检疫

在国境口岸发现检疫传染病、疑似检疫传染病，或者有人因非意外伤害而死亡并死因不明的，国境口岸有关单位和交通工具负责人，应当立即向国境卫生检疫机关报告，并申请临时检疫。

（五）出境检疫

出境的交通工具和人员，必须在最后离开的国境口岸接受检疫。检疫医师对未染有检疫传染病或者已实施卫生处理的交通工具，签发出境检疫证。

（六）边境接壤地区的来往检疫

中华人民共和国边防机关与邻国边防机关之间在边境地区的往来，居住在两国边境接壤地区的居民在边境指定地区临时往来，双方的交通工具和人员的入境、出境检疫，依照双方协议处理；没有协议的，依照中国政府的有关规定办理。

二、入出境检疫的管理

（一）海港检疫

1. 入境 船舶的入境检疫，必须在港口的建议锚地或者经卫生检疫机关统一的指定地点实施。建议锚地由港务监督机关和卫生检疫机关协商确定，报国务院交通和卫生行政部门备案。①船舶代理应当在受入境检疫的船舶达到以前，尽早向卫生检疫机关通知规定中的相关事项，港务监督机关应当将船舶确定到达建议锚地的日期和时间尽早通知卫生检疫机关。如有疫情或疑似检疫传染病，或者有人因非意外伤害而死亡并死因不明的，船长必须立即向实施检疫的卫生检疫机关报告。②申请电信检疫的船舶，首先向卫生检疫机关申请卫生检查。合格者发给卫生许可证书，持有效卫生证书的船舶在入境24小时内，向卫生检疫机关报告《国境卫生检疫法》规定报告的相关事项。③船舶实施入境查验完毕以后，对没有染疫的船舶，检疫医师应当立即签发入境检疫证；如果该船有受卫生处理或者限制的事项，应当在入境检疫证上签注，并按照签注事项办理。对染疫船舶、染疫嫌疑船舶，除通知港务监督机关外，对该船还应当发给卫生处理通知书，该船舶上的引航员和经卫生检疫机关许可上船的人员应当视同员工接受有关卫生处理，在卫生处理完毕以后，再发给入境检疫证。船舶在领到卫生检疫机关签发的入境检疫证后，可以降下检疫信号。

2. 出境 ①船舶代理应当在受出境检疫的船舶启航以前，尽早按《国境卫生检疫法》规定向卫生检疫机关通知相关事项。港务监督机关应当将船舶确定开航的日期和时间尽早通知卫生检疫机关。船舶的入境、出境检疫在同一港口实施时，如果船员、旅客没有变动，可以免报船员名单和旅客名单；有变动的，报变动船员、旅客名单。②受出境检疫的船舶，船长应当向卫生检疫机关出示除鼠证书或者免予除鼠证书和其他有关检疫证件。检疫医师可以向船长、船医提出有关船员、旅客健康情况和床上卫生情况的询问，船长、船医对上述询问应当如实回答。对船舶实施出境检疫完毕后，检疫医师应当按照检疫结果立即签发出境检疫证，如果因卫生处理不能按原定时间启航，应当及时通知港务监督机关。对船舶实施出境检疫完毕后，除引航员和经卫生检疫机关许可的人员外，其他人员不准上船，不准装卸行李、货物、邮包等物品。如果违反上述规定，该船舶必须重新实施出境检疫。

（二）航空检疫

实施卫生检疫的航空站应当在受入境（出境）检疫的航空器到达以前，尽早向卫生检疫机关通知下列事项：航空器的国籍、机型、号码、识别标志、预订到达时间；出发站、经停站；机组和旅客人数。受入境（出境）检疫的航空器，如果在飞行中发现检疫传染病、疑似检疫传染病，或者有人因非意外伤害而死亡并死因不明时，机长应当立即通知到达机场的航空站，向卫生检疫机关报告。

对入境（出境）航空器查验完毕后，根据查验结果，没有传染病的航空器，检疫医师应当签发入境（出境）检疫证；如果该航空器有受卫生处理或者限制事项，应当在入境（出境）检疫证上签注，由机长或者其授权代理的代理人负责执行；对染疫或者有染疫嫌疑的航空器，除通知航空站外，对该航空器应当发给卫生处理通知单，在规定的卫生处理完毕以后，再发给入境（出境）检疫证。

（三）陆地边境检疫

实施卫生检疫的车站，应当在受入境（出境）检疫的列车到达之前，尽早向卫生检疫机关通知下列事项：列车的车次，预定到达的时间；始发站；列车编组情况。

应当受入境、出境检疫的列车和其他车辆，如果在行程中发现检疫传染病、疑似检疫传染病，或者有人因非意外伤害而死亡并死因不明的，列车或者其他车辆到达车站、关口时，列车或者其他车辆负责人应当向卫生检疫机关报告。受入境、出境检疫的列车，在查验中发现检疫传染病或者疑似检疫传染病，或者因受卫生处理而不能按原定时间发车，卫生检疫机关应当及时通知车站的站长。如果列车在原停车地点不宜实施卫生处理，站长可以选择站内其他地点实施卫生处理。在处理完毕之前，未经卫生检疫机关许可，任何人不准上下列车，不准装卸行李、货物、邮包等物品。为了保证入境直通车的正常运输，卫生检疫机关可以派员随车实施检疫，列车应当提供方便。对列车或者其他车辆实施入境、出境检疫完毕后，检疫医师应当根据检疫结果分别签发入境、出境检疫证，或者在必要的卫生处理完毕后，再分别签发入境、出境检疫证。

受入境、出境检疫的列车以及车辆，载有来自疫区、有染疫或者染疫疑似或者夹带能传播传染病的病媒昆虫和啮齿动物的货物，应当接受卫生检查和必要的卫生处理。

三、检疫传染病人的管理

（一）就地诊验

这是指受检疫人员在卫生检疫机关指定的期间，到就近的卫生检疫机关或者其他医疗卫生单位接受诊察和检验，或者卫生检疫机关、其他医疗卫生单位到该人员的居留地，对其进行诊察和检验。

卫生检疫机关对接受就地诊验的人员，应当发给就地诊验记录簿，必要的时候，可以在该人员出具旅行就地诊验的保证书后，再发给其就地诊验记录簿。受就地诊验的人员应当携带就地诊验记录簿，按照卫生检疫机关所指定的时间、地点，接受医学检查；如果就地诊验的结果没有染疫，在就地诊验期满时，受就地诊验的人员应当将就地诊验记录簿退还卫生检疫机关。

卫生检疫机关应当将受就地诊验的人员的情况，用最快的方法通知就地诊验人员的旅行停留地的卫生检疫机关或者其他医疗单位。卫生检疫机关、医疗卫生单位遇有受就地诊验的人员请求医学检验时，应视同急诊给予医学检查，并将检查结果在就地诊验记录簿上签注。如果发现其患有检疫传染病或者监测传染病、疑似检疫传染病或者疑似监测传染病时，应当立即采取必要的措施，将其就地诊验记录簿收回存查，并且报告当地卫生防疫机构和签发就地诊验记录簿的卫生检疫机关。

（二）留验

这是指将染疫嫌疑人收留在指定场所进行诊察和检验。这里的染疫嫌疑人员是指接触过检疫传染病的感染环境，并且可能传播检疫传染病的人。

留验期限根据各种检疫传染病的潜伏期予以确定。按照规定，对染有鼠疫、黄热病嫌疑人的留验期限为 6 天，对染有霍乱嫌疑人的留验期限为 5 天。

受留验的人员必须在卫生检疫机关指定的场所接受留验。但有下列情况之一者，经卫生检疫机关同意，可在船上留验：船长请求船员在船上留验的；旅客请求在船上留验，经船长同意，并且船上有船医和医疗、消毒设备的。留验人员未经卫生检疫机关许可，不准离开留验场所或上岸。

（三）隔离

这是指将染疫人收留在指定的住所，限制其活动并进行治疗，直到消除传染病传播的危险。这里的染疫人是指正在患检疫传染病的人，或者经卫生检疫机关初步诊断，认为已经感染检疫传染病或者已经处于检疫传染病潜伏期的人。隔离期限根据医学检查结果确定。受留验的人员在留验期间如果出现检疫传染病的症状，卫生检疫机关应当立即对该人员实施隔离。

第三节　传染病监测的法律规定

一、传染病监测病种

（一）法定传染病的种类

目前，我国国境卫生检疫涉及的传染病大体包括下列三类：第一类是《国境卫生检疫法》规定的检疫传染病：鼠疫、霍乱、黄热病。它与国际规定一致。第二类是世界卫生组织要求各国进行监测的传染病：如流行性感冒、疟疾、脊髓灰质炎、斑疹伤寒、回归热；第三类是禁止外国人入境的传染病，如患艾滋病（含艾滋病的感染者）、性病、开放型肺结核、麻风病、精神病（非传染病）等疾病。

（二）传染病监测病种

传染病监测病种由国务院卫生行政部门确定和公布，主要包括三类：①世界上已经消灭或基本消灭的病种，防止其死灰复燃。②新近发现的一些烈性传染病。③对我国构成传入性威胁且危害严重的传染病。

二、传染病监测内容

传染病监测是指对特定环境、人群进行流行病学、血清学、病原学、临床症状以及其他有关影响因素的调查研究，预测有关传染病的发生、发展和流行。入、出境的交通工具、人员、视频、饮用水和其他物品以及病媒昆虫、动物，都是监测的对象。

传染病监测的内容有：①病例的个案调查。②暴发流行病的流行病学调查。③传染源调查和追踪。④国境口岸内监测传染病的回顾性调查。⑤衣原体的分离、鉴定，人群、有关动物血清学调查以及流行病学调查。⑥有关动物、病媒昆虫、视频、饮用水和环境因素的调查。⑦消毒、除鼠、除虫的效果观察及评价。⑧国境口岸以及国内外检测传染病疫情的收集、整理、分析和传递。⑨对监测对象开展健康检查和对监测传染病病人、疑似病人、密切接触人员的管理。

三、传染病监测的方法

1. 出入境人员卫生申报制度　国境卫生检疫机关对出入境人员实施传染病监测，并采取必要的预防、控制措施。主要办法是：①申报制度，入境人员填写并申报健康申明卡，出示某种有效的传染病预防接种健康证明或者其他证件。②和有关部门配合，在口岸内设立监测点。③物理检查与血清学检验相结合进行健康检查。对在境外居住 3 个月以上的回国中国公民和来华留学、工作、定居 1 年以上的外籍入境人员实施健康检查，并检测包括艾滋病、性病在内的血清学指标。④进行科学研究，探求快速灵敏监测诊断方法，逐渐建立"关口监测"和"境内监测"相结合的方式。⑤对来自疫区传染病或监测传染病疫区的人员实行管理。⑥对患有禁止入境的疾病的外国人监护其离境。

2. 传染病监测对象的监测与就诊　对患有检测传染病的人、来自国外检测传染病流行区的人或与检测传染病人有密切接触的人，国境卫生检疫机关根据流行病学和医学检查结果，发给就诊方便卡，实施留验或者采取其他预防、控制措施，并及时通知当地卫生行政部门。各地医疗单位对持有就诊方便卡的人员，应当优先诊治。卫生检疫机关、医疗卫生单位遇到持有就诊方便卡的人员请求医学检查时，应当视同急诊给予医学检查；如果发现其患检疫传染病或者监测传染病、疑似检疫传染病或者疑似监测传染病，应当立即实施必要的卫生措施，并且将情况报告当地卫生检疫机构和签发就诊方便卡的卫生检疫机关。

根据《国境卫生检疫法》及其他有关规定，下列人员应接受卫生检疫机关传染病监测体检：中国籍出境 1 年以上（含 1 年）的各类人员；国境口岸内和出境交通工具上的食品、饮用水从业人员；在境外居住 3 个月以上的归国人员；来华居住 1 年以上（含 1 年）的外籍人员；中国籍出入境交通员工；所去国家和地区有要求的；双边有协议的；其他要求传染病监测体检的人员。

3. 关于健康证明的规定　凡申请出境居住 1 年以上的中国籍人员，必须持有卫生检疫机关签发的健康证明。中国公民出境、入境管理机关凭卫生检疫机关签发的健康证明办理出境手续；在境外居住 1 年以上的中国籍人员，入境时必须向卫生检疫机关申报健康情况，并在入境后 1 个月内到就近的卫生检疫机关或者县级以上的医院进行健康检查。公安机关凭健康证明办理有关手续。健康证明的副本应当寄送到原入境口岸的卫生检疫机关备案；国际通行交通工具上的中国籍员工，应当持有卫生检疫机关或者县级以上医院出具的健康证明。

卫生检疫机关在国境口岸内设立传染病监测点时，有关单位应当给予协助提供方便。

第四节　卫生监督与卫生处理的法律规定

一、卫生监督

卫生监督是指国境卫生检疫机关根据卫生法规和卫生标准，对国境口岸和停泊在国境口岸的交通工具进行的卫生检查、卫生鉴定、卫生评价和采样检验等执法活动。

国境口岸有关单位和交通工具负责人应当遵守《国境卫生检疫法》和实施细则以及有关卫生法规的规定，接受卫生监督员的监督和检查，并为其工作提供方便；按照卫生监督员的建议，对国境口岸和交通工具的卫生状况及时采取改进措施。

（一）国境口岸的卫生监督

国境口岸是国际通航的港口、机场、车站、陆地边境和国境江河的关口。要保持环境的整洁和空气的清新，必须具备污水、垃圾、粪便无害化处理系统。国境口岸的卫生要求是：

1. 国境口岸和国境口岸内涉外的宾馆、生活服务单位以及候船、候车、候机厅（室）应当有健全的卫生制度和必要的卫生设施，并保持室内外环境整洁、通风良好。

2. 国境口岸有关部门应当采取切实可行的措施，控制啮齿动物、病媒昆虫，使其数量降低到不足以产生危害的程度。仓库、货场必须有防鼠措施。

3. 国境口岸的垃圾、废物、污水、粪便必须进行无害化处理，保持国境口岸环境的整洁。

（二）交通工具的卫生监督

交通工具不仅能运送病人引起疾病传播，还可能携带病媒昆虫和鼠类，直接危害人类的健康。因此，对交通工具的要求是：

1. 交通工具上的宿舱、车厢必须保持清洁卫生、通风良好。

2. 交通工具上必须备有足够的消毒、除鼠、除虫药物及器械，并备有防鼠装置。

3. 货舱、行李舱、货车车厢在装货前或卸货后应当进行彻底清扫，有毒物品和食品不得混装，以防止污染。

4. 不符合卫生要求的入境、出境交通工具，必须接受卫生检疫机关的督导立即进行改进。

（三）饮用水、食品及从业人员的卫生监督

1. 国境口岸和交通工具上的食品、饮用水必须符合有关的卫生标准。

2. 国境口岸内的涉外宾馆，以及向入境、出境的交通工具提供饮食服务的部门，营业前必须向卫生检疫机关申请卫生许可证。

3. 国境口岸内涉外的宾馆和入境、出境交通工具上的食品、饮用水从业人员应当持有卫生检疫机关签发的健康证明书。

二、卫生处理

卫生处理是指检验检疫机关实施的隔离、留验和就地诊验等医学措施，以及消毒、除鼠、除虫等卫生措施。

（一）对交通工具的卫生处理

入境、出境的交通工具，有下列情形之一的，应当由检验检疫机关实施消毒、除鼠、除虫或其他卫生处理：①来自检疫传染病疫区的。②被检疫传染病污染的。③发现有与人类健康有关的啮齿动物或者病媒昆虫，超过国家卫生标准的。

检验检疫机关对已在达到本口岸前的其他口岸实施卫生处理的交通工具不再重复实施卫生处理。但是，如果在原实施卫生处理的口岸或者该交通工具上，发生流行病学上有重要意义的事件，需要进一步实施卫生处理的，或者在到达本口岸前的其他口岸实施的卫生处理没有实际效果的，仍需实施卫生处理。

如果外国交通工具的负责人拒绝接受卫生处理，除有特殊情况外，准许该交通工具在国境卫生检疫机关的监督下，立即离开中华人民共和国国境。

（二）对废旧物品的卫生处理

检验检疫机关对入境、出境的废旧物品和曾行驶于境外港口的废旧交通工具，根据污染程度，分别实施消毒、除鼠、除虫，对污染严重的，实施销毁。

（三）对尸体、骸骨的卫生处理

入境、出境的尸体、骸骨的托运人或者其代理人，必须向国境卫生检疫机关申报，经卫生检查合格后，方准运进或者运出。

（四）对其他物品的卫生处理

对染疫人、染疫嫌疑人的行李、使用过的物品、占用过的部位等要实施除虫、除鼠、消毒；对污染或者有污染嫌疑的饮用水、食品以及人的排泄物、垃圾、废水、废物等实施消毒；对来自霍乱疫区的水产品、水果、蔬菜、饮料以及装有这些制品的邮包，必要时可实施卫生处理。

复习思考题

1. 传染病检测的内容和方法有哪些？
2. 国境卫生检疫的对象有哪些？
3. 卫生监督和卫生处理的法律规定有哪些？
4. 检疫传染病人的管理措施有哪些？

资源链接

1. www. eciq. cn　中国检验检疫电子平台
2. www. ciq. org. cn　中国出入境检验检疫协会
3. www. aqsiq. gov. cn　国家质量监督检验检疫总局

第十五章

急救医疗法律制度

格言

急者命悬顷刻，医者必当急为赴援。

——《痧胀玉衡》

学习目标

通过急救医疗法律制度的学习，了解医疗救治机构的构成，熟悉紧急救援中心的任务、应急预案的工作原则和工作特点，掌握医疗卫生救援的事件分级、医疗急救中心在应急处置中的主要作用。

 引导案例　　患者张某，男，74岁，无业。因急性肠梗阻住某院急诊室。患者过去曾患过脑血栓，现在右侧肢体活动受限。肠梗阻经治疗24小时无好转，主治医师认为需行手术治疗，约需费用1.5万元。患者系自费，由女儿提供医药费。但是，女儿提出负担万元以上费用有一定困难，仅可支付5000元，恳请医生根据经济情况采用适宜的治疗方案。在此情况下，为挽救患者生命急诊手术治疗，共用费用8500元。术后，因伤口感染，1个月未愈合，于是其女儿要求接患者出院。试问：对患者女儿的选择医生应持何种态度？

1. 医务人员的职责是治病救人，因此在已知经费无保证的情况下，为挽救病人生命而行急诊手术，这是人道行为。但是，病人年迈、抵抗力差，肠梗阻手术后继发感染，伤口迟迟不愈合也并非罕见，对此应予谅解。

2. 由于经济费用难以支付，患者女儿提出不再继续住院治疗，医生可以同意家属的要求，不过医生应该继续履行自己的责任，如建立家庭病床，定期给病人换药，直到病人康复。

第一节　概　述

一、我国的急救医疗立法

自中华人民共和国成立以来，在党中央、国务院的正确领导和全国人民的共同努力下，公共卫生事业取得长足发展，常见传染病得到了较好控制，总体上处于低发水平。目前，我国已初步形成传染病专科医院、综合医院传染病区（科）、专科防治机构、院前急救机构和职业中毒与核辐射救治机构相结合的医疗救治体系，救治水平逐步提高。

为了提高医疗部门对灾情、事故的应急能力和日常急救工作，1980年卫生部发布了《关于加强城市急救工作的意见》，1983年颁布了《城市医院急诊科（室）建设方案》，1986年和1987年卫生部又先后发布了《关于进一步加强急诊抢救工作的补充规定》及《关于加强急诊抢救和提高应急能力的通知》，对建立健全急救医疗机构网、提高急诊抢救和应急能力提出了具体要求。为了加强灾害事故的医疗救援工作，1995年卫生部发表了《灾害事故医疗救援工作管理办法》，对灾情报告、现场医疗救护、部门协调与培训等做了明确规定。2003年制定了《突发公共卫生事件医疗救治体系建设规划》。2006年根据《中华人民共和国放射性污染防治法》、《中华人民共和国安全生产法》以及《突发公共卫生事件应急条例》、《医疗机构管理条例》、《核电厂核事故应急管理条例》和《国家突发公共事件总体应急预案》，制定并实施了《国家突发公共事件医疗卫生救援应急预案》。

二、急救医疗机构的概念、设置和任务

突发公共卫生事件医疗救治体系由医疗救治机构、医疗救治信息网络和医疗救治专业技术队伍组成。

（一）医疗救治机构

医疗救治机构包括急救、传染病和职业中毒、核辐射救治及后备医院等医疗机构。

1. 急救医疗机构　急救医疗机构是在各级医疗卫生行政部门统一领导下实施急诊抢救工作的医疗组织。包括紧急救援中心和医院急诊科，构成纵横衔接的急救网络。它是医疗机构的一个重要类别。

（1）紧急救援中心　直辖市、省会城市和地级市建立紧急救援中心，紧急救援中心接受本级卫生行政部门委托，指挥、调度本行政区域内医院的急救资源，开展伤病员的现场急救、转运和重症病人途中监护。在紧急状态下，经授权具有指挥、协调全省（直辖市）医疗急救资源的职能。必要时，紧急救援中心（120）可以与公安（110）、消防（119）等应急系统联合行动，实施重大突发公共卫生事件的紧急救援。

县级紧急救援机构一般依托综合力量较强的医疗机构建立，负责服务区域内伤病员的现场急救、转运和医院内医疗救治，向上级医院转诊重症病人，必要时接受所在市紧急救援中心指挥。边远中心乡（镇）卫生院负责服务区域内伤病员的转运。

（2）医院急诊科　在直辖市、省会城市和地级市，根据需要选择若干综合医院急诊科纳入急救网络，负责接收急诊病人和紧急救援中心转运的伤病员，提供急诊医疗救治，并向相应专科病房或其他医院转送；突发公共卫生事件发生时，接受所在市紧急救援中心指挥、调度，承担伤病员的现场急救和转运。

2. 传染病救治机构　包括传染病医院、医疗机构传染病病区和传染病门诊（含隔离留观室）或后备医院。

在几个经济发达的特大城市建设集临床、科研、教学于一体的突发公共卫生事件医疗救治中心；其他直辖市、省会城市、人口较多的地级市原则上建立传染病医院或后备医院；人口较少的地级市和县（市）原则上指定具备传染病防治条件和能力的医疗机构建立传染病病区。

（1）直辖市和部分省会城市、中心城市传染病医院要承担防治任务，负责传染病疑似病人、确诊病人的集中收治和危重传染病病人的重症监护，还要具有传染病救治领域的科研、专业技术人员培训和区域内技术指导职能。

（2）市（地）级传染病医院（病区）承担防治任务，负责传染病疑似病人、确诊病人的集中收治和危重传染病病人的重症监护。

（3）县级传染病病区，要具备收治一定数量常见传染病人的条件，并具备对烈性传染

病隔离观察的能力，对重症患者及时转诊。

（4）中心乡（镇）卫生院设立传染病门诊和隔离留观室，对传染病可疑病人实施隔离观察和转诊。

3. 职业中毒、核辐射救治基地　在全国建设若干职业中毒应急救治基地，在有核电站、核设施、大型核辐射装置的重点省份建设核辐射应急救治基地。职业中毒医疗救治和核辐射应急救治基地，承担职业中毒、化学中毒、核辐射等突发公共卫生事件的集中定点收治任务。

（二）医疗救治信息网络

包括数据交换平台、数据中心和应用系统。通过统一的公共卫生信息资源网络，实现医疗卫生机构与疾病预防控制机构和卫生行政部门之间的信息共享。

（三）医疗救治专业技术队伍

省、市（地）两级政府应从当地医疗机构抽调高水平的医疗技术人员，建立应对突发公共卫生事件的医疗救治专业技术队伍。其组成人员平时在原医疗机构从事日常诊疗工作，定期进行突发公共卫生事件应急培训、演练，在突发公共卫生事件发生时，接受政府卫生部门统一调度，深入现场，承担紧急医疗救援任务。

第二节　应急抢救的法律规定

制定并实施《国家突发公共事件医疗卫生救援应急预案》的总体目标是最大程度地减少突发事件对公众健康造成的危害，保障公众身心健康与生命安全，维护社会稳定。

卫生应急工作的主要内容包括突发公共卫生事件应急（如 SARS、禽流感等）和突发公共事件应急医疗卫生救援（自然灾害——救灾防病，安全事故——医疗卫生救援，恐怖事件——医疗卫生救援）。

一、基本概念

1. 突发公共事件医疗卫生救援　指的是针对突发公共事件导致的人员伤亡、健康危害所开展的医疗卫生救援工作。

2. 突发公共事件医疗卫生救援应急预案　指在突发公共卫生事件发生前或出现后，采取相应的监测、预测、预警、储备等应急准备，以及现场处置等措施，及时对产生突发公共卫生事件的可能因素进行预防和对已出现的突发公共卫生事件进行控制；同时，对其他突发公共事件实施紧急的医疗卫生救援，以减少其对社会政治、经济、人民群众生命安全的危害。

二、国家突发公共事件医疗卫生救援应急预案

（一）制定国家突发公共事件医疗卫生救援应急预案目的

保障自然灾害、事故灾难、公共卫生、社会安全事件等突发公共事件（以下简称突发公共事件）发生后，各项医疗卫生救援工作迅速、高效、有序地进行，提高卫生部门应对各类突发公共事件的应急反应能力和医疗卫生救援水平，最大程度地减少人员伤亡和健康危

害，保障人民群众身体健康和生命安全，维护社会稳定。

（二）国家突发公共事件医疗卫生救援应急预案的工作特点、原则和适用范围

1. 工作特点　①首要目标是预防突发公共卫生事件的发生，尽可能地将突发公共卫生事件控制在萌芽状态或事件发生的初期。②依法开展卫生应急工作。③卫生应急工作必须符合我国的基本卫生国情，又要充分汲取国外卫生应急先进理论和实践经验。④要以人为本，依靠科学，依靠公众，不断完善卫生应急机制和体系建设。

2. 工作原则　统一领导、分级负责；属地管理、明确职责；依靠科学、依法规范；反应及时、措施果断；整合资源、信息共享；平战结合、常备不懈；加强协作、公众参与。

3. 适用范围　本预案适用于突发公共事件所导致的人员伤亡、健康危害的医疗卫生救援工作。突发公共卫生事件应急工作按照《国家突发公共卫生事件应急预案》的有关规定执行。

（三）医疗卫生救援的事件分级

根据突发公共事件导致人员伤亡和健康危害情况将医疗卫生救援事件分为特别重大（Ⅰ级）、重大（Ⅱ级）、较大（Ⅲ级）和一般（Ⅳ级）四级。

1. 特别重大事件（Ⅰ级）　①一次事件出现特别重大人员伤亡，且危重人员多，或者核事故和突发放射事件、化学品泄漏事故导致大量人员伤亡，事件发生地省级人民政府或有关部门请求国家在医疗卫生救援工作上给予支持的突发公共事件。②跨省（区、市）的有特别严重人员伤亡的突发公共事件。③国务院及其有关部门确定的其他需要开展医疗卫生救援工作的特别重大突发公共事件。

2. 重大事件（Ⅱ级）　①一次事件出现重大人员伤亡，其中，死亡和危重病例超过5例的突发公共事件。②跨市（地）的有严重人员伤亡的突发公共事件。③省级人民政府及其有关部门确定的其他需要开展医疗卫生救援工作的重大突发公共事件。

3. 较大事件（Ⅲ级）　①一次事件出现较大人员伤亡，其中，死亡和危重病例超过3例的突发公共事件。②市（地）级人民政府及其有关部门确定的其他需要开展医疗卫生救援工作的较大突发公共事件。

4. 一般事件（Ⅳ级）　①一次事件出现一定数量人员伤亡，其中，死亡和危重病例超过1例的突发公共事件。②县级人民政府及其有关部门确定的其他需要开展医疗卫生救援工作的一般突发公共事件。

（四）医疗卫生救援组织机构

包括各级卫生行政部门成立的医疗卫生救援领导小组、专家组和医疗卫生救援机构［包括医疗急救中心（站）、综合医院、专科医院、化学中毒和核辐射事故应急医疗救治专业机构等］、现场医疗卫生救援指挥部。

医疗急救中心在应急处置中的主要作用：

1. 现场抢救　到达现场的医疗卫生救援应急队伍，要迅速将伤员转送出危险区，本着"先救命后治伤、先救重后救轻"的原则开展工作，按照国际统一的标准对伤病员进行检伤分类，分别用蓝、黄、红、黑四种颜色，对轻、重、危重伤病员和死亡人员作出标志（分类标记用塑料材料制成腕带），扣系在伤病员或死亡人员的手腕或脚踝部位，以便后续救治辨认或采取相应的措施。

2. 转送伤员　当现场环境处于危险或在伤病员情况允许时，要尽快将伤病员转送并做

好以下工作：①对已经检伤分类待送的伤病员进行复检。对有活动性大出血或转运途中有生命危险的急危重症者，应就地先予抢救、治疗，做必要的处理后再进行监护下转运。②认真填写转运卡提交接纳的医疗机构，并报现场医疗卫生救援指挥部汇总。③在转运过程中，医护人员必须在医疗仓内密切观察伤病员病情变化，并确保治疗持续进行。④在转运过程中要科学搬运，避免造成二次损伤。⑤合理分流伤病员或按现场医疗卫生救援指挥部指定的地点转送，任何医疗机构不得以任何理由拒诊、拒收伤病员。

（五）信息报告和发布

医疗急救中心（站）和其他医疗机构接到突发公共事件的报告后，在迅速开展应急医疗卫生救援工作的同时，立即将人员伤亡、抢救等情况报告现场医疗卫生救援指挥部或当地卫生行政部门。各级卫生行政部门要认真做好突发公共事件医疗卫生救援信息发布工作。

（六）卫生应急物资储备和救援经费

1. 卫生应急物资储备 卫生行政部门提出医疗卫生救援应急药品、医疗器械、设备、快速检测器材和试剂、卫生防护用品等物资的储备计划建议。发展改革部门负责组织应急物资的生产、储备和调运，保证供应，维护市场秩序，保持物价稳定。应急储备物资使用后要及时补充。

2. 救援经费 财政部门负责安排应由政府承担的突发公共事件医疗卫生救援所必需的经费，并做好经费使用情况监督工作。各类保险机构要按照有关规定对参加人身、医疗、健康等保险的伤亡人员，做好理赔工作。

（七）医疗卫生救援的公众参与

各级卫生行政部门要做好突发公共事件医疗卫生救援知识普及的组织工作；中央和地方广播、电视、报刊、互联网等媒体要扩大对社会公众的宣传教育；各部门、企事业单位、社会团体要加强对所属人员的宣传教育；各医疗卫生机构要做好宣传资料的提供和师资培训工作。在广泛普及医疗卫生救援知识的基础上逐步组建以公安干警、企事业单位安全员和卫生员为骨干的群众性救助网络，经过培训和演练提高其自救、互救能力。

复习思考题

1. 紧急救援中心的任务有哪些？
2. 应急预案的工作特点是什么？
3. 医疗卫生救援的事件如何分级？
4. 医疗急救中心在转送伤员时要做好哪些工作？

资源链接

www. emss. cn 中国急救网

第十六章
全科医学卫生服务法律制度

 引导案例　黑龙江省林口县古城镇前进村53岁村民姜某身体一向硬朗，去年农村合作医疗的工作人员连续多次登门动员，老姜最后拿出10元钱赌气地说："就当我打麻将输了！"不料在一次上山采药时，他被黑熊咬伤，在医院缝了200多针，共花掉4000多元钱，没想到的是拿到了1400多元的报销款。老姜念叨起来："还是合作医疗好！"此后他就成了合作医疗义务宣传员。

这个案例告诉我们：农村合作医疗有效增强了农民抵御疾病风险的能力，从根本上减轻了农民的负担，确实是利民、便民、富民之举。

第一节　健康权与初级卫生保健

一、健康权

《民法通则》第九十八条规定："公民享有生命健康权。"健康权是指公民所享有和应当享有的保持其躯体生理机能正常和精神状态完满的权利。它不仅涉及医疗卫生保健，而且涉及影响健康的各种因素，诸如饮用水卫生、食品卫生、营养保障、卫生设施与住房、职业环境卫生、健康教育与信息、生殖卫生等。国际上健康权的评价标准有4个；一是有效性；二是接近性；三是可接近性；四是优质。据此健康权至少可理解为：①初级卫生保健权利。②享受基本医疗服务的权利。③特殊群体的健康权利。④公共卫生权利。

健康问题不仅关系着全体人民的切身利益，也将影响着一个国家的经济发展和社会稳定。我国农村人口占全国人口的大多数，农民的健康状况如何，决定着整个民族的健康水平和社会文明程度。政府组织实施城镇医疗保险、新型农村合作医疗制度，体现了国家对人民健康权的重视，体现了对人的基本关怀，是"以人为本"执政理念的具体体现。

二、初级卫生保健

中国几十年的初级卫生保健实践证明，坚持以人为本，维护人民的健康权益，是政府不可推卸的责任；坚持人人享有卫生保健，保护和增进人民健康，是经济社会可持续发展的重要基石；坚持以农村和偏远地区为重点，实现城乡卫生事业协调发展，发展成果由人民共享，是促进社会和谐的有力保障；坚持预防为主，并在使用现代医学手段的同时，充分发挥传统医药作用，是降低健康成本、提高卫生效益的有效途径。

国务院总理温家宝 2008 年 3 月 5 日在第十一届全国人大一次会议上作政府工作报告时指出，推进卫生事业改革和发展，要重点抓好四件事。其中指出应推进城乡医疗服务体系建设；重点健全农村三级卫生服务网络和城市社区医疗卫生服务体系；加大全科医护人员和乡村医生培养力度，鼓励高素质人才到基层服务；开展公立医院改革试点；制定和实施扶持中医药和民族医药事业发展的措施。

第二节　全科医疗的法律依据

无论是古代分科不细的传统意义上的全科医学——中医学，还是作为现代全新医学模式指导下的全科医学，都离不开卫生法的保障与学术支撑。因此，全科医学工作者必须熟练掌握卫生法律知识与实践技能，才能完成社区卫生服务的任务。医学之所以区别于其他科学技术，就是因为它具有强烈的人文性和社会性。无论是从古代到现代，还是从医学分科到医务人员的准入考核，到医师执业的科别分工，再到医生执业行为及操作程序，都有明确的法律依据。全科医学也不例外，从其学科的建立、医生的准入、医疗服务的范围及深度，到全科医生的执业行为和操作程序也都要有法律依据。这是因为，医学是以人的身心健康、防病治病、康复保健为目的，以医疗技术服务和健康关怀为手段的医患关系互动过程，而卫生法正是由国家强制力所保障实施的，调整因公民卫生健康引起的医患、医际、医政关系的法律规范的总和。卫生法除具有极强的政策性、社会性、综合性外，还具有突出的边缘性、学术性、国际性和技术规范性。因此，它又是医生的医疗行为和公民的卫生保健、防病治病行为的实用技术规范，从这一点上看，任何医学没有卫生法的保障，都是无法实现医疗保健任务的。

无论是宪法还是民法、刑法，都赋予了公民广泛的健康权利，并施加全面的保护。全科医生在实施社区卫生服务中，首先要尊重公民的这些权利，并担负起保护公民这些权利的职责和义务，这是社区卫生服务的首要原则。社区卫生服务的对象，无论是健康、非健康、亚健康群体都是我国公民，享受的健康权利都具有广泛性。公民享有休息权；社会救济、社会保险权；卫生保健权；防治空气、噪声等生活环境污染权；饮用水和食品安全权；患病后自主择医、平等就医，获得公平的治疗服务权；对自己健康状况的知情权；对治疗措施的同意权；个人健康、医疗隐私的保密权；受到健康伤害的诉讼赔偿权等。这是全科医疗服务基本内容和首要职责。

第三节　城市社区卫生服务的法律规定

社区卫生服务是城市卫生工作的重要组成部分，是实现人人享有初级卫生保健目标的基础环节。大力发展社区卫生服务，构建以社区卫生服务为基础，社区卫生服务机构与医院和预防保健机构分工合理、协作密切的新型城市卫生服务体系，对于坚持预防为主、防治结合的方针，优化城市卫生服务结构，方便群众就医，减轻费用负担，建立和谐医患关系，具有重要意义。

一、社区卫生服务的概念

社区卫生服务是社区建设的重要组成部分，是在政府领导、社区参与、上级卫生机构指导下，以基层卫生机构为主体，全科医师为骨干，合理使用社区资源和适宜技术，以人的健康为中心、家庭为单位、社区为范围、需求为导向，以妇女、儿童、老年人、慢性病人、残疾人等为重点，以解决社区主要卫生问题、满足基本卫生服务需求为目的，融预防、医疗、保健、康复、健康教育、计划生育技术服务等为一体的，有效、经济、方便、综合、连续的基层卫生服务。

1997 年，中共中央、国务院《关于卫生改革与发展的决定》中指出，改革城市卫生服务体系，积极发展社区卫生服务，逐步形成功能合理、方便群众的卫生服务网络。为了贯彻上述决定，国务院和有关部门制定并发布了《关于开展区域卫生规划工作的指导意见》、《关于城镇医药卫生体制改革的指导意见》、《关于发展城市社区卫生服务的若干意见》。2002 年，卫生部等 11 部委又联合发布了《关于加快发展城市社区卫生服务的意见》。2006 年 2 月，国务院发布了《关于发展城市社区卫生服务的指导意见》。

二、发展社区卫生服务的基本原则和工作目标

以邓小平理论和"三个代表"重要思想为指导，全面落实科学发展观，坚持为人民健康服务的方向，将发展社区卫生服务作为深化城市医疗卫生体制改革、有效解决城市居民看病难看病贵问题的重要举措，作为构建新型城市卫生服务体系的基础，着力推进体制、机制创新，为居民提供安全、有效、便捷、经济的公共卫生服务和基本医疗服务。

（一）基本原则

1. 坚持社区卫生服务的公益性质，注重卫生服务的公平、效率和可及性。
2. 坚持政府主导，鼓励社会参与，多渠道发展社区卫生服务。
3. 坚持实行区域卫生规划，立足于调整现有卫生资源、辅以改扩建和新建，健全社区卫生服务网络。
4. 坚持公共卫生和基本医疗并重，中西医并重，防治结合。
5. 坚持以地方为主，因地制宜，探索创新，积极推进。

（二）工作目标

到 2010 年，全国地级以上城市和有条件的县级市要建立比较完善的城市社区卫生服务体系。具体目标是：社区卫生服务机构设置合理，服务功能健全，人员素质较高，运行机制

科学，监督管理规范，居民可以在社区享受到疾病预防等公共卫生服务和一般常见病、多发病的基本医疗服务。东中部地区地级以上城市和西部地区省会城市及有条件的地级城市要加快发展，力争在两三年内取得明显进展。转变社区卫生服务模式，坚持主动服务、上门服务，逐步承担起居民健康"守门人"的职责。

三、社区卫生服务机构

（一）社区卫生服务机构的概念

社区卫生服务机构提供公共卫生服务和基本医疗服务，具有公益性质，不以营利为目的。要以社区、家庭和居民为服务对象，以妇女、儿童、老年人、慢性病人、残疾人、贫困居民等为服务重点，以主动服务、上门服务为主，开展健康教育、预防、保健、康复、计划生育技术服务和一般常见病、多发病的诊疗服务。

社区卫生服务机构，是指在城市范围内设置的、经区（市、县）级政府卫生行政部门登记注册并取得《医疗机构执业许可证》的社区卫生服务中心和社区卫生服务站。

（二）社区卫生服务机构的设置原则

地方政府要制定发展规划，有计划、有步骤地建立健全以社区卫生服务中心和社区卫生服务站为主体，以诊所、医务所（室）、护理院等其他基层医疗机构为补充的社区卫生服务网络。在大中型城市，政府原则上按照每3万～10万居民或按照街道办事处所辖范围规划设置1所社区卫生服务中心，根据需要可设置若干社区卫生服务站。社区卫生服务中心与社区卫生服务站可实行一体化管理。社区卫生服务机构主要通过调整现有卫生资源，对政府举办的一级、部分二级医院和国有企事业单位所属医疗机构等基层医疗机构进行转型或改造改制设立。现有卫生资源不足的，应加以补充和完善。要按照平等、竞争、择优的原则，统筹社区卫生服务机构发展，鼓励社会力量参与发展社区卫生服务，充分发挥社会力量举办的社区卫生服务机构的作用。

（三）社区卫生服务机构的执业登记

社区卫生服务机构在完成《设置医疗机构批准书》核准的事项后，应当向批准设置的区（市）卫生行政部门提交《医疗机构申请执业登记注册书》及相关材料。区（市）卫生行政部门医政科（股）受理社区卫生服务机构执业登记申请后，应当会同社区卫生主管科（股）对拟执业登记的医疗机构进行审查和实地考察、核实，并对有关执业人员进行相关知识和技能的现场抽查考核。审查合格的，由区（市）卫生行政部门发给《医疗机构执业许可证》；审查不合格的，将审核结果和不予批准的理由以书面形式通知申请人。各区（市）卫生行政部门对社区卫生服务机构实施登记后，应将有关核准内容依法报上一级卫生行政部门备案，并告知同级卫生监督机构。

社区卫生服务中心登记的诊疗科目应为预防保健科、全科医疗科、中医科（含民族医）、康复医学科、医学检验科、医学影像科，有条件的可登记口腔医学学科、临终关怀科，原则上不登记其他诊疗科目。确需登记的，须经区（市、县）政府卫生行政部门确定。

（四）社区卫生服务机构的基本标准

1. 社区卫生服务中心基本标准

（1）人员方面　一个社区卫生服务中心要有6名全科医师、9名注册护士，一个中心至少要有 1 名副高职称以上的临床类别医师、还要有 1 名中级职称的中医类别医师，1 名公共卫生类别的医师。

（2）设备方面　设备不提倡用一些大设备，提倡用一些基本的、适宜的设备。在房屋面积方面，社区服务中心一般要求建筑面积是 1000 平方米。

一般在社区卫生服务机构不提倡搞病床，但是有许多社区卫生服务中心是由医院转型而来，故对中心可以适当保留一些病床，一般是 50 张，但这些病床主要供护理康复用。

2. 社区卫生服务站基本标准

（1）床位　至少设日间观察床 1 张，不设病床。

（2）科室　至少设有以下科室：全科诊室、治疗室、处置室、预防保健室、健康信息管理室。

（3）人员　至少配备 2 名执业范围为全科医学专业的临床类别、中医类别执业医师；至少有 1 名中级以上任职资格的执业医师；至少有 1 名能够提供中医药服务的执业医师；每名执业医师至少配备 1 名注册护士；其他人员按需配备。

（4）房屋　建筑面积不少于 150 平方米，布局合理，充分体现保护患者隐私、无障碍设计要求，并符合国家卫生学标准。

（5）设备　基本设备：诊断床、听诊器、血压计、体温计、心电图机、观片灯、体重身高计、血糖仪、出诊箱、治疗推车、急救箱、供氧设备、电冰箱、脉枕、针灸器具、火罐、必要的消毒灭菌设施、药品柜、档案柜、电脑及打印设备、电话等通讯设备、健康教育影像设备。还要有与所开展的工作相应的其他设备。

（6）规章制度　制定人员岗位责任制、在职教育培训制度，有国家制定或认可的各项卫生技术操作规程，并成册可用。

各省、自治区、直辖市卫生行政部门可以此为基础，根据实际情况适当提高部分指标，作为地方标准，报卫生部核准备案后施行。

（五）社区卫生服务机构的职责

1. 社区预防　社区预防工作的内容主要包括：①广泛深入开展卫生宣传；②开展计划免疫，适时按规定的免疫程序进行免疫预防接种；③认真执行疫情报告制度，做好疾病监测工作；④积极开展防疫保健工作和爱国卫生运动；⑤进行食品卫生监督，加强饮食、服务行业和集市贸易的管理；⑥开展社区居民健康检查和社区人群健康状况评价；⑦积极控制社区不良行为因素和不良社会方式；⑧开展社区临终关怀工作。

2. 社区保健　根据社区保健的目的，社区保健工作范畴包括 3 个方面：①预防，即通过各种预防措施和方法，最大限度地控制疾病和不良健康状况的发生。②保护，即通过各种保护措施和方法，最大限度地降低外界危害因素对疾病和不良健康状况导致的后果和影响。③促进，即针对某一特定的健康问题，设法增进现有的健康状况。我国社区保健的服务对象主要是妇女、儿童、青少年、中老年和其他特殊人群。

3. 社区医疗　一般常见病、多发病的诊疗，社区现场救护，慢性病筛查和重点慢性疾病病例管理，神经病患者管理，转诊服务等。

4. 社区康复　服务对象主要是残疾人，同时也包括疾病恢复期康复，家庭和社区康复训练指导等。

5. 社区健康教育　社区健康教育一般是指以社区为基本单位，以特定人群为教育对象，以促进居民健康为目的，有计划、有组织、有评价的健康教育活动。社区健康教育的目的是发动和引导社区人民树立健康信念，养成健康意识，关心自身和群体的健康，参与健康教育规划的制定和落实，以期改善全社区的卫生状况，提高群体的健康水平。主要的形式有卫生知识普及，个体和群体的健康管理，重点人群与重点场所健康教育，健康行为和生活方式的宣传。

6. 社区计划生育　社区卫生服务在计划生育工作方面是要协助上级部门进行计划生育政策的宣传，落实计划生育措施，为社区居民提供具体的服务措施的指导，如计划生育药具的发放，育龄妇女定期孕检、放环、透环、取环，计划生育手术，各种计划生育指标的统计汇报等。

（六）完善中医药服务功能

中医药是中华民族优秀的传统文化，是我国卫生事业的重要组成部分，是我国医学科学的特色，国务院《关于发展城市社区卫生服务的指导意见》中指出，应发挥中医药和民族医药在社区卫生服务中的优势与作用。加强社区中医药和民族医药服务能力建设，合理配备中医药或民族医药专业技术人员，积极开展对社区卫生服务从业人员的中医药基本知识和技能培训，推广和应用适宜的中医药和民族医药技术。在预防、医疗、康复、健康教育等方面，充分利用中医药和民族医药资源，充分发挥中医药和民族医药的特色和优势。《关于在城市社区卫生服务中充分发挥中医药作用的意见》对社区卫生服务中发挥中医药作用的基本原则和工作目标、合理配置和充分利用中医药资源、完善社区卫生服务机构的中医药功能、加强社区中医药人才培养和队伍建设、加强组织领导和管理等做出了具体的规定。

（七）社区卫生服务机构执业规则

《城市社区卫生服务机构管理办法（试行）》规定，社区卫生服务机构执业，须严格遵守国家有关法律、法规、规章和技术规范，加强对医务人员的教育，实施全面质量管理，预防服务差错和事故，确保服务安全。

1. 根据政府卫生行政部门规定，履行提供社区公共卫生服务和基本医疗服务的职能。

2. 妥善保管居民健康档案，保护居民个人隐私。社区卫生服务机构在关闭、停业、变更机构类别等情况下，须将居民健康档案交由当地区（市、县）级政府卫生行政部门妥善处理。

3. 严格掌握家庭诊疗、护理和家庭病床服务的适应证，切实规范家庭医疗服务行为。

4. 对限于设备或者技术条件难以安全、有效诊治的患者应及时转诊到相应医疗机构诊治。对医院转诊病人，社区卫生服务机构应根据医院建议与病人要求，提供必要的随访、病例管理、康复等服务。

5. 提供中医药（含民族医药）服务，应配备相应的设备、设施、药品，遵守相应的中医诊疗原则、医疗技术标准和技术操作规范。

6. 在显著位置公示医疗服务、药品和主要医用耗材的价格，严格执行相关价格政策，规范价格行为。

7. 配备与其服务功能和执业范围相适应的基本药品。社区卫生服务机构使用药品，须严格执行药品管理法律、法规的规定，从具有合法经营资质的单位购入。严禁使用过期、失效及违禁的药品。

四、社区卫生服务人才队伍建设

加强高等医学院校的全科医学、社区护理学科教育，积极为社区培训全科医师、护士，鼓励高等医学院校毕业生到社区卫生服务机构服务。完善全科医师、护士等卫生技术人员的任职资格制度，制定聘用办法，加强岗位培训，开展规范化培训，提高人员素质和专业技术能力。要采取多种形式鼓励和组织大中型医院、预防保健机构、计划生育技术服务机构的高、中级卫生技术人员定期到社区卫生服务机构提供技术指导和服务，社区卫生服务机构要有计划地组织卫生技术人员到医院和预防保健机构进修学习、参加学术活动。鼓励退休医护人员依照有关规定参与社区卫生服务。

（一）全科医师、护士任职资格制度

社区卫生专业技术人员以全科医学为主体，包括中医、西医、公共卫生、护理、药学等卫生专业技术人员。社区卫生服务机构中专业技术人员的专业技术资格晋升按国家有关规定执行。

1. 全科医师任职资格　在社区从事医疗卫生工作的医师，按照卫生部、国家中医药管理局相关规定执业，凡符合条件的卫生专业技术人员，均可参加全国卫生专业技术资格考试中的临床类别、中医类别全科医学专业中级考试，取得相应类别的全科主治医师资格。非全科医学专业的主治、副主任及主任医师经过有针对性的全科医师转岗培训，考核合格并由卫生部、国家中医药管理局、人力资源和社会保障部认定后，可转为相应资格的全科医师，按照卫生部、国家中医药管理局有关规定变更执业范围后，在社区从事全科医学工作。在晋升上一级资格时，其转前与转后年限合并计算。

2. 护理专业技术人员任职资格　社区护理人员的初级任职资格通过参加全国卫生专业技术资格考试的护理专业考试获得；在全国卫生专业技术资格考试护理中级资格专业中增设面向社区护理的专业；在护理高等专业技术资格标准的有关政策规定中进一步体现社区护理的要求和特点。

（二）社区卫生服务机构人员聘用制度

社区卫生服务机构要实行岗位管理制度；完善人员聘用制度；建立健全岗位考核制度，加强对受聘人员履行岗位职责情况的考核，提高服务水平和工作效率；探索建立人员退出机制，完善辞聘、解聘制度。

（三）吸引和稳定社区卫生服务人才队伍

开展社区卫生服务人员岗位培训和全科医学规范化培训工作，培养、稳定社区卫生人才队伍。要采取多种形式鼓励和组织大中型医院、预防保健机构的高、中级卫生专业技术人员，按照卫生部有关规定，定期到社区卫生服务机构提供技术指导和服务；要有计划地组织社区卫生服务机构卫生技术人员到医院和预防保健机构进修学习、参加学术活动，提高社区卫生技术人员的素质和专业技术水平。要鼓励城市业务水平较高、身体状况较好的退休专业技术人员到社区卫生服务机构开展医疗服务，社区卫生服务机构要为他们开展服务便利，给予相应待遇。

五、社区卫生服务与医疗保障制度

按照"低水平、广覆盖"的原则，不断扩大医疗保险的覆盖范围，完善城镇职工基本医疗保险定点管理办法和医疗费用结算办法，将符合条件的社区卫生服务机构纳入城镇职工基本医疗保险定点医疗机构的范围，将符合规定的医疗服务项目纳入基本医疗保险支付范围，引导参保人员充分利用社区卫生服务。探索建立以社区卫生服务为基础的城市医疗救助制度。

（一）定点社区卫生服务机构

参保人员所选择的定点医疗机构中要有 1～2 家定点社区卫生服务机构。对实行一体化管理的社区卫生服务机构，参保人员可选择社区卫生服务中心及其下设的 1 家社区卫生服务站作为定点。有条件的地区，可探索直接与社区医师签订服务协议的定点管理办法。在有条件的地区，要积极配合有关部门探索建立双向转诊制度和开展社区首诊制试点。允许参保人员到定点零售药店直接购买非处方药和持定点医疗机构医师处方购药。

（二）适当拉开支付比例档次

适当拉开医疗保险基金对社区卫生服务机构和大中型医院的支付比例档次。不断完善医疗保险费用结算管理办法。有条件的地区，对纳入统筹基金支付的住院和门诊特殊疾病的医疗费用，可探索按病种确定定额标准，由统筹基金和参保人员按比例分担的费用结算办法。

（三）分级医疗和双向转诊制度

社区卫生服务机构与区域大中型综合医院、专科医院签订协议，让一般常见、多发的小病在社区卫生服务机构治疗，大病则转向二级以上的大医院，而在大医院确诊后的慢性病治疗和手术后的康复则可转至社区卫生服务机构。这样，就可以实现"小病不出社区，大病及时转诊"。

双向转诊有纵向和横向转诊两种方式。纵向转诊，是指下级医院（社区卫生服务机构）将超出本机构诊治范围的病人或在本机构确诊、但治疗有困难的病人转至上级医院就医；反之，上级医院对病情得到控制之后相对稳定的病人亦可视情况转至下级医院。横向转诊，是指综合医院可将病人转至同级专科医院进行治疗，专科医院也可将出现其他症状的病人转至综合医院处置；同样，不同类型的专科医院之间也可进行转诊活动。

六、社区卫生服务经费投入

各级政府要调整财政支出结构，建立稳定的社区卫生服务筹资和投入机制，加大对社区卫生服务的投入力度。地方政府要为社区卫生服务机构提供必要的房屋和医疗卫生设备等设施，对业务培训给予适当补助，并根据社区人口，服务项目和数量、质量及相关成本核定预防保健等社区公共卫生服务经费补助。政府举办的社区卫生服务机构的离退休人员费用，在事业单位养老保障制度改革前，由地方政府根据有关规定予以安排。地方政府要根据本地实际情况进一步加大力度安排社区公共卫生服务经费，并随着经济发展逐步增加。中央财政从2007 年起对中西部地区发展社区公共卫生服务按照一定标准给予补助。中央对中西部地区社区卫生服务机构的基础设施建设、基本设备配置和人员培训等给予必要支持。

《关于城市社区卫生服务补助政策的意见》中指出，政府对社区卫生服务的补助包括：按规定为社区居民提供公共卫生服务的经费，社区卫生服务机构的基本建设、房屋修缮、基本设备配置、人员培训和事业单位养老保险制度建立以前按国家规定离退休人员的费用等方面的投入和支出。

七、社区卫生服务监督管理

（一）加强对社区卫生工作的领导

1. 制定实施社区卫生服务发展规划　地方政府要制定社区卫生服务发展中长期规划和年度发展规划，将发展社区卫生服务纳入当地国民经济和社会发展规划及区域卫生规划，落实规划实施的政策措施。在城市新建和改建居民区中，社区卫生服务设施要与居民区同步规划、同步建设、同步投入使用。市辖区人民政府原则上不再举办医院，着力于发展社区卫生服务。

2. 健全社区卫生服务网络　地方政府要制定发展规划，有计划、有步骤地建立健全以社区卫生服务中心和社区卫生服务站为主体，以诊所、医务所（室）、护理院等其他基层医疗机构为补充的社区卫生服务网络。要按照平等、竞争、择优的原则，统筹社区卫生服务机构发展，鼓励社会力量参与发展社区卫生服务，充分发挥社区力量举办的社区卫生服务机构的作用。

（二）加强社区卫生服务监督管理

1. 规范社区卫生服务机构的设置条件和标准。
2. 依法严格社区卫生服务机构、从业人员和技术服务项目的准入。
3. 明确社区卫生服务范围和内容。
4. 健全社区卫生服务技术操作规程和工作制度。
5. 完善社区卫生服务考核评价制度。
6. 推进社区卫生服务信息管理系统建设。
7. 加强社区卫生服务的标准化建设。

对不符合要求的社区卫生服务机构和工作人员，将及时调整、退出，保证服务质量。加强社区卫生服务执业监管，建立社会民主监督制度，将接受服务居民的满意度作为考核社区卫生服务机构和从业人员业绩的重要标准。发挥行业自律组织提供服务、反映诉求、规范行为等作用。加强药品、医疗器械管理，确保医药安全。严格财务管理，加强财政、审计监督。

第四节　农村初级卫生保健的法律规定

一、农村初级卫生保健的概念

农村初级卫生保健，是指农村居民应该人人享有的，与农村社会发展相适应的基本卫生保健服务。

农村初级卫生保健是我国社会经济发展总体目标的组成部分。它关系到保护农村生产力、振兴农村经济、维护农村社区发展和稳定的大局，对提高全民族素质具有重大意义。改革开放以来，党和政府为加强农村卫生工作采取了一系列措施，农村缺医少药的状况得到较大改善，农民健康水平和平均期望寿命有了很大提高。但是，从总体上看，农村卫生工作仍比较薄弱，体制改革滞后，资金投入不足，卫生人才匮乏，基础设施落后，农村合作医疗面临很多困难，一些地区传染病、地方病危害严重，农民因病致贫、返贫问题突出。

为了健全农村卫生服务体系，完善服务功能，试行多种形式的农民医疗保障制度，解决农民基本医疗和预防保健问题，努力控制危害严重的传染病、地方病，使广大农村居民享受到与经济社会发展相适应的基本卫生保健服务，不断提高农民的健康水平和生活质量，开创新世纪初级卫生保健工作的新局面，2001 年 5 月 24 日，国务院办公厅转发了国务院体改办、卫生部等部委《关于农村卫生改革与发展的指导意见》；2002 年 4 月 29 日，国家发布了《中国农村初级卫生保健发展纲要（2001～2010 年)》。2002 年 10 月 30 日，中共中央、国务院发出了《关于进一步加强农村卫生工作的决定》，指出坚持以农村为重点的卫生工作方针，从农村经济社会发展实际出发，深化农村卫生体制改革，加大农村卫生投入，发挥市场机制作用，加强宏观调控，优化卫生资源配置，逐步缩小城乡卫生差距，坚持因地制宜、分类指导，全面落实《初级卫生保健发展纲要》，满足农民不同层次的医疗卫生需求，从整体上提高农民的健康水平和生活质量。

2007 年 11 月，在中国农村初级卫生保健发展国际研讨会上，卫生部代表中国政府发出《北京倡议》。主要内容：

1. 明确初级卫生保健是政府的责任　政府应将初级卫生保健纳入工作目标和经济社会发展规划，强化政府责任，完善健康政策。建立多部门协同、全社会参与的初级卫生保健工作机制。

2. 重视发展农村及偏远地区卫生事业　政府应统筹城乡，推进以公平为导向的卫生政策，建立向农村和偏远地区倾斜的卫生筹资机制，保证初级卫生保健的可持续发展。

3. 构筑健全的初级卫生保健服务网络　建立健全适合本国国情的农村和偏远地区卫生服务网络，为居民提供安全、有效、便捷的医疗卫生服务。

4. 优先发展农村和偏远地区卫生人力　加大人才投资，培养适宜人才队伍，建立提高、稳定农村和偏远地区卫生队伍的有效机制。

5. 完善农村医疗保障制度　建立覆盖全体农村居民的医疗保障制度，有效降低农民的医疗费用负担，保证其享有基本的医疗卫生服务。

6. 推广应用卫生适宜技术　在农村和偏远地区大力推广应用技术可靠、符合成本效益、居民乐于接受的适宜技术，充分发挥传统医药在初级卫生保健中的优势和作用。

7. 坚持预防为主　加强健康促进，培养健康的生活方式，增强居民的健康意识和自我保健能力。

8. 加强国际交流与合作　各成员国密切伙伴关系，分享初级卫生保健的成功经验和技术。

二、中国农村初级卫生保健发展纲要（2001～2010 年）

（一）总目标

通过深化改革，健全农村卫生服务体系，完善服务功能，实行多种形式的农民医疗保障制度，解决农民基本医疗和预防保健问题，努力控制危害严重的传染病、地方病，使广大农村居民享受到与经济社会发展相适应的基本卫生保健服务，不断提高农民的健康水平和生活质量。到 2010 年，孕产妇死亡率、婴儿死亡率以 2000 年为基数分别下降 1/4 和 1/5，平均期望寿命在 2000 年基础上增加 1～2 岁。

（二）主要任务

1. 落实疾病预防控制措施，重点控制传染病、地方病、寄生虫病、职业病和其他重大疾病，加强精神卫生工作，防止各种意外伤害。稳定计划免疫接种率，提高现代结核病控制策略的人口覆盖率。预防、管理慢性非传染性疾病，做好老年保健。

2. 提高乡、村卫生机构常见病、多发病的诊疗水平，规范医疗服务行为，为农村居民提供安全有效的基本医疗服务。

3. 加强对孕产妇和儿童的管理，提高农村孕产妇住院分娩率，稳步降低孕产妇死亡率和婴儿死亡率，改善儿童营养状况，不断提高妇女儿童健康水平。

4. 加大农村改水、改厕力度，提高农村自来水及农村卫生厕所普及率，结合小城镇和文明乡镇建设，创建卫生乡镇，改善农村居民的劳动和生活环境。

5. 开展健康教育和健康促进，积极推进"全国亿万农民健康促进行动"（原"全国九亿农民健康教育行动"），提高农村居民基本卫生知识知晓率和中小学健康教育开课率，倡导文明健康的生活方式，增强农村居民的健康意识和自我保健能力，促进人群健康相关行为的形成。

6. 依法加大对公共卫生、药品和健康相关产品的监督力度，控制危害农村居民健康的主要公共卫生问题，努力抓好食品卫生、公共场所卫生和劳动卫生。

7. 充分利用中医药资源，发挥中医药的特点与优势，不断提高农村中医药服务水平。

8. 完善和发展农村合作医疗，探索实行区域性大病统筹，逐步建立贫困家庭医疗救助制度，积极实行多种形式的农民医疗保障制度。

（三）政府职责

各级政府应将农村初保工作纳入政府工作目标，制定实施方案。建立健全政府领导、部门协作的初保工作机制，明确相关部门职责，每年至少召开一次协调会议，研究解决初保工作中的重点难点问题。各有关部门按照部门职责，明确分工，各负其责，密切协作，确保各项任务的完成。

（四）实施策略

1. 分级管理　国务院有关部门负责制定农村初保发展纲要，进行宏观调控和指导，组织全国性的督导和经验交流，并对全国农村初保工作先进单位和个人进行表彰。各省、自治区、直辖市政府应按照纲要要求，结合本地实际，制定本地区农村初保实施方案并报国务院有关部门备案，负责组织本地区初保的具体实施和监督评估工作。

2. 分步实施　各省、自治区、直辖市根据本地实际，明确 2001～2010 年分阶段实施的进度和要求，在巩固已有成果的基础上，科学规划，整体推进，全面落实。

3. 分类指导　经济发达地区要不断深化初保工作的内涵，进一步提高初保服务水平；经济欠发达地区要结合西部大开发和扶贫攻坚计划，扶持西部及贫困地区农村卫生事业的发展，使危害严重的主要地方病、传染病和寄生虫病得到基本控制。

4. 社会参与　鼓励和动员社会各界和农村经济组织继续关注和参与农村初保工作，并在人力、物力、财力等方面提供支持和帮助。广大农村居民也要承担起保护自身健康的责任，移风易俗，摈弃陋习，加大对自身健康消费的投入，积极参与初保活动。

5. 协调发展　实施初保要坚持增进农村居民身体健康、提高生活质量与促进社会文明建设相结合，保护农村生产力与经济发展相结合，做到政府领导，部门协作，社会和个人广泛参与，在全社会树立起大卫生的观念。

（五）保障措施

1. 建立初保工作督导制度，加强对初保工作的监督与指导。各级政府要主动向人大、政协汇报并接受其对初保工作的监督和建议，同时要充分发挥社会团体、新闻媒介、社会舆论和农村居民在初保实施中的监督作用。

2. 继续深化农村卫生机构改革，引入竞争机制，转变服务观念和模式，全面提高人员素质，以比较低廉的费用为农村居民提供比较优质的基本医疗卫生服务。

3. 推进初保的法制化进程。各地要积极创造条件，做好初保立法工作，逐步将农村初保纳入法制化管理轨道。已经制定地方性法规的地区要严格依法监督管理。

4. 建立分级监测和评估制度。应将初保有关统计指标纳入常规统计和调查，及时、准确反映实施情况，为决策提供科学依据。国务院有关部门对全国农村初保实施实行定期和不定期的监测评估。

三、农村卫生服务体系

《农村卫生服务体系建设与发展规划》提出，通过加大投入，改善农村卫生机构的基础设施条件，改革管理体制和运行机制，加强卫生技术人员的培养等措施，到 2010 年，建立起基本设施比较齐全的农村卫生服务网络、具有一定专业素质的农村卫生服务队伍、运转有效的农村卫生管理体制和运行机制，与建立和完善新型农村合作医疗制度和医疗救助制度协同发展，满足农民群众人人享有初级卫生保健服务需求。

（一）农村卫生服务体系框架

农村卫生服务体系以公有制为主导、多种所有制形式共同发展和完善，由政府、集体、社会和个人举办的县、乡、村三级医疗卫生机构组成，以县级医疗卫生机构为龙头，乡（镇）卫生院为中心，村卫生室为基础。主要包括县医院、县中医（民族医）医院、县疾病预防控制机构、县卫生执法监督机构、县妇幼保健机构、乡（镇）卫生院、村卫生室及其他卫生机构等。

（二）卫生服务机构功能

1. 县医院　县医院是全县的医疗和业务技术指导中心，负责基本医疗及危重急症病人的抢救，接受乡、村两级卫生机构的转诊，承担乡、村两级卫生技术人员的进修培训以及业务技术指导任务，开展教学科研工作。

2. 县中医医院（民族医院）　县中医医院（民族医医院）是农村中医药（民族医药）医疗、预防、保健中心，承担农村中医药（民族医药）预防保健、基本医疗等任务，接受乡、村两级卫生机构的转诊，承担中医药（民族医药）诊疗技术的挖掘整理和适宜技术推广、乡村中医药（民族医药）人员培训及业务指导等任务。

3. 县妇幼保健机构　县妇幼保健机构是全县妇幼保健、生殖保健中心，承担妇幼保健、生殖保健、妇女儿童健康信息监测等任务以及对乡、村两级的业务技术指导，受县级卫生行政部门委托承担全县降低孕产妇死亡率、婴儿和 5 岁以下儿童死亡率、提高出生人口素质的综合协调与管理职责。

4. 县疾病预防控制机构　县疾病预防控制机构是全县疾病预防控制的技术管理与指导中心，承担疾病预防和控制、计划免疫、卫生检验、公共卫生健康危害因素监测、卫生信息服务和相关业务技术指导与咨询等，负责传染病和各类中毒等突发公共卫生事件的调查、报告和应急处理以及对乡、村两级卫生人员的培训、监督指导等。

5. 县卫生执法监督机构　依法承担辖区内公共卫生、健康相关产品、医疗卫生机构和卫生服务人员的卫生监督执法任务，协助卫生行政部门对突发公共卫生事件进行应急处理。

6. 乡（镇）卫生院　乡（镇）卫生院是农村三级卫生服务网的中心，按功能分为一般卫生院和中心卫生院。一般卫生院提供预防、康复、保健、健康教育、基本医疗、中医、计划生育技术指导等综合服务，承担辖区内公共卫生管理和突发公共卫生事件的报告任务，负责对村级卫生组织的技术指导和村医的培训等。中心卫生院除具有一般卫生院的功能外，还是一定区域范围内的医疗服务和技术指导中心。

7. 村卫生室　村卫生室是农村三级卫生服务网的最基层单位，承担传染病疫情报告，计划免疫，妇幼保健，健康教育，常见病、多发病的一般诊治和转诊服务以及一般康复等工作。

社会和个人举办的其他医疗卫生机构是农村卫生服务网络的组成部分，除提供医疗服务外，也可以承担预防保健任务。

（三）农村卫生服务队伍建设

农村卫生服务队伍由执业医师、执业助理医师、辅助技术人员和乡村医生、卫生员共同组成。按照《决定》要求，全国乡（镇）卫生院临床医疗服务人员要尽快具备执业助理医师及以上执业资格，其他卫生技术人员要具备初级及以上专业技术资格；到 2010 年，全国大多数乡村医生要具备执业助理医师及以上执业资格。加大医学教育和人员培训力度，改革人事、分配制度，制定优惠政策，逐步建立起稳定的以执业助理医师和执业医师为主体的农村卫生服务队伍。

（四）农村卫生投入机制

1. 整合农村卫生资源　以农民健康需求为导向，按照区域卫生规划和完善农村三级卫生服务网功能要求，优化配置农村卫生资源，提高资源利用效率。

2. 改革乡（镇）卫生院管理体制和运行机制　按照精简、高效的原则，按服务人口、工作项目等因素核定人员。严格执行人员执业资格准入规定，对不符合条件的人员要逐步分流。实行面向社会公开招聘乡（镇）卫生院院长制度。积极推行全员聘用制度，以事定岗，以岗定人，竞争上岗。深化内部收入分配改革，搞活内部分配，按岗位、技能、业绩、服务质量与态度等因素确定个人收入。

3. 探索多种办医形式　要打破部门和所有制界限，建立起以公有制为主导、多种所有制形式共同发展的农村卫生服务网络。制定优惠政策，建立投资主体多元化、投资方式多样化的农村卫生投入机制，鼓励社会和个人举办农村卫生机构。

4. 规范农村医疗卫生服务项目　依据县、乡、村三级医疗卫生机构的功能定位，研究制定农村医疗卫生服务项目，严格准入标准，合理制定农村医疗卫生服务价格。农村医疗卫生机构要努力降低运行成本，控制费用增长，为农民提供质优价廉的卫生服务。

四、新型农村合作医疗制度

2002 年 10 月我国政府首次做出了实行新型农村合作医疗制度的决策；2003 年 1 月《关于建立新型合作医疗制度的意见》中明确了具体办法；2003 年开始有组织地在全国各地试点；2004 年 10 月卫生部通报了《中国新型农村合作医疗试点工作状况》，明确了下一步的重点工作，使这一新的制度安排在广大农村广泛开展起来。目前，新型农村合作医疗制度已经突破了传统农村医疗保障制度的社区限制，在筹资、支付和管理等方面都有所创新，正在由社区型医疗保障向社会型医疗保障过渡。新型农村合作医疗制度是具有中国特色的农村医疗保障制度，加快建立新型农村合作医疗制度，对构建社会主义和谐社会具有重大意义。

　　新型农村合作医疗制度是指由政府组织、引导、支持，农民自愿参加，个人、集体和政府多方筹资，以大病统筹为主的农民医疗互助共济制度，采取个人缴费、集体扶持和政府资助的方式筹集资金。新型农村合作医疗制度从 2003 年起在全国部分县（市）试点，到 2010 年逐步实现基本覆盖全国农村居民。

　　具体内容详见本书第三十一章《医疗保障法律制度》。

复习思考题

1. 简述社区卫生服务的概念。
2. 简述社区卫生服务机构的概念和设置原则。
3. 怎样完善社区卫生服务人才队伍建设？
4. 应对社区卫生服务的哪些方面进行监督管理？
5. 简述国内外社区卫生服务的发展状况。
6. 《中国农村初级卫生保健发展纲要》从哪些方面进行了规定？
7. 简述各级农村卫生服务机构的功能。

资源链接

1. www.cncms.org.cn　新型农村合作医疗网
2. www.4716.com4716　社区医疗健康网

第五篇 公共卫生监督法律制度

第十七章
学校卫生监督法律制度

格言

少年智则国智，少年富则国富，少年强则国强。　　　　　　　——梁启超

学习目标

通过学校卫生法律制度的学习，了解学校卫生的要求、学校卫生工作管理、学校卫生工作监督，掌握学校卫生的法律规定。学习了解学校卫生工作的重要性以及该工作在卫生法律中的地位和作用。

 引导案例　　　2008年12月1日，四川省教育厅相关部门发布了一项对成都市区及周边县区的中小学生近视调查报告，报告显示七成中学生的睡眠不足8小时，初、高中学生近视率达81%，其中高中年级比初中年级严重，女生比男生严重，而课业负担过重成防治近视眼最大的"瓶颈"。

调查结果显示，成都市小学生、初中生、高中生近视眼的检出率分别为42.1%、69.5%、82.9%。其中高二、高三年级基本在80%以上，最高达90%。

为降低近视率，2008年秋季一开学，教育部就发布了《中小学学生近视眼防控工作方案》，对学生睡眠时间做出规定：保证小学生每天睡眠10小时，初中学生9小时，高中学生8小时。对学生的调查中，认为每天睡眠时间充足的仅有26.1%，睡眠不足7小时的则高达47.9%，睡眠时间7小时左右的有26%，甚至还有部分同学表示，每天睡眠时间不足5小时。"班上很多同学上课都打瞌睡。"一位高二的男生说，他们经常因睡眠不足而在第二天的课堂上打不起精神。

受访的很多同学认为，睡眠不足很大程度上是因为作业量多引起的。在本次调查影响视力的因素时，52.2%的人认为是沉重的课业负担，16.7%的人认为是长时间看书、看电视或玩电脑，14.6%的人认为是不正确的读书写字姿势和习惯影响了视力。结果显示，防治近视眼工作遭遇的最大"瓶颈"还是过重的课业负担。

在成都市区某重点中学高三文科班，一名女生指了指课桌上堆满的书本和资料表示，她所在的全班都是近视眼。而在"读书写字时，保持多远距离"的调查中，仅两成七的人选择了正确的距离，高达67.7%的人保持着30cm以下的近距离看书姿势或习惯。

该调查报告告诉我们《学校卫生工作条例》执行的重要性和执行中存在的问题。

第一节 概 述

一、学校卫生工作

学校工作包含了许多方面，其中卫生工作是最重要和最基本的，关系着一个国家青少年学生的成长，关系着一个国家的未来。毛泽东曾经对青少年学生说过："世界是你们的，也是我们的，但是归根结底是你们的。你们青年人朝气蓬勃，正在兴旺时期，好像早晨八九点钟的太阳。希望寄托在你们身上。"为了加强学校卫生工作，提高学生的健康水平，经国务院批准，1990 年 6 月国家教育行政部门、卫生部发布了《学校卫生工作条例》。该条例颁发实施后，国家教育行政部门、卫生部又陆续出台了一系列加强学校卫生安全管理工作的规章和文件，依法管理学校卫生工作。全国各省、直辖市、自治区在条例的基础上结合本地区具体情况出台了具体的实施办法。全国各类学校的卫生工作在条例的规定和指导下进一步规范化，取得了良好的效果。

二、学校卫生工作条例

《学校卫生工作条例》共分为 6 章，包括总则、学校卫生工作要求、学校卫生工作管理、学校卫生工作监督、奖励与惩罚、附则，共 41 条。

明确规定了学校卫生工作的主要任务：监测学生健康状况；对学生进行健康教育，培养学生良好的卫生习惯；改善学校卫生环境和教学卫生条件；加强对传染病、学生常见病的预防和治疗。

明确了条例所指的学校包括普通中小学、农业中学、职业中学、中等专业学校、技工学校、普通高等学校。

教育行政部门负责学校卫生工作的行政管理。卫生行政部门负责对学校卫生工作的监督指导。

第二节 学校卫生工作的法律规定

一、学习时间要求

学校应当合理安排学生的学习时间。学生每日学习时间（包括自习），小学不超过 6 小时，中学不超过 8 小时，大学不超过 10 小时。学校或者教师不得以任何理由和方式，增加授课时间和作业量，加重学生学习负担。

二、学习环境要求

1. 学校教学建筑、环境噪声、室内微小气候、采光、照明等环境质量以及黑板、课桌椅的设置应当符合国家有关标准。

新建、改建、扩建校舍，其选址、设计应当符合国家的卫生标准，并取得当地卫生行政部门的许可。竣工验收应当有当地卫生行政部门参加。

2. 学校应当按照有关规定为学生设置厕所和洗手设施。寄宿制学校应当为学生提供相应的洗漱、洗澡等卫生设施。学校应当为学生提供充足的符合卫生标准的饮用水。

三、卫生制度要求

1. 学校应当建立卫生制度，加强对学生个人卫生、环境卫生以及教室、宿舍卫生的管理。

2. 学校应当认真贯彻执行卫生法律、法规，加强饮食卫生管理，办好学生膳食，加强营养指导。

四、体育与劳动要求

1. 学校体育场地和器材应当符合卫生和安全要求。运动项目和运动强度应当适合学生的生理承受能力和体质健康状况，防止发生伤害事故。

2. 学校应当根据学生的年龄，组织学生参加适当的劳动，并对参加劳动的学生，进行安全教育，提供必要的安全和卫生防护设施。学校在安排体育课以及劳动等体力活动时，应当注意女学生的生理特点，给予必要的照顾。

五、健康教育要求

1. 学校应当把健康教育纳入教学计划。普通中小学必须开设健康教育课，普通高等学校、中等专业学校、技工学校、农业中学、职业中学应当开设健康教育选修课或者讲座。学校应当开展学生健康咨询活动。

2. 学校应当建立学生健康管理制度。根据条件定期对学生进行体格检查，建立学生体质健康卡片，纳入学生档案。学校对体格检查中发现学生有器质性疾病的，应当配合学生家长做好转诊治疗。学校对残疾、体弱学生，应当加强医学照顾和心理卫生工作。

六、疾病防治要求

1. 学校应当配备可以处理一般伤害事故的医疗用品。

2. 学校应当积极做好近视眼、弱视、沙眼、龋齿、寄生虫病、营养不良、贫血、脊柱弯曲、神经衰弱等学生常见病的群体预防和矫治工作。

3. 学校应当认真贯彻执行传染病防治法律、法规，做好急、慢性传染病的预防和控制管理工作，同时做好地方病的预防和控制管理工作。

第三节　学校卫生管理与监督的法律规定

一、学校卫生工作管理

（一）组织机构

1. 各级教育行政部门应当把学校卫生工作纳入学校工作计划，作为考评学校工作的一项内容。

2. 普通高等学校、中等专业学校、技工学校和规模较大的农业中学、职业中学、普通中小学，可以设立卫生管理机构，管理学校的卫生工作。

3. 普通高等学校设医院或者卫生科。校医院应当设保健科（室），负责师生的卫生保健工作。城市普通中小学、农村中心小学和普通中学设卫生室，按学生人数600∶1的比例配备专职卫生技术人员。学生不足600人的学校，可以配备专职或者兼职保健教师，开展学校卫生工作。

（二）职责

1. 经本地区卫生行政部门批准，可以成立区域性的中小学生卫生保健机构。区域性的中小学生卫生保健机构的主要任务是：①调查研究本地区中小学生体质健康状况。②开展中小学生常见疾病的预防与矫治。③开展中小学卫生技术人员的技术培训和业务指导。

2. 各级卫生行政部门应当组织医疗单位和专业防治机构对学生进行健康检查、传染病防治和常见病矫治，接受转诊治疗。

3. 各级卫生防疫站，对学校卫生工作承担下列任务：①实施学校卫生监测，掌握本地区学生生长发育和健康状况，掌握学生常见病、传染病、地方病动态。②制定学生常见病、传染病、地方病的防治计划。③对本地区学校卫生工作进行技术指导。④开展学校卫生服务。

二、学校卫生工作监督

（一）卫生监督机构

1. 县以上卫生行政部门对学校卫生工作行使监督职权。其职责是：①对新建、改建、扩建校舍的选址、设计实行卫生监督。②对学校内影响学生健康的学习、生活、劳动、环境、食品等方面的卫生和传染病防治工作实行卫生监督。③对学生使用的文具、娱乐器具、保健用品实行卫生监督。

2. 国务院卫生行政部门可以委托国务院其他有关部门的卫生主管机构，在本系统内对上述所列第一、二项职责行使学校卫生监督职权。

（二）卫生监督人员

1. 行使学校卫生监督职权的机构设立学校卫生监督员，由省级以上卫生行政部门聘任并发给学校卫生监督员证书。学校卫生监督员执行卫生行政部门或者其他有关部门卫生主管机构交付的学校卫生监督任务。

2. 学校卫生监督员在进行卫生监督时，有权查阅与卫生监督有关的资料，搜集与卫生监督有关的情况，被监督的单位或者个人应当给予配合。学校卫生监督员对所掌握的资料、情况负有保密责任。

第四节　法律责任及改进措施

一、行政责任

1. 违反《学校卫生工作条例》第六条第二款规定，未经卫生行政部门许可新建、改建、扩建校舍的，由卫生行政部门对直接责任单位或者个人给予警告、责令停止施工或者限期改建。

2. 违反《学校卫生工作条例》第六条第一款、第七条和第十条规定的，由卫生行政部门对直接责任单位或者个人给予警告并责令限期改进。情节严重的，可以同时建议教育行政部门给予行政处分。

3. 违反《学校卫生工作条例》第十一条规定，致使学生健康受到损害的，由卫生行政部门对直接责任单位或者个人给予警告，责令限期改进。

4. 违反《学校卫生工作条例》第二十七条规定的，由卫生行政部门对直接责任单位或者个人给予警告。情节严重的，可以会同工商行政部门没收其不符合国家有关卫生标准的物品，并处以非法所得 2 倍以下的罚款。

5. 拒绝或者妨碍学校卫生监督员依照《学校卫生工作条例》实施卫生监督的，由卫生行政部门对直接责任单位或者个人给予警告。情节严重的，可以建议教育行政部门给予处分或者处以 200 元以下的罚款。

6. 当事人对没收、罚款的行政处罚不服的，可以在接到处罚决定书之日起 15 日内，向作出处罚决定机关的上一级机关申请复议，也可以直接向人民法院起诉。对复议决定不服的，可以在接到复议决定之日起 15 日内，向人民法院起诉。对罚款决定不履行又逾期不起诉的，由作出处罚决定的机关申请人民法院强制执行。

二、改进措施

（一）提高认识，把维护学生健康和生命安全放在首位

做好学校卫生安全工作，减少学生非正常死亡和群体性食物中毒、传染病事件的发生，保障师生的身体健康和生命安全。各镇乡、街道和各有关部门要从保障青少年学生身体健康和生命安全、保证学校正常教学秩序、维护社会稳定的高度，充分认识加强学校卫生安全工作的重要性、紧迫性和长期性，牢固树立学校教育"健康安全第一，责任重于泰山"的指导思想，以极端负责的态度，采取有效措施，切实承担起教育、管理和保护学生的职责。学校要成立以主管领导为组长，由分管领导具体负责的学校卫生安全工作领导小组，并制定措施，落实责任。

（二）加强教育，增强学生的自我保护意识和防范能力

切实加强教育环节管理，增强学生的自我保护意识，提高他们的自我防范能力。一是结合开展"五五"普法，加强法制纪律教育。充分发挥学校课堂法制教育的主渠道作用，增强学生的法制观念，做到遵纪守法，并学会用法律武器保护自己。二是加强安全教育。学校要会同有关部门，根据季节、地域、环境等不同特点选择重点内容，有针对性地进行安全知

识教育和技能训练，增强学生的自我保护意识和能力。三是加强健康教育。学校大力开展爱国卫生运动，增强师生的公共卫生和食品卫生安全意识。要按照教育部的要求，落实好包括艾滋病预防知识在内的健康教育课，大力普及科学卫生知识，提高学生的防病抗病能力。四是加强心理健康教育。学校要建立和完善心理健康教育机构，进一步推进学校心理健康教育。有条件的学校可以建立心理健康教育指导中心或心理咨询室；要加快师资队伍的培训和提高，积极开展心理健康教育的研究和督导。

（三）加大投入，努力改善学校卫生基础设施

要加大投入，切实改善学校卫生基础设施和条件，在学校规划、建设和危房改造中，统筹考虑饮用水源、食堂、宿舍、厕所设施和条件的改善，每年安排相应的专项经费。例如，学校要为学生提供足够的符合卫生标准的饮用水和必要的洗手设施，学生饮用的桶装水必须向水厂索取卫生许可证，每批次必须有检验合格证。对那些极易污染饮用水源、食堂、环境的不符合卫生要求的厕所，要加紧改造或搬迁，彻底消灭校内污染源。学校的食堂不论规模大小，都必须符合卫生要求。同时，要结合学校建设规划和破房改造，逐步解决校舍拥挤问题，注意学生宿舍卫生和换气通风。

（四）加强预防控制，严格学校卫生安全管理

学校教育要树立"健康第一"的指导思想，切实做好以下的工作。一是按要求开设健康教育课。将公共卫生教育贯穿于日常教育活动之中，使学生增长卫生科普知识，养成良好的卫生习惯及健康文明的生活方式。二是切实做好传染病、常见病、多发病防治工作。学校要高度重视传染病的防控工作，制定防控措施和应急预案，建立责任追究制。特别要抓好呼吸道传染病和肠道传染病的预防和救治，在广泛开展健康教育的基础上，有针对性地根据传染病的发病季节、传播和流行趋势，采取积极有效的防控措施。三是配合做好学生免疫预防工作。学校要提高对学生人群免疫预防工作的认识，配合辖区疾病预防控制机构做好在校学生计划免疫常规接种、应急接种的宣传、组织等工作。四是加强学校环境卫生、教学卫生、体育卫生、劳动卫生的安全管理工作。学校要大力开展爱国卫生运动，坚持每日清洁制度，清除卫生死角，保持校园整洁、美观。同时，监督师生加强体育和劳动锻炼，增强防病抗病的能力。

复习思考题

1. 什么是学校卫生工作的主要任务？
2. 学校卫生制度有哪些要求？
3. 卫生行政部门对学校卫生工作行使的监督职责是什么？
4. 违反《学校卫生工作条例》需负哪些行政责任？

资源链接

www. moh. gov. cn　中华人民共和国卫生部

第十八章
公共场所卫生监督法律制度

格言

抽 1 根香烟会使人折寿 11 分钟，如果一天抽上 20 根的 1 包香烟，则可能约当使人减少 3 小时 40 分钟的生命。
　　　　　　　　　　　　　　　　　　——根据英国一项新的研究

学习目标

通过对公共卫生法律制度的学习，了解公共场所卫生的要求，了解公共场所卫生管理规定，了解公共场所卫生监督，掌握公共场所卫生的法律规定，学习了解公共场所卫生工作的重要性以及该工作在卫生法律中的地位和作用。

 引导案例　　烟草，是全球唯一一个已被证明对人类健康有害无益却依然被允许合法销售的商品。有关报道显示，目前全球有 11 亿吸烟者，每年死于与烟草相关疾病者达 500 万人。而中国是全球最大的烟草生产国、消费国和受害国，烟民人数达 3.5 亿，还有约 5.4 亿人遭受被动吸烟的烟雾毒害。世界卫生组织（WHO）指出，压倒一切的科学证据表明，烟草的使用与日益蔓延全球的死亡和疾病流行高度相关。烟草是导致人们失能和早死的主要原因。在常吸烟者中，有 1/4 以上的人会发生早死。在 40 岁以上的中国人群中，吸烟导致的死亡已经达到总死亡人数的 12%。据统计，中国每年死于因吸烟引起的疾病甚至超过了艾滋病、结核病以及自杀等死亡人数的总和。根据杭州市疾病预防控制中心的调查，该市 82.66% 的市民受到被动吸烟威胁，其中 34.63% 的人每天都接触到香烟烟雾，值得注意的是每天暴露时间长达 2 小时以上的人占调查总数的 23.11%。

由于烟草对人类健康的严重威胁，控烟已经成为全世界密切关注的公共卫生问题。而其中加强禁烟立法在世界范围内被证明是最重要也是最有效的措施。目前国际上乌拉圭、爱尔兰、新加坡等国家已实现公共场所全面禁烟。我国香港特别行政区在 2009 年实现公共场所全面禁烟，北京、上海、广州等城市均已开展控烟立法工作。

因此控烟将成为我国相当长一段时间内公共卫生工作的重点。

第一节　概　述

一、公共场所卫生

公共场所是人们除了家居生活、工作场所以外最常生活的地方，而相对于前两个环境，公共场所的卫生是最需要和最难管理的。随着社会经济的发展，我国人民的生活水平日益提高，人们在公共场所出现的时间和次数都在不断的提高，因此对公共场所的卫生要求也在不断的提高。

为创造良好的公共场所卫生条件，预防疾病，保障人体健康，1987年4月1日国务院发布施行了《公共场所卫生管理条例》。为了进一步贯彻和落实该管理条例，卫生部于1991年3月11日又颁发了《公共场所卫生管理实施细则》，同年6月1日起实施。

该条例出台至今20多年的时间里对我国公共场所的卫生管理和监督起到了重要的作用，自我国改革开放以来对国民的身体健康和疾病预防工作起到了很大的作用。

二、公共场所卫生管理条例

《公共场所卫生管理条例》共分为5章，包括总则、卫生管理、卫生监督、罚则和附则，共19条。

明确规定了公共场所的范围，包括以下所列公共场所：①宾馆、饭馆、旅店、招待所、车马店、咖啡馆、酒吧、茶座。②公共浴室、理发店、美容店。③影剧院、录像厅（室）、游艺厅（室）、舞厅、音乐厅。④体育场（馆）、游泳场（馆）、公园。⑤展览馆、博物馆、美术馆、图书馆。⑥商场（店）、书店。⑦候诊室、候车（机、船）室、公共交通工具。

明确规定了公共场所的下列项目应符合国家卫生标准和要求：①空气、微小气候（湿度、温度、风速）。②水质。③采光、照明。④噪音。⑤顾客用具和卫生设施。

规定了公共场所的具体卫生标准和要求，由卫生部负责制定。

明确规定了国家对公共场所以及新建、改建、扩建的公共场所的选址和设计实行"卫生许可证"制度。"卫生许可证"由县级以上卫生行政部门签发。

第二节　公共场所卫生管理和监督的法律规定

一、公共场所卫生管理的规定

（一）主管部门的规定

公共场所的主管部门应当建立卫生管理制度，配备专职或者兼职卫生管理人员，对所属经营单位（包括个体经营者）的卫生状况进行经常性检查，并提供必要的条件。

（二）经营单位的规定

经营单位应当负责所经营的公共场所卫生管理，建立卫生责任制度，对本单位的从业人员进行卫生知识的培训和考核工作。

（三）健康检查的规定

公共场所直接为顾客服务的人员，持有"健康合格证"方能从事本职工作。患有痢疾、伤寒、病毒性肝炎、活动期肺结核、化脓性或者渗出性皮肤病以及其他有碍公共卫生的疾病的，治愈前不得从事直接为顾客服务的工作。

（四）卫生许可证的规定

经营单位须取得卫生许可证后，方可向工商行政管理部门申请登记，办理营业执照。卫生许可证2年复核一次。

（五）事故报告的规定

公共场所因不符合卫生标准和要求造成危害健康事故的，经营单位应妥善处理，并及时报告卫生防疫机构。

二、公共场所卫生监督的规定

（一）卫生监督机构

1. 各级卫生防疫机构，负责管辖范围内的公共场所卫生监督工作；民航、铁路、交通、厂（场）矿卫生防疫机构对管辖范围内的公共场所，施行卫生监督，并接受当地卫生防疫机构的业务指导。

2. 卫生防疫机构对公共场所的卫生监督职责是：①对公共场所进行卫生监测和卫生技术指导。②监督从业人员健康检查，指导有关部门对从业人员进行卫生知识的教育和培训。③对新建、扩建、改建的公共场所的选址和设计进行卫生审查，并参加竣工验收。

（二）卫生监督人员

1. 卫生防疫机构根据需要设立公共场所卫生监督员，执行卫生防疫机构交给的任务。公共场所卫生监督员由同级人民政府发给证书。民航、铁路、交通、工矿企业卫生防疫机构的公共场所卫生监督员，由其上级主管部门发给证书。

2. 卫生监督员有权对公共场所进行现场检查，索取有关资料，经营单位不得拒绝或隐瞒。卫生监督员对所提供的技术资料有保密的责任。

第三节　法律责任

一、行政责任

1. 根据公共场所卫生管理条例的规定，凡有下列行为之一的单位或者个人，卫生防疫机构可以根据情节轻重，给予警告、罚款、停业整顿、吊销"卫生许可证"的行政处罚：①卫生质量不符合国家卫生标准和要求，而继续营业的。②未获得"健康合格证"，而从事直接为顾客服务工作的。③拒绝卫生监督的。④未取得"卫生许可证"，擅自营业的。

2. 公共场所卫生监督机构和卫生监督员必须尽职尽责，依法办事。对玩忽职守，滥用职权，收取贿赂，尚不构成犯罪的，由上级主管部门给予直接责任人员行政处分。

二、民事责任

违反公共场所卫生管理条例的规定造成严重危害公民健康的事故或中毒事故的单位或者个人，应当对受害人赔偿损失。

三、刑事责任

1. 违反公共场所卫生管理条例致人残疾或者死亡，构成犯罪的，应由司法机关依法追究直接责任人员的刑事责任。

2. 公共场所卫生监督机构和卫生监督员必须尽职尽责，依法办事。对玩忽职守，滥用职权，收取贿赂，构成犯罪的，由司法机关依法追究直接责任人员的刑事责任。

第四节 《公共场所卫生管理条例》修订情况

一、现行公共场所卫生管理条例存在的问题

自《公共场所卫生管理条例》发布实施以来，各级卫生部门依法开展公共场所卫生监督管理，全国各类公共场所卫生状况大为改善，卫生质量显著提高，为预防和控制疾病流行，维护社会正常卫生秩序，保护人民身体健康发挥了积极作用，促进了各地社会、经济和文化的发展。但随着我国社会和经济不断发展，法制建设不断完善，行政体制改革不断深入，20年前颁行的《公共场所卫生管理条例》已不能适应新形势下公共场所卫生法制管理的需要，存在着以下一些问题：

1. 根据国务院《关于城镇医药卫生体制改革的指导意见》和国务院批准的《关于卫生监督体制改革的意见》，全国各地加快了卫生监督体制改革步伐，原来的卫生防疫站已改变为现在的卫生监督所，依法行政需调整现行《公共场所卫生管理条例》规定的执法主体。

2. 公共场所的种类、服务内容、数量大幅增加，现行《公共场所卫生管理条例》规定的适用范围和监督管理模式不能适应当前公共场所的发展形势，需要进一步加强公共场所卫生立法，科学调整监管范围，改革优化监管方式，有效实施公共场所卫生监督执法工作。

3. 通过总结防治"非典"等传染病的经验和教训，2004年8月全国人大常委会修订了《传染病防治法》，完善了传染病监测、预警、信息报告和医疗救治等制度。公共场所人员相对密集，存在诸多传染病传播的因素。完善公共场所的各项卫生要求，加强公共场所的卫生监管是预防控制传染病的重要措施之一。

4. 现行《公共场所卫生管理条例》中对公共场所经营单位的职责、义务及卫生管理等要求不够，不利于经营单位自律经营和诚信体系的形成；对卫生行政部门及卫生执法人员的职责和义务规定不够明确，不利于公共场所卫生监督工作和公正执法。

5. 近年来，国家制定了《行政处罚法》、《行政复议法》、《行政许可法》等法律，《条例》中关于法律责任的规定，如罚种及其表述和罚款等规定与相关法律不一致，缺乏可操作性，严重影响卫生监督执法力度和行政管理效率。

二、《公共场所卫生管理条例》修订内容

鉴于上述原因，卫生部于2007年发布了《公共场所卫生管理条例（征求意见稿）》，分为7章46条。主要修订内容为：

（一）调整执法主体

适应卫生监督体制改革和行政执法的需要，将现行《条例》执法主体"卫生防疫站"统一改为"卫生行政部门"。

（二）调整公共场所卫生监督管理范围和方式

一是明确公共场所的范围，即公共场所是对公众开放、人群聚集，可能造成疾病传播和群体性健康危害的经营性场所以及公共交通工具。二是改变行政监管方式，突出重点，减少行政许可。根据传染病发生、传播规律及卫生防病工作需要，对住宿、洗浴、游泳、美容美发、候车场所等五类重点公共场所实行卫生行政许可管理，对其他公共场所提出卫生要求，实施一般卫生监督。卫生行政部门对公共场所的健康危害因素及危险程度进行监测、分析和评估，量化监督指标，科学实施卫生监督。

（三）明确公共场所经营者、卫生行政部门和有关部门职责

强调公共场所经营者的责任，要求公共场所应当建立健全卫生管理责任制，落实卫生管理和传染病预防控制措施，保障公共场所卫生安全；规定了卫生行政部门在卫生许可、监督公示和事故报告中的义务；明确了铁路、民航、交通等有关部门在公共场所卫生监督管理中的职责。

（四）落实传染病防治法的规定

规定公共场所传染病预防措施、疫情和公众健康危害事故报告制度、传染病暴发流行时的卫生控制措施等传染病预防控制制度。

（五）规定公共场所禁止吸烟内容

在总则中规定了公共场所提倡禁止吸烟；在卫生管理中明确"营运出租车、公共电汽车、封闭式空调列车、飞机等交通工具以及吸烟区以外的候车（机、船）场所禁止吸烟"。

（六）调整罚款额度

考虑到公共场所范围较大，规模相差悬殊，罚款额度下限由 1000 元调至 500 元，便于操作。增设了 1000 元以上 10 万元以下的罚款额度，同时明确应当承担法律责任的违法情形。

复习思考题
1. 《公共场所卫生管理条例》规定了公共场所的范围有哪些？
2. 《公共场所卫生管理条例》规定了哪些法律责任？
3. 为什么要调整公共场所卫生监督管理范围和方式？

资源链接
1. www.cphc.org.cn 中国公共卫生建设网
2. www.cphn.org.cn 中国公共卫生网
3. www.12320.gov.cn 全国公共卫生热线
4. www.ccpss.com 中国公共卫生安全网

第十九章
放射卫生监督法律制度

格言

健康检查是手段，健康促进是目的。

——卫生格言

学习目标

通过放射卫生监督法律制度的学习，了解放射卫生的法律规定，掌握放射防护管理、放射防护监督的内容，掌握违反放射卫生法规的法律责任。

 引导案例　　2004 年 3 月 9 日，卫生监督员对某县第三人民医院放射工作进行监督检查。检查中发现：该院于 2004 年 1 月 12 日购进并安装 CT/e（扫描架号：2244227 - 5，SN 号：64182HV9，IEC 号：60601 - 1 - 2）型 CT 机，于 2004 年 2 月 18 日开始使用至今。该院现场未能提供该 CT 机的《放射工作卫生许可证》，未能提供 CT 室操作人员吕某、李某的《放射工作人员证》，未能提供放射工作防护责任制及放射事故预防措施和应急预案，以及未能提供放射工作人员健康监护档案和个人剂量档案。

通过调查，认定该县第三人民医院的违法之处：该院未取得 CT/e（扫描架号：2244227 - 5，SN 号：64182HV9，IEC 号：60601 - 1 - 2）型 CT 机《放射工作卫生许可证》。从事该 CT 机的放射工作，违反了《放射工作卫生防护管理办法》第六条和第九条、《江苏省放射工作卫生许可证发放管理办法》第七条的规定；该院在进行 CT/e 型 CT 机机房的放射防护设施设计时未经卫生行政部门审查同意擅自施工，违反了《放射工作卫生防护管理办法》第七条第一款、《江苏省放射工作卫生许可证发放管理办法》第十七条的规定；该院未向卫生行政部门申请进行 CT/e 型 CT 机机房的放射防护设施竣工验收擅自使用，违反了《放射工作卫生防护管理办法》第八条第一款、《江苏省放射工作卫生许可证发放管理办法》第十八条的规定。

依据《放射工作卫生防护管理办法》第四十一条第二项的规定，建议予以该县第三人民医院立即改正"未向卫生行政部门申请进行 CT/e 型 CT 机机房的放射防护设施竣工验收擅自使用"的行为，消除放射事故隐患，并处以警告的行政处罚。

第一节　概　　述

1989 年 10 月，国务院发布了《放射性同位素与射线装置放射防护条例》，它是一部重要的放射卫生法规。2002 年 5 月，卫生部根据《中华人民共和国职业病防治法》制定了 49 项强制性放射卫生标准，如《放射工作人员健康标准》、《放射性白内障诊断标准》、《职业性外照射个人监测规范》等；9 项推荐性放射卫生标准，如《γ - 远距治疗室设计防护要求》、《放射事故个人外照射剂量估算原则》、《X 射线防护材料衰减性能的测定》等。1996 年 4 月颁布《辐射食品卫生管理办法》。此外，各省、自治区、直辖市根据国家放射卫生标准结合本地区的特点和具体情况，制定发布了地方性放射卫生管理办法和标准。2003 年 6

月 28 日由中华人民共和国第 I 届全国人民代表大会常务委员会第三次会议通过了《中华人民共和国放射性污染防治法》，并自 2003 年 10 月 1 日起施行。目前，我国的放射卫生防护已建立了比较完整的业务和管理体系，并初步形成了放射卫生法规和标准体系。

第二节　放射卫生的法律规定

一、放射防护管理

（一）许可登记

国家对放射工作实行许可制度。凡要申办卫生许可证的放射工作单位，必须具备下列相应条件：①建设项目的放射防护设施，经省级人民政府卫生行政部门设计审查与竣工验收认可。②有放射性核素准购批件。③涉及放射性废水、废气、固体废物排放的，还应有经环境保护部门批准的环境影响评价文件。④放射工作场所及设施、设备符合国家有关标准和放射防护要求。⑤有必要的放射防护措施和防护检测仪器设备。⑥从事放射工作的人员经健康检查、放射防护专业知识和相关法规知识培训合格，持有《放射工作人员证》。⑦设置放射防护管理机构或组织，配备专职或兼职放射防护管理人员。⑧从事食品辐照加工的单位和个人，必须按所在省、自治区、直辖市卫生行政部门制定的卫生许可证发放管理办法，取得食品卫生许可证和放射工作许可证后方可开展工作。⑨建立、健全放射防护责任制和放射防护规章制度。⑩符合放射卫生法规、规章规定的其他要求。

经省级人民政府卫生行政部门审查，合格者由卫生部门发放许可证。放射性工作单位取得卫生许可证后，于 30 日内到当地公安机关申请办理放射工作登记，逾期不办理放射工作登记的，卫生许可证自动失效。放射工作单位取得卫生许可证后，方可从事卫生许可证范围内的放射性工作。

（二）卫生防护

1. 设置放射性危险标志　放射性核素的生产、使用、贮存场所和射线装置的生产、使用、调试和维修场所必须设置相应的防护设施，其进出口处及其他适当位置要设置电离辐射警示标志。在野外、室外从事放射工作时，必须划出安全防护区，并设置电离辐射警示标志，必要时，设专人警戒。

2. 放射性物品的管理　①放射性核素不得与易燃、易爆、腐蚀性物品同库贮存，不能超过贮存场所防护设计的最大储量。贮存场所必须采取有效的防火、防爆、防盗、防泄漏的安全防护措施和报警装置，并指定专人负责保管。贮存、领取、使用、归还放射性核素时，要进行登记、检查，做到账物相符。②托运、承运和自行运输放射性核素时，按有关运输规定对所运货物进行包装，加贴放射性货包等级标志，并出具由检测机构签发的《放射性物质剂量检查证明书》，经承运单位查验无误后，才可办理运输手续。③任何单位和个人购置放射性核素、含放射性核素设备时，事先在当地省级人民政府卫生行政部门办理准购批件，凭准购批件才能办理订货、购货及运货手续。销售单位要详细登记销售去向，并报省级人民政府卫生行政部门备案，禁止将其转让、调拨、出租给无卫生许可证的单位和个人。④定期地对放射性工作单位使用的含放射性核素设备或射线装置进行稳定性检测和校正，凡安装、维修和更换与辐射源有关部件后的设备，经检测机构确认合格后，方可启用。⑤申请从事食品辐照加工的单位和个人必须具备以下条件：辐照室有良好的通风设施，辐照室内臭氧和氮氧化合物的浓度低于国家《工业企业设计卫生标准》中的限值；辐照室有多重安全联锁装置和剂量监测装置，对 γ 辐照装置还应备有迫降装置，并保证各种装置安全有效可靠；有专业剂量测试人员、操作人员和防护人员以及卫生检验实验室和常规剂量计；有辐照食品生产管理细则、工艺操作规程、安全守则，各类人员的岗位责任制等规章制度；省级以上卫生行政部门要求的其他条件。

3. 放射性产品的管理　①生产单位首次生产放射防护器材或含放射性产品，必须经检测机构检测，符合有关标准和卫生要求的，方可生产；新研制且结构复杂的放射防护器材还须提供两个以上使用单位的试用报告。未经检测或检测不符合有关标准和卫生要求的产品，不得生产、销售、进口与使用。②凡已连续生产 2 年的产品、进口的每批产品、停产逾 1 年再投产的产品、设计及生产工艺和原料有改变的产品，应当重新检测。③各种建筑材料、天然石材、含磷肥料、含放射性物质的消费品和伴生 X 射线电器及其他放射性产品的放射性水平应符合相应的卫生标准。

4. 放射治疗的管理　对患者和受检者进行诊断、治疗时，严格控制受照剂量，并对患者的非治疗部位进行屏蔽防护；对孕妇、幼儿进行医疗照射时，应事先告知对健康的危害。

5. 放射工作人员的健康管理　对已从事和准备从事放射工作的人员，进行放射知识及专业培训，取得合格证书后，经体格检查合格者，才可以从事限定范围内的工作。

（三）放射事故管理

1. 国家对放射事故实行分级管理与报告、立案制度。

2. 发生或发现放射事故的单位和个人，必须立即采取防护措施，控制事故影响，保护事故现场，并向县以上卫生行政部门、公安机关报告；对可能造成环境污染的，还应同时报告当地环境保护部门。

二、放射防护监督

（一）放射防护监督机构及其职责

1. 卫生行政部门　县级以上卫生行政部门负责本辖区内放射性同位素与射线装置的防护监督，其主要职责是：①负责对放射性工作进行监督检查。②组织实施放射防护法规。③会同有关部门调查处理放射事故。④组织放射防护知识的宣传、培训和法规教育。⑤处理放射防护监督中的纠纷。

2. 环境保护部门　各省、自治区、直辖市的环境保护部门对放射性核素和含有放射源的装置在应用中排放放射性废水、废气、固体废物实施监督，其主要职责是：①审批环境影响报告表。②对废水、废气、固体废物处理进行审查和验收。③对废水、废气、固体废物排放实施监测。④会同有关部门处理放射性环境污染事故。

3. 公安部门　县级以上公安部门对放射性核素应用中的安全保卫实施监督管理，主要职责是：①登记放射性核素和放射源。②检查放射性核素及放射源保存、保管的安全性。③参与放射事故处理。

（二）放射防护监督员及其职责

县级以上卫生行政部门设放射防护监督员，由省级卫生行政部门任命。监督员由从事放射防护工作且具有一定资格的专业人员担任。放射防护监督员有权按照规定对本辖区内放射工作进行监督和检查，并可以按照规定采样和索取有关资料，有关单位不得拒绝和隐瞒，对涉及保密的资料应按国家保密规定执行，严守法纪、秉公执法，不得玩忽职守、徇私舞弊。

三、放射性污染防治的监督管理

（一）制定放射性污染防治标准

国家放射性污染防治标准由国务院环境保护行政主管部门根据环境安全要求、国家经济技术条件制定。国家放射性污染防治标准由国务院环境保护行政主管部门和国务院标准化行政主管部门联合发布。

含有放射性物质的产品，应当符合国家放射性污染防治标准；不符合国家放射性污染防治标准的，不得出厂和销售。使用伴生放射性矿渣和含有天然放射性物质的石材做建筑和装修材料，应当符合国家建筑材料放射性核素控制标准。

（二）建立放射性污染监测制度

国家建立放射性污染监测制度。国务院环境保护行政主管部门会同国务院其他有关部门组织环境监测网络，对放射性污染实施监测管理。

（三）监督检查

国务院环境保护行政主管部门和国务院其他有关部门，按照职责分工，各负其责，互通信息，密切配合，对核设施、铀（钍）矿开发利用中的放射性污染防治进行监督检查。

县级以上地方人民政府环境保护行政主管部门和同级其他有关部门，按照职责分工，各负其责，互通信息，密切配合，对本行政区域内核技术利用、伴生放射性矿产开发利用中的放射性污染防治进行监督检查。

监督检查人员进行现场检查时，应当出示证件。被检查的单位必须如实反映情况，提供必要的资料。监督检查人员应当为被检查单位保守技术秘密和业务秘密，对涉及国家秘密的单位和部位进行检查时，应当遵守国家有关保守国家秘密的规定，依法办理有关审批手续。

（四）安全预防措施

核设施营运单位、核技术利用单位、铀（钍）矿和伴生放射性矿产开发利用单位，必须采取安全与防护措施，预防发生可能导致放射性污染的各类事故，避免放射性污染危害。

国家对从事放射性污染防治的专业人员实行资格管理制度；对从事放射性污染监测工作的机构实行资质管理制度。核设施营运单位、核技术利用单位、铀（钍）矿和伴生放射性矿产开发利用单位，应当对其工作人员进行放射性安全教育、培训，采取有效的防护安全措施。

运输放射性物质和含放射源的射线装置，应当采取有效措施，防止放射性污染。具体办法由国务院规定。

放射性物质和射线装置应当设置明显的放射性标识和中文警示说明。生产、销售、使用、贮存、处置放射性物质和射线装置的场所，以及运输放射性物质和含放射源的射线装置的工具，应当设置明显的放射性标志。

第三节　法律责任

对违反放射卫生法规的单位或个人，由县级以上人民政府卫生行政部门，视其情节轻重给予警告、责令限期改正，构成犯罪的，依法追究刑事责任。因违反放射卫生法规，给他人造成损害的放射工作单位或个人依法承担民事责任。

对从事放射卫生检测评价的检测机构违反放射卫生法规，由县级以上人民政府卫生行政部门责令其立即停止违法行为，给予警告，或处以罚款，情节严重的，由原认证机关取消其检测资格，并予以公告。

卫生行政部门及其卫生监督执法人员、公安机关工作人员在执法活动中或查处放射事故中玩忽职守、滥用职权、徇私舞弊，情节轻微的，由其所在单位或上级主管部门予以行政处分，构成犯罪的，依法追究刑事责任。

复习思考题

1. 申办卫生许可证的放射工作单位应具备的条件有哪些？
2. 放射性产品的管理要求有哪些？
3. 放射防护监督机构及其职责有哪些？
4. 违反放射卫生法规的法律责任有哪些？

资源链接

1. www. moh. gov. cn　中华人民共和国卫生部
2. www. wsfx. net　卫生法学网
3. www. chls. net　卫生法学会网

第二十章　突发公共卫生事件的法律制度

格言

一盎司的预防胜过一磅的治疗。

——美籍公共卫生学家兰安生（J. B. Grant）博士

学习目标

通过对突发公共卫生事件法律制度的学习，了解突发公共卫生事件应急处理体制，熟悉突发事件应急预案、应急准备、应急报告制度，掌握应急处理的法律规定及其法律责任。

 引导案例　　张某为某铁路医院职工，春节后到北京某大学进修，2003 年 3 月 20 日在北京发病，27 日返回家乡，在其父的中医诊所治疗。4 月 6 日以后，张某的父亲、母亲、妻子、两个弟弟、一个弟媳和诊所的一名护士相继被传染发病，不久，其父母、妻子死亡。4 月 12 日张某被诊断为传染性非典型肺炎，医院对他进行了隔离治疗。

张某住院期间，拒不服从医护人员对其采取的隔离治疗措施，砸破病房的窗户逃跑，在公共场所活动长达 8 个小时，使人民群众的生命安全受到严重威胁，给社会造成了恐慌。当地公安部门出动警力，采取强制措施才将其制服。张某的父亲死亡后，疾病预防控制机构准备依照《突发公共卫生事件应急条例》对其遗体进行处理，遭到张某的阻扰，同时他还借机向有关部门提出种种无理要求。张某的行为已经违法，根据《突发公共卫生事件应急条例》，在突发事件中需要接受隔离治疗、医学观察措施的病人、疑似病人和传染病病人密切接触者在卫生行政主管部门或者有关机构采取医学措施时应当予以配合；拒绝配合的，由公安机关依法协助强制执行。

案例告诉我们，《突发公共卫生事件应急条例》的公布施行，是突发公共事件应急处理工作正常进行的重要保证。

第一节　概　述

一、突发公共卫生事件的概念和立法

突发公共卫生事件（以下简称突发事件）是指突然发生的，造成或者可能造成社会公众健康严重损害的重大传染病疫情、群体性不明原因疾病、食品安全和职业危害、动物疫情，以及其他严重影响公众健康和生命安全的事件。各类突发公共卫生事件按照其性质、严重程度、可控性和影响范围等因素，一般分为四级：Ⅰ级（特别重大）、Ⅱ级（重大）、Ⅲ级（较大）和Ⅳ级（一般）。

特别重大事件（Ⅰ级）：①一次事件出现特别重大人员伤亡，且危重人员多，或者核事故和突发放射事件、化学品泄漏事故导致大量人员伤亡，事件发生地省级人民政府或有关部门请求国家在医疗卫生救援工作上给予支持的突发公共事件。②跨省（区、市）的有特别严重人员伤亡的突发公共事件。③国务院及其有关部门确定的其他需要开展医疗卫生救援工作的特别重大突发公共事件。

重大事件（Ⅱ级）：①一次事件出现重大人员伤亡，其中，死亡和危重病例超过5例的突发公共事件。②跨市（地）的有严重人员伤亡的突发公共事件。③省级人民政府及其有关部门确定的其他需要开展医疗卫生救援工作的重大突发公共事件。

较大事件（Ⅲ级）：①一次事件出现较大人员伤亡，其中，死亡和危重病例超过3例的突发公共事件。②市（地）级人民政府及其有关部门确定的其他需要开展医疗卫生救援工作的较大突发公共事件。

一般事件（Ⅳ级）：①一次事件出现一定数量人员伤亡，其中，死亡和危重病例超过1例的突发公共事件。②县级人民政府及其有关部门确定的其他需要开展医疗卫生救援工作的一般突发公共事件。

为了有效预防、及时控制和消除突发公共卫生事件的危害，保障公众身体健康与生命安全，维护正常的社会秩序，国务院总理温家宝于2003年5月9日签署国务院第376号令，公布《突发公共卫生事件应急条例》，并于公布之日正式开始施行。《突发公共卫生事件应急条例》的公布施行，标志着我国突发公共卫生事件应急处理工作纳入法制化轨道。随后，《国家突发公共事件医疗卫生救援应急预案》、《国家突发重大动物疫情应急预案》、《国家重大食品安全事故应急预案》相继出台，突发公共卫生事件应急处理机制进一步完善。

二、突发公共卫生事件应急处理体制

突发公共卫生事件发生后，国务院设立全国突发事件应急处理指挥部，由国务院有关部门和军队有关部门组成，国务院主管领导人担任总指挥，负责对全国突发事件应急处理的统一领导、统一指挥。国务院卫生行政主管部门和其他有关部门，在各自的职责范围内做好突发事件应急处理的有关工作。省、自治区、直辖市人民政府成立地方突发事件应急处理指挥部，省、自治区、直辖市人民政府主要领导人担任总指挥，负责领导、指挥本行政区域内突发事件应急处理工作。县级以上地方人民政府卫生行政主管部门只具体负责组织突发事件的调查、控制和医疗救治工作。县级以上地方人民政府有关部门，在各自的职责范围内做好突发事件应急处理的有关工作。国务院有关部门和县级以上地方人民政府及其有关部门，应当建立严格的突发事件防范和应急处理责任制，切实履行各自的职责，保证突发事件应急处理工作的正常进行。国家应急管理工作组织体系见表20-1。

表20-1　　　　　　　　　国家应急管理工作组织体系

领导机构	国务院是突发公共事件应急管理工作的最高行政领导机构。在国务院总理领导下，通过国务院常务会议和国家相关突发公共事件应急指挥机构，负责突发公共事件的应急管理工作；必要时，派出国务院工作组指导有关工作。
办事机构	国务院办公厅设国务院应急管理办公室履行值守应急、信息汇总和综合协调职责，发挥运转枢纽作用。

续表

工作机构	国务院有关部门依据有关法律、行政法规和各自职责，负责相关类别突发公共事件的应急管理工作。具体负责相关类别的突发公共事件专项和部门应急预案的起草与实施，贯彻落实国务院有关决定事项。
地方机构	地方各级人民政府是本行政区域突发公共事件应急管理工作的行政领导机构，负责本行政区域各类突发公共事件的应对工作。专家组国务院和各应急管理机构建立各类专业人才库，可以根据实际需要聘请有关专家组成专家组，为应急管理提供决策建议，必要时参加突发公共事件的应急处置工作。

三、突发事件应急处理的方针和原则

突发事件应急工作，应当遵循预防为主、常备不懈的方针，贯彻统一领导、分级负责、反应及时、措施果断、依靠科学、加强合作的原则。县级以上各级人民政府应当组织开展防治突发事件相关科学研究，建立突发事件应急流行病学调查、传染源隔离、医疗救护、现场处置、监督检查、监测检验、卫生防护等有关物资、设备、设施、技术与人才资源储备，所需经费列入本级政府财政预算。

第二节　预防与应急准备的法律规定

一、制定突发事件应急预案

国务院卫生行政主管部门按照分类指导、快速反应的要求，制定全国突发事件应急预案，报请国务院批准。省、自治区、直辖市人民政府根据全国突发事件应急预案，结合本地实际情况，制定本行政区域的突发事件应急预案。

全国突发事件应急预案应当包括以下主要内容：①突发事件应急处理指挥部的组成和相关部门的职责。②突发事件的监测与预警。③突发事件信息的收集、分析、报告、通报制度。④突发事件应急处理技术和监测机构及其任务。⑤突发事件的分级和应急处理工作方案。⑥突发事件预防、现场控制，应急设施、设备、救治药品和医疗器械以及其他物资和技术的储备与调度。⑦突发事件应急处理专业队伍的建设和培训。突发事件应急预案应当根据突发事件的变化和实施中发现的问题及时进行修订、补充。

二、建立突发事件预防控制体系

做好传染病预防和其他公共卫生工作，防范突发事件的发生。县级以上各级人民政府卫生行政主管部门和其他有关部门，应当对公众开展突发事件应急知识的专门教育，增强全社会对突发事件的防范意识和应对能力。

县级以上地方人民政府应当建立和完善突发事件监测与预警系统。县级以上各级人民政府卫生行政主管部门，应当指定机构负责开展突发事件的日常监测，并确保监测与预警系统的正常运行。监测与预警工作应当根据突发事件的类别，制定监测计划，科学分析、综合评价监测数据。对早期发现的潜在隐患以及可能发生的突发事件，应当依照本条例规定的报告

程序和时限及时报告。

三、应急准备

国务院有关部门和县级以上地方人民政府及其有关部门，应当根据突发事件应急预案的要求，保证应急设施、设备、救治药品和医疗器械等物资储备。县级以上各级人民政府应当加强急救医疗服务网络的建设，配备相应的医疗救治药物、技术、设备和人员，提高医疗卫生机构应对各类突发事件的救治能力。设区的市级以上地方人民政府应当设置与传染病防治工作需要相适应的传染病专科医院，或者指定具备传染病防治条件和能力的医疗机构承担传染病防治任务。

县级以上地方人民政府卫生行政主管部门，应当定期对医疗卫生机构和人员开展突发事件应急处理相关知识、技能的培训，定期组织医疗卫生机构进行突发事件应急演练，推广最新知识和先进技术。

第三节 报告与信息发布的法律规定

一、突发事件应急报告制度

国家建立突发事件应急报告制度。国务院卫生行政主管部门制定突发事件应急报告规范，建立重大、紧急疫情信息报告系统。有下列情形之一的，省、自治区、直辖市人民政府应当在接到报告 1 小时内，向国务院卫生行政主管部门报告：①发生或者可能发生传染病暴发、流行的。②发生或者发现不明原因的群体性疾病的。③发生传染病菌种、毒种丢失的。④发生或者可能发生重大食物和职业中毒事件的。国务院卫生行政主管部门对可能造成重大社会影响的突发事件，应当立即向国务院报告。

突发事件监测机构、医疗卫生机构和有关单位发现有条例规定情形之一的，应当在 2 小时内向所在地县级人民政府卫生行政主管部门报告；接到报告的卫生行政主管部门应当在 2 小时内向本级人民政府报告，并同时向上级人民政府卫生行政主管部门和国务院卫生行政主管部门报告。

县级人民政府应当在接到报告后 2 小时内向设区的市级人民政府或者上一级人民政府报告；设区的市级人民政府应当在接到报告后 2 小时内向省、自治区、直辖市人民政府报告。任何单位和个人对突发事件，不得隐瞒、缓报、谎报或者授意他人隐瞒、缓报、谎报。接到报告的地方人民政府、卫生行政主管部门在依照本条例规定报告的同时，应当立即组织力量对报告事项调查核实、确认，采取必要的控制措施，并及时报告调查情况。

二、突发事件应急通报制度

国务院卫生行政主管部门应当根据发生突发事件的情况，及时向国务院有关部门和各省、自治区、直辖市人民政府卫生行政主管部门以及军队有关部门通报。突发事件发生地的省、自治区、直辖市人民政府卫生行政主管部门，应当及时向毗邻省、自治区、直辖市人民政府卫生行政主管部门通报。接到通报的省、自治区、直辖市人民政府卫生行政主管部门，必要时应当及时通知本行政区域内的医疗卫生机构。县级以上地方人民政府有关部门，已经发生或者发现可能引起突发事件的情形时，应当及时向同级人民政府卫生行政主管部门通报。

三、突发事件举报制度

国家建立突发事件举报制度，公布统一的突发事件报告、举报电话。任何单位和个人有权向人民政府及其有关部门报告突发事件隐患，有权向上级人民政府及其有关部门举报地方人民政府及其有关部门不履行突发事件应急处理职责，或者不按照规定履行职责的情况。接到报告、举报的有关人民政府及其有关部门，应当立即组织对突发事件隐患、不履行或者不按照规定履行突发事件应急处理职责的情况进行调查处理。对举报突发事件有功的单位和个人，县级以上各级人民政府及其有关部门应当予以奖励。

四、突发事件信息发布制度

国家建立突发事件的信息发布制度。国务院卫生行政主管部门负责向社会发布突发事件的信息。必要时，可以授权省、自治区、直辖市人民政府卫生行政主管部门向社会发布本行政区域内突发事件的信息。信息发布应当及时、准确、全面。

第四节　应急处理的法律规定

一、突发事件应急预案的启动

突发事件发生后，卫生行政主管部门应当组织专家对突发事件进行综合评估，初步判断突发事件的类型，提出是否启动突发事件应急预案的建议。

1. 在全国范围内或者跨省、自治区、直辖市范围内启动全国突发事件应急预案，由国务院卫生行政主管部门报国务院批准后实施。省、自治区、直辖市启动突发事件应急预案，由省、自治区、直辖市人民政府决定，并向国务院报告。全国突发事件应急处理指挥部对突发事件应急处理工作进行督察和指导，地方各级人民政府及其有关部门应当予以配合。省、自治区、直辖市突发事件应急处理指挥部对本行政区域内突发事件应急处理工作进行督察和指导。

2. 省级以上人民政府卫生行政主管部门或者其他有关部门指定的突发事件应急处理专业技术机构，负责突发事件的技术调查、确证、处置、控制和评价工作。国务院卫生行政主管部门对新发现的突发传染病，根据危害程度、流行强度，依照《中华人民共和国传染病防治法》的规定及时宣布为法定传染病；宣布为甲类传染病的，由国务院决定。

3. 应急预案启动前，县级以上各级人民政府有关部门应当根据突发事件的实际情况，做好应急。应急预案启动后，突发事件发生地的人民政府有关部门，应当根据预案规定的职责要求，服从突发事件应急处理指挥部的统一指挥，立即到达规定岗位，采取有关的控制措施。医疗卫生机构、监测机构和科学研究机构，应当服从突发事件应急处理指挥部的统一指挥，相互配合、协作，集中力量开展相关的科学研究工作。

二、应急处理的保障措施

1. 突发事件发生后，国务院有关部门和县级以上地方人民政府及其有关部门，应当保证突发事件应急处理所需的医疗救护设备、救治药品、医疗器械等物资的生产、供应；铁路、交通、民用航空行政主管部门应当保证及时运送。根据突发事件应急处理的需要，突发事件应急处理指挥部有权紧急调集人员、储备的物资、交通工具以及相关设施、设备；必要时，对人员进行疏散或者隔离，并可以依法对传染病疫区实行封锁。突发事件应急处理指挥部根据突发事件应急处理的需要，可以对食物和水源采取控制措施。

2. 县级以上地方人民政府卫生行政主管部门应当对突发事件现场等采取控制措施，宣传突发事件防治知识，及时对易受感染的人群和其他易受损害的人群采取应急接种、预防性投药、群体防护等措施。参加突发事件应急处理的工作人员，应当按照预案的规定，采取卫生防护措施，并在专业人员的指导下进行工作。

3. 国务院卫生行政主管部门或者其他有关部门指定的专业技术机构，有权进入突发事件现场进行调查、采样、技术分析和检验，对地方突发事件的应急处理工作进行技术指导，有关单位和个人应当予以配合；任何单位和个人不得以任何理由予以拒绝。对新发现的突发传染病、不明原因的群体性疾病、重大食物和职业中毒事件，国务院卫生行政主管部门应当尽快组织力量制定相关的技术标准、规范和控制措施。

4. 交通工具上发现根据国务院卫生行政主管部门的规定需要采取应急控制措施的传染病患者、疑似传染病患者，其负责人应当以最快的方式通知前方停靠点，并向交通工具的营运单位报告。交通工具的前方停靠点和营运单位应当立即向交通工具营运单位行政主管部门和县级以上地方人民政府卫生行政主管部门报告。卫生行政主管部门接到报告后，应当立即组织有关人员采取相应的医学处置措施。交通工具上的传染病患者密切接触者，由交通工具停靠点的县级以上各级人民政府卫生行政主管部门或者铁路、交通、民用航空行政主管部门，根据各自的职责，依照传染病防治法律、行政法规的规定，采取控制措施。

5. 涉及国境、口岸和出入境的人员、交通工具、货物、集装箱、行李、邮包等需要采取传染病应急控制措施的，依照国境卫生检疫法律、行政法规的规定办理。

三、突发事件的医疗救护

1. 医疗卫生机构应当对因突发事件致病的人员提供医疗救护和现场救援，对就诊患者必须接诊治疗，并书写详细、完整的病历记录；对需要转送的患者，应当按照规定将患者及其病历记录的复印件转送至接诊的或者指定的医疗机构。医疗卫生机构内应当采取卫生防护措施，防止交叉感染和污染。医疗卫生机构应当对传染病患者密切接触者采取医学观察措施，传染病患者密切接触者应当予以配合。医疗机构收治传染病患者、疑似传染病患者，应当依法报告所在地的疾病预防控制机构。接到报告的疾病预防控制机构应当立即对可能受到危害的人员进行调查，根据需要采取必要的控制措施。

2. 传染病暴发、流行时，街道、乡镇以及居民委员会、村民委员会应当组织力量，团结协作，群防群治，协助卫生行政主管部门和其他有关部门、医疗卫生机构做好疫情信息的收集和报告、人员的分散隔离、公共卫生措施的落实工作，向居民、村民宣传传染病防治的相关知识。对传染病暴发、流行区域内流动人口，突发事件发生地的县级以上地方人民政府应当做好预防工作，落实有关卫生控制措施；对传染病患者和疑似传染病患者，应当采取就地隔离、就地观察、就地治疗的措施。对需要治疗和转诊的，应当依照条例规定执行。

3. 有关部门、医疗卫生机构应当对传染病做到早发现、早报告、早隔离、早治疗，切断传播途径，防止扩散。县级以上各级人民政府应当提供必要资金，保障因突发事件致病、致残的人员得到及时、有效的救治。具体办法由国务院财政部门、卫生行政主管部门和劳动保障行政主管部门制定。

在突发事件中需要接受隔离治疗、医学观察措施的患者、疑似患者和传染病患者密切接触者在卫生行政主管部门或者有关机构采取医学措施时应当予以配合；拒绝配合的，由公安机关依法协助强制执行。

第五节　法律责任

一、县级以上地方人民政府及其有关部门违法的法律责任

县级以上地方人民政府及其卫生行政主管部门未依照规定履行报告职责，对突发事件隐瞒、缓报、谎报或者授意他人隐瞒、缓报、谎报的，对政府主要领导人及其卫生行政主管部门主要负责人，依法给予降级或者撤职的行政处分；造成传染病传播、流行或者对社会公众健康造成其他严重危害后果的，依法给予开除的行政处分；构成犯罪的，依法追究刑事责任。

国务院有关部门、县级以上地方人民政府及其有关部门未依照条例的规定，完成突发事件应急处理所需要的设施、设备、药品和医疗器械等物资的生产、供应、运输和储备的，对政府主要领导人和政府部门主要负责人依法给予降级或者撤职的行政处分；造成传染病传播、流行或者对社会公众健康造成其他严重危害后果的，依法给予开除的行政处分；构成犯罪的，依法追究刑事责任。

突发事件发生后，县级以上地方人民政府及其有关部门对上级人民政府有关部门的调查不予配合，或者采取其他方式阻碍、干涉调查的，对政府主要领导人和政府部门主要负责人依法给予降级或者撤职的行政处分；构成犯罪的，依法追究刑事责任。

县级以上各级人民政府卫生行政主管部门和其他有关部门在突发事件调查、控制、医疗救治工作中玩忽职守、失职、渎职的，由本级人民政府或者上级人民政府有关部门责令改正、通报批评、给予警告；对主要负责人、负有责任的主管人员和其他责任人员依法给予降级、撤职的行政处分；造成传染病传播、流行或者对社会公众健康造成其他严重危害后果的，依法给予开除的行政处分；构成犯罪的，依法追究刑事责任。

县级以上各级人民政府有关部门拒不履行应急处理职责的，由同级人民政府或者上级人民政府有关部门责令改正、通报批评、给予警告；对主要负责人、负有责任的主管人员和其他责任人员依法给予降级、撤职的行政处分；造成传染病传播、流行或者对社会公众健康造成其他严重危害后果的，依法给予开除的行政处分；构成犯罪的，依法追究刑事责任。

二、医疗机构违法的法律责任

医疗卫生机构有下列行为之一的，由卫生行政主管部门责令改正、通报批评、给予警告；情节严重的，吊销《医疗机构执业许可证》；对主要负责人、负有责任的主管人员和其他直接责任人员依法给予降级或者撤职的纪律处分；造成传染病传播、流行或者对社会公众健康造成其他严重危害后果，构成犯罪的，依法追究刑事责任：①未依照规定履行报告职责，隐瞒、缓报或谎报的。②未依照规定及时采取控制措施的。③未依照规定履行突发事件监测职责的。④拒绝接诊患者的。⑤拒不服从突发事件应急处理指挥部调度的。

三、有关单位和个人违法的法律责任

在突发事件应急处理工作中，有关单位和个人未依照条例的规定履行报告职责，隐瞒、缓报或谎报，阻碍突发事件应急处理工作人员执行公务，拒绝国务院卫生行政主管部门或者其他有关部门指定的专业技术机构进入突发事件现场，或者不配合调查、采样、技术分析和检验的，对有关责任人员依法给予行政处分或者纪律处分；触犯《中华人民共和国治安管理处罚法》，构成违反治安管理行为的，由公安机关依法予以处罚；构成犯罪的，依法追究刑事责任。

在突发事件发生期间，散布谣言、哄抬物价、欺骗消费者，扰乱社会秩序、市场秩序的，由公安机关或者工商行政管理部门依法给予行政处罚；构成犯罪的，依法追究刑事责任。

复习思考题
1. 突发公共卫生事件的概念是什么？
2. 什么是突发事件应急报告制度？
3. 突发公共卫生事件应急处理的法律规定有哪些？
4. 违反《突发公共卫生事件应急条例》的法律责任有哪些？

资源链接
1. www. moh. gov. cn　中华人民共和国卫生部
2. www. wsfx. net　卫生法学网
3. www. chls. net　中国卫生法学会
4. www. eph. org. cn　突发公共卫生事件咨询服务与研究中心网站

第二十一章

环境污染防治法律制度

 引导案例　　某地一发电厂于 2006 年 12 月 27 日投入生产发电。由于未按有关规定设计和建设储灰场，该发电厂在生产发电过程中，产生大量的粉煤灰和冲灰水直接排到附近的龙王沟，致使排污口下游约 7km 处的当地一煤炭工业公司及一镇水源地遭受严重污染，甚至下游约 20km 的黄河支流也未免其害。据统计，从 2006 年 12 月底该厂投产至 2007 年 12 月发电厂共发电 11 亿度，燃用煤约 6.9 万吨，向龙王沟排放最后进入黄河的粉煤灰约 1.3 万吨，废水 11.04 万吨。这一严重污染事故引起了当地群众的强烈不满。

环保部门获悉此事后，进行全面调查，发现该发电厂选址位于严禁建设工业项目的黄河河道滩涂区，且开工前未向环保部门报送有关的环境影响评价文件。

《中华人民共和国水污染防治法》第九条规定，排放水污染物，不得超过国家或者地方规定的水污染物排放标准和重点水污染物排放总量控制指标。

第十七条规定，新建、改建、扩建直接或者间接向水体排放污染物的建设项目和其他水上设施，应当依法进行环境影响评价。

建设单位在江河、湖泊新建、改建、扩建排污口的，应当取得水行政主管部门或者流域管理机构同意；涉及通航、渔业水域的，环境保护主管部门在审批环境影响评价文件时，应当征求交通、渔业主管部门的意见。

建设项目的水污染防治设施，应当与主体工程同时设计、同时施工、同时投入使用。水污染防治设施应当经过环境保护主管部门验收，验收不合格的，该建设项目不得投入生产或者使用。

依据《水污染防治法》第七十一条的规定，环保部门决定对该发电厂予以处罚。

第一节　概　述

一、环境污染防治法概述

（一）环境污染和其他公害的概念及分类

1. 环境污染和其他公害的概念　关于环境污染的概念，经济合作与发展组织在 1974 年的一份建议书中提出的为成员国共同接受的定义为："所谓环境污染，是指被人们利用的物质或者能量直接或间接地进入环境，导致对自然的有害影响，以至于危及人类健康、危害生命资源和生态系统，以及损害或者妨害舒适性和环境的其他合法用途的现象。"

我国现行的《环境保护法》所列举的环境污染是指人们在生产建设或者其他活动中产生的废气、废水、废渣、粉尘、恶臭气体、放射性物质等对环境的污染和噪声、振动、电磁波辐射等对环境的危害。

公害是指由于人类活动引起的环境污染与破坏对公众的生命、健康、财产的安全和生活环境的舒适性等造成的危害。我国法律中首次出现"公害"一词，是在 1978 年的《宪法》。《环境保护法》第二十四条规定，一般认为，公害主要是指由于环境污染而造成的对人类生活环境的一种社会性危害。现在，人们通常把环境污染和环境破坏对公众和社会所造成的危害都叫做公害。

2. 环境污染的分类 环境污染可依据不同标准划分为不同类型：①按环境要素可分为大气污染、水体污染和土壤污染。②按污染物的性质可分为生物污染、化学污染和物理污染。③按污染物的形态可分为废气污染、废水污染和固体废弃物污染，以及噪声污染、辐射污染等。④按污染产生的原因可分为生产污染和生活污染，生产污染又可分为工业污染、农业污染、交通污染等。⑤按污染的涉及范围可分为全球性污染、区域性污染、局部污染等。

（二）环境污染防治法的概念和特点

环境污染防治法是指国家为保护生活环境，进而保护人体健康和财产安全，预防和治理环境污染和其他公害或对某一类污染物进行控制，而制定的一类法律规范的总称。

我国环境污染防治法的特点可以归纳为以下两个方面：

1. 环境污染防治法在形式上表现为环境保护基本法下属的单行法规及其配套法规，既是对基本法防治环境污染的原则性规定的具体化，又是对环境污染防治的综合性规定。污染防治法属于综合性法律。如大气污染防治法就是由《大气污染防治法》，有关法规、规章，各地实施办法及其国家空气环境质量标准、国家和地方的各种大气污染物排放标准以及其他技术规范构成的规范系统。

2. 现行环境污染防治法主要是针对单一的环境要素或污染物立法，包括大气、水体、声环境、海洋等主要环境要素的立法，形成除土壤污染防治以外的比较完善的环境要素污染防治法律体系。这种单一性立法有利于保持法律的完整性和可操作性，在一定程度上规避了环境要素之间的复杂影响，并将大量特殊的污染物质和污染源的管理交由下级立法部门处理，提高了法律的可操作性。

二、我国环境污染防治立法

（一）我国环境污染防治立法的背景

20 世纪中叶以来，人类的生存环境受到了严重的污染和破坏，不断出现震惊世界的公害事件，公众为反对肆意污染和损害生活环境，争取过有尊严的健康的生活而提出了环境权的要求，而可持续发展对我国环境污染防治法的变革也产生了极为重要的影响。

1992 年 6 月，在巴西里约热内卢召开的联合国环境与发展大会，把可持续发展作为国际社会和世界各国未来的共同发展战略，得到了许多国家政府的普遍赞同。1992 年 8 月，国务院提出了我国环境与发展应采取的十大对策，明确提出我国必须转变发展战略，走持续发展的道路。1994 年 3 月，国务院批准发布了《中国 21 世纪议程》，提出了我国人口、经济、社会、资源、环境的可持续发展的总体战略、基本对策和行动方案，确定实行环境保护政策和法律制度的改革和转变，用可持续发展原则指导下的新的环境立法来推行和保障可持续发展的实现。1996 年 3 月，第八届全国人民代表大会第四次会议审议通过的《国民经济和社会发展"九五"计划和 2010 年远景目标纲要》中，提出了"实施可持续发展战略，推进社会事业全面发展"的目标、政策和措施。国家环境保护局制定的《国家环境保护"九五"计划和 2010 年远景目标》中，将制定体现可持续发展原则的环境法律、法规和政策作为在"九五"计划期间的第一项重要工作。

在可持续发展战略的推动下，我国环境污染防治立法有了新的发展。在继续加快制定新的环境法律、法规的同时，并对已有环境法律法规进行整理、修改和完善。1995 年修正、2000 年修订《大气污染防治法》，1995 年制定《固体废物污染环境防治法》，1996 年、2008 年两次修正《水污染防治法》，1996 年制定《环境噪声污染防治法》，1999 年修订《海洋环境保护法》，1996 年发布《国务院关于环境保护若干问题的决定》、修改其他现行的环境保护行政法规或制定新的行政法规，如修改《水污染防治法实施细则》，制定《建设项目环境管理条例》、《废物进口环境保护管理暂行规定》等，并正在进行新的环境污染防治立法工作，如《化学物质污染环境防治法》、《核环境污染防治法》、《环境影响评价法》、《清洁生产法》等法律的起草工作。新的《海洋环境保护法》和《大气污染防治法》都已明确地将"促进经济和社会的可持续发展"作为其立法的目的性规定。我国环境污染防治法正处在一个系统化根本性变革时期。

（二）我国环境污染防治立法现状

我国的环境污染防治立法从 20 世纪 70 年代中期开始，经过 20 多年的极为迅速的发展，初步形成了以《环境保护法》（1979 年试行，1989 年通过）为基干的环境污染防治法律体系。已有 5 部环境污染防治的专门性法律：《海洋环境保护法》（1982 年通过，1999 年修订，2000 年施行）、《水污染防治法》（1984 年通过，1996 年、2008 年修订）、《大气污染防治法》（1987 年通过，1995 年修正，2000 年修订）、《固体废物污染环境防治法》（1995 年通过）、《环境噪声污染防治法》（1996 年通过），规定了我国环境污染防治法律的基本目的、指导思想、基本原则、基本制度，已经成为我国环境保护工作重要的基础和支柱。国务院颁布实施了 30 余部环境保护的专门性行政法规。国务院环境保护行政主管部门、其他中央政府的相关部门、地方政府及其环保行政主管部门，也制定了一系列环境污染防治的专门性行政规章和地方性环境保护的专门性地方法规和规章。为给环境保护法律法规的实施提供技术保障，我国还制定了 400 多个全国性的环境保护专门标准。

第二节   大气污染防治法律制度

一、大气污染防治法律制度概述

（一）大气污染及其危害

大气是包围在地球周围的一层气体。大气也称为大气圈或大气层，是指从地球周围的表面直到距地球表面空间一定范围的大气圈所存在的由多种气体所包围的混合体。大气圈是地球四大圈（土石圈、水圈、生物圈和大气圈）之一，是地球上一切生命赖以生存的气体环境，也是人类的保护伞。

1. 大气污染的概念与类型

（1）大气污染的概念　按照国际标准化组织（ISO）的定义，大气污染通常系指由于人类活动或自然过程引起某些物质进入大气中，呈现出足够的浓度，达到足够的时间，并因此危害人体的舒适、健康和福利或环境的现象。

（2）大气污染的类型　大气污染类型主要取决于所用能源的性质和污染物的化学反应特性，但气象条件也起着重要的作用（如阳光、风、湿度、温度等）。从大气污染的历史来看，可根据不同的依据进行分类。

根据污染物的性质划分：①还原型（煤炭型）：常发生在以使用煤炭和石油为燃料的地区。主要污染物是 SO_2、CO 和颗粒物，在低温、高湿度的阴天、风速很小，并伴有逆温存在的情况下，一次性污染物在低空聚积，生成还原性烟雾，如"伦敦烟雾"事件发生时的大气污染类型。所以人们也称之为伦敦烟雾型。②氧化型（汽车尾气型）：这种类型大多发生在以使用石油为燃料的地区，污染物的主要来源是汽车排气、燃油锅炉排放以及石油化工生产。主要的一次性污染物是一氧化碳、氮氧化物和碳氢化合物。这些大气污染物在阳光照射下能引起光化学反应，并生成二次性污染物如臭氧、醛类、酮类、过氧乙酰硝酸酯等物质。由于它们具有强氧化性质，对人眼等黏膜能引起强烈刺激，如洛杉矶的光化学烟雾就属这种类型。

根据燃料性质和大气污染物的组成划分：①煤炭型：代表性污染物是由煤炭燃烧时放出的烟气、粉尘、二氧化硫等所构成的一次污染物，以及由这些污染物发生化学反应而生成的硫酸、硫酸盐类气溶胶等二次污染物。主要污染源为工业企业烟气排放。其次，家庭炉灶的排放物也起重要作用。②石油型：主要污染物来自汽车排气、石油冶炼及石油化工厂的排放。主要污染物是氮氧化物、稀烃等碳氢化合物，它们在大气中形成臭氧、各种自由基及其反应生成的一系列中间产物与最终产物。③混合型：包括以煤为燃料的污染源排出的污染物；以石油为燃料的污染源排出的污染物；从工厂企业排出的各种化学物质等。例如，日本横滨、川崎等地曾发生的污染事件便属于此类型。④特殊型：指有关工业企业生产排放的特殊气体所造成的局部小范围的污染，如生产磷肥的工厂造成周围大气的氟污染等。

（3）大气污染物的种类　大气污染物是指可以单独或复合造成大气污染的物质，大气污染物的种类繁多，目前已引起注意的大气污染物有 100 多种，每年排入大气中数量高达 6 亿多吨。其中影响范围广、威胁大的种类有粉尘、二氧化硫、氟、氯、一氧化碳、二氧化氮以及汞、镉、铬、砷、锰、硒等。大气污染就是指这些有毒气体进入大气后，其数量超过了大气的自净能力，因而对环境、生物和人体造成严重危害。

各种大气污染物按其属性，大致可归纳为以下几类：①氧化型：能引起氧化危害的物质，如臭氧、二氧化氮、氯、过氧乙酰硝酸酯等。②还原型：能引起还原危害的物质，如二氧化硫、硫化氢、一氧化碳等。③碱性型：能引起碱性危害的物质，如氨等。④粉尘：包括降尘和飘尘两类。前者粒径在 $10\,\mu m$ 以上，后者在 $10\,\mu m$ 以下。⑤光化学烟雾：为一种次生污染物。它是由汽车和工厂排出的氮氧化物和碳化氢，经太阳紫外线照射，而产生的一种毒性很大的蓝色烟雾。主要成分有臭氧、醛类、过氧乙酰硝酸酯、烷基硝酸盐等，其中臭氧占 90%。

2. 大气污染的危害　大气污染是当今社会共同关注的重大环境问题，它不仅直接威胁人类赖以生存的生态环境，而且还制约国民经济的可持续发展。大气污染对人类及其生存环境造成的危害与影响，已逐渐为人们所认识，归结起来有如下几个方面：

（1）对人体健康的危害　大气污染对人体健康的危害大致可分为急性中毒、慢性中毒和致畸致癌作用等3种。

急性中毒发生在某些特殊条件下。例如，工厂在生产过程中发生事故，造成大量有害气体泄漏；外界气候条件突然变化等，都会引起人群的急性中毒。如震惊世界的伦敦烟雾事件、美国联合碳化物公司印度博帕尔市农药厂剧毒气体泄漏事件等。

慢性中毒主要表现在人体长期连续地吸入低浓度的污染物导致患病率上升。二氧化硫、飘尘、氮氧化物等即使浓度很低也能刺激呼吸系统，诱发呼吸道的各种炎症。日本"四日市哮喘病"是慢性中毒的典型例子。

致畸致癌作用指的是随着空气污染的加剧，空气中致畸致癌物质的含量日益增多，造成婴儿畸形和癌症的发病率增高。城市中肺癌发病率、死亡率往往高于农村，就是一个典型的例子。

研究表明，硫氧化物、氮氧化物、飘尘等对人体健康有很大危害，氟化物、有毒重金属如铅、镉、锌、铬、锰、钒、钡、汞，以及砷等，都可能引起人体慢性中毒，有的可引起癌症。

（2）对动植物的危害　大气污染物可使植物生长缓慢，发育受阻，品质变劣，产量下降，作物和森林大片死亡；使动物发生畸变、癌变，破坏遗传基因。其中对植物生长危害较大的大气污染物主要是二氧化硫和氟化物。

（3）对物品的危害　大气污染可对金属制品、纺织品、皮革制品、油漆涂料、橡胶制品、纸制品、建筑材料等产生腐蚀破坏作用，从而缩短使用年限，不仅在经济上造成损失，而且也给一些历史文物、艺术珍品带来不可挽回的损失。

（4）对农业、林业、淡水养殖业等的危害　大气污染对农业、林业、淡水养殖业等可产生不利影响。大气污染造成酸性降雨，从而使土地酸化，农作物减产，病虫害加剧，果林成片死亡。研究表明，酸雨可使农作物大幅减产，特别是小麦，在 pH 值为 3.5 的酸雨影响下，可减产13.7%，pH 值为3.0时，可减产21.6%，pH 值为2.5时，可减产34%。

（5）对自然生态的危害　大气污染对自然生态的影响主要表现为全球变暖和臭氧层变薄。如二氧化碳等温室气体的增多会导致地球大气增暖，全球天气灾害增多；又如烟尘等气溶胶粒子增多，可使大气混浊度增加，减弱太阳辐射，影响地球长波辐射，可能导致天气气候异常。

（二）我国大气污染现状

近年来，虽然我国在大气污染防治工作方面取得了很大的成效，但由于各种原因，我国大气环境面临的形势仍然非常严峻，大气污染物排放总量居高不下。2004 年，全国二氧化硫年排放量高达2254.9 万吨，烟尘1095.0 万吨，工业粉尘904.8 万吨。全国大多数城市的大气环境质量达不到国家规定的标准。全国47 个重点城市中，约70% 以上的城市大气环境质量达不到国家规定的二级标准；参加环境统计的338 个城市中，137 个城市空气环境质量达不到国家三级标准，占统计城市的40%，属于严重污染型城市。酸雨区污染日益突出。酸雨区由20 世纪80 年代的西南局部地区发展到现在的西南、华南、华中和华东4 个大面积酸雨区，酸雨覆盖面积已占国土面积的30% 以上，我国已成为继欧洲、北美之后的世界第三大重酸雨区。

据预算，21 世纪初上半叶，我国能源开发、利用和消费将会有一个较大幅度的增长，而我国能源资源的特点和经济发展水平，决定了以煤为主的能源结构将长期存在。因此，控制煤烟型大气污染将作为我国大气污染控制领域的长期主要任务。

（三）我国大气污染防治立法概况

1. 大气污染防治法的制定　在我国，大气污染防治工作最早是从对工矿企业劳动场所的环境卫生保护和职业病防护开始进行的，即 1956 年 5 月 25 日国务院发布《关于防止厂矿企业中的矽尘危害的决定》。20 世纪 70 年代，国家相继发布了《工业"三废"排放试行标准》、《工业企业设计卫生标准》等。其中规定了工业污染排放标准和对超标污染的锅炉进行改造，开展以消烟除尘为主要内容的属于环保意义的大气污染防治。1979 年 9 月 13 日，在我国制定的首部环境保护法律《环境保护法（试行）》中，首次以法律的形式对大气污染防治的原则、制度和措施做了基本的规定。此后，有关部委先后发布了《大气环境质量标准》、《锅炉烟尘排放标准》、《汽油车怠速污染物排放标准》、《钢铁工业污染物排放标准》、《水泥工业污染物排放标准》、《沥青工业污染物排放标准》等。

为了进一步加强对大气污染的监督管理，第六届全国人大常委会第二十二次会议于 1987 年 9 月 5 日制定了《大气污染防治法》，并于 1988 年 6 月 1 日起施行。1991 年 5 月 24 日国家环境保护局公布了《大气污染防治法实施细则》，自 1991 年 7 月 1 日起施行。

2. 大气污染防治法的修改　《中华人民共和国大气污染防治法》自 1988 年 6 月 1 日起实施以来，对防治我国的大气污染，保护、改善生活环境和生态环境，保障人体健康，促进社会与经济的持续发展，发挥了重要作用。但是，在我国经济持续高速增长和经济体制改革不断深化的新形势下，现行的法律规定逐渐暴露出自身存在的问题和不足，需要适时做出修改和补充。1995 年 8 月 29 日第八届全国人民代表大会常务委员会第十五次会议通过《关于修改 < 中华人民共和国大气污染防治法 > 的决定》，对《大气污染防治法》进行了第一次修改。经过 4 年多的实施，第一次修改后的法律在控制大气污染方面起到了一定作用。但是，由于当时对大气污染严重状况和发展趋势认识不足，所规定的防治措施不够有力，加上几年来又出现了一些新的变化，根据全国人大常委会的立法计划，国家环保总局及有关部门积极配合全国人大环资委，于 1998 年下半年开始进行《大气污染防治法》的修订工作；1999 年 9 月提请全国人大常委会审议，经过三次审议，第二次修正案于 2000 年 4 月 29 日获得通过。

目前我国大气污染防治主要法规有：《关于防止厂矿企业中矽尘危害的决定》、《工业"三废"排放试行标准》、《工业企业设计卫生标准》、《大气环境质量标准》、《锅炉烟尘排放标准》、《汽油车怠速污染物排放标准》、《钢铁工业污染物排放标准》、《核电厂环境辐射防护规定》、《汽车排气污染监督管理办法》、《大气污染防治法》、《大气污染防治法实施细则》。

二、违反大气污染防治法的法律责任

为保障《大气污染防治法》各项制度的具体实施，《大气污染防治法》设专章对违法行为所应当承担的法律责任进行了规定。

（一）行政责任

1. 违反本法强制性规定，有下列行为之一的，环境保护行政主管部门或者本法第四条第二款规定的监督管理部门可以根据不同情节，责令停止违法行为，限期改正，给予警告或者处以 5 万元以下罚款：①拒报或者谎报国务院环境保护行政主管部门规定的有关污染物排放申报事项的。②拒绝环境保护行政主管部门或者其他监督管理部门现场检查或者在被检查时弄虚作假的。③排污单位不正常使用大气污染物处理设施，或者未经环境保护行政主管部门批准，擅自拆除、闲置大气污染物处理设施的。④未采取防燃、防尘措施，在人口集中地区存放煤炭、煤矸石、煤渣、煤灰、砂石、灰土等物料的。

2. 建设项目的大气污染防治设施没有建成或者没有达到国家有关建设项目环境保护管理的规定的要求，投入生产或者使用的，由审批该建设项目的环境影响报告书的环境保护行政主管部门责令停止生产或者使用，可以并处 1 万元以上 10 万元以下罚款。

3. 违反本法规定，向大气排放污染物超过国家和地方规定排放标准的，应当限期治理，并由所在地县级以上地方人民政府环境保护行政主管部门处 1 万元以上 10 万元以下罚款。限期治理的决定权限和违反限期治理要求的行政处罚由国务院规定。

4. 违反本法第十九条规定，生产、销售、进口或者使用禁止生产、销售、进口、使用的设备，或者采用禁止采用的工艺的，由县级以上人民政府经济综合主管部门责令改正；情节严重的，由县级以上人民政府经济综合主管部门提出意见，报请同级人民政府按照国务院规定的权限责令停业、关闭。

将淘汰的设备转让给他人使用的，由转让者所在地县级以上地方人民政府环境保护行政主管部门或者其他依法行使监督管理权的部门没收转让者的违法所得，并处违法所得 2 倍以下罚款。

5. 违反本法第二十四条第三款规定，开采含放射性和砷等有毒有害物质超过规定标准的煤炭的，由县级以上人民政府按照国务院规定的权限责令关闭。

6. 违反本法第二十五条第二款或者第二十九条第一款的规定，在当地人民政府规定的期限届满后继续燃用高污染燃料的，由所在地县级以上地方人民政府环境保护行政主管部门责令拆除或者没收燃用高污染燃料的设施。

7. 违反本法第二十八条规定，在城市集中供热管网覆盖地区新建燃煤供热锅炉的，由县级以上地方人民政府环境保护行政主管部门责令停止违法行为或者限期改正，并可以处 5 万元以下罚款。

8. 违反本法第三十二条规定，制造、销售或者进口超过污染物排放标准的机动车船的，由依法行使监督管理权的部门责令停止违法行为，没收违法所得，可以并处违法所得 1 倍以下的罚款；对无法达到规定的污染物排放标准的机动车船，没收销毁。

9. 违反本法第三十四条第二款规定，未按照国务院规定的期限停止生产、进口或者销售含铅汽油的，由所在地县级以上地方人民政府环境保护行政主管部门或者其他依法行使监督管理权的部门责令停止违法行为，没收所生产、进口、销售的含铅汽油和违法所得。

10. 违反本法第三十五条第一款或者第二款规定，未取得所在地省、自治区、直辖市人民政府环境保护行政主管部门或者交通、渔政等依法行使监督管理权的部门的委托进行机动车船排气污染检测的，或者在检测中弄虚作假的，由县级以上人民政府环境保护行政主管部门或者交通、渔政等依法行使监督管理权的部门责令停止违法行为，限期改正，可以处 5 万元以下罚款；情节严重的，由负责资质认定的部门取消承担机动车船年检的资格。

11. 违反本法规定，有下列行为之一的，由县级以上地方人民政府环境保护行政主管部门或者其他依法行使监督管理权的部门责令停止违法行为，限期改正，可以处 5 万元以下罚款：①未采取有效污染防治措施，向大气排放粉尘、恶臭气体或者其他含有毒物质气体的。②未经当地环境保护行政主管部门批准，向大气排放转炉气、电石气、电炉法黄磷尾气、有机烃类尾气的。③未采取密闭措施或者其他防护措施，运输、装卸或者贮存能够散发有毒有害气体或者粉尘物质的。④城市饮食服务业的经营者未采取有效污染防治措施，致使排放的油烟对附近居民的居住环境造成污染的。

12. 违反本法第四十一条第一款规定，在人口集中地区和其他依法需要特殊保护的区域内，焚烧沥青、油毡、橡胶、塑料、皮革、垃圾以及其他产生有毒有害烟尘和恶臭气体的物质的，由所在地县级以上地方人民政府环境保护行政主管部门责令停止违法行为，处2万元以下罚款。

违反本法第四十一条第二款规定，在人口集中地区、机场周围、交通干线附近以及当地人民政府划定的区域内露天焚烧秸秆、落叶等产生烟尘污染的物质的，由所在地县级以上地方人民政府环境保护行政主管部门责令停止违法行为；情节严重的，可以处2万元以下罚款。

13. 违反本法第四十三条第二款规定，在城市市区进行建设施工或者从事其他产生扬尘污染的活动，未采取有效扬尘防治措施，致使大气环境受到污染的，限期改正，处2万元以下罚款；对逾期仍未达到当地环境保护规定要求的，可以责令其停工整顿。

14. 违反本法第四十五条第二款规定，在国家规定的期限内，生产或者进口消耗臭氧层物质超过国务院有关行政主管部门核定配额的，由所在地省、自治区、直辖市人民政府有关行政主管部门处2万元以上20万元以下罚款；情节严重的，由国务院有关行政主管部门取消生产、进口配额。

15. 违反本法规定，有下列行为之一的，由县级以上人民政府环境保护行政主管部门责令限期建设配套设施，并可以处2万元以上20万元以下罚款：①新建的所采煤炭属于高硫分、高灰分的煤矿，不按照国家有关规定建设配套的煤炭洗选设施的。②排放含有硫化物气体的石油炼制、合成氨生产、煤气和燃煤焦化以及有色金属冶炼的企业，不按照国家有关规定建设配套脱硫装置或者未采取其他脱硫措施的。

16. 对违反本法规定，造成大气污染事故的企业事业单位，由所在地县级以上地方人民政府环境保护行政主管部门根据所造成的危害后果处直接经济损失50%以下罚款，但最高不超过50万元；情节较重的，对直接负责的主管人员和其他直接责任人员，由所在单位或者上级主管机关依法给予行政处分或者纪律处分。

17. 环境保护行政主管部门或者其他有关部门违反本法第十四条第三款的规定，将征收的排污费挪作他用的，由审计机关或者监察机关责令退回挪用款项或者采取其他措施予以追回，对直接负责的主管人员和其他直接责任人员依法给予行政处分。

（二）民事责任

《大气污染防治法》第六十二条规定，造成大气污染危害的单位，有责任排除危害，并对直接遭受损失的单位或者个人赔偿损失。

赔偿责任和赔偿金额的纠纷，可以根据当事人的请求，由环境保护行政主管部门调解处理；调解不成的，当事人可以向人民法院起诉。当事人也可以直接向人民法院起诉。

《大气污染防治法》第六十三条规定，完全由于不可抗拒的自然灾害，并经及时采取合理措施，仍然不能避免造成大气污染损失的，免于承担责任。

根据本条规定，造成大气污染危害的单位同时具备下述两个条件的，可免于承担民事责任：

一是由于不可抗拒的自然灾害引起的。这里所讲的不可抗拒的自然灾害，是指地震、洪水等人类还不能避免和完全消除其危害后果的灾害性自然现象。

二是造成大气污染危害的单位及时采取了污染防治的合理措施，仍不能避免造成大气污染损害的。对此，请求免责的单位必须对自己确已采取了一切可能采取的合理措施承担举证责任。

（三）刑事责任

环境保护监督管理人员滥用职权、玩忽职守符合刑法关于滥用职权、玩忽职守犯罪构成要件的，依据刑法和刑事诉讼法的有关规定追究其刑事责任。

第三节　水污染防治法律制度

一、水污染防治法律制度概述

（一）水体、水污染及其危害

1. 水体的概念　水体是指河流、湖泊、池塘、水库、沼泽、海洋以及地下水等水的积聚体。在环境学中，水体不仅包括水本身，还包括水中的悬浮物、溶解物质、胶体物质、底质（泥）和水生生物等。水体按其类型不同可以分成陆地水体和海洋水体以及地表水体和地下水体等。

2. 水污染的概念　水体有一定限度的自净能力，当抛入、扬入、流入水体的物质或能量的数量超过了它的自净能力时，水体的水质就会恶化，这种恶化有些是可在较短的时期内恢复过来的，而有些则需要很长的年代才能恢复或根本不可能恢复。依据我国《水污染防治法》的规定，水体污染（亦称水环境污染）是指某种物质或能量介入，导致其化学、物理、生物或者放射性方面的特征改变，从而影响水的有效利用，危害人体健康或者破坏生物生态平衡，造成水质恶化的现象。

3. 水污染的危害　水体污染可影响工业生产和产品质量、增大设备腐蚀，甚至使生产不能进行下去。水的污染，又可影响人民生活，破坏生态，直接危害人的健康，损害很大。

（1）对人体健康的危害　水污染后，通过饮水或食物链，污染物进入人体，可导致急性或慢性中毒。砷、铬、铵类、苯并芘等，可诱发癌症。被寄生虫、病毒或其他致病菌污染的水，会引起多种传染病和寄生虫病。重金属污染的水，对人体健康危害亦很大。被镉污染的水、食物，人饮食后，会造成肾、骨骼病变，摄入硫酸镉20mg，即可死亡。铅造成的中毒，可引起贫血、神经错乱。饮用含砷的水，会发生急性或慢性中毒。砷可使许多酶受到抑制或失去活性，造成机体代谢障碍，皮肤角质化，引发皮肤癌。有机磷农药会造成神经中毒，并在脂肪中蓄积，对人和动物的内分泌、免疫、生殖功能造成危害。稠环芳烃多数具有致癌作用。氰化物也是剧毒物质，进入血液后，与细胞的色素氧化酶结合，可抑制呼吸，造成呼吸衰竭窒息死亡等。

世界上80%的疾病与水有关。伤寒、霍乱、胃肠炎、痢疾、传染性肝类是人类五大疾病，均由水的不洁引起。

（2）对工农业生产的危害　水质污染后，工业用水必须投入更多的处理费用，造成资源、能源的浪费；食品工业用水要求更为严格，水质不合格，会使生产停顿。这也是工业企业效益不高、质量不好的因素。农业使用污水，可造成作物减产，品质降低，甚至使人畜受害，大片农田遭受污染，土壤质量降低。海洋污染的后果也十分严重，如石油污染，常造成海鸟和海洋生物死亡。

（3）水的富营养化的危害　在正常情况下，氧在水中有一定溶解度。溶解氧不仅是水生生物得以生存的条件，而且氧还参加水中的各种氧化－还原反应，促进污染物转化降解，是天然水体具有自净能力的重要原因。含有大量氮、磷、钾的生活污水排放后，大量有机物在水中降解释放出营养元素，促进水中藻类丛生、植物疯长，使水体通气不良、溶解氧下降，甚至出现无氧层，导致水生植物大量死亡，水面发黑，水体发臭形成"死湖"、"死河"、"死海"，进而变成沼泽。这种现象称为水的富营养化。富营养化的水臭味大、颜色深、细菌多，这种水的水质差，不能直接利用，水中鱼类大量死亡。

（二）水污染防治法的概念及其立法

1. 水污染防治法的概念　广义的水污染防治法是指国家为防治水环境的污染而制定的各项法律法规及有关法律规范的总称。狭义的水污染防治法是指国家为防治陆地水（不包括海洋）污染而制定的法律法规及有关法律规范的总称。

2. 我国水污染防治立法概况　在国外，水污染防治法的历史可以追溯到19世纪，英国1876年制定了《河流污染防治法》，日本1896年制定了《河川法》等。20世纪50年代以后，许多国家都加强了水污染防治方面的立法，制定了较完备的水污染防治法，如日本的《水质污染防治法》、美国的《水净化法》等等。

我国在20世纪50年代开始注意水污染的防治，如1959年制定了《生活饮用水卫生规程》。70年代后进一步加强水污染防治立法，《关于保护和改善环境的若干规定（试行草案)》、《中华人民共和国环境保护法（试行）》和《中华人民共和国环境保护法》等法律法规都对保护水环境作了规定。1984年5月全国人大常委会通过《中华人民共和国水污染防治法》，这是我国制定的第一部防治水污染的法律。此后国务院及其有关部门和地方政府又制定了《水污染防治法实施细则》、《饮用水水源保护区污染防治管理规定》，以及一系列水质标准、水污染物排放标准和地方性水污染防治法规，使我国的水污染防治法初步形成了体系。水污染防治法通过建立有效的监督管理制度、加强对各类污染物排放的控制等措施，实现保护地表水和地下水免受污染的目的。1996年，《中华人民共和国水污染防治法》经修改后重新公布实施。

2008年2月28日，第十届全国人大常委会第三十二次会议再次通过了《水污染防治法》修订案。修订后的《水污染防治法》于2008年6月1日起施行。修订后的《水污染防治法》共8章92条，比修订前增加了30条，不仅内容大为丰富，而且结构也进行了很大的调整。修订后的《水污染防治法》有不少亮点，如明确提出保障饮用水安全，强化地方政府的责任，全面推行排污许可制度，确立超标违法原则，强化淘汰严重污染的落后产能机制；还增加了水污染事故处置、污水集中处理设施监管、污染源自动监控设备等方面的规定；尤其是在加大对违法行为的处罚力度方面，这次修订取得了重大突破，修订后的《水污染防治法》中"法律责任"一章共22条，比先前的《水污染防治法》增加了9条，处罚手段上凸显了更多的刚性，明显增强了对违法行为的震慑力，既可对污染物的排放形成强大压力，又可对水环境的治理形成积极动力。

二、违反水污染防治法的法律责任

(一) 违反水污染防治法的行政责任

1. 国务院环境保护主管部门对未按照要求完成重点水污染物排放总量控制指标的省、自治区、直辖市予以公布。省、自治区、直辖市人民政府环境保护主管部门对未按照要求完成重点水污染物排放总量控制指标的市、县予以公布。

2. 环境保护主管部门或者其他依照本法规定行使监督管理权的部门,不依法作出行政许可或者办理批准文件的,发现违法行为或者接到对违法行为的举报后不予查处的,或者有其他未依照本法规定履行职责的行为的,对直接负责的主管人员和其他直接责任人员依法给予处分。

3. 拒绝环境保护主管部门或者其他依照本法规定行使监督管理权的部门的监督检查,或者在接受监督检查时弄虚作假的,由县级以上人民政府环境保护主管部门或者其他依照本法规定行使监督管理权的部门责令改正,处1万元以上10万元以下的罚款。

4. 违反本法规定,建设项目的水污染防治设施未建成、未经验收或者验收不合格,主体工程即投入生产或者使用的,由县级以上人民政府环境保护主管部门责令停止生产或者使用,直至验收合格,处5万元以上50万元以下的罚款。

5. 违反本法规定,有下列行为之一的,由县级以上人民政府环境保护主管部门责令限期改正;逾期不改正的,处1万元以上10万元以下罚款:①拒报或者谎报国务院环境保护主管部门规定的有关水污染物排放申报登记事项的。②未按照规定安装水污染物排放自动监测设备或者未按照规定与环境保护主管部门的监控设备联网,并保证监测设备正常运行的。③未按照规定对所排放的工业废水进行监测并保存原始监测记录的。

6. 违反本法规定,不正常使用水污染物处理设施,或者未经环境保护主管部门批准拆除、闲置水污染物处理设施的,由县级以上人民政府环境保护主管部门责令限期改正,处应缴纳排污费数额1倍以上3倍以下的罚款。

7. 违反本法规定,排放水污染物超过国家或者地方规定的水污染物排放标准,或者超过重点水污染物排放总量控制指标的,由县级以上人民政府环境保护主管部门按照权限责令限期治理,处应缴纳排污费数额2倍以上5倍以下的罚款。

8. 在饮用水水源保护区内设置排污口的,由县级以上地方人民政府责令限期拆除,处10万元以上50万元以下的罚款;逾期不拆除的,强制拆除,所需费用由违法者承担,处50万元以上100万元以下的罚款,并可以责令停产整顿。

除前款规定外,违反法律、行政法规和国务院环境保护主管部门的规定设置排污口或者私设暗管的,由县级以上地方人民政府环境保护主管部门责令限期拆除,处2万元以上10万元以下的罚款;逾期不拆除的,强制拆除,所需费用由违法者承担,处10万元以上50万元以下的罚款;私设暗管或者有其他严重情节的,县级以上地方人民政府环境保护主管部门可以提请县级以上地方人民政府责令停产整顿。

未经水行政主管部门或者流域管理机构同意,在江河、湖泊新建、改建、扩建排污口的,由县级以上人民政府水行政主管部门或者流域管理机构依据职权,依照前款规定采取措施、给予处罚。

9. 有下列行为之一的,由县级以上地方人民政府环境保护主管部门责令停止违法行为,限期采取治理措施，消除污染，处以罚款；逾期不采取治理措施的，环境保护主管部门可以指定有治理能力的单位代为治理，所需费用由违法者承担：①向水体排放油类、酸液、碱液的。②向水体排放剧毒废液，或者将含有汞、镉、砷、铬、铅、氰化物、黄磷等的可溶性剧毒废渣向水体排放、倾倒或者直接埋入地下的。③在水体清洗装贮过油类、有毒污染物的车辆或者容器的。④向水体排放、倾倒工业废渣、城镇垃圾或者其他废弃物，或者在江河、湖泊、运河、渠道、水库最高水位线以下的滩地、岸坡堆放、存贮固体废弃物或者其他污染物的。⑤向水体排放、倾倒放射性固体废物或者含有高放射性、中放射性物质的废水的。⑥违反国家有关规定或者标准，向水体排放含低放射性物质的废水、热废水或者含病原体的污水的。⑦利用渗井、渗坑、裂隙或者溶洞排放、倾倒含有毒污染物的废水、含病原体的污水或者其他废弃物的。⑧利用无防渗漏措施的沟渠、坑塘等输送或者存贮含有毒污染物的废水、含病原体的污水或者其他废弃物的。有前款第三项、第六项行为之一的，处 1 万元以上 10 万元以下的罚款；有前款第一项、第四项、第八项行为之一的，处 2 万元以上 20 万元以下的罚款；有前款第二项、第五项、第七项行为之一的，处 5 万元以上 50 万元以下的罚款。

10. 违反本法规定，生产、销售、进口或者使用被列入禁止生产、销售、进口、使用的严重污染水环境的设备名录中的设备，或者采用被列入禁止采用的严重污染水环境的工艺名录中的工艺的，由县级以上人民政府经济综合宏观调控部门责令改正，处 5 万元以上 20 万元以下的罚款；情节严重的，由县级以上人民政府经济综合宏观调控部门提出意见，报请本级人民政府责令停业、关闭。

11. 违反本法规定，建设不符合国家产业政策的小型造纸、制革、印染、染料、炼焦、炼硫、炼砷、炼汞、炼油、电镀、农药、石棉、水泥、玻璃、钢铁、火电以及其他严重污染水环境的生产项目的，由所在地的市、县人民政府责令关闭。

12. 船舶未配置相应的防污染设备和器材，或者未持有合法有效的防止水域环境污染的证书与文书的，由海事管理机构、渔业主管部门按照职责分工责令限期改正，处 2000 元以上 2 万元以下的罚款；逾期不改正的，责令船舶临时停航。

船舶进行涉及污染物排放的作业，未遵守操作规程或者未在相应的记录簿上如实记载的，由海事管理机构、渔业主管部门按照职责分工责令改正，处 2000 元以上 2 万元以下的罚款。

13. 违反本法规定，有下列行为之一的，由海事管理机构、渔业主管部门按照职责分工责令停止违法行为，处以罚款；造成水污染的，责令限期采取治理措施，消除污染；逾期不采取治理措施的，海事管理机构、渔业主管部门按照职责分工可以指定有治理能力的单位代为治理，所需费用由船舶承担：①向水体倾倒船舶垃圾或者排放船舶的残油、废油的。②未经作业地海事管理机构批准，船舶进行残油、含油污水、污染危害性货物残留物的接收作业，或者进行装载油类、污染危害性货物船舱的清洗作业，或者进行散装液体污染危害性货物的过驳作业的。③未经作业地海事管理机构批准，进行船舶水上拆解、打捞或者其他水上、水下船舶施工作业的。④未经作业地渔业主管部门批准，在渔港水域进行渔业船舶水上拆解的。有前款第一项、第二项、第四项行为之一的，处 5000 千元以上 5 万元以下的罚款；有前款第三项行为的，处 1 万元以上 10 万元以下的罚款。

14. 有下列行为之一的，由县级以上地方人民政府环境保护主管部门责令停止违法行为，处 10 万元以上 50 万元以下的罚款；并报经有批准权的人民政府批准，责令拆除或者关闭：①在饮用水水源一级保护区内新建、改建、扩建与供水设施和保护水源无关的建设项目的。②在饮用水水源二级保护区内新建、改建、扩建排放污染物的建设项目的。③在饮用水水源准保护区内新建、扩建对水体污染严重的建设项目，或者改建建设项目增加排污量的。在饮用水水源一级保护区内从事网箱养殖或者组织进行旅游、垂钓或者其他可能污染饮用水水体的活动的，由县级以上地方人民政府环境保护主管部门责令停止违法行为，处 2 万元以上 10 万元以下的罚款。个人在饮用水水源一级保护区内游泳、垂钓或者从事其他可能污染饮用水水体的活动的，由县级以上地方人民政府环境保护主管部门责令停止违法行为，可以处 500 元以下的罚款。

15. 企业事业单位有下列行为之一的，由县级以上人民政府环境保护主管部门责令改正；情节严重的，处 2 万元以上 10 万元以下的罚款：①不按照规定制定水污染事故的应急方案的。②水污染事故发生后，未及时启动水污染事故的应急方案，采取有关应急措施的。

16. 企业事业单位违反本法规定，造成水污染事故的，由县级以上人民政府环境保护主管部门依照本条第二款的规定处以罚款，责令限期采取治理措施，消除污染；不按要求采取治理措施或者不具备治理能力的，由环境保护主管部门指定有治理能力的单位代为治理，所需费用由违法者承担；对造成重大或者特大水污染事故的，可以报经有批准权的人民政府批准，责令关闭；对直接负责的主管人员和其他直接责任人员可以处上一年度从本单位取得的收入 50% 以下的罚款。

对造成一般或者较大水污染事故的，按照水污染事故造成的直接损失的 20% 计算罚款；对造成重大或者特大水污染事故的，按照水污染事故造成的直接损失的 30% 计算罚款。

造成渔业污染事故或者渔业船舶造成水污染事故的，由渔业主管部门进行处罚；其他船舶造成水污染事故的，由海事管理机构进行处罚。

（二）水污染损害的民事责任

《水污染防治法》对水污染损害的民事责任有如下规定：

1. 受害人权利　因水污染受到损害的当事人，有权要求排污方排除危害和赔偿损失。

2. 除外责任（免责事由）　①由于不可抗力造成水污染损害的，排污方不承担赔偿责任。法律另有规定的除外。②水污染损害是由受害人故意造成的，排污方不承担赔偿责任；水污染损害是由受害人重大过失造成的，可以减轻排污方的赔偿责任。③水污染损害是由第三人造成的，排污方承担赔偿责任后，有权向第三人追偿。

3. 纠纷解决方式　①行政解决。因水污染引起的损害赔偿责任和赔偿金额的纠纷，可以根据当事人的请求，由环境保护主管部门或者海事管理机构、渔业主管部门按照职责分工调解处理；调解不成的，当事人可以向人民法院提起诉讼。②诉讼解决。当事人也可以直接向人民法院提起诉讼。并且该法规定了共同诉讼制度：因水污染受到损害的当事人人数众多的，可以依法由当事人推选代表人进行共同诉讼。

4. 举证责任　该法规定，因此引起的损害赔偿诉讼，由排污方就法律规定的免责事由及其行为与损害结果之间不存在因果关系承担举证责任。

（三）重大水污染事故罪的刑事责任

依据《水污染防治法》第九十条与治安管理处罚法的相关规定，违反本法规定，构成违反治安管理行为的，依法给予治安管理处罚；构成犯罪的，依法追究刑事责任。

第四节　环境噪声污染防治法律制度

一、环境噪声污染防治法律制度概述

（一）环境噪声污染及其危害

1. 环境噪声的概念与特点　噪声是声音的一种，在物理学上，噪声被定义为由不同的振动和频率组成的无调的嘈杂声。但在环境科学上，则将人们所不需要的声音统称为噪声。我国《环境污染防治法》对环境噪声的概念作了立法解释，即环境噪声是指在工业生产、建筑施工、交通运输和社会生活中所产生的影响周围生活环境的声音。噪声来源于物体的振动，若按噪声产生的机理来划分，可将噪声分为机械噪声、空气动力性噪声和电磁性噪声三大类；按噪声源可分为稳态噪声和非稳态噪声两大类；按干扰区域可分为城市环境噪声、农村环境噪声和海洋环境噪声三类。与人们生活密切相关的是城市噪声，又可分为工厂生产噪声、交通噪声、建筑施工噪声和社会生活噪声。

环境噪声是环境法所要防治的噪声。作为公害，噪音与其他有害物质引起的公害相比较，具有如下特点：①环境噪声是由在工业生产、建筑施工、交通运输和社会生活中所发生的振动造成的，具有无形性和多发性。同时，环境噪声无污染物，即它在空气中传播不会产生有害物质，导致二次污染。②环境噪声对环境的影响具有暂时性，噪声源一旦停止，噪声也就相应地消失。③环境噪声具有影响范围上的局部性。噪声对周围环境的影响范围和辐射距离呈局部性现象。

2. 环境噪声污染及其危害　环境噪声污染是我国环境噪声污染防治立法确立的新概念。依照《环境污染防治法》第二条第二款的规定，环境噪声污染是指所产生的环境噪声超过国家规定的环境噪声排放标准，并干扰他人正常生活、工作和学习的现象。

随着近代工业的发展，环境污染也随之产生，噪声污染就是环境污染的一种，已经成为对人类的一大危害。噪声污染与水污染、大气污染被看成是世界范围内 3 个主要环境问题。噪声污染对人、动物、仪器仪表以及建筑物均构成危害，其危害程度主要取决于噪声的频率、强度及暴露时间。噪声污染的危害主要包括：①噪声污染对听力的损伤。噪声对人体最直接的危害是听力损伤。长期接受 90dB 以上的噪声，会造成听觉迟钝甚至导致噪声性耳聋。140dB 以上的噪声会引起鼓膜破裂致使双耳完全失聪。②噪声污染能诱发多种疾病。由于噪声的作用，会产生头痛、脑胀、耳鸣、失眠、全身疲乏无力以及记忆力减退等神经衰弱症状。长期在高噪声环境下工作的人与低噪声环境下的情况相比，高血压、动脉硬化和冠心病的发病率要高 2 ~ 3 倍。噪声也可导致消化系统功能紊乱，引起消化不良、食欲不振、恶心呕吐，使肠胃病和溃疡病发病率升高。此外，噪声对视觉器官、内分泌功能及胎儿的正常发育等方面也会产生一定影响。③噪声污染对正常生活和工作的干扰。噪声对人的睡眠影响极大，人即使在睡眠中，听觉也要承受噪声的刺激；噪声会导致多梦、易惊醒、睡眠质量下降等。噪声还会干扰人的谈话、工作和学习；会分散人的注意力，导致反应迟钝，容易疲劳，工作效率下降，差错率上升。此外，噪声还会掩蔽安全信号，如报警信号和车辆行驶信号等，以致造成事故。④噪声污染对动物的影响。噪声能对动物的听觉器官、视觉器官、内脏器官及中枢神经系统造成病理性变化。噪声对动物的行为有一定的影响，可使动物失去行为控制能力，出现烦躁不安、失去常态等现象，强噪声会引起动物死亡。⑤特强噪声对仪器设备和建筑结构的危害。实验研究表明，特强噪声会损伤仪器设备，甚至使仪器设备失效。噪声级超过 140dB 时，对轻型建筑便开始有破坏作用。

（二）我国防治环境噪声污染立法概况

早在 20 世纪 50 年代我国制定的《工厂安全卫生规程》即对工厂内的各种噪声源规定了防治措施。1979 年我国颁布了《工业企业噪声卫生标准（试行）》，首次对工业噪声的控制作出具体规定。

1979 年我国第一部《环境保护法（试行）》第二十二条规定："加强对城市工业噪声、震动的管理。各种噪声大、震动大的机械设备、机动车辆、航空器等，都应当装置消声、防震设施"。

1982 年我国发布了《城市区域环境噪声标准》，这是我国在环境噪声污染防治方面颁布的第一个综合性环境噪声标准。

1996 年我国制定通过了《环境噪声污染防治法》，标志着我国环境噪声污染防治的法律法规体系已经建立。

环境噪声及其污染的防治立法所采取的措施是从控制声源和声的传播途径两个方面展开的。从环境噪声的控制技术上讲，对声源进行控制所采取的措施主要有两个，一是改进机械或设备的结构以降低声源的噪声发射功率。二是采取吸声、隔声、减振、隔振以及安装消声器等方法以控制噪声源的噪声辐射。对传声途径所采取的主要控制方式有：使噪声源远离需要安静的地方；控制噪声的传播方向（包括改变声源的发射方向）；建立隔声屏障；应用吸声材料或吸声结构将噪声声能转变成热能。

目前各国环境噪声污染防治立法主要是针对声源和传声途径采取规范措施，对环境噪声及其污染造成工作场所以外周围环境的干扰进行控制。

在世界各国的噪声控制立法中，企业内部的噪声防护一般不受噪声控制法的调整。我国《环境噪声污染防治法》第三条第二款也规定："因从事本职生产、经营工作受到噪声危害的防治，不适用本法。"

二、违反环境噪声污染防治法的法律责任

（一）行政责任

1. 建设项目中需要配套建设的环境噪声污染防治设施没有建成或者没有达到国家规定的要求，擅自投入生产或者使用的，由批准该建设项目的环境影响报告书的环境保护行政主管部门责令停止生产或者使用，可以并处罚款。

2. 拒报或者谎报规定的环境噪声排放申报事项的，县级以上地方人民政府环境保护行政主管部门可以根据不同情节，给予警告或者处以罚款。

3. 未经环境保护行政主管部门批准，擅自拆除或者闲置环境噪声污染防治设施，致环境噪声排放超过规定标准的，由县级以上地方人民政府环境保护行政主管部门责令改正，并处罚款。

4. 不按照国家规定缴纳超标准排污费的，县级以上地方人民政府环境保护行政主管部

门可以根据不同情节，给予警告或者处以罚款。

5. 对经限期治理逾期未完成治理任务的企业事业单位，除依照国家规定加收超标准排污费外，可以根据所造成的危害后果处以罚款，或者责令停业、搬迁、关闭。

6. 生产、销售、进口禁止生产、销售、进口的设备的，由县级以上人民政府经济综合主管部门责令改正；情节严重的，由县级以上人民政府经济综合主管部门提出意见，报请同级人民政府按照国务院规定的权限责令停业、关闭。

7. 未经当地公安机关批准，进行产生偶发性强烈噪声活动的，由公安机关根据不同情节给予警告或者处以罚款。

8. 排放环境噪声的单位违反本法第二十一条的规定，拒绝环境保护行政主管部门或者其他依照本法规定行使环境噪声监督管理权的部门、机构现场检查或者在被检查时弄虚作假的，环境保护行政主管部门或者其他依照本法规定行使环境噪声监督管理权的监督管理部门、机构可以根据不同情节，给予警告或者处以罚款。

9. 建筑施工单位违反本法第三十条第一款的规定，在城市市区噪声敏感建筑的集中区域内，夜间进行禁止进行的产生环境噪声污染的建筑施工作业的，由工程所在地县级以上地方人民政府环境保护行政主管部门责令改正，可以并处罚款。

10. 机动车辆不按照规定使用声响装置的，由当地公安机关根据不同情节给予警告或者处以罚款。机动船舶有前款违法行为的，由港务监督机构根据不同情节给予警告或者处以罚款。铁路机车有第一款违法行为的，由铁路主管部门对有关责任人员给予行政处分。

11. 违反本法规定，有下列行为之一的，由公安机关给予警告，可以并处罚款：①在城市市区噪声敏感建筑物集中区域内使用高音广播喇叭。②违反当地公安机关的规定，在城市市区街道、广场、公园等公共场所组织娱乐、集会等活动，使用音响器材，产生干扰周围生活环境的过大音量的。③未按本法第四十六条和第四十七条规定采取措施，从家庭室内发出严重干扰周围居民生活的环境噪声的。

12. 本法规定，造成环境噪声污染的，由县级以上地方人民政府环境保护行政主管部门责令改正，可以并处罚款。

13. 违反本法第四十四条第一款的规定，造成环境噪声污染的，由公安机关责令改正，可以并处罚款。

（二）民事责任

受到环境噪声污染危害的单位和个人，有权要求加害人排除危害；造成损失的，依法赔偿损失。

赔偿责任和赔偿金额的纠纷，可以根据当事人的请求，由环境保护行政主管部门或者其他环境噪声污染防治工作的监督管理部门、机构调解处理；调解不成的，当事人可以向人民法院起诉。当事人也可以直接向人民法院起诉。

（三）刑事责任

环境噪声污染防治监督管理人员滥用职权、玩忽职守、徇私舞弊的，由其所在单位或者上级主管机关给予行政处分；构成犯罪的，依法追究刑事责任。

第五节 固体废物污染环境防治法律制度

一、固体废物污染环境防治法律制度概述

（一）固体废物的概念与特点

1. 固体废物的概念 固体废物是指在生产、生活和其他活动中产生的丧失原有利用价值或者虽未丧失利用价值但被抛弃或者放弃的固态、半固态和置于容器中的气态物品、物质以及法律、行政法规规定纳入固体废物管理的物品、物质。

2. 固体废物的特点 ①量大面广、种类繁多、性质复杂。②具有污染环境的危害性和可利用性双重性质。③固体废物对环境污染的危害具有长期潜在性，其危害可能在数十年后才表现出来，而且一旦造成污染危害，由于其具有反应呆滞性和不可稀释性，往往难以清除。

（二）固体废物的分类与危害

1. 固体废物的法定分类 《中华人民共和国固体废物污染环境防治法》将固体废物分为工业固体废物、城市生活垃圾、危险废物（即被列入国家危险废物名录或者国家规定的危险废物鉴别标准和鉴定方法认定的、具有危险特性的废物）。

2. 固体废物的危害 固体废物的污染是当今世界各国所共同面临的一个重大环境问题，特别是危险废物，由于其对环境造成严重的污染，1983 年联合国环境规划署将其与酸雨、气候变暖和臭氧层破坏并列作为全球性四大环境问题。

目前，我国累积堆存固体废物已达 60 多亿吨，占地 5.5 亿平方米。2002 年全国工业固体废物产生量为 9.5 亿吨，到 2006 年猛增到 15.2 亿吨。由于长期缺乏科学的管理体系和配套的处理技术，大量固体废物未经处理直接被排入环境，造成了严重的环境污染。

第一，污染水体。固体废物未经无害化处理随意堆放，将随天然降水或地表径流进入河流、湖泊，长期淤积，使水面面积缩小，其有害成分则造成水体的各种污染。如果人们将固体废弃物直接倾倒入水体中，造成的危害更大，固体废物的有害成分能随渗沥水进入土壤，从而污染地下水。

第二，污染大气。目前，焚烧法处理固体废弃物是一种较为流行的方式，但是焚烧将产生大量有害气体和粉尘，一些有机固体废弃物长期堆放，在适宜的温度和湿度下会被微生物分解，也放出有害气体。

第三，污染土壤。土壤是许多细菌、真菌等微生物聚居的场所，这些微生物在土壤功能的体现中起着重要的作用，它们与土壤本身构成了一个平衡的生态系统，而不经处理的有害固体废物，经过风吹、雨淋、地表径流等作用，其有毒液体将渗入土壤，进而杀死土壤中的微生物，破坏土壤的功能，污染严重的地方甚至寸草不生。

第四，侵占土地。不断增加的固体废弃物如不加利用，就要占用土地来堆放。

（三）我国固体废物污染环境防治的立法概况

我国最早对固体废物的管理，是通过对固体废物综合利用制定法律法规。1956 年 12 月国务院批准的《矿产资源保护试行条例》首次确定了对矿产资源综合勘探、综合开发和综

合利用的方针。

从 20 世纪 70 年代开始，我国全面地开展了有关固体废物的综合利用和管理的立法活动。在 1979 年的《环境保护法（试行）》中，除规定了对矿产资源的综合利用，还规定了对工矿企业和城市生活产生的废碴、粉尘、垃圾的环境污染和危害的防治，特别是规定了对废碴实行综合利用、化害为利，并对粉尘采取洗尘和净化、回收措施。在立法方面，已经公布施行的《环境保护法》、《海洋环境保护法》、《水污染防治法》、《大气污染防治法》等环境保护法律和一些有关自然资源保护管理的法律如《水法》、《矿产资源法》中，都有关于防治固体废物污染环境、合理利用固体废物的规定。国家环境保护局和国务院有关部门还制定了一些防治固体废物污染环境的规章，如《防治尾矿污染环境的规定》、《防止含多氯联苯电力装置及其废物污染环境的规定》、《关于防治铬化合物生产建设中环境污染的若干规定》等。

我国从 20 世纪 80 年代中期开始起草制定固体废物管理方面的法律。国家环境保护局于 1984 年开始酝酿起草固体废物污染防治法，成立了由环境管理人员、有关科技和法律专家组成的起草小组。在起草过程中，收集并分析了国内外的有关立法资料及国际公约，征求了国务院有关部门和各省、自治区、直辖市及计划单列市人民政府环境保护行政主管部门的意见，邀请环境科学、法律专家进行了论证，历时 10 年，十易其稿，向国务院提出了《中华人民共和国固体废物污染防治法（送审稿）》。之后，国务院法制局又广泛地征求了意见，会同国家环保局反复进行研究和修改。《中华人民共和国固体废物污染环境防治法》于 1995 年 10 月 30 日由第八届全国人大常委会第十六次会议审议通过，并于 1996 年 4 月 1 日起施行。

随着我国工业化、城市化的发展以及人民生活水平的提高，固体废物产生量持续增长，第十届全国人大常委会将固体废物污染环境防治法的修订列入立法规划。2004 年 12 月 29 日，中华人民共和国第十届全国人民代表大会常务委员会第十三次会议修订通过《中华人民共和国固体废物污染环境防治法》，并于 2005 年 4 月 1 日起实施。

（四）固体废物污染环境防治的基本原则

1. 资源化、减量化、无害化原则　对固体废物实行资源化、减量化、无害化处理是防治固体废物污染环境的重要原则，简称"三化"原则。其中资源化是指采取管理和工艺措施从固体废物中回收有用的物质和能源。减量化是指在资源能源的利用工程中，要最大限度地利用资源或能源，以尽可能减少固体废物的产生量和排放量。无害化是指对于那些不能再利用，或依靠当前技术水平无法予以再利用的固体废物进行妥善的处理，使其不对环境以及人身、财产的安全造成危害。

对固体废物实行"三化"原则，其各个环节是互为因果、相辅相成的。减量化是基础，根本措施是实行"清洁生产"和提高资源、能源的利用率。实现了减量化就相应实现了资源化和无害化。同时，实现减量化必须以资源化为依托，资源化可以促进减量化、无害化的实现，无害化又可以实现和达到减量化和资源化的目的。

2. 全过程控制原则　固体废物污染防治的全过程是指产生、收集、贮存、运输、利用、处置固体废物的全过程，通常称为"从产生到最终处置"的全过程。我国《固体废物污染环境防治法》对这一原则作了具体规定：

第一，产生固体废物的单位和个人，应当采取措施防止或者减少固体废物对环境的污染。

第二，收集、贮存、运输、利用、处置固体废物的单位和个人，必须采取防扬散、防流失、防渗漏或者其他防止污染环境的措施。

第三，对于可能产生固体废物的产品的管理，规定应当采用易回收利用、易处置或者在环境中易消纳的包装物。

3. 污染者负责原则　我国对固体废物污染环境防治实行污染者依法负责的原则。产品的生产者、销售者、进口者、使用者对其产生的固体废物依法承担污染防治责任。

4. 禁止排放固体废物与产生者处置原则　排放是对固体废物未进行安全、无害处置的行为，实质上是污染行为，禁止排放是固体废物无害化处置的必然要求。《固体废物污染环境防治法》并未直接作出禁止向环境排放工业固体废物和危险废物的规定，而是以规定废物产生者的强制处置的义务的形式来予以体现。禁止排放是与强制处置相联系、相配套的。工业固体废物和危险废物的产生者必须将废物进行综合利用，并对不能利用的废物实行无害于环境的处置。

5. 对危险废物（爆炸性、易燃性、易氧化性、毒性、腐蚀性或者易传染疾病等）实行特别严格的控制和重点防治的原则　《固体废物污染环境防治法》设专章"危险废物污染环境防治的特别规定"。

二、违反固体废物污染环境防治法的法律责任

（一）行政责任

1. 违反本法规定，有下列行为之一的，由县级以上人民政府环境保护行政主管部门责令停止违法行为，限期改正，处以罚款：①不按照国家规定申报登记工业固体废物，或者在申报登记时弄虚作假的。②对暂时不利用或者不能利用的工业固体废物未建设贮存的设施、场所安全分类存放，或者未采取无害化处置措施的。③将列入限期淘汰名录被淘汰的设备转让给他人使用的。④擅自关闭、闲置或者拆除工业固体废物污染环境防治设施、场所的。⑤在自然保护区、风景名胜区、饮用水水源保护区、基本农田保护区和其他需要特别保护的区域内，建设工业固体废物集中贮存、处置的设施、场所和生活垃圾填埋场的。⑥擅自转移固体废物出省、自治区、直辖市行政区域贮存、处置的。⑦未采取相应防范措施，造成工业固体废物扬散、流失、渗漏或者其他环境污染的。⑧在运输过程中沿途丢弃、遗撒工业固体废物。对以上行为分别处 5000 元以上 5 万元以下的罚款或 1 万元以上 10 万元以下的罚款。

2. 违反本法有关城市生活垃圾污染环境防治的规定的，由县级以上地方人民政府环境卫生行政主管部门责令停止违法行为，限期改正，处以罚款。

3. 违反本法有关危险废物污染环境防治的规定，由县级以上人民政府环境保护行政主管部门责令停止违法行为，限期改正，处以罚款。

违反本法规定，危险废物产生者不处置其产生的危险废物又不承担依法应当承担的处置费用的，由县级以上地方人民政府环境保护行政主管部门责令限期改正，处代为处置费用 1 倍以上 3 倍以下的罚款。

违反危险废物经营许可证规定，从事收集、贮存、处置危险废物经营活动的，由县级以上地方人民政府环境保护行政主管部门责令停止违法行为，没收违法所得，可以并处违法所得 1 倍以下的罚款。

不按照经营许可证规定从事前款活动的，还可以由发证机关吊销经营许可证，承担应承担的行政责任。

违反本法规定，将中华人民共和国境外的固体废物进境倾倒、堆放、处置的，进口属于禁止进口的固体废物或者未经许可擅自进口属于限制进口的固体废物用作原料的，由海关责令退运该固体废物，可以并处 10 万元以上 100 万元以下的罚款；构成犯罪的，依法追究刑事责任。进口者不明的，由承运人承担退运该固体废物的责任，或者承担该固体废物的处置费用。

4. 违反本法规定，经中华人民共和国过境转移危险废物的，由海关责令退运该危险废物，可以并处 5 万元以上 50 万元以下的罚款。

对已经非法入境的固体废物，由省级以上人民政府环境保护行政主管部门依法向海关提出处理意见，海关应当依照本法第七十八条的规定作出处罚决定；已经造成环境污染的，由省级以上人民政府环境保护行政主管部门责令进口者消除污染。

（二）民事责任

受到固体废物污染损害的单位和个人，有权要求依法赔偿损失。

赔偿责任和赔偿金额的纠纷，可以根据当事人的请求，由环境保护行政主管部门或者其他固体废物污染环境防治工作的监督管理部门调解处理；调解不成的，当事人可以向人民法院提起诉讼。当事人也可以直接向人民法院提起诉讼。

（三）刑事责任

违反本法规定，收集、贮存、处置危险废物，造成重大环境污染事故，导致公私财产重大损失或者人身伤亡的严重后果的，依据刑法第一百一十五条或者第一百八十七条的规定追究刑事责任。

单位违反本条规定的，处以罚金，并对直接负责的主管人员和其他直接责任人员依法追究刑事责任。

固体废物污染环境防治监督管理人员滥用职权、玩忽职守、徇私舞弊，构成犯罪的，依法追究刑事责任。

第六节　医疗废物管理法律制度

一、医疗废物管理法律制度概述

（一）医疗废物的概念及其特征

世界各国医疗废物管理的法律法规中，对医疗废物的称谓不尽相同，法律术语一般为"医疗废物"或"医疗废弃物"。虽然各国对医疗机构产生的医疗废物名称不同，但是各国对"医疗废物"或"医疗废弃物"两个词语的理解等同，即都认为是指医疗机构产生的、需对其进行强化管理的一种固体废物。根据 2003 年 6 月国务院颁布施行的《医疗废物管理条例》，可将其统称为"医疗废物"。其中所称医疗废物，是指医疗卫生机构在医疗、预防、保健以及其他相关活动中产生的具有直接或者间接感染性、毒性以及其他危害性的废物。

医疗废物有以下特点：第一，高危险性。医疗废物所含病菌是普通生活废物的几十、几百倍，甚至上千倍，对人体存在直接和间接的危害，包括致癌、生殖系统损害、呼吸系统损害、中枢神经系统损害及其他许多方面。第二，处置专业性。医疗废物的高危险性决定了其处置必须由专业人员采用特定技术手段完成，否则易酿成重大环境污染事故，所以医疗废物处置应当由具备专业资质的专门单位承担。第三，难消除性。在环境中，医疗废物很难被彻底清除，处置难以利用环境自净能力，其污染环境较"稳"，呆滞性大，各种化学物质不易为环境吸收转化，危险性难以消除。

（二）我国医疗废物管理立法概况

1982 年，我国《宪法》第二十六条规定："国家保护和改善生活环境和生态环境，防止污染和其他公害。"这是国家环境立法和环境行政的最基本的依据。1989 年 4 月颁布的《中华人民共和国传染病防治法》规定：对被传染病病原体污染的污水、污物、粪便必须按照卫生防疫机构提出的卫生要求进行处理。1996 年 4 月 1 日开始施行的《固体废物环境污染防治法》，为医疗废物污染环境的防治及其立法提供了依据。2001 年 11 月卫生部发布了《医院感染管理（试行）》，规定一次性无菌医疗用品使用后，必须进行消毒、毁形及无害化处理，禁止重复使用和回流社会。2003 年 6 月国务院出台了《医疗废物管理条例》，这是我国目前对医疗废物管理最新的一个全国统一实施的条例，它在一定程度上改变了我国医疗废物管理方面的空白状况，增强了其权威性，使得相关部门能够依法加强对医疗废物的监督管理。并且《医疗废物管理条例》也赋予环保部门很多新的监督职能，使医疗废物环境管理更进了一个层次。同时，各部门还制定了《医疗卫生机构医疗废物管理办法》、《突发公共卫生事件应急条例》、《医疗废物管理行政处罚办法》、《危险废物贮存污染控制标准》、《危险化学品生产企业安全生产许可证实施办法》等相关配套法规，为加强我国医疗废物管理提供了法律依据。

二、医疗废物管理基本原则

（一）全过程管理的原则

《医疗废物管理条例》使医疗废物从产生、分类收集、密闭包装到收集转运、贮存、处置的整个流程都处于严格的控制之下，对涉及医疗废物的各个环节均提出了明确要求，突出体现了医疗废物从产生到处置的全过程管理原则。

1. 医疗卫生机构收治的传染病病人或者疑似传染病病人产生的生活垃圾，按照医疗废物进行管理和处置。医疗卫生机构废弃的麻醉、精神、放射性、毒性等药品及其相关的废物的管理，依照有关法律、行政法规和国家有关规定、标准执行。

2. 医疗卫生机构应当及时收集本单位产生的医疗废物，并按照类别分置于防渗漏、防锐器穿透的专用包装物或者密闭的容器内。医疗废物专用包装物、容器，应当有明显的警示标识和警示说明。

3. 医疗卫生机构应当建立医疗废物的暂时贮存设施、设备，不得露天存放医疗废物；医疗废物暂时贮存的时间不得超过 2 天。

4. 医疗卫生机构应当使用防渗漏、防遗撒的专用运送工具，按照本单位确定的内部医疗废物运送时间、路线，将医疗废物收集、运送至暂时贮存地点。

5. 医疗卫生机构应当根据就近集中处置的原则，及时将医疗废物交由医疗废物集中处置单位处置。

（二）集中处置的原则

医疗废物管理条例规定，国家推行医疗废物集中无害化处置，由县级以上地方人民政府负责组织建设医疗废物集中处置设施。医疗卫生机构和医疗废物集中处置单位，应当建立、健全医疗废物管理责任制，制定与医疗废物安全处置有关的规章制度和在发生意外事故时的应急方案，设置监控部门或者专（兼）职人员，负责检查、督促、落实本单位医疗废物的管理工作。医疗卫生机构和医疗废物集中处置单位，应当依法执行危险废物转移联单管理制度。从事医疗废物集中处置活动的单位，应当向县级以上人民政府环境保护行政主管部门申请领取经营许可证，未取得经营许可证的单位，不得从事有关医疗废物集中处置的活动。

（三）强化监督管理的原则

《医疗废物管理条例》特别突出了对医疗废物产生和医疗废物集中处置两个部分的监督管理。《医疗废物管理条例》规定："县级以上各级人民政府其他有关部门在各自的职责范围内负责与医疗废物处置有关的监督管理工作。"卫生行政部门负责对医疗卫生机构医疗废物产生单位的监管；环境保护行政部门负责医疗废物集中处置单位的许可和监管；工商、公安、计划、财政、邮电、铁路、民航等部门予以配合、支持。卫生行政主管部门、环境保护行政主管部门履行监督检查职责时，可以对有关单位进行实地检查，了解情况，现场监测，调查取证；查阅或者复制医疗废物管理的有关资料，采集样品；责令违反本条例规定的单位和个人停止违法行为；查封或者暂扣涉嫌违反本条例规定的场所、设备、运输工具和物品；对违反本条例规定的行为进行查处。医疗卫生机构和医疗废物集中处置单位，对有关部门的检查、监测、调查取证，应当予以配合，不得拒绝和阻碍，不得提供虚假材料。

三、医疗废物管理法律规定

（一）医疗废物管理的一般规定

《医疗废物管理条例》第二章对医疗卫生机构和医疗废物集中处置单位作了如下强制性一般规定：

1. 医疗卫生机构和医疗废物集中处置单位防治义务的规定　医疗卫生机构和医疗废物集中处置单位，应当建立、健全医疗废物管理责任制，其法定代表人为第一责任人，切实履行职责，防止因医疗废物导致传染病传播和环境污染事故；制定与医疗废物安全处置有关的规章制度和在发生意外事故时的应急方案；设置监控部门或者专（兼）职人员，负责检查、督促、落实本单位医疗废物的管理工作，防止违反本条例的行为发生；对本单位从事医疗废物收集、运送、贮存、处置等工作的人员和管理人员，进行相关法律和专业技术、安全防护以及紧急处理等知识的培训；采取有效的职业卫生防护措施，为从事医疗废物收集、运送、贮存、处置等工作的人员和管理人员配备必要的防护用品，定期进行健康检查。必要时，对有关人员进行免疫接种，防止其受到健康损害；依照《中华人民共和国固体废物污染环境防治法》的规定，执行危险废物转移联单管理制度；对医疗废物进行登记；采取有效措施，防止医疗废物流失、泄漏、扩散；发生医疗废物流失、泄漏、扩散时，医疗卫生机构和医疗废物集中处置单位应当采取减少危害的紧急处理措施，对致病人员提供医疗救护和现场救援；同时向所在地的县级人民政府卫生行政主管部门、环境保护行政主管部门报告，并向可能受到危害的单位和居民通报。

2. 防治医疗废物污染环境的禁止性一般规定　禁止任何单位和个人转让、买卖医疗废物；禁止在运送过程中丢弃医疗废物；禁止在非贮存地点倾倒、堆放医疗废物或者将医疗废物混入其他废物和生活垃圾；禁止邮寄医疗废物；禁止通过铁路、航空运输医疗废物；有陆路通道的，禁止通过水路运输医疗废物；没有陆路通道必需经水路运输医疗废物的，应当经设区的市级以上人民政府环境保护行政主管部门批准，并采取严格的环境保护措施后，方可通过水路运输；禁止将医疗废物与旅客在同一运输工具上载运；禁止在饮用水源保护区的水体上运输医疗废物。

（二）医疗卫生机构对医疗废物的管理

《医疗废物管理条例》对医疗卫生机构的医疗废物管理作了如下规定：

1. 及时分类收集医疗废物 《医疗废物管理条例》第十六条规定，医疗卫生机构应当及时收集本单位产生的医疗废物，并按照类别分置于防渗漏、防锐器穿透的专用包装物或者密闭的容器内；医疗废物专用包装物、容器，应当有明显的警示标识和警示说明。

2. 医疗废物集中存放场所管理规定 《医疗废物管理条例》第十七条规定，医疗卫生机构应当建立医疗废物的暂时贮存设施、设备，不得露天存放医疗废物；医疗废物暂时贮存的时间不得超过 2 天；医疗废物的暂时贮存设施、设备，应当远离医疗区、食品加工区和人员活动区以及生活垃圾存放场所，并设置明显的警示标识和防渗漏、防鼠、防蚊蝇、防蟑螂、防盗以及预防儿童接触等安全措施；医疗废物的暂时贮存设施、设备应当定期消毒和清洁。

3. 医疗废物运输管理规定 《医疗废物管理条例》第十八条规定，医疗卫生机构应当使用防渗漏、防遗撒的专用运送工具，按照本单位确定的内部医疗废物运送时间、路线，将医疗废物收集、运送至暂时贮存地点；运送工具使用后应当在医疗卫生机构内指定的地点及时消毒和清洁。

4. 医疗废物交接与处置要求 《医疗废物管理条例》第十九条规定，医疗卫生机构应当根据就近集中处置的原则，及时将医疗废物交由医疗废物集中处置单位处置；医疗废物中病原体的培养基、标本和菌种、毒种保存液等高危险废物，在交医疗废物集中处置单位处置前应当就地消毒。第二十条规定，医疗卫生机构产生的污水、传染病病人或者疑似传染病病人的排泄物，应当按照国家规定严格消毒；达到国家规定的排放标准后，方可排入污水处理系统。

（三）医疗废物的集中处置

医疗垃圾带有多种病菌病毒，危害很大。为加强医疗废物管理，规范医疗废物处置，防治环境污染，《医疗废物管理条例》第二章对医疗废物的集中处理作了专门规定。

1. 对从事医疗废物集中处置活动的单位实行经营许可证制度，未取得经营许可证的单位，不得从事有关医疗废物集中处置的活动。

2. 医疗废物集中处置单位应当符合相应的条件：①具有符合环境保护和卫生要求的医疗废物贮存、处置设施或者设备；②具有经过培训的技术人员以及相应的技术工人；③具有负责医疗废物处置效果检测、评价工作的机构和人员；④具有保证医疗废物安全处置的规章制度。

3. 医疗废物集中处置单位的贮存、处置设施，应当远离居（村）民居住区、水源保护区和交通干道，与工厂、企业等工作场所有适当的安全防护距离，并符合国务院环境保护行政主管部门的规定。

4. 医疗废物集中处置单位运送医疗废物应当符合国家规定。

5. 医疗废物集中处置单位处置医疗废物应当符合国家规定的环境保护、卫生标准、规范，并按照环境保护行政主管部门和卫生行政主管部门的规定，定期对医疗废物处置设施的环境污染防治和卫生学效果进行检测、评价。

（四）监督管理

医疗废物属于危险废物，具有传染性、毒性和社会危害性，处置不当会对环境和群众健康安全造成巨大威胁。《医疗废物管理条例》第四章特别规定了对医疗废物污染防治的监督管理。

1. 监督主体　县级以上地方人民政府卫生行政主管部门、环境保护行政主管部门，应当依照本条例的规定，按照职责分工，对医疗卫生机构和医疗废物集中处置单位进行监督检查。

2. 监督形式　县级以上地方人民政府卫生行政主管部门，对医疗卫生机构和医疗废物集中处置单位从事医疗废物的收集、运送、贮存、处置中的疾病防治工作，以及工作人员的卫生防护等情况进行定期监督检查或者不定期的抽查；县级以上地方人民政府环境保护行政主管部门，应当对医疗卫生机构和医疗废物集中处置单位从事医疗废物收集、运送、贮存、处置中的环境污染防治工作进行定期监督检查或者不定期的抽查。

3. 监督措施　卫生行政主管部门、环境保护行政主管部门履行监督检查职责时，有权对有关单位进行实地检查，了解情况，现场监测，调查取证；查阅或者复制医疗废物管理的有关资料，采集样品；责令违反本条例规定的单位和个人停止违法行为；查封或者暂扣涉嫌违反本条例规定的场所、设备、运输工具和物品；对违反本条例规定的行为进行查处。

四、违反医疗废物管理法律制度的法律责任

（一）人民政府的法律责任

县级以上人民政府未按规定组织建设医疗废物处置设施或制定医疗废物过渡性处置方案的，由上级政府通报批评，责令限期改正；政府主要领导人、直接责任人员依法给予行政处分。

（二）卫生行政主管部门的法律责任

卫生行政主管部门有下列情形之一，由本级人民政府或者上级人民政府有关部门责令改正，通报批评；对主要负责人、负有责任的主管人员和其他直接责任人员依法给予降级、撤职开除的行政处分；构成犯罪，依法追究刑事责任。

1. 未履行监督检查职责。

2. 发现医疗卫生机构的违法行为不及时处理。

3. 发生或可能发生传染病传播或者环境污染事故时，未及时采取减少危害措施。

（三）医疗卫生机构的法律责任

1. 有下列情形之一的，由县级以上地方人民政府卫生行政主管部门责令限期改正、给予警告；逾期不改正的，处以2000元以上5000元以下的罚款：①未建立、健全医疗废物管理制度，未设置监控部门或者专（兼）职人员的。②未对有关人员进行相关法律和专业技术、安全防护以及紧急处理等知识培训的。③未对从事医疗废物收集、运送、贮存、处置等工作的人员和管理人员采取职业卫生防护措施的。④未对医疗废物进行登记或者未保存登记资料的。⑤对使用后的医疗废物运送工具或运送车辆未在指定地点及时进行消毒和清洁的。⑥未及时收集、运送医疗废物的。⑦未定期对医疗废物处置设施的环境污染防治和卫生学效

果进行检测、评价，或者未将检测评价效果存档、报告的。

2. 有下列情形之一的，由县级以上地方人民政府卫生行政主管部门责令限期改正、给予警告，可处 5000 元以下的罚款：①逾期不改正的，处 5000 元以上 3 万元以下的罚款。②医疗废物暂时贮存地点、设施或者设备不符合卫生要求的。③未将医疗废物按类别分置于专用包装物或者容器的。④使用的医疗废物运送工具不符合要求的。

3. 有下列情形之一的，责令限期改正，给予警告，并处 5000 元以上 1 万元以下的罚款：①逾期不改正的，处 1 万元以上 3 万元以下的罚款；②造成传染病传播或者环境污染事故的，由原发证部门暂扣或者吊销执业许可证件或者经营许可证件；③构成犯罪的，依法追究刑事责任。

4. 农村医疗卫生机构未按照要求处置医疗废物的，由县级人民政府卫生行政主管部门责令限期改正，给予警告；逾期不改正的，处 1000 元以上 5000 元以下的罚款；造成传染病传播的，由原发证部门暂扣或者吊销《医疗卫生机构执业许可证》；构成犯罪的，依法追究刑事责任。

5. 《医疗废物处理条例》中还规定了民事责任：医疗卫生机构、医疗废物集中处置单位违反本条例规定，导致传染病传播或者发生环境污染事故，给他人造成损害的，依法承担民事赔偿责任。

复习思考题

1. 什么是环境污染？什么是公害？二者有何区别？
2. 什么是大气污染？如何理解大气污染物总量排放制度？
3. 什么是水污染？我国《水污染防治法》规定了哪些监督管理制度？
4. 什么是环境噪声污染？有何特点？《环境噪声污染防治法》对交通运输噪声污染防治有哪些规定？
5. 我国防治固体废物污染环境的原则有哪些？并请简述其含义。
6. 什么是医疗废物？《医疗废物管理条例》对医疗废物的集中处置是如何规定的？

资源链接

1. www. wsfx. net　卫生法学网
2. www. ep. net. cn　中国环保网

第六篇　健康相关产品法律制度

第二十二章
食品安全法律制度

格言

民以食为天，食以洁为先。

——民谚

学习目标

通过本章学习，掌握食品、食品安全的概念，国家对食品安全监督管理的法律规定，以及违反食品安全法所应承担的法律责任。

 引导案例　　2008 年 6 月 28 日，兰州市解放军第一医院收治了首宗患有"肾结石"病症的婴幼儿。据家长反映：孩子从出生起，就一直食用河北石家庄三鹿牌集团所产的三鹿婴幼儿奶粉。7 月中旬，甘肃省卫生厅接到医院婴儿泌尿结石病例报告后，随即展开调查，并报告卫生部。除甘肃省外，中国其他省区都有类似病例发生。追查三鹿牌婴幼儿奶粉致病问题成为国家有关部门与患儿家属，以及社会各界关注的焦点。

问题出在哪里，一直是个谜团。直至 9 月 11 日卫生部公布三鹿牌婴幼儿奶粉中加有三聚氰胺后的当晚，三鹿集团终于发表声明：自检发现 2008 年 8 月 6 日前出厂的部分批次三鹿婴幼儿奶粉受到三聚氰胺的污染，公司决定立即对 2008 年 8 月 6 日以前生产的三鹿婴幼儿奶粉全部召回。而截至消息发布时，仅甘肃发现的患儿已有 59 名，其中 1 人死亡。

9 月 13 日，卫生部证实，三鹿牌奶粉中含有的三聚氰胺，是不法分子为增加原料奶或奶粉的蛋白含量，人为加入的。河北省公安厅在新闻发布会上公布，案件已经取得重大进展，涉嫌向三鹿公司原奶中添加三聚氰胺的 19 名嫌疑人已经被刑事拘留，其中两人被依法逮捕。

同时，国家及各地政府开展了对各类奶粉的检查，22 家婴幼儿奶粉生产企业的 69 批次产品，检出了含量不等的三聚氰胺，暴露出奶粉业的严重问题。

三鹿奶粉事件经调查查实总共有 6 个婴儿因喝毒奶致死，逾 30 万儿童患病。三鹿公司停产后宣告破产。人民法院对 21 名犯罪嫌疑人分别判处死刑、死缓、无期徒刑及 15 年至 2 年不等有期徒刑的刑罚。国家对从国家机关到地方政府的有关官员严加问责，或被免职、引咎辞职，或给予行政处分。

这是一起危害极其严重的案件，也是国家依法办案的典型案件。三鹿案件的查处昭示了中国打击食品安全犯罪的决心与力度。

第一节 概　述

一、我国食品安全立法

（一）立法概况

我国的食品安全事业是在新中国成立以后逐步发展起来的，几十年来在食品安全的法制建设和管理方面取得了显著成就。

2009年2月28日第十一届全国人民代表大会常务委员会第七次会议通过了《中华人民共和国食品安全法》（以下简称《食品安全法》），自2009年6月1日起施行。全文共十章，104条。该法以"食品安全"概念替换以前的"食品卫生"概念，更准确、全面地规范与食品有关的各项事务，更有效地保障人们在使用食品中的身体健康和生命安全。2009年7月20日国务院颁布了《中华人民共和国食品安全法实施条例》。

《食品安全法》体现了预防为主、科学管理、明确责任、综合治理的食品安全工作指导思想，确立了食品安全风险监测和风险评估制度以及食品安全标准制度、食品生产经营行为的基本准则、索证索票制度、不安全食品召回制度以及食品安全信息发布制度，明确了分工负责与统一协调相结合的食品安全监管体制，为全面加强和改进食品安全工作，实现全程监管、科学监管，提高监管成效、提升食品安全水平，提供了法律制度保障。《食品安全法》的公布施行，对于保证食品安全，保障公众身体健康和生命安全，具有重要意义。

此外，目前由卫生部和国务院有关部门依法制定颁布的食品卫生管理办法、规范、程序、规程、条例、规定等单项法律文件有100多个，食品卫生标准有近500个，还有一系列与之配套的地方法律文件，从而使我国的食品安全工作朝着法制化、规范化方向发展，取得了令人瞩目的成绩。

（二）立法宗旨

我国《食品安全法》的立法宗旨是保证食品安全，保障公众身体健康和生命安全。

食品安全的问题主要来自于几个大的方面：①食源性疾病。②农业种植、养殖业的源头污染和农药、兽药的滥用和残留。③违法生产劣质食品。④滥用添加剂。⑤工业污染导致食品安全问题，比如水污染导致的水产品的不安全问题。我国虽然制定了一系列法律规范来管理食品生产经营活动，但仍存在诸多问题。因此，制定和完善食品安全法律、是保证食品安全、保障公众身体健康和生命安全的需要。

二、食品与食品安全的概念

食品是指各种供人食用或者饮用的成品和原料，以及按照传统既是食品又是药品的物品，但是不包括以治疗为目的的物品。按照传统既是食品又是中药材的物质的目录由国务院卫生行政部门制定、公布。我国已制定公布的既是食品又是药品的物质有丁香、八角茴香、刀豆、小茴香、小蓟、山药、山楂、马齿苋等近90种。

食品安全是指食品无毒、无害，符合应当有的营养要求，对人体健康不造成任何急性、亚急性或者慢性危害。

《食品安全法》把"卫生"改为"安全"，两个字的改变，表明了我国从食品安全监管观念到监管模式的转变；体现了由对食品安全监管以外在为主，深入到食品安全的内在因素来进行监管。过去我们对食品的要求是卫生、干净，而按照《食品安全法》，既要求卫生，还要求无毒无害，保证人身健康和生命安全。观念上的转变，直接导致了监管方式的转变。《食品安全法》对食品从源头，直至摄入人体内的每一个环节的监督管理都做了明确规定，对食品进行全面的监管。

食品的"无毒、无害"是指不造成食品食用者的急性或慢性疾病，或食物中虽含有微量有毒有害物质，但符合食品、食品添加剂、食品用产品的卫生标准和要求，在正常食用或使用的情况下不致危害人体健康。

"符合应当有的营养要求"是指食品应包括一定的营养成分，如蛋白质、脂肪、维生素、矿物质和其他可供代谢的物质，同时该食品应具有相应的消化吸收率和维持人体正常生理功能的作用。

三、《食品安全法》的适用范围

《食品安全法》规定，下列活动应当遵守《食品安全法》：

1. 食品及食品相关产品的生产经营　《食品安全法》规定，食品、食品添加剂以及用于食品的包装材料、容器、洗涤剂、消毒剂和用于食品生产经营的工具、设备的生产经营，应当遵守《食品安全法》。

2. 相关产品的使用　《食品安全法》规定，食品生产经营者使用食品添加剂、食品相关产品，应当遵守《食品安全法》。

3. 安全管理　对食品、食品添加剂和食品相关产品的安全管理，应当遵守《食品安全法》；乳品、转基因食品、生猪屠宰、酒类和食盐的食品安全管理，适用《食品安全法》，法律、行政法规另有规定的，依照该规定管理。

4. 食用农产品的安全标准与信息公布　《食品安全法》规定，制定有关食用农产品的质量安全标准、公布食用农产品安全有关信息，应当遵守《食品安全法》的有关规定。

第二节　食品安全的监督管理

食品安全监管体制的理顺是食品安全立法的最重要的使命之一。《食品安全法》对食品的分段管理，无缝隙衔接，各部门各司其职、依法承担责任方面，做了非常明确的规定；对我国食品生产经营的各个环节都明确了各有关部门的监管职责，改变了以往在食品监管中的重复监管、监管盲区和责任不清等现象。

一、国家食品安全监督管理机构

1. 国家食品安全监督管理机构及其职责　首先，国务院设立食品安全委员会。该委员会属于高层次的议事协调机构，对食品安全监管工作进行协调和指导，旨在加强部门间的配合和消除监管空隙。其次，国务院其他有关部门也各自承担相应职责：①国务院卫生行政部门承担食品安全综合协调职责，负责食品安全风险评估、食品安全标准制定、食品安全信息公布、食品检验机构的资质认定条件和检验规范的制定，组织查处食品安全重大事故。②国务院质量监督、工商行政管理和国家食品药品监督管理部门依照《食品安全法》和国务院规定的职责，分别对食品生产、食品流通、餐饮服务活动实施监督管理。

2. 食品安全信息统一公布制度　下列信息由国务院卫生行政部门统一公布：①国家食品安全总体情况。②食品安全风险评估信息和食品安全风险警示信息。③重大食品安全事故及其处理信息。④其他重要的食品安全信息和国务院确定的需要统一公布的信息。

二、地方食品安全监督管理机构及其职责

1. 监督机构　地方食品安全监督管理工作由县级以上地方人民政府统一负责、领导、组织、协调。县级以上地方人民政府确定本级卫生行政、农业行政、质量监督、工商行政管理、食品药品监督管理部门的食品安全监督管理职责；有关部门在各自职责范围内负责本行政区域的食品安全监督管理工作，加强沟通、密切配合，按照各自职责分工，依法行使职权，承担责任。

2. 监督管理措施　县级以上质量监督、工商行政管理、食品药品监督管理部门履行各自食品安全监督管理职责，有权采取下列措施：①进入生产经营场所实施现场检查。②对生产经营的食品进行抽样检验。③查阅、复制有关合同、票据、账簿以及其他有关资料。④查封、扣押有证据证明不符合食品安全标准的食品，违法使用的食品原料、食品添加剂、食品相关产品，以及用于违法生产经营或者被污染的工具、设备。⑤查封违法从事食品生产经营活动的场所。县级以上农业行政部门对食用农产品进行监督管理，有权采取相应措施。

3. 监督检查记录与信用档案建立　县级以上质量监督、工商行政管理、食品药品监督管理部门对食品生产经营者进行监督检查，应当有监督检查记录并归档；应当建立食品生产经营者食品安全信用档案。根据食品安全信用档案的记录，对有不良信用记录的食品生产经营者增加监督检查频次。

4. 信息公布与通报　省、自治区、直辖市人民政府卫生行政部门，县级以上农业行政、质量监督、工商行政管理、食品药品监督管理部门依据各自职责公布食品安全日常监督管理信息。食品安全监督管理部门公布信息，应当做到准确、及时、客观。县级以上卫生行政、农业行政、质量监督、工商行政管理、食品药品监督管理部门应当相互通报获知的食品安全信息。

三、食品安全事故处置

（一）食品安全事故概念

食品安全事故，指食物中毒、食源性疾病、食品污染等源于食品，对人体健康有危害或者可能有危害的事故。

（二）食品安全事故应急预案

国务院组织制定国家食品安全事故应急预案。

县级以上地方人民政府应当根据有关法律、法规的规定和上级人民政府的食品安全事故应急预案以及本地区的实际情况，制定本行政区域食品安全事故应急预案，并报上一级人民政府备案。

食品生产经营企业应当制定食品安全事故处置方案，定期检查本企业各项食品安全防范措施的落实情况，及时消除食品安全事故隐患。

（三）食品安全事故的报告与通报

发生食品安全事故的单位和接收病人进行治疗的单位应当及时向事故发生地县级卫生行政部门报告。

农业行政、质量监督、工商行政管理、食品药品监督管理部门在日常监督管理中发现食品安全事故，或者接到有关食品安全事故的举报，应当立即向卫生行政部门通报。

发生重大食品安全事故的，接到报告的县级卫生行政部门应当按照规定向本级人民政府和上级人民政府卫生行政部门报告。县级人民政府和上级人民政府卫生行政部门应当按照规定上报。

任何单位或者个人不得对食品安全事故隐瞒、谎报、缓报，不得毁灭有关证据。

（四）食品安全事故应急措施

县级以上卫生行政部门接到食品安全事故的报告后，应当立即会同有关农业行政、质量监督、工商行政管理、食品药品监督管理部门进行调查处理，并采取下列措施，防止或者减轻社会危害：

1. 开展应急救援工作，对因食品安全事故导致人身伤害的人员，卫生行政部门应当立即组织救治。

2. 封存可能导致食品安全事故的食品及其原料，并立即进行检验；对确认属于被污染的食品及其原料，责令食品生产经营者依法予以召回、停止经营并销毁。

3. 封存被污染的食品用工具及用具，并责令进行清洗消毒。

4. 做好信息发布工作，依法对食品安全事故及其处理情况进行发布，并对可能产生的危害加以解释、说明。

（五）重大食品安全事故的处置

发生重大食品安全事故的，县级以上人民政府应当立即成立食品安全事故处置指挥机构，启动应急预案，依照食品安全事故上述应急处置规定进行处置。设区的市级以上人民政府卫生行政部门应当立即会同有关部门进行事故责任调查，督促有关部门履行职责，向本级人民政府提出事故责任调查处理报告。

第三节　食品安全风险监测和评估

一、食品安全风险监测

《食品安全法》第十一条规定："国家建立食品安全风险监测制度，对食源性疾病、食品污染以及食品中的有害因素进行监测。"

食品安全风险监测和评估是预防食品安全危害发生的重要制度。这一制度的确立，体现了食品安全监督管理的"预防在先"理念，表明我国在食品安全管理中，已经把预防工作放在重要位置，防范食品安全危害的发生成为食品安全管理的重要内容，以保障公民的健康与生命安全不受食品的危害。

国家食品安全风险监测计划由国务院卫生行政部门会同国务院有关部门制定、实施。

国家食品安全风险监测计划应当针对食品安全风险情况进行调整。国务院农业行政、质量监督、工商行政管理和国家食品药品监督管理等有关部门获知有关食品安全风险信息后，应当立即向国务院卫生行政部门通报。国务院卫生行政部门会同有关部门对信息核实后，应当及时调整食品安全风险监测计划。

地方的食品安全风险监测方案由省、自治区、直辖市人民政府卫生行政部门根据国家食品安全风险监测计划，结合本行政区域的具体情况，组织制定、实施本行政区域的食品安全风险监测方案。

二、食品安全风险评估

食品安全风险评估，指对食品、食品添加剂中生物性、化学性和物理性危害对人体健康可能造成的不良影响所进行的科学评估，包括危害识别、危害特征描述、暴露评估、风险特征描述等。

《食品安全法》第十三条规定："国家建立食品安全风险评估制度，对食品、食品添加剂中生物性、化学性和物理性危害进行风险评估。"

1. 国家的食品安全风险评估负责机构 国家的食品安全风险评估工作由国务院卫生行政部门负责组织，由食品安全风险评估专家委员会进行食品安全风险评估。

食品安全风险评估专家委员会由医学、农业、食品、营养等方面的专家组成。

食品安全风险评估专家委员会的专家除了进行食品安全风险评估，还应当参加对农药、肥料、生长调节剂、兽药、饲料和饲料添加剂等的安全性评估。

2. 食品安全风险评估的启动

（1）国务院卫生行政部门通过食品安全风险监测发现食品可能存在安全隐患的，应当立即组织进行检验和食品安全风险评估。

（2）国务院卫生行政部门接到举报发现食品可能存在安全隐患的，应当立即组织进行检验和食品安全风险评估。

（3）国务院农业行政、质量监督、工商行政管理和国家食品药品监督管理等有关部门应当向国务院卫生行政部门提出食品安全风险评估的建议，并提供有关信息和资料。

3. 食品安全风险评估结果的通报 国务院卫生行政部门应当及时向国务院有关部门通报食品安全风险评估的结果。食品安全风险评估结果的通报是国务院各有关部门加强沟通、密切配合，按照各自职责分工，依法行使职权的重要举措。

4. 食品安全风险评估结果的作用

（1）制定、修订食品安全标准和对食品安全实施监督管理的科学依据 食品安全风险评估得出食品不安全结论，需要制定、修订相关食品安全国家标准的，国务院卫生行政部门应当立即制定、修订。

（2）有关部门采取相应措施 食品安全风险评估得出食品不安全结论的，国务院质量监督、工商行政管理和国家食品药品监督管理部门应当依据各自职责立即采取相应措施，确保该食品停止生产经营，并告知消费者停止食用。

（3）提出食品安全风险警示 国务院卫生行政部门应当会同国务院有关部门，根据食品安全风险评估结果、食品安全监督管理信息，对食品安全状况进行综合分析。对经综合分析表明可能具有较高程度安全风险的食品，国务院卫生行政部门应当及时提出食品安全风险警示，并予以公布。

第四节　食品安全标准与食品检验

一、食品安全标准

我国食品安全标准存在多方面问题，一直严重影响着我国食品安全监管。例如：标准量不足。我国食品农药残留指标规定只有近 300 条，而国际食品法典则规定了 2400 条之多，足以看出我国食品农药残留的监管尚存在很多漏洞。另外，各类标准间重复交叉、层次不清，使监管部门之间责任不清。改变这种状况是《食品安全法》的重要任务。为此，《食品安全法》明确了统一制定食品安全国家标准的原则，要求国务院卫生行政部门对现行的食用农产品质量安全标准、食品卫生标准、食品质量标准等予以整合，统一公布为食品安全国家标准。《食品安全法》还规定，食品安全标准应当供公众免费查阅，以使公众能够了解、使用标准，监督食品的安全。

建立科学、统一、权威的食品安全标准体系，不仅能为保障食品安全奠定坚实基础，还能有效杜绝各个执法部门法出多门、各自为政的现象。

（一）食品安全标准的性质与原则

1. 食品安全标准的性质　食品安全标准是强制执行的标准。除食品安全标准外，不得制定其他的食品强制性标准。

2. 食品安全标准的制定原则　制定食品安全标准，应当以保障公众身体健康为宗旨，做到科学合理、安全可靠。

（二）食品安全标准的内容

1. 食品、食品相关产品中的致病性微生物、农药残留、兽药残留、重金属、污染物质以及其他危害人体健康物质的限量规定。

2. 食品添加剂的品种、使用范围、用量。

3. 专供婴幼儿和其他特定人群的主辅食品的营养成分要求。

4. 对与食品安全、营养有关的标签、标识、说明书的要求。

5. 食品生产经营过程的卫生要求。

6. 与食品安全有关的质量要求。

7. 食品检验方法与规程。

8. 其他需要制定为食品安全标准的内容。

（三）食品安全标准的分类与制定机构

我国食品安全标准分国家标准、地方标准、企业标准。

1. 国家标准的制定机构　食品安全国家标准由国务院卫生行政部门负责制定、公布，国务院标准化行政部门提供国家标准编号；食品中农药残留、兽药残留的限量规定及其检验方法与规程由国务院卫生行政部门、国务院农业行政部门制定；屠宰畜、禽的检验规程由国务院有关主管部门会同国务院卫生行政部门制定。此外，《食品安全法》规定，有关产品国家标准涉及食品安全国家标准规定内容的，应当与食品安全国家标准相一致。

在《中华人民共和国食品卫生法》实施期间，我国已颁布了 500 多个食品以及与食品有关的标准。《食品安全法》规定，国务院卫生行政部门应当对现行的食用农产品质量安全标准、食品卫生标准、食品质量标准和有关食品的行业标准中强制执行的标准予以整合，统一公布为食品安全国家标准。食品安全国家标准公布前，食品生产经营者应当按照现行食用农产品质量安全标准、食品卫生标准、食品质量标准和有关食品的行业标准生产经营食品。

2. 地方标准的制定机构　《食品安全法》规定，没有食品安全国家标准的，可以制定食品安全地方标准。省、自治区、直辖市人民政府卫生行政部门组织制定食品安全地方标准。

3. 企业标准的制定　企业生产的食品没有食品安全国家标准或者地方标准的，应当制定企业标准，作为组织生产的依据。国家鼓励食品生产企业制定严于食品安全国家标准或者地方标准的企业标准。企业标准应当报省级卫生行政部门备案，在本企业内部适用。

二、食品检验

1. 检验机构与检验人　食品检验活动由符合条件并按照国家有关认证认可的规定取得资质认定的食品检验机构承担。

《食品安全法》规定，《食品安全法》施行前经国务院有关主管部门批准设立或者经依法认定的食品检验机构，可以依照《食品安全法》继续从事食品检验活动。

食品检验由食品检验机构指定的检验人独立进行。检验人应当依照有关法律、法规的规定，并依照食品安全标准和检验规范对食品进行检验，尊重科学，恪守职业道德，保证出具的检验数据和结论客观、公正，不得出具虚假的检验报告。

2. 食品检验的规定

（1）食品检验实行食品检验机构与检验人负责制　食品检验报告应当加盖食品检验机构公章，并有检验人的签名或者盖章。食品检验机构和检验人对出具的食品检验报告负责。

（2）食品安全监督管理部门对食品不得实施免检　县级以上质量监督、工商行政管理、食品药品监督管理部门应当对食品进行定期或者不定期的抽样检验。

（3）检验的提起　县级以上质量监督、工商行政管理、食品药品监督管理部门进行抽样检验，应当委托符合《食品安全法》规定的食品检验机构进行。对检验结论有异议的，可以依法进行复检。

食品生产经营企业可以自行对所生产的食品进行检验，也可以委托符合《食品安全法》规定的食品检验机构进行检验。

食品行业协会等组织、消费者需要委托食品检验机构对食品进行检验的，应当委托符合《食品安全法》规定的食品检验机构进行。

第五节　食品的生产经营

一、食品生产经营的要求

《食品安全法》规定，食品的生产经营应当符合食品安全标准，包括国家标准、地方标准、企业标准。

（一）食品生产经营的要求

食品的生产经营应当符合下列要求：

1. 具有与生产经营的食品品种、数量相适应的食品原料处理和食品加工、包装、贮存等场所，保持该场所环境整洁，并与有毒、有害场所以及其他污染源保持规定的距离。

2. 具有与生产经营的食品品种、数量相适应的生产经营设备或者设施，有相应的消毒、更衣、盥洗、采光、照明、通风、防腐、防尘、防蝇、防鼠、防虫、洗涤以及处理废水、存放垃圾和废弃物的设备或者设施。

3. 有食品安全专业技术人员、管理人员和保证食品安全的规章制度。

4. 具有合理的设备布局和工艺流程，防止待加工食品与直接入口食品、原料及成品交叉污染，避免食品接触有毒物、不洁物。

5. 餐具、饮具和盛放直接入口食品的容器，使用前应当洗净、消毒，炊具、用具用后应当洗净，保持清洁。

6. 贮存、运输和装卸食品的容器、工具和设备应当安全、无害，保持清洁，防止食品污染，并符合保证食品安全所需的温度等特殊要求，不得将食品与有毒、有害物品一同运输。

7. 直接入口的食品应当有小包装或者使用无毒、清洁的包装材料、餐具。

8. 食品生产经营人员应当保持个人卫生，生产经营食品时，应当将手洗净，穿戴清洁的工作衣、帽；销售无包装的直接入口食品时，应当使用无毒、清洁的售货工具。

9. 用水应当符合国家规定的生活饮用水卫生标准。

10. 使用的洗涤剂、消毒剂应当对人体安全、无害。

11. 法律、法规规定的其他要求。

（二）禁止生产经营的食品

《食品安全法》规定，禁止生产经营下列食品：

1. 用非食品原料生产的食品或者添加食品添加剂以外的化学物质和其他可能危害人体健康物质的食品，或者用回收食品作为原料生产的食品。

2. 致病性微生物、农药残留、兽药残留、重金属、污染物质以及其他危害人体健康的物质含量超过食品安全标准限量的食品。

3. 营养成分不符合食品安全标准的专供婴幼儿和其他特定人群的主辅食品。

4. 腐败变质、油脂酸败、霉变生虫、污秽不洁、混有异物、掺假掺杂或者感官性状异常的食品。

5. 病死、毒死或者死因不明的禽、畜、兽、水产动物肉类及其制品。

6. 未经动物卫生监督机构检疫或者检疫不合格的肉类，或者未经检验或者检验不合格的肉类制品。

7. 被包装材料、容器、运输工具等污染的食品。

8. 超过保质期的食品。

9. 无标签的预包装食品。预包装食品，指预先定量包装或者制作在包装材料和容器中的食品。

10. 国家为防病等特殊需要明令禁止生产经营的食品。

11. 其他不符合食品安全标准或者要求的食品。

（三）禁止添加药品

食品生产经营者生产经营的食品中不得添加药品，但是可以添加按照传统既是食品又是中药材的物质。

二、食品生产经营许可证制度

（一）许可证制度

国家对食品生产经营实行许可制度。从事食品生产、食品流通、餐饮服务，应当依法取得食品生产许可、食品流通许可、餐饮服务许可。依照《食品安全法》规定，卫生行政部门不再向企业颁发卫生许可证。

取得食品生产许可的食品生产者在其生产场所销售其生产的食品，不需要取得食品流通的许可；取得餐饮服务许可的餐饮服务提供者在其餐饮服务场所出售其制作加工的食品，不需要取得食品生产和流通的许可；农民个人销售其自产的食用农产品，不需要取得食品流通的许可。

（二）食品生产加工小作坊和食品摊贩管理

食品生产加工小作坊和食品摊贩从事食品生产经营活动，应当符合《食品安全法》规定的与其生产经营规模、条件相适应的食品安全要求，保证所生产经营的食品卫生、无毒、无害，有关部门应当对其加强监督管理。《食品安全法》授权各省、自治区、直辖市人民代表大会常务委员会依照《食品安全法》制定具体管理办法。

县级以上地方人民政府鼓励食品生产加工小作坊改进生产条件；鼓励食品摊贩进入集中交易市场、店铺等固定场所经营。

三、从业人员健康管理制度

食品生产经营者应当建立并执行从业人员健康管理制度。患有痢疾、伤寒、病毒性肝炎等消化道传染病的人员，以及患有活动性肺结核、化脓性或者渗出性皮肤病等有碍食品安全的疾病的人员，不得从事接触直接入口食品的工作。

食品生产经营人员每年应当进行健康检查，取得健康证明后方可参加工作。

《食品安全法》在从业人员健康管理规定中，取消了《中华人民共和国食品卫生法》对痢疾、伤寒、病毒性肝炎等消化道传染病病原携带者的从业禁止规定。

四、对食品采购、出厂、储存、标识的要求

（一）食品采购、出厂检验制度

1. 查验供货者的有关证明材料

（1）食品生产者采购食品原料、食品添加剂、食品相关产品，应当查验供货者的许可证和产品合格证明文件；对无法提供合格证明文件的食品原料，应当依照食品安全标准进行检验；不得采购或者使用不符合食品安全标准的食品原料、食品添加剂、食品相关产品。

（2）食品经营者采购食品，应当查验供货者的许可证和食品合格的证明文件。

2. 建立进货查验记录

（1）食品生产企业应当建立食品原料、食品添加剂、食品相关产品进货查验记录制度，如实记录食品原料、食品添加剂、食品相关产品的名称、规格、数量、供货者名称及联系方式、进货日期等内容。食品原料、食品添加剂、食品相关产品进货查验记录应当真实，保存期限不得少于2年。

（2）食品经营企业应当建立食品进货查验记录制度，如实记录食品的名称、规格、数量、生产批号、保质期、供货者名称及联系方式、进货日期等内容。食品进货查验记录应当真实，保存期限不得少于2年。

3. 出厂检验记录制度　食品生产企业应当建立食品出厂检验记录制度，查验出厂食品的检验合格证和安全状况，并如实记录食品的名称、规格、数量、生产日期、生产批号、检验合格证号、购货者名称及联系方式、销售日期等内容。

食品出厂检验记录应当真实，保存期限不得少于2年。

（二）食品贮存要求

食品经营者应当按照保证食品安全的要求贮存食品，定期检查库存食品，及时清理变质或者超过保质期的食品。

食品经营者贮存散装食品，应当在贮存位置标明食品的名称、生产日期、保质期、生产者名称及联系方式等内容。

（三）食品的标识

食品的标签、说明书，不得含有虚假、夸大的内容，不得涉及疾病预防、治疗功能。生产者对标签、说明书上所载明的内容负责。

食品的标签、说明书应当清楚、明显，容易辨识。

食品与其标签、说明书所载明的内容不符的，不得上市销售。

食品经营者应当按照食品标签标示的警示标志、警示说明或者注意事项的要求，销售预包装食品。食品经营者销售散装食品，应当在散装食品的容器、外包装上标明食品的名称、生产日期、保质期、生产经营者名称及联系方式等内容。

五、食品添加剂、保健食品、食用农产品的管理

（一）食品添加剂的生产经营管理

食品添加剂，指为改善食品品质和色、香、味以及为防腐、保鲜和加工工艺的需要而加入食品中的人工合成或者天然物质。

1. 食品添加剂必须符合食品安全标准　《食品安全法》规定，食品添加剂应当在技术上确有必要且经过风险评估证明安全可靠，方可列入允许使用的范围。食品生产者应当依照食品安全标准关于食品添加剂的品种、使用范围、用量的规定使用食品添加剂；不得在食品生产中使用食品添加剂以外的化学物质和其他可能危害人体健康的物质。

2. 许可证制度　国家对食品添加剂的生产实行许可制度，由国务院卫生行政部门审查许可申请；对符合食品安全要求的，依法决定准予许可并予以公布；对不符合食品安全要求的，决定不予许可并书面说明理由。

3. 食品添加剂的标签、说明书和包装要求　食品添加剂应当有标签、说明书和包装。标签、说明书应当载明《食品安全法》规定的事项，以及食品添加剂的使用范围、用量、使用方法，并在标签上载明"食品添加剂"字样。食品添加剂的标签、说明书，不得含有虚假、夸大的内容，不得涉及疾病预防、治疗功能。生产者对标签、说明书上所载明的内容负责。食品添加剂的标签、说明书应当清楚、明显，容易辨识。食品添加剂与其标签、说明书所载明的内容不符的，不得上市销售。

4. 食品添加剂采购、进货查验记录制度　食品生产者采购食品添加剂，应当查验供货

者的许可证和产品合格证明文件；不得采购或者使用不符合食品安全标准的食品添加剂；食品生产企业应当建立食品添加剂进货查验记录制度。

（二）保健食品的管理

保健食品是生产经营者声称具有特定保健功能的食品。国家对声称具有特定保健功能的食品实行严格监管。

《食品安全法》将声称具有特定保健功能的食品纳入监管范围。针对企业擅自生产保健食品、进行虚假宣传、夸大功能、误导公众的行为实行严格监管。

声称具有特定保健功能的食品不得对人体产生急性、亚急性或者慢性危害，其标签、说明书不得涉及疾病预防、治疗功能，内容必须真实，应当载明适宜人群、不适宜人群、功效成分或者标志性成分及其含量等；产品的功能和成分必须与标签、说明书相一致。

（三）对食用农产品生产者的其他要求

食用农产品生产者应当依照食品安全标准和国家有关规定使用农药、肥料、生长调节剂、兽药、饲料和饲料添加剂等农业投入品。食用农产品的生产企业和农民专业合作经济组织应当建立食用农产品生产记录制度。

六、食品召回制度

《食品安全法》规定，国家建立食品召回制度。

食品召回是指食品生产者按照规定程序，对由其生产原因造成的某一批次或类别的不安全食品，通过换货、退货、补充或修正消费说明等方式，及时消除或减少食品安全危害的活动。

1. 食品生产者、食品经营者的召回责任　食品生产者发现其生产的食品不符合食品安全标准，应当立即停止生产，召回已经上市销售的食品，通知相关生产经营者和消费者，并记录召回和通知情况。食品经营者发现其经营的食品不符合食品安全标准，应当立即停止经营，通知相关生产经营者和消费者，并记录停止经营和通知情况。食品生产者认为应当召回的，应当立即召回。

2. 食品生产者对召回食品的处理与报告　食品生产者应当对召回的食品采取补救、无害化处理、销毁等措施，并将食品召回和处理情况向县级以上质量监督部门报告。

3. 政府有关行政主管部门责令召回　食品生产经营者未依照《食品安全法》规定召回或者停止经营不符合食品安全标准的食品的，县级以上质量监督、工商行政管理、食品药品监督管理部门可以责令其召回或者停止经营。

七、食品广告的管理

1. 食品广告的基本要求　食品广告的内容应当真实合法，不得含有虚假、夸大的内容，不得涉及疾病预防、治疗功能。

2. 有关组织、机构的食品广告责任　食品安全监督管理部门或者承担食品检验职责的机构、食品行业协会、消费者协会不得以广告或者其他形式向消费者推荐食品。社会团体或者其他组织、个人在虚假广告中向消费者推荐食品，使消费者的合法权益受到损害的，与食品生产经营者承担连带责任。

八、交易场所主办者的管理责任

《食品安全法》规定，集中交易市场的开办者、柜台出租者和展销会举办者，应当审查入场食品经营者的许可证，明确入场食品经营者的食品安全管理责任，定期对入场食品经营者的经营环境和条件进行检查，发现食品经营者有违反《食品安全法》规定的行为的，应当及时制止并立即报告所在地县级工商行政管理部门或者食品药品监督管理部门。

集中交易市场的开办者、柜台出租者和展销会举办者未履行前述规定义务，本市场发生食品安全事故的，应当承担连带责任。

九、对食品生产经营者建立食品安全管理制度规定

食品生产经营企业应当建立健全本单位的食品安全管理制度，加强对职工食品安全知识的培训，配备专职或者兼职食品安全管理人员，做好对所生产经营食品的检验工作，依法从事食品生产经营活动。

第六节　食品的进出口管理

一、食品进口管理

1. 进口食品的安全标准　进口食品、食品添加剂以及食品相关产品应当符合我国食品安全国家标准。进口尚无食品安全国家标准的食品，或者首次进口食品添加剂新品种、食品相关产品新品种，进口商应当向国务院卫生行政部门提出申请并提交相关的安全性评估材料。国务院卫生行政部门依法作出是否准予许可的决定，并及时制定相应的食品安全国家标准。

2. 进口食品的检验　进口的食品由出入境检验检疫机构按照食品安全国家标准负责检验。进口的食品经出入境检验检疫机构检验合格后，海关凭出入境检验检疫机构签发的通关证明放行。

3. 进口食品中严重食品安全问题的通报　境外发生的食品安全事件可能对我国境内造成影响，或者在进口食品中发现严重食品安全问题的，国家出入境检验检疫部门应当及时采取风险预警或者控制措施，并向国务院卫生行政、农业行政、工商行政管理和国家食品药品监督管理部门通报。接到通报的部门应当及时采取相应措施。

4. 进口预包装食品的标识规定　进口的预包装食品应当有中文标签、中文说明书。标签、说明书应当符合《食品安全法》以及我国其他有关法律、行政法规的规定和食品安全国家标准的要求，载明食品的原产地以及境内代理商的名称、地址、联系方式。预包装食品没有中文标签、中文说明书或者标签、说明书不符合本条规定的，不得进口。

5. 食品进口和销售记录　进口商应当建立食品进口和销售记录制度，如实记录食品的名称、规格、数量、生产日期、生产或者进口批号、保质期、出口商和购货者名称及联系方式、交货日期等内容。食品进口和销售记录应当真实，保存期限不得少于 2 年。

二、食品出口管理

食品出口的监督机构是出入境检验检疫机构。出口食品由出入境检验检疫机构进行监

督、抽检，海关凭出入境检验检疫机构签发的通关证明放行。

国家出入境检验检疫部门在出口食品的监督管理中，依据《食品安全法》，应当做好以下工作：

1. 应当收集、汇总进出口食品安全信息，并及时通报相关部门、机构和企业。

2. 应当建立进出口食品的进口商、出口商和出口食品生产企业的信誉记录，并予以公布。对有不良记录的进口商、出口商和出口食品生产企业，应当加强对其进出口食品的检验检疫。

第七节　法律责任

一、行政责任

（一）食品生产经营者、从事与食品有关活动者的行政责任

1. 未经许可擅自从事食品生产经营活动的行政责任　未经许可从事食品生产经营活动，或者未经许可生产食品添加剂的，由有关主管部门按照各自职责分工，没收违法所得及违法生产经营的食品、食品添加剂和用于违法生产经营的工具、设备、原料等物品；违法生产经营的食品、食品添加剂货值金额不足1万元的，并处2000元以上5万元以下罚款；货值金额1万元以上的，并处货值金额5倍以上10倍以下罚款。

2. 生产经营禁止生产经营的食品的行政责任　违反《食品安全法》规定，有下列情形之一的，由有关主管部门按照各自职责分工，没收违法所得、违法生产经营的食品和用于违法生产经营的工具、设备、原料等物品；违法生产经营的食品货值金额不足1万元的，并处2000元以上5万元以下罚款；货值金额达1万元以上的，并处货值金额5倍以上10倍以下罚款；情节严重的，吊销许可证。

（1）用非食品原料生产食品或者在食品中添加食品添加剂以外的化学物质和其他可能危害人体健康的物质，或者用回收食品作为原料生产食品。

（2）生产经营致病性微生物、农药残留、兽药残留、重金属、污染物质以及其他危害人体健康的物质含量超过食品安全标准限量的食品。

（3）生产经营营养成分不符合食品安全标准的专供婴幼儿和其他特定人群的主辅食品。

（4）经营腐败变质、油脂酸败、霉变生虫、污秽不洁、混有异物、掺假掺杂或者感官性状异常的食品。

（5）经营病死、毒死或者死因不明的禽、畜、兽、水产动物肉类，或者生产经营病死、毒死或者死因不明的禽、畜、兽、水产动物肉类的制品。

（6）经营未经动物卫生监督机构检疫或者检疫不合格的肉类，或者生产经营未经检验或者检验不合格的肉类制品。

（7）经营超过保质期的食品。

（8）生产经营国家为防病等特殊需要明令禁止生产经营的食品。

3. 利用新食品原料生产食品或生产食品添加剂新品种等未经安全性评估的行政责任　利用新的食品原料从事食品生产或者从事食品添加剂新品种、食品相关产品新品种生产，未经过安全性评估的，没收违法所得、违法生产经营的食品和用于违法生产经营的工具、设备、原料

等物品；违法生产经营的食品货值金额不足 1 万元的，并处 2000 元以上 5 万元以下罚款；货值金额达 1 万元以上的，并处货值金额 5 倍以上 10 倍以下罚款；情节严重的，吊销许可证。

4. 拒不召回或者停止经营不符合食品安全标准的食品的行政责任　食品生产经营者在有关主管部门责令其召回或者停止经营不符合食品安全标准的食品后，仍拒不召回或者停止经营的，没收违法所得、违法生产经营的食品和用于违法生产经营的工具、设备、原料等物品；违法生产经营的食品货值金额不足 1 万元的，并处 2000 元以上 5 万元以下罚款；货值金额达 1 万元以上的，并处货值金额 5 倍以上 10 倍以下罚款；情节严重的，吊销许可证。

5. 食品污染、添加药品、食品标签等不符合规定、采购不符合规定食品等的行政责任　违反《食品安全法》规定，有下列情形之一的，由有关主管部门按照各自职责分工，没收违法所得、违法生产经营的食品和用于违法生产经营的工具、设备、原料等物品；违法生产经营的食品货值金额不足 1 万元的，并处 2000 元以上 5 万元以下罚款；货值金额 1 万元以上的，并处货值金额 2 倍以上 5 倍以下罚款；情节严重的，责令停产停业，直至吊销许可证。

（1）经营被包装材料、容器、运输工具等污染的食品。

（2）生产经营无标签的预包装食品、食品添加剂或者标签、说明书不符合《食品安全法》规定的食品、食品添加剂。

（3）食品生产者采购、使用不符合食品安全标准的食品原料、食品添加剂、食品相关产品。

（4）食品生产经营者在食品中添加药品。

6. 违反食品采购、储存、出厂检验、进货、说明书规定等的行政责任　违反《食品安全法》规定，有下列情形之一的，由有关主管部门按照各自职责分工，责令改正，给予警告；拒不改正的，处 2000 元以上 2 万元以下罚款；情节严重的，责令停产停业，直至吊销许可证。

（1）未对采购的食品原料和生产的食品、食品添加剂、食品相关产品进行检验。

（2）未建立并遵守查验记录制度、出厂检验记录制度。

（3）制定食品安全企业标准未依照本法规定备案。

（4）未按规定要求贮存、销售食品或者清理库存食品。

（5）进货时未查验许可证和相关证明文件。

（6）生产的食品、食品添加剂的标签、说明书涉及疾病预防、治疗功能。

7. 安排患有不得从事接触直接入口食品工作的疾病的人员从事该工作的行政责任　安排患有不得从事接触直接入口食品的工作的疾病的人员从事该工作的，由有关主管部门责令改正，给予警告；拒不改正的，处 2000 元以上 2 万元以下罚款；情节严重的，责令停产停业，直至吊销许可证。

8. 发生食品安全事故后未进行处置、报告的行政责任　事故单位在发生食品安全事故后未进行处置、报告的，由有关主管部门按照各自职责分工，责令改正，给予警告；毁灭有关证据的，责令停产停业，并处 2000 元以上 10 万元以下罚款；造成严重后果的，由原发证部门吊销许可证。

9. 进出口食品违反规定的行政责任　违反《食品安全法》规定，有下列情形之一的，没收违法所得、违法生产经营的食品；违法生产经营的食品货值金额不足 1 万元的，并处 2000 元以上 5 万元以下罚款；货值金额达 1 万元以上的，并处货值金额 5 倍以上 10 倍以下罚款；情节严重的，吊销许可证。

（1）进口不符合我国食品安全国家标准的食品。

（2）进口尚无食品安全国家标准的食品，或者首次进口食品添加剂新品种、食品相关产品新品种，未经过安全性评估。

（3）出口商未遵守《食品安全法》的规定出口食品。

进口商未建立并遵守食品进口和销售记录制度的，责令改正，给予警告；拒不改正的，处 2000 元以上 2 万元以下罚款；情节严重的，责令停产停业，直至吊销许可证。

10. 集中交易市场的开办者、柜台出租者、展销会的举办者的行政责任　集中交易市场的开办者、柜台出租者、展销会的举办者允许未取得许可的食品经营者进入市场销售食品，或者未履行检查、报告等义务的，由有关主管部门按照各自职责分工，处 2000 元以上 5 万元以下罚款；造成严重后果的，责令停业，由原发证部门吊销许可证。

11. 未按照要求进行食品运输的行政责任　未按照要求进行食品运输的，由有关主管部门按照各自职责分工，责令改正，给予警告；拒不改正的，责令停产停业，并处 2000 元以上 5 万元以下罚款；情节严重的，由原发证部门吊销许可证。

12. 聘用不得从事食品生产经营管理工作的人员从事食品生产经营管理工作的行政责任　被吊销食品生产、流通或者餐饮服务许可证的单位，其直接负责的主管人员自处罚决定作出之日起 5 年内不得从事食品生产经营管理工作。食品生产经营者聘用不得从事食品生产经营管理工作的人员从事管理工作的，由原发证部门吊销许可证。

13. 虚假食品广告的行政责任　《食品安全法》第九十四条规定："违反本法规定，在广告中对食品质量作虚假宣传，欺骗消费者的，依照《中华人民共和国广告法》的规定给予处罚。"

《中华人民共和国广告法》第三十七条规定："违反本法规定，利用广告对商品或者服务作虚假宣传的，由广告监督管理机关责令广告主停止发布、并以等额广告费用在相应范围内公开更正消除影响，并处广告费用 1 倍以上 5 倍以下的罚款；对负有责任的广告经营者、广告发布者没收广告费用，并处广告费用 1 倍以上 5 倍以下的罚款；情节严重的，依法停止其广告业务。构成犯罪的，依法追究刑事责任。"

（二）食品安全监督管理部门、食品检验机构、食品行业协会等的行政责任

违反《食品安全法》规定，县级以上地方人民政府在食品安全监督管理中未履行职责，本行政区域出现重大食品安全事故、造成严重社会影响的，依法对直接负责的主管人员和其他直接责任人员给予记大过、降级、撤职或者开除的处分。

违反《食品安全法》规定，县级以上卫生行政、农业行政、质量监督、工商行政管理、食品药品监督管理部门或者其他有关行政部门不履行《食品安全法》规定的职责或者滥用职权、玩忽职守、徇私舞弊的，依法对直接负责的主管人员和其他直接责任人员给予记大过或者降级的处分；造成严重后果的，给予撤职或者开除的处分；其主要负责人应当引咎辞职。

违反《食品安全法》规定，食品安全监督管理部门或者承担食品检验职责的机构、食品行业协会、消费者协会以广告或者其他形式向消费者推荐食品的，由有关主管部门没收违法所得，依法对直接负责的主管人员和其他直接责任人员给予记大过、降级或者撤职的处分。

违反《食品安全法》规定，食品检验机构、食品检验人员出具虚假检验报告的，由授予其资质的主管部门或者机构撤销该检验机构的检验资格；依法对检验机构直接负责的主管人员和食品检验人员给予撤职或者开除的处分。

违反《食品安全法》规定，受到刑事处罚或者开除处分的食品检验机构人员，自刑罚执

行完毕或者处分决定作出之日起 10 年内不得从事食品检验工作。食品检验机构聘用不得从事食品检验工作的人员的，由授予其资质的主管部门或者机构撤销该检验机构的检验资格。

二、民事责任

《食品安全法》规定，造成人身、财产或者其他损害的，依法承担赔偿责任。此外，在《食品安全法》中，我国又作了以下民事责任的规定：

1. 惩罚性赔偿规定　生产不符合食品安全标准的食品或者销售明知是不符合食品安全标准的食品，消费者除要求赔偿损失外，还可以向生产者或者销售者要求支付价款 10 倍的赔偿金。根据这一规定，并不要求消费者具有人身损害后果，即可向生产或者销售不符合食品安全标准的食品者要求赔偿损失，并可要求获得 10 倍赔偿。这对制售不符合安全标准食品的生产经营者是一个有力的打击，对消费者是非常有效的保护。

2. 民事责任优先原则　《食品安全法》第九十七条规定："违反本法规定，应当承担民事赔偿责任和缴纳罚款、罚金，其财产不足以同时支付时，先承担民事赔偿责任。"该规定把对消费者利益的保护放在第一位，充分保障了消费者的合法权益。

3. 发布虚假食品广告的民事责任　《食品安全法》第九十四条规定，在广告中对食品质量作虚假宣传，欺骗消费者的，依照《中华人民共和国广告法》的规定给予处罚。《中华人民共和国广告法》第三十八条规定："违反本法规定，发布虚假广告，欺骗和误导消费者，使购买商品或者接受服务的消费者的合法权益受到损害的，由广告主依法承担民事责任；广告经营者、广告发布者明知或者应知广告虚假仍设计、制作、发布的，应当依法承担连带责任。广告经营者、广告发布者不能提供广告主的真实名称、地址的，应当承担全部民事责任。社会团体或者其他组织，在虚假广告中向消费者推荐商品或者服务，使消费者的合法权益受到损害的，应当依法承担连带责任。"

《食品安全法》又进一步规定：社会团体或者其他组织、个人在虚假广告中向消费者推荐食品，使消费者的合法权益受到损害的，与食品生产经营者承担连带责任。这一规定中，在《中华人民共和国广告法》规定的基础上，又增加规定个人有该违法行为的，也与食品生产经营者承担连带责任。

三、刑事责任

《食品安全法》第九十八条规定："违反本法规定，构成犯罪的，依法追究刑事责任。"

《中华人民共和国刑法》规定的食品生产经营中的犯罪有生产销售不符合卫生标准食品罪、生产销售有毒有害食品罪。

《中华人民共和国刑法》第一百四十三条规定："生产、销售不符合卫生标准的食品，足以造成严重食物中毒事故或者其他严重食源性疾患的，处 3 年以下有期徒刑或者拘役，并处或者单处销售金额 50% 以上 2 倍以下罚金；对人体健康造成严重危害的，处 3 年以上 7 年以下有期徒刑，并处销售金额 50% 以上 2 倍以下罚金；后果特别严重的，处 7 年以上有期徒刑或者无期徒刑，并处销售金额 50% 以上 2 倍以下罚金或者没收财产。"

《中华人民共和国刑法》第一百四十四条规定："在生产、销售的食品中掺入有毒、有害的非食品原料的，或者销售明知掺有有毒、有害的非食品原料的食品的，处 5 年以下有期徒刑或者拘役，并处或者单处销售金额 50% 以上 2 倍以下罚金；造成严重食物中毒事故或者其他严重食源性疾患，对人体健康造成严重危害的，处 5 年以上 10 年以下有期徒刑，并处销售金额50%以上2倍以下罚金；致人死亡或者对人体健康造成特别严重危害的，依照本法第一百四十一条的规定处罚。"

复习思考题

1. 我国《食品安全法》的适用范围是什么？

2. 我国的食品安全监督机构有哪些？其职责是什么？

3. 对食品的生产经营活动有哪些要求？哪些食品禁止生产经营？

4. 有关食品广告的管理规定有哪些内容？

5. 食品召回制度有哪些内容？

6. 食品安全事故的处理有哪些规定？

资源链接

1. www. foodsafe. net　食品安全网

2. www. cfs. gov. cn　国家食品安全网

3. www. nfqs. com. cn　国家食品质量安全网

第二十三章
药品管理法律制度

格言

　　药为治病之器，可以除疾，亦可杀人。若知之不详，用之不得，小错则贻误治疗，大谬则关系性命。故医者于药不可不精。

　　　　　　　　　　　　　　　　　　　　　　　　　　　　——中医警言

学习目标

　　通过本章学习，掌握药品的概念和特征，国家对药品研制、生产、经营、使用、价格及广告监督管理的规定以及特殊管理药品的规定，熟悉药品管理法的含义，违反药品管理法所应承担的法律责任，了解我国药品监督管理部门的设置与职能。

 引导案例　　2006 年 4 月 22 日和 4 月 24 日，广东某医院住院的重症肝炎病人中先后出现 2 例急性肾功能衰竭症状，至 4 月 29 日、30 日又出现多例相同病症病人，引起该院高度重视，及时组织肝肾疾病专家会诊，分析原因，怀疑可能是患者新近使用齐齐哈尔第二制药有限公司生产的"亮菌甲素注射液"引起。2006 年 5 月 1 日，医院停止使用该药。5 月 3 日，广东药监局报告，发现部分患者使用齐齐哈尔第二制药有限公司生产的"亮菌甲素注射液"后，出现严重不良反应。国家药监局立即责成黑龙江药监局暂停了该企业"亮菌甲素注射液"的生产，封存了库存药品，并派出调查组分赴黑龙江、广东等地进行调查，随后又赴江苏追踪调查生产原料的问题。5 月 9 日，国家食品药品监督管理局即向全国发出了对该药采取紧急控制措施的通知。5 月 12 日，国家食品药品监督管理局要求在全国范围内停止销售和使用齐齐哈尔第二制药有限公司生产的所有药品，要求各地药监部门在本辖区范围内就地查封、扣押。2006 年 5 月 13 日，齐齐哈尔第二制药有限公司被当地公安部门查封停产。

　　齐齐哈尔第二制药有限公司生产的"亮菌甲素注射液"引起患者死亡事件，充分反映出在药品生产经营中违法行为后果的严重性，对我国药品管理工作发出了警钟。学习贯彻药品管理法律制度，是保证用药安全、保证用药者的身体健康与生命安全的需要。

第一节　概　述

一、我国药品管理立法

　　中华人民共和国成立以来一直非常重视药品管理，1950 年开始就有药品管理的法律。改革开放以来，药品管理立法内容更加完善，更加具体。1984 年全国人大常委会通过了《中华人民共和国药品管理法》。随后，国务院相继发布了《麻醉药品管理办法》（1987 年 11 月 28 日）、《精神药品管理办法》（1988 年 12 月 27 日）、《医疗用毒性药品管理办法》（1988 年 12 月 27 日）、《放射性药品管理办法》（1989 年 1 月 13 日）。国家药监局成立后，相继颁布了《进口药品管理办法》、《处方药与非处方药分类管理办法》（试行）、《戒毒药品管理办法》、《新药审批办法》、《新生物制品审批办法》等。根据我国经济形势的发展、药品管理的需要，2001 年 2 月 28 日第九届全国人大常委会第二十次会议通过了修订的《中华人民共和国药品管理法》，2002 年 8 月 4 日国务院发布了《中华人民共和国药品管理法实施条例》，2005 年 8 月 3 日国务院发布《麻醉药品和精神药品管理条例》。一系列立法活动，充分体现了国家对药品管理的重视，为药品管理提供了详尽的法律制度依据。

二、药品及其特殊性

（一）药品的概念

《中华人民共和国药品管理法》（以下简称《药品管理法》）对药品做出如下定义：药品是指用于预防、治疗、诊断人的疾病，有目的地调节人的生理机能并规定有适应证、功能主治和用法用量的物质，包括中药材、中药饮片、中成药、化学原料药及其制剂、抗生素、生化药品、放射性药品、血清、疫苗、血液制品和诊断药品等。这一药品定义是依据我国医药发展的水平、人们传统用药习惯和药品管理体制制定的。

（二）药品的特殊性

药品是一种特殊商品，与一般商品相比较，它有许多特殊性。

1. 特殊的用途　药品用于疾病的诊断、预防和治疗，与人的生命密切相关。而且与一般商品不同，人们有病才会用药，专门的疾病需用对症的药品。药品的用途与生命相关且具有很强的专属性。

2. 特殊的两重性　药品具有双重作用，既可以防病治病、康复保健，又有不同程度的毒副作用。俗话说，"是药三分毒"，所以只有使用得当，才能治病救人。反之，则可能危害人体健康和生命安全。

3. 特殊的质量要求　经过严格审批，符合国家药品标准的药品才能保证疗效。进入流通渠道的药品，只允许有合格品，绝对不允许有次品或等外品。因此，我国对药品有特殊的质量要求、评价标准和鉴定手段。

4. 特殊的时效性　药品的时效性有两种含义。一方面表示药品是有有效期的，在规定的时间内，质量是可以保证的，超过有效期的药品即为不合格"商品"。另一方面表示药品一旦需要，必须保证及时供应，比如急救药品，有时相差几小时甚至几分钟，就可能决定着生命的生存或者死亡，而不需要时却无人问津，所以国家建立药品储备制度。

5. 特殊的消费方式　在药品销售或使用时，药品消费者（患者）与药品销售者（药师）或指导用药者（开方医生）之间是一种非常特殊的关系。消费者处于一种被动消费的状态，基本上没有选择自己所需"商品"的权利，而选择权集中在处方医生或驻店药师的手中。即使是非处方药（OTC）药品，虽然消费者有自我判断适应证、自行选择药品的主动权，但大部分消费者仍是在咨询医生或药师以后才会放心地购买所需的药品。药品的这一商品特殊性决定了消费者的用药合法权益容易受到损害。由于药品具有不同于一般商品的特性，因而，世界各个国家对药品都采取了特殊的办法加以严格管理，尤其是采用法律手段强化管理，以"维护人民身体健康和用药的合法权益"。

三、药品管理法的概念、宗旨及适用范围

药品管理法是调整在药品监督管理，保证药品质量，保障人体用药安全，维护人民身体

健康和用药的合法权益活动中产生的各种社会关系的法律规范的总和。

《药品管理法》第一条阐明了立法宗旨："加强药品监督管理，保证药品质量，保障人体用药安全，维护人民身体健康和用药的合法权益。"

《药品管理法》规定："在中华人民共和国境内从事药品的研制、生产、经营、使用和监督管理的单位或者个人，必须遵守本法。"该规定指明了该法的适用范围。

第二节 药品生产、经营和医疗机构使用的管理

一、药品生产的管理

加强药品生产的监督管理，是保证药品质量的关键。关于药品生产管理的法律，除《药品管理法》及其实施条例外，公布的部门规章有：《药品生产质量管理规范》（1999年8月1日起施行）、《药品生产监督管理办法》（2004年8月5日起施行）、《直接接触药品的包装材料和容器管理办法》（2004年7月20日起施行）、《药品说明书和标签管理规定》（2006年6月1日起施行）。

（一）开办药品生产企业的条件和审批程序

药品生产企业是指生产药品的专营企业或者兼营企业。开办药品生产企业必须具备以下条件：①具有依法经过资格认定的药学技术人员、工程技术人员及相应的技术工人。②具有与其药品生产相适应的厂房、设施和卫生环境。③具有能对所生产药品进行质量管理和质量检验的机构、人员及必要的仪器设备。④具有保证药品质量的规章制度。

开办药品生产企业，应由开办药品生产企业的申请人向企业所在地省、自治区、直辖市人民政府药品监督管理部门提出申请，经其批准并发给《药品生产许可证》，凭《药品生产许可证》到工商行政管理部门办理登记注册，无《药品生产许可证》的不得生产药品。《药品生产许可证》有效期为5年，有效期届满，需要继续生产药品的，持证企业应当在规定期限内申请换发《药品生产许可证》。

（二）实施《药品生产质量管理规范》（GMP）和GMP认证

GMP（Good Manufacturing Practice for Drugs）是指在药品生产全过程中，用科学、合理、规范化的条件和方法来保证生产优良药品的一套系统的、科学的管理规范，是药品生产和质量管理的基本准则。

《药品管理法》规定，药品生产企业必须按照《药品生产质量管理规范》组织生产；药品监督管理部门按照规定对药品生产企业是否符合《药品生产质量管理规范》的要求进行认证；对认证合格的，发给认证证书。

（三）药品生产应遵守的规定

除中药饮片的炮制外，药品必须按照国家药品标准和国务院药品监督管理部门批准的生产工艺进行生产，生产记录必须完整准确。中药饮片必须按照国家药品标准炮制；国家药品标准没有规定的，必须按照省、自治区、直辖市人民政府药品监督管理部门制定的炮制规范炮制。

生产药品所需原料、辅料，必须符合药用要求。

药品生产企业必须对其生产的药品进行质量检验；不符合国家药品标准或者不按照省、自治区、直辖市人民政府药品监督管理部门制定的中药饮片规范炮制的，不得出厂。

经国务院药品监督管理部门或者国务院药品监督管理部门授权的省、自治区、直辖市人民政府药品监督管理部门批准，药品生产企业可以接受委托生产药品。经批准接受委托生产药品的，受托方必须是持有与其受托生产的药品相适应的 GMP 认证证书的药品生产企业。

疫苗、血液制品和国务院药品监督管理部门规定的其他药品，不得委托生产。

（四）药品包装管理

1. 药品包装、材料要求　《药品管理法》规定，直接接触药品的包装材料和容器（以下简称"药包材"），必须符合药用要求，符合保障人体健康、安全的标准，并由药品监督管理部门在审批药品时一并审批。药品生产企业不得使用未经批准的药包材。生产、进口和使用药包材必须符合国家食品药品监督管理局制定的药包材国家标准。

药品包装必须适合药品质量的要求，方便储存、运输和医疗使用。发运中药材必须有包装。在每件包装上，必须注明药品的品名、产地、日期、调出单位，并附有质量合格标志。

2. 药品标签、说明书规定　药品包装必须按照规定印有或者贴有标签并附有说明书。标签或者说明书上必须注明药品的通用名称、成分、规格、生产企业、批准文号、产品批号、生产日期、有效期、适应证或者功能主治、用法、用量、禁忌、不良反应和注意事项。麻醉药品、精神药品、医疗用毒性药品、放射性药品、外用药品和非处方药的标签，必须印有规定的标志。药品商品名称应当符合国务院药品监督管理部门的规定。《药品说明书和标签管理规定》对药品说明书和标签做出了更加明确的要求。

（五）从业人员健康检查

药品生产人员应有健康档案。药品生产企业（药品经营企业、医疗机构）直接接触药品的工作人员，必须每年进行健康检查。体表有伤口者及患有传染病、皮肤病或者其他可能污染药品的疾病者，不得从事直接接触药品的工作。

二、药品经营管理

加强药品经营流通的监督管理，也是保证药品质量的重要环节。除《药品管理法》及其实施条例，公布的部门规章有：《药品经营质量管理规范》（2000 年 7 月 1 日起施行），《药品经营许可证管理办法》（2004 年 4 月 1 日起施行），《处方药与非处方药分类管理办法》（试行）（2000 年 1 月 1 日起施行），《互联网药品信息服务管理办法》（2004 年 7 月 8 日起施行），《药品进口管理办法》（2004 年 1 月 1 日起施行），《进口药材管理办法（试行）》（2006 年 2 月 1 日起施行），《药品流通监督管理办法》（2007 年 5 月 1 日起施行），《药品广告审查发布标准》（2007 年 5 月 1 日起施行），《药品广告审查办法》（2007 年 5 月 1 日起施行）。

（一）开办药品经营企业的条件和审批部门

药品经营企业是指经营药品的专营企业或者兼营企业。开办药品经营企业，应遵循合理布局和方便群众购药的原则。开办药品经营企业必须具备下列条件：①具有依法经过资格认定的药学技术人员。②具有与所经营药品相适应的营业场所、设备、仓储设施和卫生环境。③具有与所经营药品相适应的质量管理机构或者人员。④具有保证所经营药品质量的规章制度。

《药品管理法》规定，开办药品批发业务的企业，须经企业所在地省级药品监督管理部门审核批准，并发给《药品经营许可证》。开办药品零售业务的企业，须经企业所在地县级以上地方药品监督管理部门批准并发给《药品经营许可证》。凭《药品经营许可证》到工商行政管理部门办理登记注册。无《药品经营许可证》，不得经营药品。《药品经营许可证》有效期为 5 年。

（二）实施《药品经营质量管理规范》（GSP）和 GSP 认证

GSP（Good Supplying Practice for Drugs）全称是《药品经营质量管理规范》。GSP 是针对药品在流通环节中所有可能发生质量事故的因素，为保证药品质量，防止质量事故发生而制定的一套药品经营管理的质量保证规范，是药品经营质量管理的基本准则。

药品经营企业必须按照《药品经营质量管理规范》经营药品；药品监督管理部门按照规定对药品经营企业是否符合《药品经营质量管理规范》的要求进行认证；对认证合格的，发给认证证书。

（三）药品经营应遵守的规定

药品经营企业购进药品，必须建立并执行进货检查验收制度，验明药品合格证明和其他标识；不符合规定要求的，不得购进；必须有真实完整的购销记录。

药品经营企业销售药品必须准确无误，并正确说明用法、用量和注意事项；调配处方必须经过核对，对处方所列药品不得擅自更改或者代用。对有配伍禁忌或者超剂量的处方，应当拒绝调配；必要时，经处方医师更正或者重新签字，方可调配。

药品经营企业必须制定和执行药品保管制度，采取必要的冷藏、防冻、防潮、防虫、防鼠等措施，保证药品质量。药品入库和出库必须执行检查制度。

通过互联网进行药品交易的药品生产企业、药品经营企业、医疗机构及其交易的药品，必须符合《药品管理法》及其实施条例的规定。

城乡集市贸易市场可以出售中药材，国务院另有规定的除外。城乡集市贸易市场不得出售中药材以外的药品，但持有《药品经营许可证》的药品零售企业在规定的范围内可以在城乡集市贸易市场设点出售中药材以外的药品。

（四）药品流通管理

1. 药品生产、经营企业购销药品的规定　①药品生产、经营企业应当对其购销人员进行药品相关的法律、法规和专业知识培训，建立培训档案。②不得在经药品监督管理部门核准的地址以外的场所储存或者现货销售药品。③药品生产企业只能销售本企业生产的药品，不得销售本企业受委托生产的或者他人生产的药品。④知道或者应当知道他人从事无证生产、经营药品行为的，不得为其提供药品。⑤不得以展示会、博览会、交易会、订货会、产品宣传会等方式现货销售药品。⑥不得购进和销售医疗机构配制的制剂。⑦不得以搭售、买药品赠药品、买商品赠药品等方式向公众赠送处方药或者甲类非处方药。⑧不得采用邮售、互联网交易等方式直接向公众销售处方药。⑨禁止非法收购药品。⑩药品生产企业、批发企业销售药品时，应当开具标明供货单位名称、药品名称、生产厂商、批号、数量、价格等内容的销售凭证；药品零售企业销售药品时，应当开具标明药品名称、生产厂商、数量、价格等内容的销售凭证。

2. 医疗机构购进、储存药品的规定　医疗机构购进药品，必须建立并执行进货检查验收制度，并建有真实完整的药品购进记录。药品购进记录必须保存至超过药品有效期 1 年，但不得少于 3 年。医疗机构储存药品，应当制订和执行有关药品保管、养护的制度，并采取必要的冷藏、防冻、防潮、避光、通风、防火、防虫、防鼠等措施，保证药品质量。医疗机构不得采用邮售、互联网交易等方式直接向公众销售处方药。医疗机构和计划生育技术服务机构不得未经诊疗直接向患者提供药品。

（五）药品价格和广告的管理

1. 药品价格的管理　国家对药品价格实行政府定价、政府指导价或者市场调节价。列入国家基本医疗保险药品目录的药品以及国家基本医疗保险药品目录以外具有垄断性生产、经营的药品，实行政府定价或者政府指导价，对其他药品实行市场调节价。

药品的生产企业、经营企业和医疗机构必须执行政府定价、政府指导价，不得以任何形式擅自提高价格。药品生产企业应当依法向政府价格主管部门如实提供药品的生产经营成本，不得拒报、虚报、瞒报。

实行市场调节价的药品，药品的生产企业、经营企业和医疗机构应当按照公平、合理和诚实信用、质价相符的原则制定价格，为用药者提供价格合理的药品，遵守药价管理的规定，制定和标明药品零售价格，禁止暴利和损害用药者利益的价格欺诈行为，并应当依法向价格主管部门提供药品的实际购销价格和购销数量等资料。医疗机构应当向患者提供所用药品的价格清单。

《药品管理法》规定，禁止药品的生产、经营企业和医疗机构在药品购销中账外暗中给予、收受回扣或者其他利益；禁止药品的生产、经营企业或者其代理人以任何名义给予使用其药品的医疗机构的负责人、药品采购人员、医师等有关人员以财物或者其他利益。上述人员也不得以任何名义收受药品生产、经营企业或其代理人给予的财物或者其他利益。

2. 药品广告的管理　①药品广告的审批。药品广告在发布前必须经企业所在地省级药品监督管理部门批准，并发给药品广告批准文号，未取得药品广告批准文号的，不得发布。②药品广告的内容。药品广告的内容必须真实、合法，以国务院药品监督管理部门批准的说明书为准，不得含有虚假的内容。药品广告不得含有不科学的表示功效的断言或者保证，不得利用国家机关、医药科研单位、学术机构或者专家、学者、医师、患者的名义和形象作证明。非药品广告不得有涉及药品的宣传。③处方药广告的特殊规定。处方药可以在国务院卫生行政部门和药品监督管理部门共同指定的医学、药学专业刊物上介绍，但不得在大众传播媒介发布广告或者以其他方式进行以公众为对象的广告宣传。

三、医疗机构的药剂管理

为进一步科学、规范管理医疗机构药事工作，保证用药安全、有效、经济，保障人民身体健康，《药品管理法》第四章专门做出了"医疗机构的药剂管理"规定；2002 年 1 月卫生部、国家中医药管理局联合发布了《医疗机构药事管理暂行规定》；为了加强医疗机构制剂配制的监督管理，国家药品监督管理局（现为国家食品药品监督管理局）于 2001 年 3 月颁布了《医疗机构制剂配制质量管理规范（试行）》，2005 年 4 月 14 日颁布了《医疗机构制剂配制监督管理办法（试行）》，2005 年 6 月 22 日颁布了《医疗机构制剂注册管理办法（试行）》。以上法律法规的颁布对于确保医疗机构制剂的安全性、有效性、经济性、合理性具有重要意义。

（一）医疗机构药剂技术工作人员的规定

《药品管理法》第二十二条规定"医疗机构必须配备依法经过资格认定的药学技术人

员。非药学技术人员不得直接从事药剂技术工作。"1999 年原人事部和原国家药品监督管理局颁发的《执业药师资格制度暂行规定》明确国家实行执业药师资格制度，将其纳入全国专业技术人员执业资格制度统一范围。

（二）医疗机构配制制剂的规定

1. 医疗机构配制制剂的条件和审批部门　医疗机构制剂是指医疗机构根据本单位临床需要经批准而配制、自用的固定处方制剂。医疗机构配制制剂，必须具有能够保证制剂质量的设施、管理制度、检验仪器和卫生条件。须经所在省、自治区、直辖市人民政府卫生行政部门审核同意，由省、自治区、直辖市人民政府药品监督管理部门批准，发给《医疗机构制剂许可证》。无《医疗机构制剂许可证》的，不得配制制剂。《医疗机构制剂许可证》有效期为 5 年。《医疗机构制剂配制监督管理办法》规定对医疗机构设立制剂室实施许可制度，并对许可证的管理作出了具体规定。

2. 医疗机构制剂注册管理　医疗机构配制制剂，应当是本单位临床需要而市场上没有供应的品种。必须按照国务院药品监督管理部门的规定报送有关资料和样品，经所在地省、自治区、直辖市人民政府药品监督管理部门批准，并发给制剂批准文号后，方可配制。

3. 医疗机构配制制剂使用的规定　医疗机构配制制剂应当遵守《医疗机构制剂配制质量管理规范》。必须按照规定进行质量检验；合格的，凭医师处方在本医疗机构使用。特殊情况下，经国务院或者省、自治区、直辖市人民政府的药品监督管理部门批准，医疗机构配制的制剂可以在指定的医疗机构之间调剂使用。医疗机构配制的制剂，不得在市场销售。

（三）医疗机构购进和保管药品及调配处方的规定

1. 购进药品的规定　医疗机构购进药品，必须建立并执行进货检查验收制度，验明药品合格证明和其他标识；不符合规定要求的，不得购进和使用。医疗机构购进药品，必须有真实、完整的药品购进记录。药品购进记录必须注明药品的通用名称、剂型、规格、批号、有效期、生产厂商、供货单位、购货数量、购进价格、购货日期以及国务院药品监督管理部门规定的其他内容。

2. 药品保管的规定　医疗机构必须制定和执行药品保管制度，采取必要的冷藏、防冻、防潮、防虫、防鼠等措施，保证药品质量。

3. 调配处方的规定　医疗机构的药剂人员调配处方，必须经过核对，对处方所列药品不得擅自更改或者代用。对有配伍禁忌或者超剂量的处方，应当拒绝调配；必要时，经处方医师更正或者重新签字，才可调配。医疗机构向患者提供的药品应当与诊疗范围相适应，并凭执业医师或者执业助理医师的处方调配。

第三节　药品管理

一、药品标准

药品标准是国家对药品质量规格及其检验方法所作的技术规定，是药品生产、流通、使用、检验和监督管理部门共同遵循的法定依据。国家药品标准由法定的机关依据法定的程序制定和修改，与国家药事管理法律体系中的其他法律规范具有相同的性质和法律效力，是药事管理法律体系不可分割的组成部分。

（一）药品标准的规定

《药品管理法》第十条、十二条和三十二条规定："药品必须按照国家药品标准进行生产"，"药品必须符合国家药品标准"，"不符合国家药品标准或者不按照省、自治区、直辖市人民政府药品监督管理部门制定的中药饮片炮制规范炮制的，不得出厂"。

国家药品标准包括由国家药典委员会制定、由国务院药品监督管理部门颁布的《中华人民共和国药典》和药品标准。其中药品标准包括《中国生物制品规程》、《药品卫生标准》，以及所有未载入药典的药品标准。原有的地方标准已被取消。

国务院药品监督管理部门的药品检验机构负责标定国家药品标准品、对照品。

（二）中华人民共和国药典

《中华人民共和国药典》是由国家（药典编辑委员会）主持制定和修改、由政府颁布实施、具有法律约束力的药品质量规格标准的法典。药典是药品标准的最高法定形式。《中华人民共和国药典》每 5 年编纂一次，现行药典是 2010 年版《中国药典》。

（三）药品标准的作用

1. 判断药品质量合格或不合格的法定依据。
2. 药品质量管理的法定目标。
3. 执行和实现药品标准，是药品质量控制中的关键。
4. 药品质量保证和质量控制活动的重要依据。
5. 建立健全药品质量保证体系的基础。

二、药品注册管理

（一）药品注册的概念、立法与主管部门

药品注册是指国家食品药品监督管理局根据药品注册申请人的申请，依照法定程序，对拟上市销售药品的安全性、有效性、质量可控性等进行审查，并决定是否同意其申请的审批过程。只有具备完善的药品注册制度，才能保证药品的安全、有效、质量可控。

根据《药品管理法》和《药品管理法实施条例》的规定，原国家药品监督管理局于2002 年 10 月发布了《药品注册管理办法（试行）》。2005 年 2 月 28 日国家食品药品监督管理局正式颁布了《药品注册管理办法》（2005 年 5 月 1 日起施行），2007 年 6 月通过新修订的《药品注册管理办法》，于同年 10 月 1 日起施行。

国家食品药品监督管理局主管全国药品注册工作，负责对药物临床试验、药品生产和进口进行审批。药品注册工作应当遵循公开、公平、公正的原则。药品监督管理部门、相关单位以及参与药品注册工作的人员，对申请人提交的技术秘密和实验数据负有保密的义务。国家鼓励研究创制新药，保护公民、法人和其他组织研究、开发新药的合法权益。

（二）药物的临床试验

1. 执行 GCP 要求　药物的临床试验（包括生物等效性试验），必须经过国家食品药品监督管理局批准，且必须执行《药物临床试验质量管理规范》。药品监督管理部门应当对批准的临床试验进行监督检查。

2. 试验机构要求　药物临床试验批准后，申请人应当从具有药物临床试验资格的机构

中选择承担药物临床试验的机构。

3. 试验用药物及制备要求　临床试验用药物应当在符合《药品生产质量管理规范》的车间制备。制备过程应当严格执行《药品生产质量管理规范》的要求。临床试验用药物检验合格后方可用于临床试验。申请人对临床试验用药物的质量负责。

4. 申请人资料要求　申请人在药物临床试验实施前，应当将已确定的临床试验方案和临床试验负责单位的主要研究者姓名、参加研究单位及其研究者名单、伦理委员会审核同意书、知情同意书样本等报送国家食品药品监督管理局备案，并抄送临床试验单位所在地和受理该申请的省、自治区、直辖市药品监督管理部门。

5. 不良事件的报告和控制　临床试验过程中发生严重不良事件的，研究者应当在24小时内报告有关省、自治区、直辖市药品监督管理部门和国家食品药品监督管理局，通知申请人，并及时向伦理委员会报告。临床试验中出现大范围、非预期的不良反应或者严重不良事件，或者有证据证明临床试验用药物存在严重质量问题时，国家食品药品监督管理局或者省、自治区、直辖市药品监督管理部门可以采取紧急控制措施。

6. 国际多中心药物临床试验管理　境外申请人在中国进行国际多中心药物临床试验的，应当按照本办法向国家食品药品监督管理局提出申请，并按规定办理。

（三）新药申请和审批

1. 新药申请　新药申请是指未曾在中国境内上市销售的药品的注册申请。对已上市药品改变剂型、改变给药途径、增加新适应证的药品注册按照新药申请的程序申报。对已上市药品改变剂型但不改变给药途径的注册申请，应当采用新技术以提高药品的质量和安全性，且与原剂型比较有明显的临床应用优势。改变剂型但不改变给药途径，以及增加新适应证的注册申请，应当由具备生产条件的企业提出；靶向制剂、缓释制剂、控释制剂等特殊剂型除外。生物制品按照新药申请的程序申报。

2. 实行特殊审批的情形　国家食品药品监督管理局对下列申请可以实行特殊审批：

（1）未在国内上市销售的从植物、动物、矿物等物质中提取的有效成分及其制剂，新发现的药材及其制剂。

（2）未在国内外获准上市的化学原料药及其制剂、生物制品。

（3）治疗艾滋病、恶性肿瘤、罕见病等疾病且具有明显临床治疗优势的新药。

（4）治疗尚无有效治疗手段的疾病的新药。

3. 新药监测期的规定　国家食品药品监督管理局根据保护公众健康的要求，可以对批准生产的新药品种设立监测期。监测期自新药批准生产之日起计算，最长不得超过5年。监测期内的新药，国家食品药品监督管理局不批准其他企业生产、改变剂型和进口。

（四）进口药品的申报、审批和报关

1. 进口药品注册　进口药品申请是指境外生产的药品在中国境内上市销售的注册申请。

申请进口的药品，应当获得境外制药厂商所在生产国家或者地区的上市许可；未在生产国家或者地区获得上市许可，但经国家食品药品监督管理局确认该药品安全、有效而且临床需要的，可以批准进口。

国家食品药品监督管理局依据中国药品生物制品检定所和国家食品药品监督管理局药品审评中心等的综合意见，做出审批决定。符合规定的，发给《进口药品注册证》。

2. 进口药品分包装的注册　进口药品分包装，是指药品已在境外完成最终制剂生产过程，在境内由大包装规格改为小包装规格，或者对已完成内包装的药品进行外包装、放置说明书、粘贴标签等。

申请进口药品分包装，应当符合法定要求，并与境外制药厂商签订进口药品分包装合同，按照规定进行审批。

3. 药品进口的规定　药品进口必须从允许药品进口的口岸进口，进口药品的企业向口岸所在地药品监督管理部门登记备案。海关凭药品监督管理部门出具的《进口药品通关单》放行，无《进口药品通关单》的，海关不得放行。2004 年 1 月 1 日起施行的《药品进口管理办法》对药品通关程序、首次在中国上市的品种和国家规定的生物制品的进口口岸和检验要求等作了具体规定。

（五）仿制药申请

仿制药申请是指生产国家食品药品监督管理局已批准上市的已有国家标准的药品的注册申请。仿制药申请人应当是药品生产企业，其申请的药品应当与《药品生产许可证》载明的生产范围一致。仿制药应当与被仿制药具有同样的活性成分、给药途径、剂型、规格和相同的治疗作用。

（六）药品再注册

国家食品药品监督管理局核发的药品批准文号、《进口药品注册证》或者《医药产品注册证》的有效期为 5 年。有效期届满，需要继续生产或者进口的，申请人应当在有效期届满前 6 个月申请再注册。

三、国家基本药物

国家基本药物，是国家为了使本国公众获得基本医疗保障，既要满足公众用药需求，又能从整体上控制医药费用，减少药品浪费和不合理用药，由国家主管部门从目前应用的各类药物中经过科学评价而遴选出具有代表性的、可供临床选择的药物。其特点是疗效确切、质量稳定、不良反应小、价格合理、使用方便等，是能够负担得起的最好、最适用的药物。

国家基本药物政策是国家药物政策的一项重要内容，其目的是加强国家对药品生产、经营、应用环节的科学管理和宏观指导，合理配置药品资源，保证满足人民群众用药的基本要求，提高基本药物的可获得性，提高居民药品的可支付性。国家基本药物制度的基础是，按照临床必需、安全有效、价格合理、使用方便的原则，制定适宜全民基本卫生保健需要的基本药物目录。国家基本药物的确定，对我国药品资源的合理配置发挥了积极的作用。国家将通过建立国家基本药物制度，提高公众的药品可获得性，促进"看病难、看病贵"问题的解决。

四、药物的分类管理

《药品管理法》第三十七条规定："国家对药品实行处方药与非处方药分类管理制度。"我国实施药品分类管理是为了严格处方药、规范非处方药的管理，保证人民用药安全、有效。根据《药品管理法》的规定，国家食品药品监督管理局于 1999 年 6 月 18 日颁布，并于 2000 年 1 月 1 日起实施《处方药与非处方药分类管理办法》（试行）。

（一）处方药与非处方药的定义

处方药（prescription drugs）是指必须凭执业医师或执业助理医师处方才可调配、购买和使用的药品。非处方药（OTC）是指不需要凭执业医师或执业助理医师处方即可自行判断、购买和使用的药品。

（二）处方药与非处方药分类管理的主要内容

1. 国家食品药品监督管理局负责非处方药目录的遴选、审批、发布和调整工作。

2. 非处方药的标签和说明书必须经国家食品药品监督管理局批准。

3. 乙类非处方药可以在除药品专营企业以外的、经省级药品监督管理部门或其授权的药品监督管理部门批准的商业企业中零售。

4. 医疗机构根据医疗需要可以决定或推荐使用非处方药。

5. 处方药只准在批准指定的专业性医药报刊进行广告宣传，非处方药经审批可以在大众传播媒介进行广告宣传。

6. 处方药可以在零售药店中销售，但必须凭医生处方才能购买使用。

五、药品不良反应监测报告制度

为了更科学地指导合理用药，保障上市药品的安全有效，根据《药品管理法》规定，国家实行药品不良反应报告制度。药品生产企业、药品经营企业和医疗机构必须经常考察本单位所生产、经营、使用的药品质量、疗效和反应。发现可能与用药有关的严重不良反应，必须及时向上级药品监督管理部门报告。对已确认发生不良反应的药品，国务院或者省级药品监督管理部门可以采取停止生产、销售、使用的紧急控制措施。2004 年 3 月 4 日，由卫生部、国家食品药品监督管理局审议通过并由国家食品药品监督管理局颁布并实施的《药品不良反应报告和监测管理办法》，为推进我国药品不良反应监测管理进入一个新的发展阶段奠定了重要的法律基础。

（一）药品不良反应的定义

药品不良反应主要指合格药品在正常用法用量下出现的与用药目的无关的或意外的有害反应。

（二）我国药品不良反应的报告范围

1. 新药监测期内的药品应报告该药品发生的所有不良反应；新药监测期已满的药品，报告该药品引起的新的和严重的不良反应。药品生产企业还应进行年度汇总报告。

2. 进口药品自首次获准进口之日起 5 年内，报告该进口药品发生的所有不良反应；满 5 年的，报告该进口药品发生的新的和严重的不良反应。此外，对进口药品发生的不良反应还应进行年度汇总报告。

进口药品在其他国家和地区发生新的或严重的不良反应，代理经营该进口药品的单位应于不良反应发现之日起 1 个月内报告国家药品不良反应监测中心。

药品不良反应实行逐级、定期报告制度，必要时可以越级报告。新的或严重的药品不良反应应于发现之日起 15 日内报告，死亡病例须及时报告。药品生产、经营企业和医疗卫生机构发现群体不良反应，应立即报告。其他按季度报告。

六、禁止生产、销售假药、劣药

《药品管理法》规定，禁止生产、销售假药，禁止生产、销售劣药。对于违法者给予处罚，特别是造成严重后果者，坚决实施法律制裁，直至死刑。

（一）有关假药的规定

1. 有下列情形之一的，为假药：①药品所含成分与国家药品标准的成分不符的。②以非药品冒充药品或者以他种药品冒充此种药品的。

2. 有下列情况之一的药品，按假药论处：①国务院药品监督管理部门规定禁止使用的。②依照《药品管理法》必须批准而未经批准生产、进口或者依照《药品管理法》必须检验而未经检验即销售的。③变质的。④被污染的。⑤使用依照本法必须取得批准文号而未取得批准文号的原料药生产的。⑥所标明的适应证或者功能主治超出规定范围的。

（二）有关劣药的规定

1. 药品成分的含量不符合国家药品标准的，为劣药。

2. 有下列情形之一的药品，按劣药论处：①未标明有效期或者更改有效期的。②不注明或者更改生产批号的。③超过有效期的。④直接接触药品的包装材料和容器未经批准的。⑤擅自添加着色剂、防腐剂、香料、矫味剂及敷料的。⑥其他不符合药品标准规定的。

第四节　特殊管理药品的法律规定

《药品管理法》第三十五条规定："国家对麻醉药品、精神药品、医疗用毒性药品、放射性药品，实行特殊管理。"因而上述药品通常被称为特殊管理药品。特殊管理的核心是对这几类药品的研制、生产、经营、使用、运输、进出口各环节实行严格审批制度，严格控制滥用和流入非法渠道。

一、麻醉药品和精神药品管理

我国政府十分重视对麻醉药品和精神药品的管理，既要保证医疗的需要，又要严防乱产、乱销及滥用麻醉药品和精神药品。国际社会于 1961 年 3 月签定了《麻醉药品单一公约》，于 1971 年签定了《精神药品公约》。我国于 1985 年 6 月加入上述两公约，并于 1989 年 9 月参加《联合国禁止非法贩运麻醉药品和精神药品公约》。

根据《药品管理法》和其他有关法律的规定，国务院对 1987 年 11 月和 1988 年 12 月颁布的《麻醉药品管理办法》和《精神药品管理办法》进行修订、调整和合并，2005 年 8 月颁发《麻醉药品和精神药品管理条例》（2005 年 11 月 1 日起施行，以下简称《条例》）。除此，《处方管理办法》（2007 年 5 月 1 日起施行）对医疗机构麻醉药品、精神药品的处方管理进行了更具体的规定。

（一）麻醉药品和精神药品的定义和品种

麻醉药品（narcotics）是指连续使用后易产生身体依赖性，能成瘾癖的药品。如吗啡、哌替啶、可卡因、美沙酮等。麻醉药品是具有依赖性潜力的药品，滥用或不合理使用易产生身体依赖性和精神依赖性。麻醉药品与麻醉药（剂）不同，麻醉药（剂）是指医疗上用于全身麻醉和局部麻醉的药品，如普鲁卡因、利多卡因等，这些药品在药理上虽具有麻醉作用，但不具有依赖性潜力。

麻醉药品包括阿片类、可卡因类、大麻类、人工合成麻醉药类及国家食品药品监督管理局指定的其他易成瘾癖的药品、药用植物及其制剂。

精神药品（psychotropic substances）是指直接作用于中枢神经系统，使之兴奋或抑制，连续使用能产生依赖性的药品。精神药品分为第一类精神药品和第二类精神药品。

《条例》所称麻醉药品和精神药品，是指列入麻醉药品目录、精神药品目录（以下称目录）的药品和其他物质。目录由国务院药品监督管理部门会同国务院公安部门、国务院卫生主管部门制定、调整并公布。

（二）麻醉药品、精神药品生产（种植）和实验研究管理

1. 麻醉药品、精神药品生产（种植）的管理　国家根据麻醉药品和精神药品的医疗、国家储备和企业生产所需原料的需要确定需求总量，对麻醉药品药用原植物的种植、麻醉药品和精神药品的生产实行总量控制。

麻醉药品药用原植物种植企业由国务院药品监督管理部门和国务院农业主管部门共同确定，根据国家药品监督管理部门会同有关部门审查批准并联合下达的年度种植计划，种植麻醉药品药用原植物，定期报告种植情况。其他单位和个人不得种植麻醉药品药用原植物。

国家对麻醉药品和精神药品实行定点生产制度。定点生产企业生产麻醉药品和精神药品，应当依照药品管理法的规定取得药品批准文号。未取得药品批准文号的，不得生产麻醉药品和精神药品。

2. 麻醉药品、精神药品实验研究的管理　开展麻醉药品和精神药品实验研究活动应当具备相应条件，并经国务院药品监督管理部门批准才能进行。麻醉药品和第一类精神药品的临床试验，不得以健康人为受试对象。

（三）麻醉药品、精神药品的经营管理

国家对麻醉药品和精神药品实行定点经营制度。麻醉药品和第一类精神药品不得零售。禁止使用现金进行麻醉药品和精神药品交易，但是个人合法购买麻醉药品和精神药品的除外。专门从事第二类精神药品批发业务的企业，应当经所在地省、自治区、直辖市人民政府药品监督管理部门批准。第二类精神药品零售企业应当凭执业医师出具的处方，按规定剂量销售第二类精神药品，并将处方保存2年备查；禁止超剂量或者无处方销售第二类精神药品；不得向未成年人销售第二类精神药品。

（四）医疗机构麻醉药品、精神药品的使用管理

1. 购用管理　需要使用麻醉药品和第一类精神药品的医疗机构，须经所在地设区的市级卫生行政主管部门批准，取得麻醉药品和第一类精神药品购用印鉴卡（以下称印鉴卡）。医疗机构应当凭印鉴卡向本省、自治区、直辖市行政区域内的定点批发企业购买麻醉药品和第一类精神药品。该区的市级卫生行政部门发给医疗机构印鉴卡时，应将取得印鉴卡的医疗机构情况抄送所在地该区的市级药品监督管理部门，并报省级卫生行政部门备案。省级卫生行政部门应将取得印鉴卡的医疗机构名单向本行政区域内的定点批发企业通报。

2. 使用管理　门（急）诊癌症疼痛患者和中、重度慢性疼痛患者需长期使用麻醉药品和第一类精神药品的，首诊医师应当亲自诊查患者，建立相应的病历，要求其签署《知情同意书》。

除需长期使用麻醉药品和第一类精神药品的门（急）诊癌症疼痛患者和中、重度慢性疼痛患者外，麻醉药品注射剂仅限于医疗机构内使用。

抢救病人急需麻醉药品和第一类精神药品若本医疗机构无法供应，可从其他医疗机构或定点批发企业紧急借用，抢救工作结束后，应及时向设区的市级药品监督管理部门和卫生行

政管理部门备案。

3. 麻醉药品和精神药品的处方权和调剂权　医师经考核合格取得麻醉药品和第一类精神药品处方权后，方可在本机构开具麻醉药品和第一类精神药品处方，但不得为自己开具该类药品处方。药师经考核合格取得麻醉药品和第一类精神药品调剂资格后，方可在本机构调剂麻醉药品和第一类精神药品。

4. 麻醉药品和精神药品处方管理　医师应当按照卫生部制定的麻醉药品和精神药品临床应用指导原则，开具麻醉药品、第一类精神药品处方。执业医师应当使用专用处方开具麻醉药品和精神药品，单张处方的最大用量应当符合《处方管理办法》的规定。

对麻醉药品和第一类精神药品处方，处方的调配人、核对人应当仔细核对，签署姓名，并予以登记；对不符合规定的，处方的调配人、核对人应当拒绝发药。药师应当对麻醉药品和第一类精神药品处方，按年月日逐日编制顺序号。麻醉药品处方至少保存 3 年，精神药品处方至少保存 2 年。

5. 麻醉药品和精神药品制剂配制管理　临床需要而市场无供应的麻醉药品和精神药品，持有《医疗机构配制制剂许可证》和印鉴卡的医疗机构需配制制剂的，须经所在地省级药品监督管理部门审核批准，方可配制。医疗机构配制的麻醉药品和精神药品制剂只能在本医疗机构内使用，不得对外销售。

（五）麻醉药品和精神药品的监督

药品监督管理部门应当根据规定的职责权限，对麻醉药品药用原植物的种植以及麻醉药品和精神药品的研制、生产、流通、使用等活动实施监督检查。

1. 建立麻醉药品和精神药品监控信息网络　省级以上药品监督管理部门根据实际情况建立监控信息网络，对定点生产企业、定点批发企业和使用单位的麻醉药品和精神药品生产、进货、销售、库存、使用的数量以及流向实行实时监控，并与同级公安机关做到信息共享。

尚未连接监控信息网络的麻醉药品和精神药品定点生产企业、定点批发企业和使用单位，应当每月通过电子信息、传真、书面等方式，将本单位麻醉药品和精神药品生产、进货、销售、库存、使用的数量以及流向，报所在地市级药品监督管理部门和公安机关，医疗机构还应当报所在地市级卫生行政部门。

2. 对在管理上存在安全隐患或已过期的麻醉药品和精神药品的处理　对不再作为药品使用的麻醉药品和精神药品，国务院药品监督管理部门应当撤销其药品批准文号和药品标准，并予以公布。对管理上存在安全隐患的，应责令立即排除或限期排除；对有证据证明可能流入非法渠道的，应及时采取查封、扣押的行政强制措施，在 7 日内做出行政处理决定，并通报同级公安机关。

各单位对过期、损坏的麻醉药品和精神药品应当登记造册，并向当地药品监督管理部门提出申请，由所在地县级药品监督管理部门负责当场销毁。对医疗机构存放在本单位的过期、损坏的麻醉药品和精神药品应向卫生管理部门提出申请，并由卫生主管部门负责监督销毁。

依法收缴的麻醉药品和精神药品，除经批准用于科学研究外，应当依照国家有关规定予以销毁。

二、医疗用毒性药品的管理

医疗用毒性药品（poisonous substances）（以下简称毒性药品），是指毒性剧烈、治疗剂量与中毒剂量相近，使用不当会致人中毒或死亡的药品。特殊管理的毒性药品分为中、西药品两大类。国家管理的毒性中药品种共 27 种、西药品种共 11 种。

根据《药品管理法》有关规定，国务院于 1988 年 12 月 27 日发布了《医疗用毒性药品管理办法》，对毒性药品的管理作了规定。为进一步做好毒性药品监管工作，保证人民用药安全有效，并防止发生中毒等严重事件，维护社会稳定，原国家药品监督管理局于 2002 年 10 月 14 日印发了《关于切实加强医疗用毒性药品监管的通知》，督促各毒性药品生产、经营、使用单位严格依法管理。《医疗用毒性药品管理办法》对医疗用毒性药品的生产、收购、经营、使用、包装运输以及罚则等做出了具体规定。医疗用毒性药品的研制、生产、收购、经营、使用等管理除了须按照药品管理的一般规则外，《医疗用毒性药品管理办法》等有关法律、法规、规章另有规定的，还应从其规定。

三、放射性药品的管理

放射性药品（radioactive pharmaceuticals）是指用于临床诊断或者治疗的放射性核素制剂或者其标记物。包括裂变制品、加速器制品、放射性同位素发生器及其配套药盒、放射免疫分析药盒等。2010 年版《中国药典》共收载 17 种放射药品，包括含碘 $[^{131}I]$ 放射性药品、含磷 $[^{32}P]$ 放射性药品、含锝 $[^{99m}Tc]$ 放射性药品等。

根据《药品管理法》的有关规定，1989 年 1 月国务院发布了《放射性药品管理办法》，对放射性药品的管理作了具体的规定。为加强对锝 $[^{99m}Tc]$ 放射性药品的质量管理，国家食品药品监督管理局于 2004 年 5 月 31 日印发了《关于印发锝 $[^{99m}Tc]$ 放射性药品质量控制指导原则的通知》，为规范医疗机构正电子类放射性药品的制备和使用，国家食品药品监督管理局、卫生部于 2006 年 1 月 5 日印发了《医疗机构制备正电子类放射性药品管理规定》，为贯彻落实《药品说明书和标签管理规定》（国家食品药品监督管理局令第 24 号），规范药品说明书，国家食品药品监督管理局于 2006 年 6 月 16 日又印发了《放射性药品说明书规范细则》。《放射性药品管理办法》对放射性药品的研制、生产、经营、使用、包装运输、进出口以及罚则等做出了具体规定。

放射性药品的研制、生产、经营、使用、包装运输、进出口除了须按照药品管理的一般规则，《放射性药品管理办法》等有关法律、法规、规章另有规定的，从其规定。

第五节　药品监督

一、药品监督管理机构

《药品管理法》规定，国家食品药品监督管理局主管全国药品监督管理工作。国务院有关部门在各自的职责范围内负责与药品有关的监督管理工作。省级人民政府药品监督管理部门负责本行政区域内的药品监督管理工作。省级人民政府有关部门在各自的职责范围内负责与药品有关的监督管理工作。

二、药品监督管理的主要手段

根据相关法律规定，药品监督管理部门应当行使以下监督管理职权，并严格遵守《药品管理法》关于药品监督管理的有关禁止性规定。

（一）监督检查

药品监督管理部门有权按照法律和行政法规的规定，对药品的研制、生产、流通、使用进行全过程的监督检查，接受监督检查的单位不得拒绝和隐瞒。

药品监督管理部门监督检查时，享有法律所规定的权力，也必须履行法律所规定的义务。从程序上，药品监督管理人员在进行监督检查时，必须出示证件，以证明自己的合法身份以及权限，否则管理相对人有权拒绝检查；从实体上讲，执法人员对执法中知悉的技术秘密和业务秘密应当进行保密。

药品监督管理部门除了一般性监督检查，还应当对通过 GMP、GSP 认证的药品生产经营企业进行认证后的跟踪检查。对企业贯彻实施 GMP、GSP 情况进行动态的监督管理。

（二）监督抽验

质量抽查检验是药品监督管理工作的基础，通过抽查检验可以了解生产、流通、使用中的药品质量状况，从而在各个环节实施有效的监督管理，杜绝假劣药品，确保公众用药安全、有效。《药品管理法》规定，药品监督管理部门根据监督检查的需要，可以对药品质量进行抽查检验。抽查检验应当按照规定抽样，并不得收取任何费用。

（三）发布药品质量公告

国务院和省级药品监督管理部门应当定期公告药品质量抽查检验的结果；公告不当的，必须在原公告范围内予以更正。

（四）采取行政强制措施

药品监督管理部门对有证据证明可能危害人体健康的药品及有关材料可以采取查封、扣押的行政强制措施，并在 7 日内做出行政处理决定；药品需要检验的，必须自检验报告书发出之日起 15 日内做出行政处理决定。

（五）对药品不良反应危害采取有效控制措施

药品监督管理部门应当组织药品不良反应监测和上市药品再评价，对疗效不确切、不良反应大或者因其他原因危害人体健康的药品，国务院和省级药品监督管理部门可以采取停止生产、销售、使用的紧急控制措施，并应当在 5 日内组织鉴定，自鉴定结论做出之日起 15 日内依法做出行政处理决定。

（六）药品监督管理过程中的禁止性规定

在赋予药品监督管理部门权力的同时，也对行使权力规定了明确的禁止性规定，以规范、制约、监督行政权力的行使，防止滥用权力。

1. 地方人民政府和药品监督管理部门不得以要求实施药品检验、审批等手段限制或者排斥非本地区药品生产企业生产的药品进入本地区。

2. 药品监督管理部门及其设置的药品检验机构和确定的专业从事药品检验的机构不得参与药品生产经营活动，不得以其名义推荐或者监制、监销药品。

3. 药品监督管理部门及其设置的药品检验机构和确定的专业从事药品检验的机构的工

作人员不得参与药品生产经营活动。

第六节　法律责任

一、行政责任

行政责任的内容包括行政处分和行政处罚。在药品监督管理中，行政处分是指在当前药品管理中国家药品监督管理部门及各药品生产、经营企事业组织对所属工作人员或职工进行的处分，种类有：警告、记过、记大过、降职、撤职、开除留用、开除公职。行政处罚是指县级以上药品监督管理部门对单位、个人违反药品法规所进行的处罚。根据《中华人民共和国行政处罚法》、《药品管理法》以及《药品管理法实施条例》等，违反药品管理法律法规的行政处罚主要形式有：警告、罚款、没收药品和违法所得、责令停产、停业整顿、吊销"三证"（即《药品生产企业许可证》、《药品经营企业许可证》、《医疗机构制剂许可证》）。

行政处罚主要规定有：

1. 未取得药品生产许可证、经营许可证、医疗机构制剂许可证而生产、经营药品的予以取缔，没收药品和违法所得并处罚款。

2. 生产、销售假药的，没收假药和违法所得并处罚款；有药品批准证明文件的予以撤销，并责令停产、停业整顿。情节严重的，吊销卫生许可证。

3. 生产、销售劣药的，没收劣药和违法所得并处罚款。情节严重的，责令停产、停业整顿或者撤销药品批准证明文件、吊销卫生许可证。

4. 从事生产、销售假药及劣药情节严重的企业或其他单位，其直接负责的主管人员和其他直接责任人员10年内不得从事药品生产、经营活动。对专门用于生产假药、劣药的原辅材料、包装材料、生产设备予以没收。

5. 知道或者应当知道用于假劣药品而为其提供运输、保管、仓储等便利条件的，没收全部收入并处罚款。

6. 药品生产、经营企业，药物非临床安全性评价研究机构，药物临床试验机构未按照规定实施质量管理规范的给予警告，责令限期改正。逾期不改正的，责令停产、停业整顿并处罚款。情节严重的，吊销许可证和药物临床试验机构的资格。

7. 药品的生产、经营企业或者医疗机构违反规定，从无许可证的单位购进药品的，责令改正，没收药品并处罚款。有违法所得的，没收违法所得。情节严重的，吊销药品生产、经营许可证或者医疗机构执业许可证。

8. 进口已获得药品进口注册证书的药品，未按照规定向允许药品进口的口岸所在地的药品监督管理部门备案的，给予警告，责令限期改正。逾期不改正的，撤销进口药品注册证书。

当事人对行政处罚决定不服的，可以在接到处罚通知之日起15日内向人民法院起诉。但是，对药品监督管理部门作出的药品控制的决定，当事人必须立即执行。对处罚决定不履行，逾期又不起诉的，由作出行政处罚决定的机关申请人民法院强制执行。

二、民事责任

《药品管理法》中规定的民事责任，是侵权民事责任的一种。《药品管理法》规定，药品的生产企业、经营企业、医疗机构违反法律规定，给药品使用者造成损害的，依法承担赔偿责任。药品检验机构出具的检验结果不实，造成损失的，应当承担相应的赔偿责任。损害赔偿范围，可适用《民法通则》；侵害公民身体造成伤害的，应当赔偿医疗费、因误工减少的收入、残废者生活补助费等费用；造成死亡的，并应当支付丧葬费、死者生前抚养的人必要的生活费等费用。原则上赔偿直接损失，不包括间接损失。

三、刑事责任

违反《药品管理法》的有关规定，构成犯罪的，依法追究刑事责任。

1. 《中华人民共和国刑法》第一百四十一条规定，生产、销售假药，足以严重危害人体健康的，处3年以下有期徒刑或者拘役，并处或者单处销售金额50%以上2倍以下罚金，对人体健康造成严重危害的，处3年以上10年以下有期徒刑，并处销售金额50%以上2倍以下罚金；致人死亡或者对人体健康造成特别严重危害的，处10年以上有期徒刑、无期徒刑或者死刑，并处销售金额50%以上2倍以下罚金或者没收财产。

2. 《刑法》第一百四十二条规定，生产、销售劣药，对人体健康造成严重危害的，处3年以上10年以下有期徒刑，并处销售金额50%以上2倍以下罚金；后果特别严重的，处10年以上有期徒刑或者无期徒刑，并处销售金额50%以上2倍以下罚金或者没收财产。

3. 《刑法》第三百五十五条规定，依法从事生产、运输、管理、使用国家管制的麻醉药品、精神药品的人员，违反国家规定，向吸食、注射毒品的人提供国家规定管制的能够使人形成瘾癖的麻醉药品、精神药品的，处3年以下有期徒刑或者拘役，并处罚金，情节严重的，处3年以上10年以下有期徒刑，并处罚金。向走私、贩卖毒品的犯罪分子或者以牟利为目的，向吸食、注射毒品的人提供国家规定管制的能够使人形成瘾癖的麻醉药品、精神药品的，依照《中华人民共和国刑法》第三百四十七条关于走私、贩卖、运输、制造毒品的规定予以刑事处罚。单位犯上述罪的，对单位判处罚金，并对其直接负责的主管人员和其他直接责任人员，依照上述的规定处罚。

复习思考题

1. 药品的特殊性表现在哪些方面？
2. 药品价格和广告的管理内容有哪些？
3. 处方药与非处方药的概念是什么？处方药与非处方药有哪些管理规定？
4. 药品监督机构有哪些管理职权？

资源链接

1. www. sda. gov. cn/WS01/CL0001　国家食品药品监督管理局
2. www. satcm. gov. cn　国家中医药管理局
3. pharm. ncmi. cn　医药卫生科学数据共享网

第二十四章
血液与血液制品管理法律制度

格言

献血，赠送生命的礼物，谢谢你们。
——2004 年 6 月 14 日世界第一个献血者日主题

学习目标

通过本章的学习，掌握我国无偿献血的法律规定，熟悉临床用血管理和血站管理的法律规定，了解血液制品的使用与管理，了解违反血液与血液制品管理法律法规所应承担的法律责任。

引导案例 2004 年，黑龙江某农场职工医院爆出了国内输血感染艾滋病的第一大案。杨某因"宫外孕"在医生建议下采用了卖血者的血，3 个月后杨某在哈尔滨医科大学第一医院确诊感染了艾滋病，后医治无效病故。此事引起了国家疾病监控部门的重视，通过流行病学调查认定：患者是被该农场职工医院非法采供血感染上了艾滋病。

国家权威部门对此进行了彻底调查，发现该农场职工医院非法采供血导致至少 19 人感染艾滋病。据了解，这些人都是被当地卖血者"孙老四"夫妇感染的。孙氏夫妇常年靠卖血为生，是当地有名的"血鬼"（当地对卖血者的贬称），案发时已相继病发身故。

2005 年 6 月，该农场职工医院非法采供血案刑事审判在当地农垦法院审结，法院判决涉案的医院院长、副院长、门诊部检验室负责人构成非法采集、供应血液罪，分别判处 3 人有期徒刑 2 年、5 年和 10 年并处以相应的罚金。

本案的受害者还向该农场职工医院提出了民事赔偿要求。2006 年 12 月，当事人以逾千万元赔偿条件达成和解。

这个案例提醒我们，必须严格遵守国家制定的血液与血液制品管理法律法规，否则将会给人民群众的生命和健康带来严重威胁。

第一节 概 述

一、血液及血液制品

在我国制定的血液与血液制品管理法律中，血液是指全血、血液成分和特殊血液成分。血液制品是指各种人血浆蛋白制品，其原料是由单采血浆站采集的专门用于血液制品生产的血浆。

血液被称为"生命之源"，是人体重要的组成部分。它是一种复杂的维持生命不可缺少的物质，具有重要的生理意义。目前，虽然医学科技日新月异，屡创奇迹，但人类仍然没有研制出一种能够完全代替人体血液的替代品，因此医疗临床用血还只能从健康适龄的人体中获取。无偿献血被认为是解决血液需求的最有效和最人道的方式，也是一个国家的社会文明程度以及公民履行社会义务、尊重社会公德的具体表现。

二、我国血液与血液制品立法

在血液的采集、储存、使用以及血液制品的生产、流通、使用过程中，必须加强管理，以保证医疗临床用血需要和安全，保障献血者和用血者身体健康；保证血液制品的质量，预防和控制经血液途径传播的疾病。因此，我国对于血液和血液制品进行了一系列相关立法。

1996 年 12 月，国务院发布了《血液制品管理条例》，这是我国第一部有关血液制品管理的行政法规。卫生部自 1979 年相继颁发了《全国血站工作条例》、《无偿志愿献血奖励办法》、《关于加强输血工作管理的若干规定》、《采供血机构和血液管理办法》等法律文件。这标志着我国血液与血液制品法律制度的初步确立。

1997 年 12 月 29 日，第八届全国人大常委会第二十九次会议通过了《中华人民共和国献血法》。这是目前我国关于血液与血液制品立法中效力等级最高的一部法律。它对于我国血液与血液制品法律制度的建设具有里程碑式的意义，是其他有关血液与血液制品立法的基础和依据。

1999 年 1 月，卫生部发布了《医疗机构临床用血管理办法（试行）》。2000 年，卫生部先后发布了《临床输血技术规范》、《单采血浆站基本标准》、《血站基本标准》。2005 年 11 月，卫生部以新的《血站管理办法》取代了 1998 年颁布的《血站管理办法（暂行）》。2007 年 10 月，卫生部又发布了《单采血浆站管理办法》。

以上一系列法律文件反映了我国血液与血液制品立法逐步完善的过程。

第二节　无偿献血的法律规定

一、我国实行无偿献血制度

（一）我国曾经出现的血液收集形式

长期以来，我国的血液收集形式有以下 3 种：个体供血、义务献血和无偿献血。

1. 个体供血　个体供血是公民向采供血机构提供自身血液并获取一定报酬的行为。在相当长的时期里，我国的医疗临床用血主要来源于个体供血。但个体供血因受经济利益驱使，出现了血液质量下降、经血液途径传播的疾病时有发生等问题。

2. 义务献血　义务献血是通过政府献血领导小组或献血委员会向机关、企事业单位分配献血指标，下达献血任务，献血后给予献血者一定营养补助费的献血制度。义务献血对保障医疗临床用血曾起到重要作用。但是，献血者和单位都是为了完成自身任务，不仅献血者的积极性未得到充分调动，而且社会上甚至有变相卖血情况发生，扭曲了义务献血制度。

3. 无偿献血　无偿献血是指公民向血站自愿、无报酬地提供自身血液的献血制度。无偿献血是国际红十字会和世界卫生组织从 20 世纪 30 年代建议和提倡的。经过多年努力，世界上许多国家正在或者已经从公民有偿献血过渡到无偿献血。

（二）《献血法》中规定我国实行无偿献血制度

我国 1997 年 12 月通过的《献血法》第二条第一款规定："国家实行无偿献血制度。"

我国在《献血法》中规定国家实行无偿献血制度，能够更有效地保证医疗临床用血需要和安全，保障献血者和用血者身体健康。同时，它还是一种"我为人人，人人为我"的社会共济行为，能够充分发扬人道主义精神，促进社会主义物质文明和精神文明建设。

二、无偿献血的主体

（一）无偿献血主体的年龄和身体素质要求

《献血法》第二条第二款规定，国家提倡18周岁至55周岁的健康公民自愿献血。

我国民事法律规定，18周岁以上的公民是成年人，具有完全民事行为能力，可以独立进行民事活动，是完全民事行为能力人。他们能够认识到献血行为的性质，并独立做出献血的意思表示，因此《献血法》将18周岁规定为无偿献血的最低年龄。至于献血年龄的上限55周岁，则是考虑到我国公民的体质状况、满足用血的需要以及献血法出台前各地的实际做法等原因。此外，符合年龄要求的人还应当是身体健康的才可以献血。

（二）国家鼓励献血的特殊主体

《献血法》第七条规定，国家鼓励国家工作人员、现役军人和高等学校在校学生率先献血，为树立社会新风尚作表率。

这些主体具有较高的思想觉悟和文化素质，身体条件较好，是我国精神文明建设的重要力量，也是实行无偿献血的基本队伍，所以国家鼓励他们率先献血。

三、无偿献血工作的组织和管理

（一）地方各级人民政府的领导职责

从以前的个体供血、义务献血转而实行无偿献血制度，这种转变不是一朝一夕的事，而是一项需要整个社会共同努力的长期而复杂的工程。在这里，人民政府应当积极担负起领导职责。《献血法》规定，地方各级人民政府领导本行政区域内的献血工作，统一规划并负责组织、协调有关部门共同做好献血工作。各级人民政府还应采取措施广泛宣传献血的意义，普及献血的科学知识，开展预防和控制经血液途径传播的疾病的教育。

（二）卫生行政部门的职责

献血工作是整个医疗卫生事业中的一个重要组成部分。作为医疗卫生事业主管部门的各级卫生行政部门，对献血工作进行监督管理是其应尽的职责。因此，《献血法》规定我国县级以上各级人民政府卫生行政部门监督管理献血工作。

（三）各级红十字会的职责

无偿献血最初是由国际红十字组织倡导的。长期以来，国际红十字组织一直积极地参与推动无偿献血工作。中国红十字会作为从事人道主义工作的社会救助团体，也在履行着自己崇高的宗旨，并按照《红十字会法》和《献血法》的规定，依法参与、推动献血工作。

（四）其他机关和社会组织的组织和宣传职责

《献血法》规定，国家机关、军队、社会团体、企事业组织、居民委员会、村民委员会，应当动员和组织本单位或者本居住区的适龄公民参加献血。新闻媒介应当开展献血的社会公益性宣传。

四、采血与供血

(一) 采血与供血机构

在我国,血站是最主要的采血与供血机构。它是不以营利为目的,采集、提供临床用血的公益性卫生机构。

(二) 无偿献血的采血量、时间间隔及用途的规定

血站对献血者每次采集血液量一般为200ml,最多不得超过400ml,两次采集间隔期不少于6个月。严格禁止血站违反规定对献血者超量频繁采集血液。

无偿献血的血液必须用于临床,不得买卖。血站、医疗机构不得将无偿献血者的血液出售给单采血浆站或者血液制品生产单位。

(三) 无偿献血者的证书和补贴

对献血者,发给国务院卫生行政部门制作的无偿献血证书。无偿献血证书是献血者的荣誉证书。同时,在献血者以后需要用血的时候,该证书还是优惠用血的主要凭证。对无偿献血证书必须编号、加盖公章,并且对其发放情况做好登记备案。

虽然献血是无偿的,但有关单位可以对献血者给予适当补贴。比如少量、必要的误餐费、交通费等费用。

第三节　临床用血管理的法律规定

一、临床用血的原则和措施

血液资源非常宝贵,因此医疗机构应当遵循合理、科学的原则,以此原则统领整个临床用血活动。

首先,医疗机构应当制定用血计划,不得浪费和滥用血液。其次,医疗机构应针对医疗实际需要积极推行血液成分输血。成分输血是将供者血液的不同成分应用科学方法分开,依据患者病情的实际需要,分别输入有关血液成分,从而达到血液的充分利用。第三,根据《献血法》规定,国家鼓励临床用血新技术的研究和推广。因此医疗机构应当在国家鼓励和指导下认真研究和积极采用临床用血新技术。

二、临床用血工作的管理和组织

县级以上人民政府卫生行政部门负责对所辖医疗机构临床用血的监督管理。

医疗机构应当设立由医院领导、业务主管部门及相关科室负责人组成的临床输血管理委员会,负责临床用血的规范管理和技术指导,开展临床合理用血、科学用血的教育和培训。

二级以上医疗机构设立输血科(血库),在本院临床输血管理委员会领导下,负责本单位临床用血的计划申报,储存血液,对本单位临床用血制度执行情况进行检查,并参与临床有关疾病的诊断、治疗与科研。

三、临床用血的供给途径

我国临床用血的供给有以下几种途径：

1. 由血站供给 医疗机构临床用血，除了医疗机构开展的患者自身储血、自体输血外，应当由县级以上人民政府卫生行政部门指定的血站供给。这是临床用血的主要途径。

2. 医疗机构开展患者自身储血、自体输血 为保障公民临床急救用血的需要，国家提倡并指导择期手术的患者自身储血。对于可以择期进行手术的患者，可以在手术前先将自己的血液提前抽取并贮藏起来，待手术时再将血液输回到自己体内。

自身储血、自体输血由在治医疗机构采集血液。

3. 医疗机构临时采集血液 为保证应急用血，医疗机构可以临时采集血液，但应当依照《献血法》的规定，确保采血用血安全。

《医疗机构临床用血管理办法（试行）》第十九条规定，医疗机构因应急用血需要临时采集血液的，必须符合以下情况：①边远地区的医疗机构和所在地无血站（或中心血库）。②危及病人生命，急需输血，而其他医疗措施不能替代。③具备交叉配血及快速诊断方法检验乙型肝炎病毒表面抗原、丙型肝炎病毒抗体、艾滋病病毒抗体的条件。

医疗机构应当在临时采集血液后 10 日内将情况报告当地县级以上人民政府卫生行政主管部门。

四、公民临床用血费用的规定

公民临床用血时，只交付用于血液采集、储存、分离、检验等费用。无偿献血者临床需要用血时，免交上述费用；无偿献血者的配偶和直系亲属临床需要用血时，可以按照省、自治区、直辖市人民政府的规定免交或者减交。

五、临床输血的规定

为了规范、指导医疗机构科学与合理用血，卫生部在 2000 年发布的《临床输血技术规范》中对于临床输血进行了严格细致的规定。

（一）输血申请

申请输血应由经治医师逐项填写《临床输血申请单》，由主治医师核准签字，连同受血者血样于预定输血日期前送交输血科（血库）备血。

输血治疗具有一定风险，因此应当贯彻知情同意原则。决定输血治疗前，经治医师应向患者或其家属说明输同种异体血的不良反应和经血传播疾病的可能性，征得患者或家属的同意，并在《输血治疗同意书》上签字。《输血治疗同意书》入病历。无家属签字的无自主意识患者的紧急输血，应报医院职能部门或主管领导同意、备案，并记入病历。

（二）受血者血样采集与送检

确定输血后，医护人员持输血申请单和贴好标签的试管，当面核对患者姓名、性别、年龄、病案号、病室/门诊、床号、血型和诊断，采集血样。由医护人员或专门人员将受血者血样与输血申请单送交输血科（血库），双方进行逐项核对。

（三）交叉配血

交叉配血是指将献血者的红细胞和血清分别与受血者的血清和红细胞相混合，观察有无凝集反应。这样，既可以检验血型测定是否有误，又能发现红细胞或血清中是否还存在其他不相容的凝集源或凝集素。交叉配血试验的结果是确定能否进行输血的重要依据。受血者配血试验的血标本必须是输血前 3 天之内的。两人值班时，交叉配血试验由两人互相核对；一人值班时，操作完毕后自己复核，并填写配血试验结果。

（四）血液入库、核对、贮存

全血、血液成分入库前要认真核对验收。核对验收内容包括：运输条件、物理外观、血袋封闭及包装是否合格、标签填写是否清楚齐全（供血机构名称及其许可证号，供血者姓名或条型码编号和血型、血液品种、容量、采血日期，血液成分的制备日期及时间、有效期及时间，血袋编号/条形码、储存条件）等。发现不符合国家规定的卫生标准和要求的，应拒领拒收。

输血科（血库）要认真做好血液出入库、核对、领发的登记，有关资料需保存 10 年。

应当按 A、B、O、AB 血型将全血、血液成分分别贮存于血库专用冰箱不同层内或不同专用冰箱内，并有明显的标识。并认真执行关于保存温度、保存期和消毒的规定。

（五）发血

配血合格后，由医护人员到输血科（血库）取血。取血与发血的双方必须共同查对患者姓名、性别、病案号、门急诊/病室、床号、血型有效期及配血试验结果，以及保存血的外观等，准确无误时，双方共同签字后方可发出。血液发出后，受血者和供血者的血样保存于 2℃ ~6℃ 冰箱，至少 7 天，以便对输血不良反应追查原因。血液发出后不得退回。

（六）输血

输血是整个临床输血工作的最后一道环节。输血前由两名医护人员核对交叉配血报告单及血袋标签各项内容，检查血袋有无破损渗漏、血液颜色是否正常。准确无误方可输血。输血时，由两名医护人员带病历共同到患者床旁核对患者姓名、性别、年龄、病案号、门急诊/病室、床号、血型等，确认与配血报告相符，再次核对血液后，用符合标准的输血器进行输血。

发现异常情况，应当按照《临床输血技术规范》的要求做好处理、记录、上报等工作。

第四节　血站管理的法律规定

一、血站的概念和种类

（一）血站的概念

血站是指不以营利为目的，采集、提供临床用血的公益性卫生机构。

首先，血站的职责是采集、提供临床用血。其次，它属于公益性卫生机构，不是以营利为目的的企业或其他社会组织。

（二）血站的种类

血站分为一般血站和特殊血站。

1. 一般血站　包括血液中心、中心血站和中心血库。

2. 特殊血站　包括脐带血造血干细胞库和卫生部根据医学发展需要批准、设置的其他类型血库。

二、血站的设置

（一）血站设置规划的制定

卫生部根据全国医疗资源配置、临床用血需求，制定全国采供血机构设置规划指导原则，并负责全国血站建设规划的指导。

省、自治区、直辖市人民政府卫生行政部门应当根据上述卫生部制定的指导原则，结合本行政区域人口、医疗资源、临床用血需求等实际情况和当地区域卫生发展规划，制定本行政区域血站设置规划，报同级人民政府批准，并报卫生部备案。

对于特殊血站，卫生部根据全国人口分布、卫生资源、临床造血干细胞移植需要等实际情况，统一制定我国脐带血造血干细胞库等特殊血站的设置规划和原则。

（二）一般血站的设置

一般血站的设置应当由省、自治区、直辖市人民政府卫生行政部门依据采供血机构设置规划来批准，并报卫生部备案。

血液中心、中心血站和中心血库由地方人民政府设立。

血液中心应当设置在直辖市、省会市、自治区首府市。

中心血站应当设置在设区的市。直辖市、省会市、自治区首府市已经设置血液中心的，不再设置中心血站；尚未设置血液中心的，可以在已经设置的中心血站基础上加强能力建设，履行血液中心的职责。

中心血库应当设置在中心血站服务覆盖不到的县级综合医院内。

同一行政区域内不得重复设置血液中心、中心血站。血站与单采血浆站不得在同一县级行政区域内设置。

（三）特殊血站的设置

申请设置脐带血造血干细胞库等特殊血站的，应当按照卫生部规定的条件向所在地省级人民政府卫生行政部门申请。省级人民政府卫生行政部门组织初审后报卫生部。卫生部对脐带血造血干细胞库等特殊血站设置审批按照申请的先后次序进行。

国家不批准设置以营利为目的的脐带血造血干细胞库等特殊血站。

三、血站的执业登记

（一）一般血站的执业登记

血站开展采供血活动，应当向所在省、自治区、直辖市人民政府卫生行政部门申请办理执业登记，取得《血站执业许可证》，否则不得开展采供血活动。

1. 执业登记申请　血站要开展采供血活动，首先应当填写《血站执业登记申请书》，向所在省、自治区、直辖市人民政府卫生行政部门申请办理执业登记。

2. 审核　省级人民政府卫生行政部门在受理血站执业登记申请后，应当组织有关专家或者委托技术部门，根据《血站质量管理规范》和《血站实验室质量管理规范》，对申请单位进行技术审查，并提交技术审查报告。

省级人民政府卫生行政部门应当在接到专家或者技术部门的技术审查报告后20日内对申请事项进行审核。

3. 取得执业登记 省级人民政府卫生行政部门审核合格的，予以执业登记，发给卫生部统一样式的《血站执业许可证》及其副本。《血站执业许可证》有效期为3年。

4. 不予登记的情形 有下列情形之一的，不予执业登记：①按《血站质量管理规范》技术审查不合格的。②按《血站实验室质量管理规范》技术审查不合格的。③血液质量检测结果不合格的。

执业登记机关对审核不合格、不予执业登记的，将结果和理由以书面形式通知申请人。

5. 血站的再次执业登记 《血站执业许可证》有效期满前3个月，血站应当办理再次执业登记，并提交《血站再次执业登记申请书》及《血站执业许可证》。省级人民政府卫生行政部门应当根据血站业务开展和监督检查情况进行审核，审核合格的，予以继续执业。未通过审核的，责令其限期整改；经整改仍审核不合格的，注销其《血站执业许可证》。未办理再次执业登记手续或者被注销《血站执业许可证》的血站，不得继续执业。

（二）特殊血站的执业登记

脐带血造血干细胞库等特殊血站执业，应当向所在地省级人民政府卫生行政部门申请办理执业登记。

省级卫生行政部门应当组织有关专家和技术部门，按照《血站管理办法》和卫生部制定的脐带血造血干细胞库等特殊血站的基本标准、技术规范，对申请单位进行技术审查及执业验收。审查合格的，发给《血站执业许可证》，并注明开展的业务。《血站执业许可证》有效期为3年。未取得《血站执业许可证》的，不得开展采供脐带血造血干细胞等业务。

特殊血站在《血站执业许可证》有效期满后继续执业的，应当在《血站执业许可证》有效期满前3个月向原执业登记的省级人民政府卫生行政部门申请办理再次执业登记手续。

一般血站和特殊血站有下列情形之一的，由省级人民政府卫生行政部门注销其《血站执业许可证》：①《血站执业许可证》有效期届满未办理再次执业登记的。②取得《血站执业许可证》后1年内未开展采供血工作的。

四、血站的执业

（一）一般规定

血站执业，应当遵守有关法律、行政法规、规章和技术规范。

血站应当根据医疗机构临床用血需求，制定血液采集、制备、供应计划，保障临床用血安全、及时、有效。

作为专门采集、提供临床用血的公益性卫生机构，血站应当开展无偿献血宣传。

血站应当建立人员岗位责任制度和采供血管理相关工作制度。血站工作人员应当符合岗位执业资格的规定，并接受血液安全和业务岗位培训与考核，领取岗位培训合格证书后方可上岗。

血站应当加强消毒、隔离工作管理，预防和控制感染性疾病的传播。血站及其执行职务的人员发现法定传染病疫情时，应当按照《传染病防治法》和卫生部的规定向有关部门报告。

（二）采血与检测

血站应当为献血者提供安全、卫生、便利的条件和良好的服务。

采血前，应当对献血者的身份进行核对并进行登记，严禁采集冒名顶替者的血液。还应当按照国家有关规定对献血者进行健康检查和血液采集。健康检查不合格的，不得采集其血液。血站对献血者每次采集血液量一般为 200ml，最多不得超过 400ml，两次采集间隔期不少于 6 个月。严禁超量、频繁采集血液。

血站不得采集血液制品生产用原料血浆。

血站应当保证所采集的血液由具有血液检测实验室资格的实验室进行检测。对检测不合格或者报废的血液，血站应当严格按照有关规定处理。血液检测的全血标本的保存期应当与全血有效期相同；血清（浆）标本的保存期应当在全血有效期满后半年。

献血、检测的原始记录应当至少保存 10 年，法律、行政法规和卫生部另有规定的，依照有关规定执行。

（三）供血

血站应当保证发出的血液质量符合国家有关标准，其品种、规格、数量、活性、血型无差错；未经检测或者检测不合格的血液，不得向医疗机构提供。

血液的包装、储存、运输应当符合《血站质量管理规范》的要求。血液包装袋上应当标明：①血站的名称及其许可证号。②献血编号或者条形码。③血型。④血液品种。⑤采血日期及时间或者制备日期及时间。⑥有效日期及时间。⑦储存条件。

血站应当建立质量投诉、不良反应监测和血液收回制度。应当加强对其所设储血点的质量监督，确保储存条件，保证血液储存质量；按照临床需要进行血液储存和调换。

供血的原始记录应当至少保存 10 年，法律、行政法规和卫生部另有规定的，依照有关规定执行。

血站应当制定紧急灾害应急预案，并从血源、管理制度、技术能力和设备条件等方面保证预案的实施。在紧急灾害发生时服从县级以上人民政府卫生行政部门的调遣。

特殊血型的血液需要从外省、自治区、直辖市调配的，由省级人民政府卫生行政部门批准。因科研或者特殊需要而进行血液调配的，由省级人民政府卫生行政部门批准。出于人道主义、救死扶伤的目的，需要向中国境外医疗机构提供血液及特殊血液成分的，应当严格按照有关规定办理手续。

无偿献血的血液必须用于临床，不得买卖。

血站剩余成分血浆由省、自治区、直辖市人民政府卫生行政部门协调血液制品生产单位解决。血站剩余成分血浆以及因科研或者特殊需要用血而进行的调配所得的收入，全部用于无偿献血者用血返还费用，血站不得挪作他用。

五、监督管理

卫生部主管全国血站的监督管理工作。

县级以上地方人民政府卫生行政部门负责本行政区域内血站的监督管理工作。其对采供血活动履行下列职责：①制定临床用血储存、配送管理办法，并监督实施。②对下级卫生行政部门履行血站管理职责进行监督检查。③对辖区内血站执业活动进行日常监督检查，组织开展对采供血质量的不定期抽检。④对辖区内临床供血活动进行监督检查。⑤对违反《血站管理办法》的行为依法进行查处。

省级人民政府卫生行政部门应当对本辖区内的血站执行有关规定情况和无偿献血比例、采供血服务质量、业务指导、人员培训、综合质量评价技术能力等情况进行评价及监督检查，按照卫生部的有关规定将结果上报，同时向社会公布。

卫生部定期对血液中心执行有关规定情况和无偿献血比例、采供血服务质量、业务指导、人员培训、综合质量评价技术能力等情况以及脐带血造血干细胞库等特殊血站的质量管理状况进行评价及监督检查，并将结果向社会公布。

卫生行政部门在进行监督检查时，有权索取有关资料，血站不得隐瞒、阻碍或者拒绝。

卫生行政部门对血站提供的资料负有保密的义务，法律、行政法规或者部门规章另有规定的除外。

各级人民政府卫生行政部门应当建立血站监督管理的举报、投诉机制。卫生行政部门对举报人和投诉人负有保密的义务。

国家实行血液质量监测、检定制度，对血站质量管理、血站实验室质量管理实行技术评审制度。

第五节　血液制品使用与管理的法律规定

一、血液制品的概念

血液制品是特指各种人血浆蛋白制品。其原料是由单采血浆站采集的专门用于血液制品生产的血浆。

为了加强血液制品管理，预防和控制经血液途径传播的疾病，保证血液制品的质量，国务院制定了《血液制品管理条例》。条例适用于在中华人民共和国境内从事原料血浆的采集、供应以及血液制品的生产、经营活动。此外，卫生部还先后发布了《单采血浆站基本标准》、《单采血浆站管理办法》等法律文件。

二、单采血浆站的设置与管理

（一）单采血浆站的概念

单采血浆站是指根据地区血源资源，按照有关标准和要求并经严格审批设立，采集供应血液制品生产用原料血浆的单位。

单采血浆站由血液制品生产单位设置，具有独立的法人资格。其他任何单位和个人不得从事单采血浆活动。

（二）单采血浆站的规划和设置

1. 单采血浆站的设置规划　国家实行单采血浆站统一规划、设置的制度。

卫生部根据全国生产用原料血浆的需求、经济发展状况、疾病流行情况等，制定全国采供血机构设置规划指导原则。

省、自治区、直辖市人民政府卫生行政部门根据卫生部《采供血机构设置规划指导原则》，结合本行政区域疾病流行、供血浆能力等实际情况和当地区域卫生发展规划，制定本地区的单采血浆站设置规划，并组织实施。单采血浆站设置规划应当报卫生部备案。

2. 设置单采血浆站的条件　血液制品生产单位设置单采血浆站应当符合当地单采血浆站设置规划，并经省、自治区、直辖市人民政府卫生行政部门批准。

单采血浆站应当设置在县（旗）及县级市，不得与一般血站设置在同一县级行政区域内。有地方病或者经血传播的传染病流行、高发的地区不得规划设置单采血浆站。上一年度和本年度自愿无偿献血未能满足临床用血的市级行政区域内不得新建单采血浆站。

省、自治区、直辖市人民政府卫生行政部门根据实际情况，划定单采血浆站的采浆区域。在一个采浆区域内，只能设置一个单采血浆站。

根据《单采血浆站管理办法》第九条规定，设置单采血浆站必须具备下列条件：①符合采供血机构设置规划、单采血浆站设置规划以及《单采血浆站基本标准》要求的条件。②具有与所采集原料血浆相适应的卫生专业技术人员。③具有与所采集原料血浆相适应的场所及卫生环境。④具有识别供血浆者的身份识别系统。⑤具有与所采集原料血浆相适应的单采血浆机械及其他设施。⑥具有对所采集原料血浆进行质量检验的技术人员以及必要的仪器设备。⑦符合国家生物安全管理相关规定。

3. 申请　申请设置单采血浆站的血液制品生产单位，应当向单采血浆站设置地的县级人民政府卫生行政部门提交《设置单采血浆站申请书》，并提交下列材料：①申请设置单采血浆站的血液制品生产单位的有关情况以及法人登记证书。②拟设单采血浆站的可行性研究报告。③总投资额及资金的来源和验资证明。④单采血浆站用房的房屋产权证明或者使用权证明。⑤拟设单采血浆站的法定代表人及其主要负责人的身份证明文件和专业履历。⑥单采血浆站从业人员名单及资格证书。⑦单采血浆站的各项规章制度。

有下列情形之一的，不得申请设置新的单采血浆站：①拟设置的单采血浆站不符合采供血机构设置规划或者当地单采血浆站设置规划要求的。②省级卫生行政部门未同意划定采浆区域的。③血液制品生产单位被吊销药品生产质量管理规范（GMP）证书未满 5 年的。④血液制品生产单位发生过非法采集血浆或者擅自调用血浆行为的。⑤血液制品生产单位注册的血液制品少于 6 个品种的，承担国家计划免疫任务的血液制品生产单位少于 5 个品种的。

4. 审批　县级人民政府卫生行政部门在收到全部申请材料后进行初审，经设区的市、自治州人民政府卫生行政部门审查同意后，报省级人民政府卫生行政部门审批。省级人民政府卫生行政部门在收到单采血浆站申请材料后，可以组织有关专家或者委托技术机构，根据《单采血浆站质量管理规范》进行技术审查。

经审查符合条件的，由省级人民政府卫生行政部门核发《单采血浆许可证》，并在设置审批后 10 日内报卫生部备案；经审查不符合条件的，应当将不予批准的理由书面通知申请人。

《单采血浆许可证》是单采血浆站能够合法采集血浆的证明，其有效期为 2 年。《单采血浆许可证》有效期满前 3 个月，单采血浆站应当向原发证部门申请延续。省级人民政府卫生行政部门根据单采血浆站上一执业周期业务开展情况、技术审查和监督检查等情况进行审核，审核合格的，予以延续。经审核不合格的，责令其限期整改；经整改仍不合格的，注销其《单采血浆许可证》。未办理延续申请或者被注销《单采血浆许可证》的单采血浆站，不得继续执业。

单采血浆站变更名称、地址、法定代表人、业务项目等内容的，应当向原发证部门办理变更登记手续。设置单采血浆站的血液制品生产单位发生变更的，该单采血浆站应当重新办理《单采血浆许可证》，原《单采血浆许可证》注销。

县级以上地方各级人民政府卫生行政部门审核批准设置单采血浆站的程序和期限，按照《行政许可法》、《卫生行政许可管理办法》等有关规定执行。

（三）单采血浆站的执业

单采血浆站执业，应当遵守有关法律、法规、规章和技术规范。单采血浆站的法定代表人或者主要负责人应当对采集的原料血浆质量安全负责。

1. 对供血浆者的服务 供血浆者是指提供血液制品生产用原料血浆的人员。单采血浆站应当在规定的采浆区域内组织、动员供血浆者，并对供血浆者进行相应的健康教育，为供血浆者提供安全、卫生、便利的条件和良好的服务。

单采血浆站应当按照《中华人民共和国药典》血液制品原料血浆规程对申请供血浆者进行健康状况征询、健康检查和血样化验，并按照卫生部发布的供血浆者须知对供血浆者履行告知义务。对健康检查合格的申请供血浆者，核对身份证后，填写供血浆者名册，报所在地县级人民政府卫生行政部门。省级人民政府卫生行政部门应当在本省和相邻省内进行供血浆者信息检索，确认未在其他单采血浆站登记，将有关信息进行反馈，由县级人民政府卫生行政部门发给《供血浆证》。国家严禁单采血浆站采集非划定采浆区域内供血浆者的血浆以及采集冒名顶替者及无《供血浆证》者的血浆。

单采血浆站应当建立供血浆者管理档案，记录供血浆者供血浆情况、健康检查情况。建立供血浆者永久淘汰、暂时拒绝及不予发放《供血浆证》者档案名册。同时采用计算机管理档案并建立供血浆者身份识别系统。

2. 原料血浆的采集 原料血浆是指由单采血浆站采集的专用于血液制品生产原料的血浆。原料血浆的采集应当符合《单采血浆站质量管理规范》的要求。

单采血浆站应当根据登记的供血浆者供血浆实际情况和血液制品生产单位原料血浆需求情况，制定采浆工作计划，合理安排供血浆者供血浆。采集原料血浆应当遵循自愿和知情同意的原则。

单采血浆站在每次采集血浆前，必须将供血浆者持有的身份证或者其他有效身份证明、《供血浆证》与计算机档案管理内容进行核实，确认无误的，方可按照规定程序进行健康检查和血样化验；对检查、化验合格的，按照有关技术操作标准和程序采集血浆，并详细记录。

为避免血浆的污染，单采血浆站必须使用单采血浆机械采集血浆，严禁手工采集血浆。每次采集供血浆者的血浆量不得超过 580ml（含抗凝剂溶液，以容积比换算质量比不超过 600g）。严禁超量采集血浆。两次供血浆时间间隔不得少于 14 天。严禁频繁采集血浆。

采血器材的卫生也应当受到重视。单采血浆站必须使用有产品批准文号并经国家药品生物制品检定机构逐批检定合格的体外诊断试剂以及合格的一次性采血浆器材。采血器材等一次性消耗品使用后，必须按照国家有关规定予以销毁，并作记录。

单采血浆站应当保证所采集的血浆均进行严格的检测。血浆采集后必须单人份冰冻保存，严禁混浆。单采血浆站所采集的每袋血浆必须留存血浆标本，保存期应不少于血液制品生产投料后 2 年。

3. 原料血浆的供应 单采血浆站只能向设置期的血液制品生产单位供应原料血浆，严禁采集血液或者将所采集的原料血浆用于临床。国家禁止出口原料血浆。

原料血浆的包装、储存、运输应当符合《单采血浆站质量管理规范》的要求。单采血浆站应当保证发出的原料血浆质量符合国家有关标准，品种、规格、数量无差错，血浆的生物活性保存完好。

单采血浆站应当每半年向所在地县级人民政府卫生行政部门报告有关原料血浆采集情况。血浆采集、检测和供浆的原始记录应当至少保存10年，法律、法规和卫生部另有规定的，依照有关规定执行。

单采血浆站还应当制定紧急灾害应急预案，并从血源、管理制度、技术能力和设备条件等方面保证预案的实施。在紧急灾害发生时服从县级以上人民政府卫生行政部门的调遣。

（四）单采血浆站的监督管理

卫生部负责全国单采血浆站的监督管理工作。

县级以上地方人民政府卫生行政部门负责本行政区域内单采血浆站的监督管理工作。其中，县级人民政府卫生行政部门负责本行政区域内单采血浆站的日常监督管理工作；设区的市级人民政府卫生行政部门至少每半年对本行政区域内单采血浆站进行一次检查和不定期抽查；省级人民政府卫生行政部门至少每年组织一次对本行政区域内单采血浆站的监督检查和不定期抽查。上级卫生行政部门应当定期或者不定期监督检查辖区内原料血浆管理工作，并及时向下级卫生行政部门通报监督检查情况。

负责单采血浆站审批和监督的卫生行政部门要建立信息沟通制度，将审批、监督检查情况等信息相互通告，保证工作的有效衔接。省级人民政府卫生行政部门要在单采血浆站建立公示制度，对单采血浆站的基本情况、执业情况、卫生行政部门监督检查情况以及投诉、举报电话进行公示。

省级以上人民政府卫生行政部门应当指定有关血液检定机构，对单采血浆站采集的血浆质量进行监测，监测结果报同级人民政府卫生行政部门。

卫生行政部门在进行监督检查时，有权索取有关资料，单采血浆站不得隐瞒、阻碍或者拒绝。卫生行政部门对单采血浆站提供的资料负有保密的义务，法律、行政法规或者部门规章另有规定的除外。

各级人民政府卫生行政部门应当建立单采血浆站监督管理的举报、投诉机制。卫生行政部门对举报人和投诉人负有保密的义务。

省级人民政府卫生行政部门应当建立供血浆者信息管理系统，并向有关部门提供检索查询信息。

三、血液制品生产经营单位管理

（一）血液制品生产单位管理

新建、改建或者扩建血液制品生产单位，经国务院卫生行政部门根据总体规划进行立项审查同意后，由省、自治区、直辖市人民政府卫生行政部门依照《药品管理法》的规定审核批准。

血液制品生产单位必须达到国务院卫生行政部门制定的《药品生产质量管理规范》规定的标准，经国务院卫生行政部门审查合格，并依法向工商行政管理部门申领营业执照后，方可从事血液制品的生产活动。

血液制品生产单位生产国内已经生产的品种，必须依法向国务院卫生行政部门申请产品批准文号；国内尚未生产的品种，必须按照国家有关新药审批的程序和要求申报。严禁血液制品生产单位出让、出租、出借以及与他人共用《药品生产许可证》和产品批准文号。

血液制品生产单位生产、包装、储存、运输血液制品，应当符合国家规定的卫生标准和要求。

为保证原料血浆来源和质量的可靠，血液制品生产单位不得向无《单采血浆许可证》的单采血浆站或者未与其签订质量责任书的单采血浆站及其他任何单位收集原料血浆。

为保证血液制品的质量，血液制品生产单位必须严格遵守生产程序。在原料血浆投料生产前，必须使用有产品批准文号并经国家药品生物制品检定机构逐批检定合格的体外诊断试剂，对每一人份血浆进行全面复检，并作检测记录。原料血浆经复检不合格的，不得投料生产，并必须在省级药品监督部门监督下按照规定程序和方法予以销毁，并作记录。原料血浆经复检发现有经血液途径传播的疾病的，必须通知供应血浆的单采血浆站，并及时上报所在地省、自治区、直辖市人民政府卫生行政部门。

血液制品出厂前，必须经过质量检验；经检验不符合国家标准的，严禁出厂。

血液制品生产单位不得向其他任何单位供应原料血浆。

（二）血液制品经营单位管理

开办血液制品经营单位，由省、自治区、直辖市人民政府卫生行政部门审核批准。

血液制品经营单位经营血液制品，应当符合国家规定的卫生标准和要求。应当具备与所经营的产品相适应的冷藏条件和熟悉所经营品种的业务人员。

（三）对血液制品生产经营单位的监督

县级以上各级人民政府卫生行政部门负责本行政区域内的血液制品经营单位的监督管理。省、自治区、直辖市人民政府卫生行政部门负责本行政区域内的血液制品生产单位的监督管理。国务院卫生行政部门负责全国进出口血液制品的审批及监督管理。

卫生行政部门的监督人员执行职务时，可以按照国家有关规定抽取样品和索取有关资料，有关单位不得拒绝和隐瞒。

国家药品生物制品检定机构及国务院卫生行政部门指定的省级药品检验机构，应当依照《血液制品管理条例》和国家规定的标准和要求，对血液制品生产单位生产的产品定期进行检定。

第六节　法律责任

一、违反《中华人民共和国献血法》的法律责任

根据《献血法》的规定，有下列行为之一的，由县级以上地方人民政府卫生行政部门予以取缔，没收违法所得，可以并处 10 万元以下的罚款；构成犯罪的，依法追究刑事责任：①非法采集血液的。②血站、医疗机构出售无偿献血的血液的。③非法组织他人出卖血液的。

血站违反有关操作规程和制度采集血液，由县级以上地方人民政府卫生行政部门责令改

正；给献血者健康造成损害的，应当依法赔偿，对直接负责的主管人员和其他直接责任人员，依法给予行政处分；构成犯罪的，依法追究刑事责任。

临床用血的包装、储运、运输，不符合国家规定的卫生标准和要求的，由县级以上地方人民政府卫生行政部门责令改正，给予警告，可以并处 1 万元以下的罚款。

血站违反《献血法》的规定，向医疗机构提供不符合国家规定标准的血液的，由县级以上人民政府卫生行政部门责令改正；情节严重，造成经血液途径传播的疾病传播或者有传播严重危险的，限期整顿，对直接负责的主管人员和其他直接责任人员，依法给予行政处分；构成犯罪的，依法追究刑事责任。

医疗机构的医务人员违反《献血法》的规定，将不符合国家规定标准的血液用于患者的，由县级以上地方人民政府卫生行政部门责令改正；给患者健康造成损害的，应当依法赔偿，对直接负责的主管人员和其他直接责任人员，依法给予行政处分；构成犯罪的，依法追究刑事责任。

卫生行政部门及其工作人员在献血、用血的监督管理工作中，玩忽职守，造成严重后果，构成犯罪的，依法追究刑事责任；尚不构成犯罪的，依法给予行政处分。

二、违反《血站管理办法》的法律责任

有下列行为之一的，属于非法采集血液，由县级以上地方人民政府卫生行政部门按照《献血法》第十八条的有关规定予以处罚；构成犯罪的，依法追究刑事责任：①未经批准，擅自设置血站，开展采供血活动的。②已被注销的血站，仍开展采供血活动的。③已取得设置批准但尚未取得《血站执业许可证》即开展采供血活动，或者《血站执业许可证》有效期满未再次登记仍开展采供血活动的。④租用、借用、出租、出借、变造、伪造《血站执业许可证》开展采供血活动的。

血站出售无偿献血血液的，由县级以上地方人民政府卫生行政部门按照《献血法》第十八条的有关规定，予以处罚；构成犯罪的，依法追究刑事责任。

血站有下列行为之一的，由县级以上地方人民政府卫生行政部门予以警告、责令改正；逾期不改正，或者造成经血液传播疾病发生，或者其他严重后果的，对负有责任的主管人员和其他直接负责人员，依法给予行政处分；构成犯罪的，依法追究刑事责任：①超出执业登记的项目、内容、范围开展业务活动的。②工作人员未取得相关岗位执业资格或者未经执业注册而从事采供血工作的。③血液检测实验室未取得相应资格即进行检测的。④擅自采集原料血浆、买卖血液的。⑤采集血液前，未按照国家颁布的献血者健康检查要求对献血者进行健康检查、检测的。⑥采集冒名顶替者、健康检查不合格者血液以及超量、频繁采集血液的。⑦违反输血技术操作规程、有关质量规范和标准的。⑧采血前未向献血者、特殊血液成分捐赠者履行规定的告知义务的。⑨擅自涂改、毁损或者不按规定保存工作记录的。⑩使用的药品、体外诊断试剂、一次性卫生器材不符合国家有关规定的。⑪重复使用一次性卫生器材的。⑫对检测不合格或者报废的血液，未按有关规定处理的。⑬未经批准擅自与外省、自治区、直辖市调配血液的。⑭未经批准向境外医疗机构提供血液或者特殊血液成分的。⑮未按规定保存血液标本的。⑯脐带血造血干细胞库等特殊血站违反有关技术规范的。

血站造成经血液传播疾病发生或者其他严重后果的，卫生行政部门在行政处罚的同时，可以注销其《血站执业许可证》。

临床用血的包装、储存、运输，不符合国家规定的卫生标准和要求的，由县级以上地方

人民政府卫生行政部门责令改正，给予警告。

血站违反规定，向医疗机构提供不符合国家规定标准的血液的，由县级以上人民政府卫生行政部门责令改正；情节严重，造成经血液途径传播的疾病传播或者有传播严重危险的，限期整顿，对直接负责的主管人员和其他责任人员，依法给予行政处分；构成犯罪的，依法追究刑事责任。

卫生行政部门及其工作人员违反《血站管理办法》有关规定，有下列情形之一的，依据《献血法》、《行政许可法》的有关规定，由上级行政机关或者监察机关责令改正；情节严重的，对直接负责的主管人员和其他直接责任人员依法给予行政处分；构成犯罪的，依法追究刑事责任：①未按规定的程序审查而使不符合条件的申请者得到许可的。②对不符合条件的申请者准予许可或者超越法定职权作出准予许可决定的。③在许可审批过程中弄虚作假的。④对符合条件的设置及执业登记申请不予受理的。⑤对符合条件的申请不在法定期限内作出许可决定的。⑥不依法履行监督职责，或者监督不力造成严重后果的。⑦其他在执行《血站管理办法》过程中，存在滥用职权、玩忽职守、徇私舞弊、索贿受贿等行为的。

三、违反《血液制品管理条例》的法律责任

违反《血液制品管理条例》的规定，未取得省、自治区、直辖市人民政府卫生行政部门核发的《单采血浆许可证》，非法从事组织、采集、供应、倒卖原料血浆活动的，由县级以上地方人民政府卫生行政部门予以取缔，没收违法所得和从事活动的器材、设备，并处违法所得5倍以上10倍以下的罚款；没有违法所得的，并处5万元以上10万元以下的罚款；造成经血液途径传播的疾病传播、人身伤害等危害，构成犯罪的，依法追究刑事责任。

单采血浆站有下列行为之一的，由县级以上地方人民政府卫生行政部门责令限期改正，处5万元以上10万元以下的罚款；有第八项所列行为的，或者有下列其他行为并且情节严重的，由省、自治区、直辖市人民政府卫生行政部门吊销《单采血浆许可证》；构成犯罪的，对负有直接责任的主管人员和其他直接责任人员依法追究刑事责任：①采血浆前，未按照国务院卫生行政部门颁布的健康检查标准对供血浆者进行健康检查和血液化验的。②采集非划定区域内的供血浆者或者其他人员的血浆的，或者不对供血浆者进行身份识别，采集冒名顶替者、健康检查不合格者或者无《供血浆证》者的血浆的。③违反国务院卫生行政部门制定的血浆采集技术操作标准和程序，过频过量采集血浆的。④向医疗机构直接供应原料血浆或者擅自采集血液的。⑤未使用单采血浆机械进行血浆采集的。⑥未使用有产品批准文号并经国家药品生物制品检定机构逐批检定合格的体外诊断试剂以及合格的一次性采血浆器材的。⑦未按照国家规定的卫生标准和要求包装、储存、运输原料血浆的。⑧对国家规定检测项目检测结果呈阳性的血浆不清除、不及时上报的。⑨对污染的注射器、采血浆器材及不合格血浆等不进行消毒处理，擅自倾倒，污染环境，造成社会危害的。⑩重复使用一次性采血浆器材的。⑪向与其签订质量责任书的血液制品生产单位以外的其他单位供应原料血浆的。

单采血浆站已知其采集的血浆检测结果呈阳性，仍向血液制品生产单位供应的，由省、自治区、直辖市人民政府卫生行政部门吊销《单采血浆许可证》，由县级以上地方人民政府卫生行政部门没收违法所得，并处10万元以上30万元以下的罚款；造成经血液途径传播的疾病传播、人身伤害等危害，构成犯罪的，对负有直接责任的主管人员和其他直接责任人员

依法追究刑事责任。

涂改、伪造、转让《供血许可证》的，由县级人民政府卫生行政部门收缴《供血浆证》，没收违法所得，并处违法所得 3 倍以上 5 倍以下的罚款，没有违法所得的，并处 1 万元以下的罚款；构成犯罪的，依法追究刑事责任。

血制品生产单位有下列行为之一的，由省级人民政府卫生行政部门依照药品管理法及其实施办法等有关规定，按照生产假药、劣药予以处罚；构成犯罪的，对负有直接责任的主管人员和其他直接责任人员依法追究刑事责任：①使用无《单采血浆许可证》的单采血浆站或者未与其签订质量责任书的单采血浆站及其他任何单位供应的原料血浆的，或者非法采集原料血浆的。②投料生产前未对原料血浆进行复检的，或者使用没有产品批准文号或者未经国家药品生物制品检定机构逐批检定合格的体外诊断试剂进行复检的，或者将检测不合格的原料血浆投入生产的。③擅自更改生产工艺和质量标准的，或者将检验不合格的产品出厂的。④与他人共用产品批准文号的。

血液制品生产单位违反《血液制品管理条例》的规定，擅自向其他单位出让、出租、出借以及与他人共用《药品生产企业许可证》、产品批准文号或者供应原料血浆的，由省级以上人民政府卫生行政部门没收违法所得，并处违法所得 5 倍以上 10 倍以下的罚款，没有违法所得的，并处 5 万元以上 10 万元以下的罚款。

违反《血液制品管理条例》的规定，血液制品生产经营单位生产、包装、储存、运输、经营血液制品不符合国家规定的卫生标准和要求的，由省、自治区、直辖市人民政府卫生行政部门责令改正，可以处 1 万元以下的罚款。

在血液制品生产单位成品库待出厂的产品中，经抽检有一批次达不到国家规定的指标，经复检仍不合格的，由国务院卫生行政部门撤销血液制品批准文号。

违反《血液制品管理条例》的规定，擅自进出口血液制品或者出口原料血浆的，由省级以上人民政府卫生行政部门没收所进出口的血液制品或者所出口的原料血浆和违法所得，并处所进出口的血液制品或者所出口的原料血浆总值 3 倍以上 5 倍以下的罚款。

血液制品检验人员虚报、瞒报、涂改、伪造检验报告及有关资料的，依法给予行政处分；构成犯罪的，依法追究刑事责任。

卫生行政部门工作人员滥用职权、玩忽职守、徇私舞弊、索贿受贿，构成犯罪的，依法追究刑事责任；尚不构成犯罪的，依法给予行政处分。

复习思考题

1. 简述我国《献血法》对无偿献血主体的规定。
2. 简述我国无偿献血工作中国家机关和社会组织的职责。
3. 我国临床用血的供给途径有哪些？
4. 简述血站的概念和种类。
5. 单采血浆站与血站有何区别？

资源链接

1. www. ifrc. org/what/health/blood 国际红十字和红新月联合会（血液）
2. www. who. int/topics/blood_transfusion/zh 世界卫生组织（输血）
3. www. isbt-web. org 国际输血协会
4. www. csbt. org. cn 中国输血协会

第二十五章

化妆品卫生监督的法律制度

格言

人的外表的优美和纯洁，应当是他内心的优美和纯洁的表现。——别林斯基

学习目标

通过本章内容的学习，了解化妆品的卫生监督和法律责任，熟悉化妆品生产和经营的法律规定，掌握化妆品卫生要求。

 引导案例　　2006 年 9 月 14 日，国家质检总局发布一条消息：某著名跨国公司旗下的某一高档品牌中的多种化妆品被查出含有禁用物质铬和钕。其中一些产品的钕成分含量高达 4.5mg/kg。据介绍，铬为皮肤变态反应原，可引起过敏性皮炎或湿疹，病程长，久而不愈。钕对眼睛和黏膜有很强的刺激性，对皮肤有中度刺激性，吸入还可导致肺栓塞和肝损害。我国和欧盟等有关国家的相关规定中均把这两种元素列为化妆品禁用物质。

这一消息在中国甚至亚洲消费者中引起轩然大波。随即该公司发表声明：自己的产品"未添加"违禁成分，其所有进入柜台销售的产品都符合国家有关标准。在经过不断监督和进行后续检测之后，2006 年 10 月 23 日下午，国家质检总局和卫生部联合发表声明，指出：9 月 14 日质检总局公布的出入境检验检疫机构从该公司 9 种化妆品中检出铬和钕的检验结果，质检总局和卫生部认为该检验依据明确、检验结果准确。同时，我国现行的《化妆品卫生标准（GB7916 - 87）》禁止化妆品使用含有铬和钕的原料，但并没有确定化妆品成品中的铬和钕的安全限量标准。中国以及其他许多国家，都将铬和钕列为化妆品中的禁用物质。但因化妆品生产技术上无法避免的因素，原料中可能会带入微量的铬和钕杂质，而不是其在生产工艺上的蓄意添加。经专家评估，正常使用含微量铬和钕的化妆品对消费者的健康危害风险较低。截至目前，未证实有化妆品因含微量铬和钕而损害消费者健康的情况发生。

国家质检总局和卫生部的联合声明，事实上为该化妆品的安全性作了基本认定。据此，该化妆品恢复了在中国市场的销售。喧嚣了 1 个多月的化妆品"铬、钕"事件逐渐落幕，某些消费者为维护自己权益所作的精心准备也不了了之，不过整个事件值得人们解读和深思，化妆品的安全问题吸引了社会各界的注意，化妆品立法问题也被提上了日程。

第一节　概　述

一、化妆品的概念

化妆品是指以涂抹、喷、洒或者其他类似方法，施于人体（皮肤、毛发、指趾甲、口唇齿等），以达到清洁、保养、美化、修饰和改变外观，或者修正人体气味，保持良好状态为目的的产品。

随着国民经济的飞速发展，我国化妆品市场蓬勃发展。1982 年我国化妆品产值仅为 2 亿元，而 2003 年全国化妆品产值已达 520 亿元，处于亚洲第二（仅次于日本）、世界第八。虽然美丽可以给人们带来精神的、社会生活的满足状态，但对于化妆品的使用，人们更应注意的是如何防止化妆品给人体可能带来的损害。

二、化妆品的分类

化妆品的种类繁多，我国尚无明确的分类法。有的按使用目的分类，有的按使用部位分类，有的按剂型分类，有的按使用者年龄分类，有的按使用者性别分类，有的按生产过程结合产品特点分类。

通常按使用部位和目的分为：

1. 护肤化妆品　用于清洁皮肤，补充皮脂不足，滋润皮肤，促进皮肤的新陈代谢等。

2. 毛发化妆品　用于使头发保持天然、健康、美观的外表，以及修饰和固定发型，包括护发、洗发和剃须用品。

3. 口腔卫生用品　用于清洁口腔和牙齿，防龋消炎，祛除口臭。

4. 美容化妆品　用于修饰容貌，发挥色彩和芳香效果，增进美感。

5. 特殊用途化妆品　用于育发、染发、烫发、脱毛、丰乳、健美、除臭、祛斑、防晒等。

三、化妆品的卫生立法

我国实行化妆品卫生监督法律制度是国家为了加强化妆品的卫生监督，保证化妆品的卫生质量和使用安全，保障消费者健康而制定的，由国家强制力保证实施，以调整在化妆品卫生监督过程中产生的各种社会关系的有关法律规范的总和。

为加强化妆品的卫生监督，规范化妆品的生产和销售，保障人民的身体健康，1985 年 7 月卫生部会同轻工业部着手制定化妆品卫生管理法规和标准，从而启动了我国化妆品卫生管理立法和卫生标准制定工作。1987 年 5 月，《化妆品国家卫生标准》系列正式颁布，并于 1987 年 10 月 1 日开始实施。经国务院批准，1989 年 11 月 13 日由卫生部发布《化妆品卫生监督条例》，这是我国第一部化妆品卫生监督管理的国家法规。它的颁布实施，标志着我国化妆品卫生监督的诞生和化妆品卫生监督管理从此走上法制化管理轨道。随后，卫生部又于 1991 年 2 月发布《化妆品卫生监督条例实施细则》；国家工商管理局于 1993 年 7 月发布《化妆品广告管理办法》；2007 年 8 月国家质量监督检验检疫总局发布《化妆品标识管理规定》；卫生部先后于 1996 年、2000 年、2007 年发布《化妆品生产企业卫生规范》，并于 1999 年、2002 年、2007 年发布《化妆品卫生规范》、《化妆品审批程序》、《化妆品审批工作程序》等规章。此外还有散见于其他法律、法规中的各相关法律规定。这些法规、规章构成了比较完整的化妆品卫生监督法规体系。

第二节　化妆品卫生标准的法律规定

化妆品卫生标准是对化妆品的安全、卫生、功能质量及其检验方法、评价规程等做出的技术规定。化妆品卫生标准是评价化妆品质量的依据。

随着化妆品产品的不断增多与消费人群的不断扩大，化妆品的安全卫生与功能效果也不断地引起消费者和企业的高度关注。不合格化妆品不仅会损害消费者的健康权益，也将严重影响我国化妆品产业与市场的进一步发展。为加强化妆品生产企业的卫生管理，保障化妆品卫生质量和消费者的使用安全，1987 年国家正式发布了《化妆品卫生标准》。该标准对化妆品的一般要求、生产化妆品的原料及产品的卫生质量等都作出了明确的规定。此外，卫生部近几年还颁布了大量的化妆品卫生规章，原国家技术监督局和轻工业部还发布了一些与产品质量有关的国家标准，这些标准和规章构成了我国目前的化妆品标准体系。

现行的化妆品卫生标准由基础标准、卫生化学标准检验方法、微生物标准检验方法、安全性评价程序和方法、皮肤病诊断标准共五部分组成。

一、化妆品的一般要求

《化妆品卫生标准》和《化妆品卫生规范》（2007 年版）中指出对化妆品的一般要求是：

1. 化妆品必须外观良好，不得有异臭。
2. 化妆品不得对皮肤和黏膜产生刺激和损伤作用。
3. 化妆品必须无感染性，使用安全。
4. 在正常以及合理的、可预见的使用条件下，化妆品不得对人体健康产生危害。

二、化妆品原料的规定

化妆品是与人体密切接触的物品，它是各种作用不同的原料经配方加工而成的复杂混合物。化妆品质量的好坏，主要决定于所采用原料的质量。

《化妆品卫生标准》采用排除法和限量法，将 359 种物质列为化妆品禁用物质，将 57 种物质列为化妆品限用物质，并确定了 66 种防腐剂限用量、34 种紫外线吸收剂限用量及 45 种用于化妆品的暂时着色剂。

2007 年的《化妆品卫生规范》修订了化妆品禁用、限用物质名单。一是根据欧盟的《化妆品卫生规程》，增加了 790 种禁用物质，现共有禁用物质 1286 种；二是将卫生部 2005 年发布的《染发剂原料名单》纳入到规范的限用原料名单中；三是对防腐剂、防晒剂、着色剂、染发剂中部分原料进行了调整，包括删除、增加和改变限用条件等。修订增加了几种新的禁用和限用原料的检测方法，如部分抗生素的检测方法，4 种去屑剂的检测方法等；增加了两种防晒化妆品防晒效果评价方法，一种是人体法，一种是仪器法；另外还增加了防晒产品防水功能的测定方法和标识要求。

（一）禁用物质

《化妆品卫生标准》所列的禁用物质是指不能用于化妆品生产，禁止在化妆品成分中使用的物质。这类物质均为剧毒性物质，如毒性中草药；西药中的抗生素、抗肿瘤药物、精神药物类；农药杀虫剂；放射性物质类以及有毒化学元素及其化合物等。所有这些物质对人体器官，组织及生理功能均会产生强烈影响，有较强的毒性，可损害健康，危及生命。

（二）限用物质

有些物质尽管有一定的刺激性、腐蚀性或其他毒性，但在化妆品的生产中还需要用这些物质作为原料，目前还未能找到安全的替代品，如防腐剂、紫外线吸收剂等。根据不同的毒性和刺激性，《化妆品卫生标准》中列出了可以用于化妆品使用的原料，并对每种原料在化妆品中的最大允许使用范围及限制条件、标签上的必要说明等，均做了相应的规定。

（三）暂用物质

《化妆品卫生标准》中列出了可用于化妆品中的暂用着色剂品种，并对其允许使用范围及限制条件均作了明确的分类和规定。

三、化妆品卫生质量的规定

（一）微生物学质量要求

化妆品微生物学质量应符合下列规定：眼部、口唇、口腔黏膜用化妆品以及婴儿和儿童用化妆品细菌总数不得大于 500 个/ml 或 500 个/g。其他化妆品细菌总数不得大于 1000 个/ml 或 1000 个/g。每克或每毫升产品中不得检出大肠菌群、绿脓杆菌和金黄色葡萄球菌。

（二）化妆品所含有毒物质的限量

化妆品所含有毒物质的限量规定：汞＜1ppm；铅（以铅计）＜40ppm；砷（以砷计）＜10ppm；甲醇＜0.2%。总之，化妆品的 8 项指标中只要有 1 项超标，即为不合格产品。

第三节　化妆品生产、经营的法律规定

《化妆品卫生监督条例》规定，化妆品的生产经营，必须取得生产经营许可和卫生许可。凡从事化妆品生产、经营的单位和个人除遵守条例的规定外，还应遵守《产品质量法》、《反不正当竞争法》、《消费者权益保护法》等法律法规的规定。

一、化妆品生产的卫生监督

（一）卫生许可证制度

国家对化妆品生产企业实行卫生许可证制度。凡未取得《化妆品生产企业卫生许可证》的单位，不得从事化妆品生产。《化妆品生产企业卫生许可证》由省、自治区、直辖市卫生行政部门批准并颁发。《化妆品生产企业卫生许可证》有效期为 4 年，每 2 年复核 1 次。

（二）化妆品企业生产条件的卫生要求

1. 化妆品生产企业应建于环境卫生整洁的区域，周围 30m 内不得有可能对产品安全性造成影响的污染源；生产过程中可能产生有毒有害因素的生产车间，应与居民区之间有不少于 30m 的卫生防护距离。

2. 厂区规划应符合卫生要求，生产区、非生产区设置应能保证生产连续性且不得有交叉污染，生产车间应置于清洁区内且位于当地主导风向上风内。

3. 生产企业厂房的建筑应当坚固、清洁。车间内天花板、墙壁、地面应当采用光洁建筑材料，应当具有良好的采光（或照明），并应当具有防止和消除鼠害和其他有害昆虫及其孳生条件的设施和措施。

4. 生产企业应当设有与产品品种、数量相适应的化妆品原料、加工、包装、贮存等厂房或场所。

5. 生产设施和工艺规程应当符合卫生要求。

6. 生产企业应建立与生产能力相适应的卫生质量检验室，检验室必须具有能对所生产的化妆品进行微生物检验的仪器设备和检验人员。

（三）化妆品原料、材料的要求

1. 生产化妆品所需的原料、辅料以及直接接触化妆品的容器和包装材料必须符合国家卫生标准。

2. 使用化妆品新原料生产化妆品，必须经国家食品药品监督管理局批准。化妆品新原料是指在国内首次使用于化妆品生产的天然或人工原料。

3. 原料及包装材料的采购、验收、检验、储存、使用等应有相应的规章制度，并由专人负责。

（四）化妆品从业人员的卫生要求

1. 直接从事化妆品生产的人员，必须每年进行健康检查，取得健康证后方可从事化妆品的生产活动。

2. 凡患有痢疾、伤寒、病毒性肝炎、活动性肺结核等传染病的人员不得直接从事化妆品生产活动。患有手癣，指甲癣，手部湿疹，发生于手部的银屑病或者鳞屑、渗出性皮肤病者，必须在治疗后经原体检单位检查证明痊愈，方可恢复原工作。

3. 从业人员上岗前应经过卫生知识培训取得卫生培训合格证。

4. 从业人员每年培训应不得少于 1 次，并有培训考核记录。内容包括相关法律法规知识、卫生知识、质量知识、化妆品基本知识、安全培训等。

（五）化妆品产品的要求

生产企业在化妆品投放市场前，必须按照国家《化妆品卫生标准》对产品进行卫生质量检验，对质量合格的产品应当附有合格标记。未经检验或者不符合卫生标准的产品不得出厂。

生产特殊用途的化妆品，即用于育发、染发、烫发、脱毛、美乳、健美、除臭、祛斑、防晒的化妆品，必须经国务院卫生行政部门批准，取得批准文号后方可生产。

（六）化妆品标识要求

化妆品标识上应当注明产品名称、厂名，并注明生产企业卫生许可证编号；小包装或者说明书上应当注明生产日期和有效使用期限。特殊用途的化妆品，还应当注明批准文号。对可能引起不良反应的化妆品，说明书上应当注明使用方法、注意事项。

化妆品标识不得标注下列内容：夸大功能、虚假宣传、贬低同类产品的内容；明示或者暗示具有医疗作用的内容；容易给消费者造成误解或者混淆的产品名称；其他法律、法规和国家标准禁止标注的内容。

二、化妆品经营的卫生监督

（一）销售过程中的卫生监督

为了保障消费者的健康，法律规定化妆品经营单位和个人不得销售下列化妆品：

1. 未取得《化妆品生产企业卫生许可证》的企业所生产的化妆品。

2. 无质量合格标记的化妆品。

3. 标签、小包装或者说明书不符合本条例第十二条规定的化妆品。

4. 未取得批准文号的特殊用途化妆品。

5. 超过使用期限的化妆品。

（二）进口化妆品的监督

首次进口的化妆品，进口单位必须提供该化妆品的说明书、质量标准、检验方法等有关资料和样品以及出口国（地区）批准生产的证明文件，经经国务院卫生行政部门批准，方可签定进口合同。进口的化妆品，必须经国家商检部门检验；检验合格的，方准进口。

三、化妆品广告的管理

化妆品的生产企业和经营单位可以利用各种媒介或者形式发布化妆品的广告，但是化妆品广告内容必须真实、健康、科学、准确，不得以任何形式欺骗和误导消费者。化妆品广告禁止出现下列情况：

1. 化妆品名称、制法、成分、效用或者性能有虚假夸大的。

2. 使用他人名义保证或以暗示方法使人误解其效用的。

3. 宣传医疗作用或者使用医疗术语的。

4. 有贬低同类产品内容的。

5. 使用最新创造、最新发明、纯天然制品、无副作用等绝对化语言的。

6. 有涉及化妆品性能或者功能、销量等方面的数据的。

7. 违反其他法律、法规的。

第四节　化妆品卫生监督机构的法律规定

根据2008年3月21日《国务院关于部委管理的国家局设置的通知》，设立国家食品药品监督管理局（副部级）为卫生部管理的国家局。同时根据国务院批准的《国家食品药品监督管理局主要职责内设机构和人员编制的规定》，化妆品卫生监督管理的职责，由卫生部划入国家食品药品监督管理局。

一、国家食品药品监督管理局的职责

国家食品药品监督管理局的职责是国务院综合监督食品、保健品、化妆品安全管理和主管药品监管的直属机构，负责化妆品安全管理的综合监督、组织协调和依法组织开展对化妆品重大事故查处。国家食品药品监督管理局的化妆品卫生监督主要职责是：

1. 制定全国化妆品卫生监督工作的方针、政策，检查、指导全国化妆品卫生监督工作，组织经验交流。

2. 组织研究、制定化妆品卫生标准。

3. 审查化妆品新原料、特殊用途化妆品、进口化妆品的卫生质量和使用安全，批准化妆品新原料的使用、特殊用途化妆品的生产、化妆品的首次进口。

4. 组织对国务院卫生行政部门认为的化妆品卫生重大案件的调查处理。

5. 依照《化妆品卫生监督条例》和《实施细则》决定行政处罚。

二、省、自治区、直辖市化妆品卫生监督管理部门的职责

1. 主管辖区内化妆品卫生监督工作，负责检查、指导地、市级卫生行政部门的化妆品卫生监督工作，组织经验交流。

2. 对辖区内化妆品生产企业实施预防性卫生监督和发放《化妆品生产企业卫生许可证》。

3. 初审特殊用途化妆品的卫生质量，负责非特殊用途化妆品的备案。

4. 组织对省、自治区、直辖市卫生行政部门认为的辖区内化妆品卫生较大案件的调查处理。

5. 依照《化妆品卫生监督条例》和《化妆品卫生监督条例实施细则》对违法的生产企业及经营者进行行政处罚。

三、县以上化妆品卫生监督管理部门的职责

1. 接受当地化妆品生产企业（包括个体生产者）申请《化妆品生产企业卫生许可证》，发放申请表。

2. 负责辖区内化妆品生产企业从业人员的年度健康检查，对检查合格者发给健康证，对不合格者发出通知调离直接从事化妆品生产的岗位。

3. 对取得《化妆品生产企业卫生许可证》的生产企业，组织定期和不定期检查，并将结果上报上级化妆品卫生监督管理部门。

4. 对销售引起人体不良反应的化妆品，经上级化妆品卫生监督管理部门批准后，可对经营者销售的化妆品进行采样检验。

5. 对违反化妆品卫生监督法规的单位进行行政处罚。

四、卫生监督员职责

1. 化妆品卫生监督员的职责是：参加新建、扩建、改建化妆品生产企业的选址和设计，卫生审查，以及竣工验收。

2. 对化妆品生产企业和经营单位进行卫生监督，索取有关资料，调查处理化妆品引起的危害健康事故。

3. 对《违反化妆品卫生监督条例》的单位和个人提出行政处罚意见。

4. 参与对辖区化妆品生产经营单位及公共场所的卫生行政许可资料及现场初审，督导组织从业人员健康体检。

5. 承担辖区内化妆品健康相关产品及相关场所卫生监测工作。

第五节　法律责任

一、行政责任

1. 未取得《化妆品生产企业卫生许可证》的企业擅自生产化妆品的，责令该企业停产，没收产品及违法所得，并且可以处违法所得 3 到 5 倍的罚款。

2. 生产未取得批准文号的特殊用途的化妆品，或者使用化妆品禁用原料和未经批准的化妆品新原料的，没收产品及违法所得，处违法所得 3～5 倍的罚款，并且可以责令该企业停产或者吊销《化妆品生产企业卫生许可证》。

3. 进口或者销售未经批准或者检验的进口化妆品的，没收产品及违法所得，并且可以处违法所得 3 到 5 倍的罚款。

4. 对已取得批准文号的生产特殊用途化妆品的企业，违反条例规定，情节严重的，可以撤销产品的批准文号。

5. 生产或者销售不符合国家《化妆品卫生标准》的化妆品的，没收产品及违法所得，并且可以处违法所得 3 到 5 倍的罚款。

6. 对违反条例其他有关规定的，处以警告，责令限期改进；情节严重的，对生产企业，可以责令该企业停产或者吊销《化妆品生产企业卫生许可证》，对经营单位可以责令其停止经营，没收违法所得，并且可以处违法所得 2～3 倍的罚款。

二、民事责任

凡违反化妆品卫生监督法规，造成人体损伤或者发生中毒事故的，有直接责任的生产企业和经营单位或者个人，对受害者承担民事赔偿责任。

三、刑事责任

凡化妆品生产企业、经营单位或化妆品卫生监督员，违反化妆品卫生监督法规的有关规定，造成严重后果，构成犯罪的，由司法机关依法追究刑事责任。《刑法》第一百四十八条规定，生产不符合卫生标准的化妆品或销售明知不符合卫生标准的化妆品，造成严重后果的处 3 年以下有期徒刑或者拘役，并处或者单处销售金额 50% 以上 2 倍以下罚金。

复习思考题

1. 化妆品的一般卫生要求有哪些？
2. 化妆品生产和经营的法律规定有哪些？
3. 化妆品卫生监督机构的职责有哪些？

资源连接

1. www. moh. gov. cn　中华人民共和国卫生部
2. www. sda. gov. cn　国家食品药品监督管理局
3. www. wsfx. net　卫生法学网
4. www. chls. net　中国卫生法学会

第二十六章
保健品卫生监督的法律制度

格言

忽略健康的人，等于在与自己的生命开玩笑。　　　　　　——陶行知

学习目标

通过本章内容的学习，了解我国保健品市场发展的基本状况和保健用品的概念，了解保健品的概念、分类及管理；熟悉保健食品的概念及分类；掌握保健食品的概念和保健食品广告的管理。

 引导案例

　　2007 年中央电视台"3·15"晚会曝光了某明星代言的"藏秘排油茶"广告涉嫌虚假宣传一事。该广告将百草减肥茶减肥、调节血脂的保健效果夸大成神奇的"藏秘排油"减肥概念，称不但能排出油腻宿便、消除口臭，还能抹平大肚子，使皮肤光泽，不会有任何副作用，安全、快速、不易反弹。但经过调查发现，其实这就是"百草减肥茶"的变身。而"藏秘排油"实际上只是销售单位在 2005 年底申请、还在受理中的商标，它并不是一个产品的名称。

　　在整个广告宣传中都是围绕着西藏的概念设计制作的，但是在产品的包装盒上，除绿茶以外，还标示着决明子、炙何首乌、炙大黄等 7 种中草药。专家表示，这些药在中药里面应该说是常用药，与藏茶没什么关系。我国规定保健食品广告发布之前，必须经过省级食品药品监管部门的审批。企业在拿到保健食品广告批准文号以后，可以在全国媒体发布，但发布时不得篡改经过批准的广告内容。药监部门只批准了北京澳特舒尔保健品开发有限公司"瑞梦牌百草减肥茶"的 3 个广告审批号，但是该公司在全国刊发的都不是这 3 个版本。消费者实际看到的"藏秘排油"减肥茶广告，与经过审批的广告版本有极大区别。国家食品药品监督管理局市场监督司有关负责人也表示，媒体刊发和播出的"藏秘排油"减肥茶广告，不是食品药品监管部门审批的版本，而是擅自篡改后的版本。

　　"藏秘排油"减肥茶的宣传问题，从一个侧面反映了我国保健品市场存在的问题，这也制约了保健品产业的发展，亟待用法律法规加以规范。

第一节　保健品的概念及其分类

　　20 世纪 80 年代，保健品行业在中国初露头角，当时的保健品主要是最原始的功能食品，例如抗疲劳用的人参类补品，而且凡是保健品厂生产的具有辅助治疗作用的产品都被笼统地称为保健品。进入 90 年代，经济状况的改善促使人们开始注重生活质量，加上流传几千年的医食同源的中国传统饮食养生文化，养生与保健蔚然成风，保健品发展速度惊人，形成了至今千亿元规模的市场。

　　保健品是指不以治疗为目的，以非食用的方式直接或间接作用于人体，从而调节机体生

理功能，改善生活小环境的卫生状况，预防疾病、促进健康的器物。

　　关于保健品管理除在《食品安全法》、《产品质量法》、《广告法》等法律中有涉及外，国家相关部门还专门制定了相应的法律法规来规范保健用品市场。卫生部1987年颁布《中药保健药品的管理规定》，1996年颁布《保健（功能）食品通用标准》和《保健食品管理办法》；国家食品药品监督管理局2005年颁布《保健食品注册管理办法（试行)》、《保健食品命名规定（试行)》、《保健食品广告审查暂行规定》；卫生部2006年颁布《卫生部化妆品卫生行政许可申报受理规定》等。

　　保健品按使用方式主要分为保健食品和保健用品，从广义的角度也包括保健药品和特殊用途的化妆品。

第二节　保健食品的管理规定

一、保健食品的概念及性质

　　保健食品又称功能食品，指具有特定保健功能的食品，即适用于特定人群使用，具有调节机体功能，是不以治疗为目的的一类食品。

　　此定义包含3个要素：它不能脱离食品，是食品的一个种类；它必须具有一般食品无法比拟的功效作用，能调节人体的某种功能；它不是药品，不是为治疗疾病而生产的产品。可以说保健食品是介于食品和药品之间的一种特殊食品。

二、保健食品的分类

（一）按照世界卫生组织依据对身体的作用及应具备的条件分类

1. 营养型　增加营养，改善体质，应长期服用，没有明显疗效。例如：蜂王浆等。

2. 强化型　对身体是缺什么补什么，但不能防止流失，要经长期服用。例如：高钙素、铁碘锌等。

3. 机能型　对身体的某个器官有调节作用。例如：鱼油、甲壳素等。

4. 机能因子型　复方搭配，对身体的各个器官有保健及治疗作用，符合世界粮农组织对保健食品的规定，即纯天然、全方位调理、无依赖、有疗效（3～15天有反应）。例如：食用菌等。

（二）按照保健功能进行分类

　　国家食品药品监督管理局2003年对保健食品的申报功能范围，由原来22种调整为27种。①增强免疫力；②辅助降脂；③辅助降糖；④抗氧化；⑤辅助改善记忆力；⑥缓解视疲劳；⑦促进排铅；⑧清咽功能；⑨辅助降血压；⑩改善睡眠；⑪促进泌乳；⑫缓解体力疲劳；⑬提高缺氧耐受力；⑭对辐射危害有辅助保护功能；⑮减肥；⑯改善生长发育；⑰增加骨密度；⑱改善营养性贫血；⑲对化学性肝损伤有辅助保护；⑳祛痤疮；㉑祛黄褐斑；㉒改善皮肤水分；㉓改善皮肤油分；㉔通便功能；㉕对胃黏膜损伤有辅助保护功能；㉖调节肠道菌群；㉗促进消化。这种按保健功能进行分类对适应人群针对性强，也便于监督管理。

三、保健食品注册规定

保健食品注册，是指国家食品药品监督管理局根据申请人的申请，依照法定程序、条件和要求，对申请注册的保健食品的安全性、有效性、质量可控性以及标签说明书内容等进行系统评价和审查，并决定是否准予其注册的审批过程；包括对产品注册申请、变更申请和技术转让产品注册申请的审批。国家食品药品监督管理局主管全国保健食品注册管理工作，负责对保健食品的审批。

省、自治区、直辖市（食品）药品监督管理部门受国家食品药品监督管理局委托，负责对国产保健食品注册申请资料的受理和形式审查，对申请注册的保健食品试验和样品试制的现场进行核查，组织对样品进行检验。

国家食品药品监督管理局确定的检验机构负责申请注册的保健食品的安全性毒理学试验、功能学试验（包括动物试验和/或人体试食试验）、功效成分或标志性成分检测、卫生学试验、稳定性试验等；承担样品检验和复核检验等具体工作。

四、保健食品的申请与审批规定

保健食品注册申请包括国产保健食品注册申请和进口保健食品注册申请。申请人在申请保健食品注册时，应当将样品及其与试验有关的资料提供给国家食品药品监督管理局确定的检验机构进行相关的试验和检测。检验机构收到申请人提供的样品和有关资料后，应当按照国家食品药品监督管理局颁布的保健食品检验与评价技术规范，以及其他有关部门颁布和企业提供的检验方法对样品进行安全性毒理学试验、功能学试验、功效成分或标志性成分检测、卫生学试验、稳定性试验等。

国家食品药品监督管理局收到省、自治区、直辖市（食品）药品监督管理部门报送的审查意见、申报资料和样品后，对符合要求的，应当在80日内组织食品、营养、医学、药学和其他技术人员对申报资料进行技术审评和行政审查，并作出审查决定。准予注册的，向申请人颁发《国产保健食品批准证书》。保健食品批准证书有效期为5年。国产保健食品批准文号格式为：国食健字G+4位年代号+4位顺序号；进口保健食品批准文号格式为：国食健字J+4位年代号+4位顺序号。

保健食品批准证书中载明的保健食品功能名称、原（辅）料、工艺、食用方法、适宜人群范围、不适宜人群范围等可能影响安全、功能的内容不得变更。申请缩小适宜人群范围，扩大不适宜人群范围、注意事项、功能项目，改变食用量、产品规格、保质期及质量标准的保健食品应当是已经生产销售的产品。增加的功能项目必须是国家食品药品监督管理局公布范围内的功能。

五、保健食品的原料与辅料规定

保健食品所使用的原料和辅料应当对人体健康安全无害。有限量要求的物质，其用量不得超过国家有关规定。应当符合国家标准和卫生要求。无国家标准的，应当提供行业标准或者自行制定的质量标准，并提供与该原料和辅料相关的资料。

六、保健食品的标签与说明书及命名的规定

（一）申请注册的保健食品标签、说明书样稿的内容

应当包括产品名称、主要原（辅）料、功效成分/标志性成分及含量、保健功能、适宜人群、不适宜人群、食用量与食用方法、规格、保质期、贮藏方法和注意事项等。

（二）保健食品命名应当符合下列原则

1. 符合国家有关法律、法规、规章、标准、规范的规定。
2. 反映产品的真实属性，简明、易懂，符合中文语言习惯。
3. 通用名不得使用已经批准注册的药品名称。

七、保健食品广告的管理

保健食品广告中有关保健功能、产品功效成分/标志性成分及含量、适宜人群、食用量等的宣传，应当以国务院食品药品监督管理部门批准的说明书内容为准，不得任意改变。

保健食品广告应当引导消费者合理使用保健食品，保健食品广告不得出现下列情形和内容：①含有表示产品功效的断言或者保证。②含有使用该产品能够获得健康的表述。③通过渲染、夸大某种健康状况或者疾病，或者通过描述某种疾病容易导致的身体危害，使公众对自身健康产生担忧、恐惧、误解不使用广告宣传的保健食品会患某种疾病或者导致身体健康状况恶化。④用公众难以理解的专业化术语、神秘化语言、表示科技含量的语言等描述该产品的作用特征和机理。⑤利用和出现国家机关及其事业单位、医疗机构、学术机构、行业组织的名义和形象，或者以专家、医务人员和消费者的名义和形象为产品功效作证明。⑥含有无法证实的所谓"科学或研究发现"、"实验或数据证明"等方面的内容。⑦夸大保健食品功效或扩大适宜人群范围，明示或者暗示适合所有症状及所有人群。⑧含有与药品相混淆的用语，直接或者间接地宣传治疗作用，或者借助宣传某些成分的作用明示或者暗示该保健食品具有治疗疾病的作用。⑨与其他保健食品或者药品、医疗器械等产品进行对比，贬低其他产品。⑩利用封建迷信进行保健食品宣传的。⑪宣称产品为祖传秘方。⑫含有无效退款、保险公司保险等内容的。⑬含有"安全"、"无毒副作用"、"无依赖"等承诺的。⑭含有最新技术、最高科学、最先进制法等绝对化的用语和表述的。⑮声称或者暗示保健食品为正常生活或者治疗病症所必需。⑯含有有效率、治愈率、评比、获奖等综合评价内容的。⑰直接或者间接怂恿任意、过量使用保健食品的。

另外，不得以新闻报道等形式发布保健食品广告。保健食品广告必须标明保健食品产品名称、保健食品批准文号、保健食品广告批准文号、保健食品标识、保健食品不适宜人群。保健食品广告中必须说明或者标明"本品不能代替药物"的忠告语；电视广告中保健食品标识和忠告语必须始终出现。

八、法律责任

保健食品生产经营者的一般卫生监督管理，按照《食品安全法》及有关规定执行。

凡有下列情形之一者，由县级以上地方人民政府卫生行政部门按《食品安全法》规定进行处罚：

1. 未经卫生部按本办法审查批准，而以保健食品名义生产、经营的。

2. 未按保健食品批准进口，而以保健食品名义进行经营的。

3. 保健食品的名称、标签、说明书未按照核准内容使用的。

保健食品广告中宣传疗效或利用封建迷信进行保健食品宣传的，按照国家工商行政管理局和卫生部《食品广告管理办法》的有关规定进行处罚。

违反《食品安全法》或其他有关卫生要求的，依照相应规定进行处罚。

第三节　保健用品的管理规定

一、保健用品的概念、分类及管理

保健用品是指通过个人直接使用或其他方式达到调节人体机能、增进健康的目的的物品。按制造和使用原理可以分为物理类、化学类、生物类和药物类。按使用部位可分为口腔保健用品、听力保健用品、视力保健用品、生殖器官保健用品等。

保健用品的特点：

1. 安全卫生、无毒无害；

2. 具有一定的卫生指标和卫生保健功能，这区别于其他日常生活用品；

3. 不以治疗为目的，不具有特定治疗的病种及疗效，这区别于医疗器械和药品；

4. 不得进入人体组织内部，仅是直接或间接地接触人体表面，这区别于保健食品。

保健用品缺乏专门立法，普遍适用的是《产品质量法》、《广告法》、《消费者权益保护法》、《反不正当竞争法》等。

二、保健药品

保健药品是我国特定时期的历史产物，是批准文号为"卫药健字"的保健品。由于其在定义及审评技术指标方面与一般的治疗性药物没有十分明确、严谨的界定，甚至与保健食品也有交叉，不易区分，因此，有的企业把药品作为保健药品审批。与此同时，还出现了肆意宣传疗效、扩大适应证的现象，不但搞乱了保健药品的市场，个别还对消费者健康带来危害。

2000年，国家正式发布撤销"药健字"批号的文件，要求所有"药健字"在2002年12月31日停止生产，2004年1月1日起不得在市场流通。"药健字"产品必须在"药"和"食"之间作出选择：经严格验证符合药品审批条件的，改发药"准"字文号，正式纳入药品流通系统；不符合药品条件，但符合目前保健食品审批条件的，改发食"健"字文号；两者都不符的，撤消文号，停止生产和销售。

三、特殊用途的化妆品

从广义的角度而言，特殊用途的化妆品同样具备保健用品的属性，在我国特殊用途化妆品必须经过卫生部的批准，取得批准文号后方可生产销售。

（一）目前特殊用途化妆品的分类

1. 育发化妆品：有助于毛发生长、减少脱发和断发的化妆品。

2. 染发化妆品：具有改变头发颜色作用的化妆品。

3. 烫发化妆品：具有改变头发弯曲度，并维持相对稳定作用的化妆品。

4. 脱毛化妆品：具有减少、消除体毛作用的化妆品。

5. 美乳化妆品：有助于乳房健美的化妆品。

6. 健美化妆品：有助于使体形健美的化妆品。

7. 除臭化妆品：用于消除腋臭等体臭的化妆品。

8. 祛斑化妆品：用于减轻皮肤表皮色素沉着的化妆品。

9. 防晒化妆品：具有吸收紫外线，减轻因日晒引起皮肤损伤作用的化妆品。

（二）特殊用途化妆品的申报规定

化妆品的申报程序严格按照《健康相关产品卫生行政许可程序》的规定进行。

1. 申请国产特殊用途化妆品许可的，应提交下列材料：①国产特殊用途化妆品卫生行政许可申请表；②省级卫生监督部门出具的生产卫生条件审核意见；③申请育发、健美、美乳类产品的，应提交功效成分及使用依据；④企业标准；⑤经认定的化妆品检验机构出具的检验报告及相关资料；⑥代理申报的，应提供委托代理证明；⑦可能有助于评审的其他资料。

2. 申请进口特殊用途化妆品许可的，应提交下列材料：①进口特殊用途化妆品卫生行政许可申请表；②产品配方；③申请育发、健美、美乳类产品的，应提交功效成分及使用依据；④生产工艺简述和简图；⑤产品质量标准；⑥经卫生部认定的检验机构出具的检验报告及相关资料；⑦产品原包装（含产品标签），拟专为中国市场设计包装上市的，需同时提供产品设计包装（含产品标签）；⑧产品在生产国（地区）或原产国（地区）允许生产销售的证明文件；⑨来自发生"疯牛病"国家或地区的产品，应按要求提供官方检疫证书；⑩代理申报的，应提供委托代理证明；⑪可能有助于评审的其他资料。

特殊用途化妆品卫生行政监督及法律责任依照《化妆品卫生监督条例》执行。

复习思考题

1. 什么是保健品？

2. 保健食品广告不得出现的情形和内容有哪些？

3. 简述特殊用途化妆品的分类。

资源链接

1. www. moh. gov. cn　中华人民共和国卫生部

2. www. sda. gov. cn　国家食品药品监督管理局

3. www. wsfx. net　卫生法学网

4. www. cnfoods. org　中国保健食品网

5. www. chc. org. cn　中国保健协会

第二十七章
生活饮用水的法律制度

格言

落实科学发展观，节约保护水资源。　　　　　——2009 年"中国水周"主题

学习目标

通过本章内容的学习，了解违反《生活饮用水卫生监督管理办法》的法律责任，熟悉生活饮用水的卫生监督，掌握生活饮用水卫生质量管理的法律规定。

 引导案例　　2005 年某市卫生局对该市某自来水厂的出厂水进行了抽样检验，检验结果显示细菌总数、总大肠菌群、游离余氯三项指标不符合 GB5749 - 85《生活饮用水卫生标准》和卫生部《生活饮用水卫生规范》。2 周后该市卫生局向该厂的负责人李某告知了检验结果，并告知其享有的权利，李某未提出异议。经进一步调查发现该水厂因加氯设施损坏而未进行消毒就直接出厂。后有关部门根据相关规定，对该单位做出以下行政处罚：处以 10000 元罚款；责令对不符合卫生标准的饮用水立即进行处理，达到饮用水卫生标准后才能继续供应。

这个案例告诉我们生活饮用水关系到人民大众身体健康和生命安全，必须 依靠相关法律法规来进行管理。

第一节　概　述

生活饮用水是人们生活中至关重要的必需品，其卫生质量直接关系到广大人民群众的生命健康安全，所以用法律、法规来规范生活饮用水质量并加强对其的卫生监督管理以确保饮用水的安全卫生至关重要。

新中国成立以来我国政府非常重视生活饮用水的卫生管理和监督，对生活饮用水及水资源保护先后制定了许多法律、法规。在我国一些重要的卫生法律中，如《食品安全法》、《水污染防治法》和《环境保护法》等对水的保护和生活饮用水卫生管理都作了原则性的规定。1992 年，卫生部和全国爱国卫生运动委员会发布了《关于进一步开展农村与城市饮用水卫生监督工作的通知》，并制定了《农村饮用水质和水性疾病检测方案》、《全国城市生活饮用水卫生监督方案》。1996 年 7 月 9 日，建设部和卫生部联合发布了《生活饮用水卫生监督管理办法》，这是目前对生活饮用水卫生监督管理比较全面的行政规章。卫生部还先后制定了一系列生活饮用水卫生标准、技术规程和规范，如《饮用水水质标准》、《涉及饮用水卫生要求的产品评审技术规程》、《农村实施生活饮用水卫生标准准则》和《城市供水水质管理规定》等。同时，卫生部组织专家对我国于 1985 年颁布的《生活饮用水卫生标准》

（GB5749－85）进行了修订，新的《生活饮用水卫生标准》（GB5749－2006）已于2007年1月26日由卫生部和国家标准化管理委员会联合发布，2007年7月1日起开始实施。其中部分指标的实施项目和日期由省级人民政府根据当地情况确定，全部指标最迟于2012年7月1日实施。这些规章、标准和规程，对加强生活饮用水卫生监督管理，确保人民群众饮用水安全、卫生，保障人体健康发挥了重要的作用。

第二节　生活饮用水卫生质量管理的法律规定

2007年7月1日起开始实施的《生活饮用水卫生标准》，是在国家标准化管理委员会协调下，由卫生部牵头，会同建设部、国土资源部、水利部、国家环保总局，组织卫生、供水、环保、水利、水资源等各方面专家共同参与完成的，与1985年发布的标准相比，具有以下3个特点：一是加强了对水质有机物、微生物和水质消毒等方面的要求，饮用水水质指标由35项增至106项，增加了71项。其中微生物指标由2项增至6项；饮用水消毒剂指标由1项增至4项；毒理指标中无机化合物由10项增至21项；毒理指标中有机化合物由5项增至53项；感官性状和一般理化指标由15项增至20项；放射性指标仍为2项。二是统一了城镇和农村饮用水卫生标准。三是基本实现了饮用水标准与国际接轨。

新标准的实施，对维护城乡居民的健康，提高人民群众的生活质量，促进经济社会的可持续发展，维护社会的稳定和安全、构建和谐社会具有重要的保障作用。新标准水质项目和指标值的选择，充分考虑了我国实际情况，并参考了世界卫生组织的《饮用水水质准则》，参考了欧盟、美国、俄罗斯和日本等国饮用水标准。

一、《生活饮用水卫生标准》管理范围

《生活饮用水卫生标准》规定了生活饮用水水质卫生要求、生活饮用水水源水质卫生要求、集中式供水单位卫生要求、二次供水卫生要求、涉及生活饮用水卫生安全产品卫生要求、水质监测和水质检验方法。

本标准适用于城乡各类集中式供水的生活饮用水，也适用于分散式供水的生活饮用水。

二、生活饮用水卫生质量要求

（一）生活饮用水水质卫生要求

1. 生活饮用水中不得含有病原微生物，保证水质在流行病学上的安全性。
2. 生活饮用水中化学物质不得危害人体健康。
3. 生活饮用水中放射性物质的含量，不得对人体健康产生毒性和潜在危害。
4. 生活饮用水的感官性状良好。
5. 生活饮用水应经消毒处理。
6. 生活饮用水水质应符合卫生要求。
7. 当发生影响水质的突发性公共事件时，经市级以上人民政府批准，感官性状和一般化学指标可适当放宽。

（二）水源性卫生防护

饮用水水源必须设置水源保护区，设立明显的范围标志和严禁事项告示牌，保护区严禁

修建任何可能危害水源水质卫生的卫生设施及其他有碍水源水质卫生的行为。

（三）供水过程卫生要求

集中式供水单位必须设置水质净化消毒设施和必要的水质检验设备和人员，对水质进行日常性检验，必须保证取水、输水、净水、蓄水、配水过程中不受各种污染。制水所用的各类净水剂及各种日常与制水有关的材料等，在使用前应当按照国家有关质量标准进行检验。用于集中式供水等新设备、新管网改造后，必须严格进行清洗消毒，并经技术监督部门认证的水质检测机检验合格后，方可投入使用。当饮用水被污染，可能危及人体健康时，有关单位或负责人应立即采取措施，消除污染，并向当地人民政府卫生行政部门和建设行政主管部门报告。

三、生活饮用水卫生管理的规定

生活饮用水的卫生管理主要指集中式供水单位（即由水源集中取水，经统一净化处理和消毒后，由输水管网送至用户，含公共供水和自建设施供水）、二次供水单位（指将集中供水的管道另行加压贮存，再送至水站或用户，包括客运船舶、火车及客车等交通工具上的供水，但独自制水设施者除外）和涉及饮用水卫生安全的产品的生产单位及其上级主管部门在供水过程中的自身卫生管理。主要包括：

（一）卫生许可制度

城市集中供水单位必须取得县级以上人民政府卫生行政部门签发的卫生许可证，城市供水企业和自建设施对外供水企业还必须取得建设行政主管部门的《城市供水企业资质书》方可供水。

二次供水设施和从事供水设施清洗消毒的单位，必须取得当地人民政府卫生行政部门的卫生许可证，方可供水和清洗消毒。

生产涉及饮用水卫生安全的产品的生产单位和个人，必须向当地人民政府卫生行政部门申请办理产品卫生许可批准文件，方可生产和销售。

上述三种饮用水生产、经营企业都必须取得县级以上地方人民政府卫生行政部门签发的卫生许可证。任何单位和个人不得生产、销售、使用无批准文号的饮用水产品。

（二）供水项目卫生审查制度

供水单位新建、改建、扩建饮用水项目，必须符合规定的卫生要求，选址、设计、施工审查、竣工验收必须有建设部门、卫生行政部门参加。

（三）组织管理制度

1. 设立卫生管理机构，建立规章制度　供水单位应建立饮用水卫生管理规章制度，设立专门的卫生管理机构，配备专职或兼职卫生管理人员，做好本单位的日常卫生管理工作。其职责是：①贯彻国家有关生活饮用水卫生管理法规和标准。②落实本单位各项卫生管理制度，建立卫生管理档案。③负责本单位供水设施及其周围环境的卫生管理。④对本单位供水水质进行定期、定点、定项目的自检，提出水质检验分析报告。⑤对危及供水卫生安全的污染事故，采取紧急措施，并及时向主管部门和当地卫生、建设行政部门报告。

2. 人员培训、体检和持证上岗　直接从事供水、管水人员，包括从事净水、取样、化验、二次供水卫生管理和水池水箱清洗人员，都必须经过健康体检，取得体检合格证后方可上岗工作，并每年进行一次检查。患有痢疾、伤寒、病毒性肝炎、活动性肺结核、化脓性或渗出性皮肤病及其他有碍饮用水卫生的疾病和病原携带者，不得从事直接供、管水工作。直接从事供、管水的人员，未经卫生知识培训不得上岗。

第三节　生活饮用水的卫生监督

一、卫生监督机构及其职责

卫生部主管全国生活饮用水卫生监督工作。县级以上人民政府卫生行政部门主管本行政区域内生活饮用水卫生监督检测工作，同时设立生活饮用水卫生监督员，具体负责辖区饮用水卫生监督工作。县级卫生行政部门可聘请饮用水卫生检测员，负责乡镇饮用水卫生检查工作。对生活饮用水的卫生监督主要包括：

1. 对新建、改建、扩建的集中式供水项目进行审查，对合格者颁发《卫生许可证》。

2. 对本行政区域内的饮用水水源、水质进行经常性卫生监督检查、评价及技术指导。

3. 对供水人员进行健康检查，指导卫生知识培训，颁发《健康合格证》和开展培训考核工作。

4. 对涉及饮用水卫生安全的产品进行安全评价，核发批准文件。

5. 负责本行政区域内饮用水污染事故对人体健康影响的调查，参与事故处理，控制水传播疾病。

6. 对有关单位执行生活饮用水卫生法规及规章等的情况进行监督检查，对违反者予以行政处罚。

二、饮用水卫生监督员

县级以上人民政府卫生行政部门设饮用水卫生监督员，负责饮用水卫生监督工作。县级人民政府卫生行政部门可聘用饮用水卫生检查员，负责乡镇饮用水卫生检查工作。铁道、交通、民航的饮用水卫生监督员，由其上级行政部门聘任并发给证书。

三、卫生监督的水质监测

1. 各级卫生行政部门应根据实际需要定期对各类供水单位的供水水质进行卫生监督、监测。

2. 当发生影响水质的突发性公共事件时，由县级以上卫生行政部门根据需要确定饮用水监督、监测方案。

3. 卫生监督的水质监测范围、项目、频率由当地市级以上卫生行政部门确定。

第四节　法律责任

1996年7月9日建设部与卫生部发布了第五十三号令《生活饮用水卫生监督管理办

法》，该《办法》就违反生活饮用水卫生管理等相关法规的行为规定了相应的法律责任。

1. 集中式供水单位安排未取得体检合格证的人员从事直接供、管水工作或安排患有有碍饮用水卫生疾病的人员或病原携带者从事直接供、管水工作的，县级以上地方人民政府卫生行政部门应当责令限期改正，并可对供水单位处以 20 元以上 1000 元以下的罚款。

2. 违反《生活饮用水卫生监督管理办法》，有下列情况之一的，县级以上地方人民政府卫生行政部门应当责令限期改进，并可处以 20 元以上 5000 元以下的罚款：①在饮用水水源保护区修建危害水源水质卫生的设施或进行有碍水源水质卫生作业的。②新建、改建及扩建的饮用水供水项目未经卫生行政部门参加选址、设计审查和竣工验收而擅自供水的。③供水单位未取得卫生许可证而擅自供水的。④供水单位供应的饮用水不符合国家规定的生活饮用水卫生标准的。⑤未取得卫生行政部门的卫生许可擅自从事二次供水设施清洗消毒工作的。

3. 违反《生活饮用水卫生监督管理办法》规定，生产或者销售无卫生许可批准文件的涉及饮用水卫生安全的产品的，县级以上地方人民政府卫生行政部门应当责令改进，并可处以违法所得 3 倍以下的罚款，但最高不超过 30000 元，或处 500 元以上 10000 元以下的罚款。

4. 城市自来水供水企业和自建设施对外供水的企业，有下列行为之一的，由建设行政主管部门责令限期改进，并可处以违法所得 3 倍以下的罚款，但最高不超过 30000 元，没有违法所得可处以 10000 元以下罚款：①新建、改建、扩建的饮用水供水工程项目未经建设行政主管部门设计审查和竣工验收而擅自建设并投入使用的。②未按规定进行日常性水质检验工作的。③未取得《城市供水企业资质证书》擅自供水的。

复习思考题
1. 生活饮用水水质卫生要求有哪些？
2. 供水项目卫生审查制度有哪些？
3. 简述卫生监督的水质监测。

资源链接
1. www. h2o－china. com　中国水网
2. www. shuiwang. com　水网
3. tech. qq. com/zt/2008/shuiri　腾讯网 2008 年世界水日专题

第二十八章
医疗器械、器材、生物材料和消毒用品卫生管理的法律制度

格言

法律就是秩序，有好的法律才有好的秩序。 ——古希腊哲学家亚里士多德

学习目标

通过本章学习掌握医疗器械、医疗器材、生物材料、消毒用品的概念，掌握医疗器械的分类；了解医疗器械、器材、消毒用品的注册制度、许可证制度、管理规定；熟悉相关的法律责任。

 引导案例 A厂系一类医疗器械生产企业，主要生产以纯机械连接、人力牵动、调节丝杆完成牵引治疗的一类医疗器械产品"HTY－1型机械牵引治疗床"。自2000年9月起，该企业在未经批准的情况下擅自生产电动牵引治疗床（型号分别为HTY－Ⅱ、HTY－Ⅱ－B、HTY－Ⅲ、HTY－A等），至2003年6月销售金额高达50余万元。此外，在销售上述产品过程中，该厂还篡改《医疗器械产品注册证》和《制造认可表》，将"机械牵引治疗床"改为"HTY系列牵引治疗床"，同时制作了"HTY系列牵引治疗床由上海交通大学与本厂共同研制，已销往全国百家医疗机构，临床治疗万余例，疗效满意"等内容虚假的产品宣传资料。2003年7月初，A厂所在地B市医疗器械监管部门接到群众举报后前往该厂检查，当场扣押了全自动多功能牵引治疗床的成品、半成品、主要原材料，控制了相关财务账本、产品说明书、宣传资料等主要证据。经核实，A厂非法生产两类医疗器械的销售金额达50余万元，已涉嫌刑事犯罪，案件也已移送当地公安机关处理。2003年7月25日，A厂所属某省级公证产品质量司法鉴定事务所对涉案产品出具检测报告，鉴定结论为"鉴定对象存在严重危及人身安全的不合理危险"。2004年4月2日，当地人民法院以生产、销售伪劣产品罪判处该厂负责人范某有期徒刑7年6个月，并处罚金29万元，以销售不符合标准的医用器材罪判处销售员金某和严某1年6个月与2年的有期徒刑。

思考：当事人生产、销售的医疗器械的类别界定问题。如何认定无标产品为不符合标准的医疗器械？对医疗器械质量安全的鉴定主体的资质和鉴定结论的合法性如何认定？

第一节 医疗器械管理的法律规定

一、医疗器械概述

随着医疗器械的迅速发展和日渐增加的医疗器械纠纷，国家先后制定了一系列关于医疗器械的法规，以规范医疗器械的生产经营和使用。主要有1999年12月28日国务院第二十四次常务会议通过，自2000年4月1日起施行的《医疗器械监督管理条例》；2004年5月

28 日经国家食品药品监督管理局局务会审议通过，自公布之日起施行的《医疗器械注册管理办法》。

（一）医疗器械的概念

医疗器械是指单独或者组合使用于人体的仪器、设备、器具、材料或者其他物品，包括所需要的软件。

医疗器械不仅是预防、诊断疾病，施行手术及研究病源必不可少的工具，有的还直接用于治疗，对保护人体健康具有重要作用。使用医疗器械旨在对人体产生一定的预期目的，这些目的包括：①对疾病的预防、诊断、治疗、监护、缓解。②对损伤或者残疾的诊断、治疗、监护、缓解、补偿。③对解剖或者生理过程的研究、替代、调节。④妊娠控制。

医疗器械对于人体体表及体内的作用不是通过药理学、免疫学或者代谢的手段获得，但可能有这些手段的参与并起一定的辅助作用。

（二）医疗器械分类

国家对医疗器械实行分类管理。确定医疗器械分类，应依据医疗器械的结构特征、医疗器械使用形式和医疗器械使用状况三方面的情况进行综合判定。医疗器械分类的具体判定可以依据《医疗器械分类判定表》进行。

第一类是指通过常规管理足以保证其安全性、有效性的医疗器械。

第二类是指对其安全性、有效性应当加以控制的医疗器械。

第三类是指植入人体；用于支持、维持生命；对人体具有潜在危险，对其安全性、有效性必须严格控制的医疗器械。

医疗器械分类目录由药品监督管理部门依据医疗器械分类规则确定，由国务院卫生行政部门制定、调整、公布。

二、医疗器械的管理

（一）注册管理

国家对医疗器械实行产品生产注册制度。医疗器械注册是指依照法定程序，对拟上市销售、使用的医疗器械的安全性、有效性进行系统评价，以决定是否同意其销售、使用的过程。

生产第一类医疗器械，由设区的市级人民政府药品监督管理部门审查批准，并发给产品生产注册证书。生产第二类医疗器械，由省、自治区、直辖市人民政府药品监督管理部门审查批准，并发给产品生产注册证书。生产第三类医疗器械，由国务院药品监督管理部门审查批准，并发给产品生产注册证书。医疗器械生产企业在取得医疗器械产品生产注册证书后，方可生产医疗器械。

首次进口的医疗器械，进口单位应当提供该医疗器械的说明书、质量标准、检验方法等有关资料和样品以及出口国（地区）批准生产、销售的证明文件，经国务院药品监督管理部门审批注册，领取进口注册证书后，方可向海关申请办理进口手续。

申报注册医疗器械，应当按照国务院药品监督管理部门的规定提交技术指标、检测报告和其他有关资料。设区的市级人民政府药品监督管理部门应当自受理申请之日起 30 个工作日内，做出是否给予注册的决定；不予注册的，应当书面说明理由。省、自治区、直辖市人民政府药品监督管理部门应当自受理申请之日起 60 个工作日内，做出是否给予注册的决定；

不予注册的，应当书面说明理由。国务院药品监督管理部门应当自受理申请之日起 90 个工作日内，做出是否给予注册的决定；不予注册的，应当书面说明理由。

医疗器械产品注册证书所列内容发生变化的，持证单位应当自发生变化之日起 30 日内，申请办理变更手续或者重新注册。医疗器械产品注册证书有效期为 4 年。持证单位应当在产品注册证书有效期届满前 6 个月内，申请重新注册。连续停产 2 年以上的，产品生产注册证书自行失效。对不能保证安全、有效的医疗器械，由省级以上人民政府药品监督管理部门撤销其产品注册证书。被撤销产品注册证书的医疗器械不得生产、销售和使用，已经生产或者进口的，由县级以上地方人民政府药品监督管理部门负责监督处理。设区的市级以上地方人民政府药品监督管理部门违反本条例规定实施的产品注册，由国务院药品监督管理部门责令限期改正；逾期不改正的，可以撤销其违法注册的医疗器械产品注册证书，并予以公告。

医疗器械及其外包装上应当按照国务院药品监督管理部门的规定，标明产品注册证书编号。

（二）研究与临床管理

医疗器械新产品是指国内市场尚未出现过的或者安全性、有效性及产品机理未得到国内认可的全新的品种。国家鼓励研制医疗器械新产品。

医疗机构研制的第二类医疗器械，应当报省级以上人民政府药品监督管理部门审查批准；医疗机构研制的第三类医疗器械，应当报国务院药品监督管理部门审查批准。

第二类、第三类医疗器械新产品的临床试用，应当按照国务院药品监督管理部门的规定，经批准后进行。医疗器械临床试用是指通过临床使用来验证该医疗器械理论原理、基本结构、性能等要素能否保证安全性、有效性。完成临床试用并通过国务院药品监督管理部门组织专家评审的医疗器械新产品，由国务院药品监督管理部门批准，并发给新产品证书。医疗机构根据本单位的临床需要，可以研制医疗器械，在执业医师指导下在本单位使用。

生产第二类、第三类医疗器械，应当通过临床验证。医疗器械临床验证是指通过临床使用来验证该医疗器械与已上市产品的主要结构、性能等要素是否实质性等同，是否具有同样的安全性、有效性。省、自治区、直辖市人民政府药品监督管理部门负责审批本行政区域内的第二类医疗器械的临床试用或者临床验证。国务院药品监督管理部门负责审批第三类医疗器械的临床试用或者临床验证。

临床试用或者临床验证应当在省级以上人民政府药品监督管理部门指定的医疗机构进行。医疗机构进行临床试用或者临床验证，应当符合国务院药品监督管理部门的规定。进行临床试用或者临床验证的医疗机构的资格，由国务院药品监督管理部门会同国务院卫生行政部门认定。

（三）生产管理

生产医疗器械，应当符合医疗器械国家标准；没有国家标准的，应当符合医疗器械行业标准。医疗器械国家标准由国务院标准化行政主管部门会同国务院药品监督管理部门制定。医疗器械行业标准由国务院药品监督管理部门制定。

医疗器械生产企业应当符合下列条件：①具有与其生产的医疗器械相适应的专业技术人员。②具有与其生产的医疗器械相适应的生产场地及环境。③具有与其生产的医疗器械相适应的生产设备。④具有对其生产的医疗器械产品进行质量检验的机构或者人员及检验设备。

开办第一类医疗器械生产企业，应当向省、自治区、直辖市人民政府药品监督管理部门备案。开办第二类、第三类医疗器械生产企业，应当经省、自治区、直辖市人民政府药品监督管理部门审查批准，并发给《医疗器械生产企业许可证》。无《医疗器械生产企业许可证》的，工商行政管理部门不得发给营业执照。《医疗器械生产企业许可证》有效期为5年，有效期届满应当重新审查发证。具体办法由国务院药品监督管理部门制定。医疗器械生产企业在取得医疗器械产品生产注册证书后，方可生产医疗器械。

国家对部分第三类医疗器械实行强制性安全认证制度。具体产品目录由国务院药品监督管理部门会同国务院质量技术监督部门制定。

（四）经营管理

医疗器械经营企业应当符合下列条件：①具有与其经营的医疗器械相适应的经营场地及环境。②具有与其经营的医疗器械相适应的质量检验人员。③具有与其经营的医疗器械产品相适应的技术培训、维修等售后服务能力。

开办第一类医疗器械经营企业，应当向省、自治区、直辖市人民政府药品监督管理部门备案。开办第二类、第三类医疗器械经营企业，应当经省、自治区、直辖市人民政府药品监督管理部门审查批准，并发给《医疗器械经营企业许可证》。无《医疗器械经营企业许可证》的，工商行政管理部门不得发给营业执照。《医疗器械经营企业许可证》有效期为5年，有效期届满应当重新审查发证。具体办法由国务院药品监督管理部门制定。

医疗器械经营企业和医疗机构应当从取得《医疗器械生产企业许可证》的生产企业或者取得《医疗器械经营企业许可证》的经营企业购进合格的医疗器械，并验明产品合格证明。医疗器械经营企业不得经营未经注册、无合格证明、过期、失效或者淘汰的医疗器械。

（五）使用管理

医疗器械的使用说明书、标签、包装应当符合国家有关标准或者规定。

医疗器械及其外包装上应当按照国务院药品监督管理部门的规定，标明产品注册证书编号。

医疗机构不得使用未经注册、无合格证明、过期、失效或者淘汰的医疗器械。医疗机构对一次性使用的医疗器械不得重复使用；使用过的，应当按照国家有关规定销毁，并作记录。

（六）广告管理

医疗器械广告应当经省级以上人民政府药品监督管理部门审查批准；未经批准的，不得刊登、播放、散发和张贴。医疗器械广告的内容应当以国务院药品监督管理部门或者省、自治区、直辖市人民政府药品监督管理部门批准的使用说明书为准。

三、法律责任

（一）行政责任

1. 未取得医疗器械产品生产注册证书进行生产的，由县级以上人民政府药品监督管理部门责令停止生产，没收违法生产的产品和违法所得，并处罚款；情节严重的，由省、自治区、直辖市人民政府药品监督管理部门吊销其《医疗器械生产企业许可证》。

2. 未取得《医疗器械生产企业许可证》生产第二类、第三类医疗器械的，由县级以上人民政府药品监督管理部门责令停止生产，没收违法生产的产品和违法所得，并处罚款。

3. 生产不符合医疗器械国家标准或者行业标准的医疗器械的，由县级以上人民政府药品监督管理部门予以警告，责令停止生产，没收违法生产的产品和违法所得，并处罚款；情节严重的，由原发证部门吊销产品生产注册证书。

4. 未取得《医疗器械经营企业许可证》经营第二类、第三类医疗器械的，由县级以上人民政府药品监督管理部门责令停止经营，没收违法经营的产品和违法所得，并处罚款。

5. 经营无产品注册证书、无合格证明、过期、失效、淘汰的医疗器械的，或者从无《医疗器械生产企业许可证》、《医疗器械经营企业许可证》的企业购进医疗器械的，由县级以上人民政府药品监督管理部门责令停止经营，没收违法经营的产品和违法所得，并处罚款；情节严重的，由原发证部门吊销《医疗器械经营企业许可证》。

6. 办理医疗器械注册申报时，提供虚假证明、文件资料、样品，或者采取其他欺骗手段，骗取医疗器械产品注册证书的，由原发证部门撤销产品注册证书，2 年内不受理其产品注册申请，并处罚款；对已经进行生产的，没收违法生产的产品和违法所得，并处罚款。

7. 违反有关医疗器械广告规定的，由工商行政管理部门依照国家有关法律、法规进行处理。

8. 医疗机构使用无产品注册证书、无合格证明、过期、失效、淘汰的医疗器械的，或者从无《医疗器械生产企业许可证》、《医疗器械经营企业许可证》的企业购进医疗器械的，由县级以上人民政府药品监督管理部门责令改正，给予警告，没收违法使用的产品和违法所得，并处罚款；对主管人员和其他直接责任人员依法给予纪律处分。

9. 医疗机构重复使用一次性使用的医疗器械的，或者对应当销毁未进行销毁的，由县级以上人民政府药品监督管理部门责令改正，给予警告，可以处罚款；情节严重的，可以对医疗机构罚款，对主管人员和其他直接责任人员依法给予纪律处分。

10. 承担医疗器械临床试用或者临床验证的医疗机构提供虚假报告的，由省级以上人民政府药品监督管理部门责令改正，给予警告，可以处罚款；情节严重的，撤销其临床试用或者临床验证资格，对主管人员和其他直接责任人员依法给予纪律处分。

（二）刑事责任

违反医疗器械管理规定，构成犯罪的依法追究刑事责任。

第二节　医用仪器设备管理的法律规定

一、医用设备概述

为合理配置和有效使用大型医用设备，控制卫生费用过快增长，维护患者权益，促进卫生事业的健康发展，卫生部、国家发展和改革委员会、财政部在 2004 年制定了《大型医用设备配置与使用管理办法》，自2005年3月1日起施行。1995年卫生部令第四十三号发布的《大型医用设备配置与应用管理暂行办法》同时废止。

（一）大型医用设备的概念

大型医用设备是指列入国务院卫生行政部门管理品目的医用设备，以及尚未列入管理品目、省级区域内首次配置的整套单价在500万元人民币以上的医用设备。

大型医用设备的具体目录由国务院卫生行政部门商有关部门确定、调整和公布。

（二）大型医用设备分类

大型医用设备管理品目分为甲、乙两类。分类的依据主要是根据资金投入、运行成本、技术复杂程度、使用费用等方面综合考虑。国家将资金投入量大、运行成本高、使用技术复杂、对卫生费用增长影响大的归类为甲类大型医用设备，由国务院卫生行政部门管理。其他大型医用设备为乙类大型医用设备，由省级卫生行政部门管理。

二、大型医用设备的管理

（一）配置管理

配置大型医用设备必须适合我国国情，符合区域卫生规划原则，充分兼顾技术的先进性、适宜性和可及性，实现区域卫生资源共享，不断提高设备使用率。大型医用设备的管理实行配置规划和配置证制度。甲类大型医用设备的配置许可证由国务院卫生行政部门颁发；乙类大型医用设备的配置许可证由省级卫生行政部门颁发。国务院卫生行政部门、省级卫生行政部门向社会公布大型医用设备配置年度审批情况。省级卫生行政部门应向国务院卫生行政部门报告大型医用设备年度审批情况。

（二）使用管理

大型医用设备上岗人员（包括医生、操作人员、工程技术人员等）要接受岗位培训，取得相应的上岗资质。卫生行政部门按管理权限，对大型医用设备配置和使用情况进行监督检查；对大型医用设备使用和操作规范情况以及应用质量的安全、有效、防护进行监督和评审；对大型医用设备上岗人员取得资质情况进行监督检查。

大型医用设备必须达到计（剂）量准确，安全防护、性能指标合格后方可使用。严禁使用国家已公布的淘汰机型。

甲、乙类大型医用设备检查治疗收费项目，由国务院价格主管部门会同卫生行政部门制定，并列入《全国医疗服务价格项目规范》。国务院价格主管部门会同国务院卫生行政部门制定大型医用设备检查治疗收费的作价办法，指导地方的作价行为。具体定价办法由国务院价格主管部门会同国务院卫生行政部门另行制定。营利性医疗机构的收费实行市场调节。县级以上各级价格主管部门负责对大型医用设备检查治疗时的收费价格进行监督检查。

三、法律责任

1. 对违反规定，超规划、越权审批大型医用设备配置的卫生行政部门，国务院卫生行政部门应对其主要负责人、经办人通报批评，并有权撤消其批准决定。

2. 对违反规定、擅自购置大型医用设备的医疗机构，卫生行政部门要责令其停止使用、封存设备。处理情况应通过媒体公布。所在地价格主管部门有权没收其所获取的相应检查治疗收入，并处以相应收入 5 倍以下的罚款。

3. 对违反规定，使用淘汰机型和不合格的大型医用设备的医疗机构，卫生行政部门要及时封存该设备，吊销其《大型医用设备配置许可证》。情节严重，造成恶劣影响的，可以责令其停业整顿；所在地价格主管部门有权没收其获取的相应检查治疗收入，并处以 5 倍以下的罚款。

4. 对违反本办法规定，聘用不具备资质人员操作、使用大型医用设备的医疗机构，卫生行政部门应及时封存其大型医用设备，并吊销《大型医用设备配置许可证》。

第三节　生物材料和医疗器材监督管理的法律规定

一、生物材料和医疗器材管理概述

生物材料和医疗器材是指用于诊断和治疗的介入和植入人体的材料和器材。为了加强生物材料和医疗器材监督管理，保障临床使用安全有效，维护人民身体健康，卫生部在 1997 年 6 月 28 日发布了《生物材料和医疗器材监督管理办法》，该办法从 1998 年 1 月 1 日起生效。

二、生物材料和医疗器材管理

（一）生物材料和医疗器材的研究

国家鼓励生物材料和医疗器材的科学研究和先进技术的推广，充分发挥其在防病治病和康复保健中的作用。卫生部负责制定生物材料和医疗器材的卫生标准，颁布技术要求；批准临床研究；审批生物材料和医疗器材，并核发批准文号。

省级卫生行政部门负责对生物材料和医疗器材临床研究和批准文号的初审。新生物材料和医疗器材进行临床研究前，研制单位必须向所在省级卫生行政部门提出申请，按照规定报送资料。省级卫生行政部门初审后报卫生部审核，经审查合格的由卫生部批准临床研究。

新生物材料和医疗器材临床研究取得批准后，研制单位应当与卫生部指定的临床研究机构制订研究方案，经所在省级卫生行政部门审核批准后，报卫生部备案。研制单位负责提供临床研究所需样品。

新生物材料和医疗器材的临床研究应在两个以上医疗机构进行，总病例数一般不少于100 例，计划生育制品不少于 1000 例。长期介入和植入体内的生物材料和医疗器材的随访时间不得少于 1 年，一般生物材料和医疗器材随访时间不得少于实际使用时间的三分之一。

（二）生物材料和医疗器材的生产

生产生物材料和医疗器材的单位，必须向所在省级卫生行政部门提出申请，报送相关资料和检验样品。省级卫生行政部门经初审后报卫生部审核。卫生部和省级卫生行政部门分别设立生物材料和医疗器材专家评审委员会，并对申报的生物材料和医疗器材进行评审和提出意见，经审查合格的由卫生部核发批准文号，卫生部在收到全部材料后 6 个月内作出决定。

生产生物材料和医疗器材必须符合卫生部颁布的生物材料和医疗器材质量体系管理规定（QSR）要求。产品出厂前必须经过质量检验，并要建立质量跟踪和不良反应档案。

（三）生物材料和医疗器材的进口

进口生物材料和医疗器材必须向卫生部提出申请并报送检验样品和有关资料，经中国药品生物制品检定所检验合格后，报卫生部审核批准，核发批准文号。卫生部可以根据情况，要求进口生物材料和医疗器材进行临床试验。卫生部在收到全部材料后6个月内作出决定。

禁止进口疗效不确、不良反应大或者其他危害人民健康的生物材料和医疗器材。

（四）生物材料和医疗器材的使用

未经卫生部批准的生产材料和医疗器材、不符合质量标准的生物材料和医疗器材以及卫生部明令禁止使用的生物材料和医疗器材不得上市和临床使用。医疗卫生机构不得使用没有卫生部批准文号的生物材料和医疗器材。

卫生部定期发布质量公告。对疗效不确定、不良反应大或者其他危害人民健康的生物材料和医疗器材，注销其批准文号。

医疗卫生机构要建立生物材料和医疗器材不良反应报告制度，及时向所在地卫生行政部门报告临床使用中的不良反应和问题，县级以上卫生行政部门根据情况可以决定暂停使用，并将情况上报上级卫生行政部门。

三、法律责任

（一）行政责任

1. 未经批准和不在指定医疗机构进行临床研究的或者未取得批准文号，擅自生产、经营生物材料和医疗器材的；或者生产、经营的产品经卫生部两次公告后，仍不符合质量标准要求的，由省级以上卫生行政部门给予警告，情节严重的处以罚款。

2. 医疗卫生机构违反有关规定使用没有卫生部批准文号的生物材料和医疗器材产品的，由县级以上卫生行政部门给予警告，对其责任人可处以罚款。

（二）刑事责任

违反生物材料和医疗器材的规定触犯刑法的，依法追究刑事责任。

第四节　消毒用品管理的法律规定

一、消毒用品概述

1992年8月31日卫生部令第二十二号发布《消毒管理办法》，对消毒工作及消毒药剂和消毒器械进行规范管理。

消毒用品包括消毒药剂和器械，消毒药剂是指用于消毒、灭菌或洗涤消毒的制剂；消毒器械是指用于消毒、灭菌的各种器械或装置。

二、消毒用品管理

（一）消毒用品实行许可证制度

国家对生产、经营、使用消毒药剂、消毒器械和一次性使用的医疗、卫生用品实行卫生许可证制度。卫生许可证的审批和发放由各省、自治区、直辖市以上（简称省级以上）的卫生行政部门按照有关规定办理。

国务院卫生行政部门设立消毒药剂和消毒器械审评委员会，负责消毒药剂和消毒器械的审评工作。

（二）消毒用品的生产经营和使用规定

生产一次性使用的医疗、卫生用品的原材料必须清洁、对人体无毒无害。凡经消毒灭菌后的一次性使用的医疗、卫生用品产品，要严格防止再污染。包装上应当注明批准文号、厂名、批号、消毒方法、消毒日期和有效期，并附详细使用说明，介绍产品保存条件和使用注意事项等。

经营一次性使用的医疗、卫生用品的部门，应当按照产品生产厂家提供的说明书和规定保存、运输。不得销售无厂名、厂址、批号、消毒标签及无效期限或过期产品。

生产、经营消毒药剂、消毒器械和一次性使用的医疗、卫生用品的单位必须按《消毒药械和医疗卫生用品审批程序》的规定，申请并获得卫生许可后，方可向当地工商行政管理部门申请登记办理生产营业执照，并接受当地政府卫生行政部门的监督和卫生防疫机构的监测管理。

进入人体组织或无菌器官的医疗用品必须达到灭菌。各种注射、穿刺、采血器具必须一人一用一灭菌。凡接触皮肤、黏膜的器械和用品必须达到消毒。一次性使用的医疗用品，用后必须及时销毁处理，并记录备案。

医疗、卫生、保健机构和科研、教学等单位使用的消毒药剂、消毒器械和一次性使用的医疗、卫生用品，必须是获得省级以上卫生行政部门"卫生许可"的产品，并定期监测消毒效果。

三、法律责任

经卫生防疫机构监测消毒产品卫生质量不符合国家有关卫生标准和产品使用超出审批限定范围的，各级政府卫生行政部门可以责令其限期改进。对限期改进后的产品，仍不符合国家有关卫生标准和要求的，由发证的政府卫生行政部门吊销其"卫生许可证"。

复习思考题
1. 简述医疗器械分类的具体判定。
2. 医疗器械生产企业应当符合哪些条件？
3. 违反《大型医用设备配置与使用管理办法》的法律责任有哪些？

资源链接
1. www. moh. gov. cn　中华人民共和国卫生部
2. www. sda. gov. cn　国家食品药品监督管理局
3. www. cmdi. gov. cn　中国医疗器械信息网

第七篇 公共健康特殊领域的法律制度

第二十九章

人口与计划生育法律制度

格言

人类数量增多到必须为其增长规定一个限度的这种抽象可能性当然是存在的。

——恩格斯

学习目标

通过本章的教学，学生应了解人口与计划生育法概念，人口与计划生育法的历史沿革，以及人口和计划生育技术服务法律体系；并且掌握计划生育的立法宗旨、基本原则、生育调节和奖励与社会保障；熟悉人口发展规划的制定与实施的重要内容和计划生育技术服务的原则、内容、机构和人员组成、监督管理等各项规定；了解人口与计划生育法的行政管理和法律责任。

 引导案例 　2006 年 6 月 8 日，北京市某区卫生局卫生监督所对某医院妇科门诊进行现场检查时发现：①在该院妇科门诊登记和药物终止早期妊娠的病历中医师签字处均有护士苑某的签名。②在当年的药物终止早期妊娠的病历中有 5 例患者妊娠时间超过 7 周的记录，而该院出示的母婴保健技术服务执业许可项目为"孕 7 周以内的药物流产"。

经依法调查核实：该院妇科在医师刘某因病休假期间，护士苑某为患者接诊并实施药物终止早期妊娠术；监督员在药房发现了 15 张由苑某签名开出的处方，共计 2108.77 元；在收费处查出了上述 5 位药物流产患者的诊疗收费清单，合计 1019.35 元。

该院未经批准擅自扩大计划生育技术服务项目的行为，违反了《计划生育技术服务管理条例》第二十三条的规定，依据《计划生育技术服务管理条例》第三十六条，给予警告并罚款人民币 5000 元、没收违法所得 1019.35 元的行政处罚；使用未取得医师资格和《母婴保健技术服务合格证》的苑某从事与计划生育技术服务有关的临床医疗服务的行为，违反了《计划生育技术服务管理条例》第二十六条第一款的规定，依据《计划生育技术服务管理条例》第三十七条给予罚款人民币 3000 元、没收违法所得 2108.77 元的行政处罚；合并处罚，给予其警告并罚款人民币 8000 元、没收违法所得 3128.12 元的行政处罚。该院对行政处罚决定未提出异议，自觉执行。

这个案例说明从事计划生育技术服务人员必须具有相应的医师资格证书，而且必须按技术服务执业许可项目进行服务，不得超出许可项目范围之外从事计划生育技术服务，否则就要负相应的法律责任。

第一节　概　述

一、人口与计划生育法的概念

人口与计划生育法，是指调整在实现人口与经济、社会、资源、环境的协调发展，推行计划生育，维护公民的合法权益，促进家庭幸福、民族繁荣与社会进步的活动中产生的社会关系的法律规范的总和。

人口，是指居住在一定地域内或一个集体内的人的总和。人口发展的本质是人的社会再生产，它包括人口的质量和数量两个方面。人口问题是历史问题，是特定社会发展到一定程度必然出现的人与自然之间的矛盾和冲突。人口问题的解决，最终取决于社会能否实现人与自然之间的和谐发展。

计划生育（family planning），是指一个国家、地区或者家庭为控制后代的数量、质量而有计划地生育子女。包括两方面的含义：对一个国家或一个地区来说，是对领域内的人口发展进行有计划的调节，使人口发展同社会发展相适应；对一个家庭来说，是有计划地生育子女，以适应家庭的需要。

二、人口与计划生育法的历史沿革

我国的人口与计划生育的法制建设起步较晚，经历了一条从对人口不够重视到有计划地控制、由主要依靠政策到主要依靠法律的漫长道路。

我国的人口和计划生育工作的发展历程，可以划分为 4 个阶段：

一是计划生育政策初步形成阶段。20 世纪 50 年代，面对人口增长过快的态势，毛泽东等国家领导人多次指出，人口要有计划地增长。1953 年的《农业发展纲要》首次写入了计划生育内容，计划生育开始在一些地区进行试点。

二是严格控制人口增长阶段。20 世纪 70 年代初，面对严峻的人口形势，国家开始在全国城乡全面推行计划生育，严格控制人口增长。1971 年国务院批转了《关于做好计划生育工作的报告》，把控制人口增长的指标首次纳入国民经济发展计划。1975 年，毛泽东主席在国家计委《关于一九七五年国民经济计划的报告》上批示：人口非控制不行。1978 年《宪法》第五十三条首次明确规定"国家提倡和推行计划生育"。1981 年 3 月 6 日，第五届全国人大常委会第十七次会议决定，设立国家计划生育委员会。1981 年 11 月，第五届全国人大第四次会议提出了"限制人口的数量，提高人口的素质"的人口政策。1982 年 9 月，党的"十二大"把实行计划生育确定为基本国策，写入新《宪法》。1991 年党中央、国务院做出《关于加强计划生育工作严格控制人口增长的决定》，明确提出要坚定不移地贯彻落实现行生育政策，严格控制人口增长。我国人口再生产类型实现了由高出生、低死亡、高增长到低出生、低死亡、低增长的历史性转变。

三是稳定低生育水平阶段。2000 年 3 月，党中央、国务院做出《关于加强人口与计划生育工作稳定低生育水平的决定》，指出人口与计划生育工作的主要任务将转向稳定低生育水平、提高出生人口素质。2001 年 12 月，第九届全国人大常委会第二十五次会议审议通过了《中华人民共和国人口与计划生育法》（以下简称《人口与计划生育法》），计划生育基本国策有了国家基本法律的保障。《人口与计划生育法》以及《计划生育技术服务管理条例》、《社会抚养费征收管理办法》的颁布和地方条例的修订实施，标志着人口和计划生育工作全面进入依法管理、优质服务的阶段。2003 年 3 月，第十届全国人大第一次会议决定，将国家计划生育委员会更名为国家人口和计划生育委员会，增加了开展人口发展战略研究、制定人口发展规划、促进生殖健康产业发展等职能。

四是稳定低生育水平、统筹解决人口问题、促进人的全面发展阶段。2006 年 12 月 22 日，中共中央、国务院发布《关于全面加强人口和计划生育工作统筹解决人口问题的决定》，明确提出我国人口和计划生育工作进入稳定低生育水平、统筹解决人口问题、促进人的全面发展的新阶段。

三、人口和计划生育技术服务法律体系

目前，我国人口和计划生育技术服务法律体系已基本建立，包括宪法、法律、行政法规、部门规章、地方性法规和规章以及其他规范性法律文件。宪法第二十五条规定"国家推行计划生育，使人口的增长同经济和社会的发展计划相适应"。第 49 条规定"夫妻双方有实行计划生育的义务"。依据宪法，全国人大常委会第二十五次会议于 2001 年 12 月 29 日通过了《人口与计划生育法》（自 2002 年 9 月 1 日起施行）。国务院于 2001 年 6 月 13 日公布了《计划生育技术服务管理条例》（自 2001 年 10 月 1 日起施行，2004 年 12 月 10 日修订），2002 年 8 月 2 日公布了《社会抚养费征收管理办法》（自 2002 年 9 月 1 日起施行）。此外，经国务院批准，授权国家计生委发布了《流动人口计划生育工作管理办法》（自 1999 年 1 月 1 日起施行），同时，国家人口和计划生育委员会颁布了一系列规章和规范性法律文件，如《流动人口计划生育管理和服务工作若干规定》、《计划生育技术服务管理条例实施细则》、《计划生育技术服务机构执业管理办法》、《计划生育统计工作管理办法》、《计划生育系统统计调查管理办法》、《计划生育药具工作管理办法（试行）》、《病残儿医学鉴定管理办法》、《关于禁止非医学需要的胎儿性别鉴定和选择性别的人工终止妊娠的规定》、《节育并发症管理办法和节育并发症鉴定办法（试行）》、《国家人口和计划生育委员会计划生育生殖健康新技术新产品研究开发项目管理办法（试行）》、《计划生育流动服务车管理办法》、《流动人口婚育证明管理规定》等。

第二节　计划生育

一、立法宗旨

（一）实现人口与经济、社会、资源、环境的协调发展

人口与经济、社会、资源、环境必须协调发展。《宪法》第二十五条规定："国家推行计划生育，使人口的增长同经济和社会发展计划相适应。"新中国成立以来，我国人口与计划生育工作取得了举世瞩目的成就，人口过快增长的势头得到有效控制。但是，也应看到，人口与经济、社会、资源、环境还存在较大的矛盾。目前，总体而言，我国生产力水平还比较低，资源人均拥有水平较低，区域发展不平衡，社会保障制度尚不健全，人口增长的压力

仍然较大，要实现可持续发展，必须保证人口数量、人口素质、人口结构与经济、社会、资源、环境协调发展，既满足当代人的基本需求，又不危害子孙后代满足其需求的能力。

（二）推行计划生育

推行计划生育是我国实现人口与经济、社会、资源、环境协调发展的必要条件。人口问题是我国社会主义初级阶段长期面临的重大问题，是制约我国经济和社会发展的关键因素之一，我国《宪法》第四十九条规定："夫妻双方有实行计划生育的义务。"根据宪法规定，推行计划生育是依法治国方略的重要内容之一。

（三）维护公民的合法权益

维护公民的合法权益是推行计划生育的根本宗旨。在计划生育工作中，公民不仅有履行实行计划生育的义务，还依法享有各种权利和相关利益，如生命权、健康权、生育权、平等权、知情同意权、接受教育权、生殖健康权等权利。如果公民的合法权益得不到保障，推行计划生育就失去了其存在的意义。

（四）促进家庭幸福、民族繁荣与社会进步

促进家庭幸福、民族繁荣与社会进步是推行计划生育的最终目的。实行计划生育，有利于实现人口与经济、社会、资源、环境的协调发展，从而促进民族繁荣与社会进步，最终实现家庭幸福、民族繁荣与社会进步的和谐发展。

二、基本原则

除遵守一般的法律原则外，《人口与计划生育法》还规定了以下原则：

（一）综合治理的原则

计划生育是一个系统工程，需要全社会的共同努力，利用各种措施对人口问题进行综合治理。这就要求我们应动员全社会力量，建立政府领导、部门服务、群众参与的工作机制，做到各司其职、各尽其责，综合运用法律、宣传、经济、行政等措施治理人口问题。为此，《人口与计划生育法》规定，国家采取综合措施，控制人口数量，提高人口素质。具体内容体现为：国家依靠宣传教育、科学技术进步、综合服务、建立健全奖励和社会保障制度，开展人口与计划生育工作；国家对在人口与计划生育工作中做出显著成绩的组织和个人，给予奖励；同时，还规定了政府、计生部门、有关部门及社会团体、企业事业组织和公民的职责或义务。

《人口与计划生育法》规定，国务院领导全国的人口与计划生育工作；地方各级人民政府领导本行政区域内的人口与计划生育工作；国务院计划生育行政部门负责全国计划生育工作和与计划生育有关的人口工作；县级以上地方各级人民政府计划生育行政部门负责本行政区域内的计划生育工作与计划生育有关的人口工作；县级以上各级人民政府其他有关部门在各自的职责范围内，负责有关的人口与计划生育工作。另外，流动人口的计划生育工作由其户籍所在地和现居住地的人民政府共同负责管理，以现居住地为主。

工会、共产主义青年团、妇女联合会及计划生育协会等社会团体、企业事业组织和公民应当协助人民政府开展人口与计划生育工作。

（二）保障妇女合法权益的原则

《人口与计划生育法》规定，开展人口与计划生育工作，应当与增加妇女受教育和就业机会、增进妇女健康、提高妇女地位相结合。妇女在繁衍后代、养育子女及家庭生活中扮演着重要的角色，承担着重要的责任。实行计划生育是国家的基本国策，能否在计划生育工作中充分体现和保护妇女的合法权益，直接关系到计划生育基本国策的落实。保护妇女的合法权益，不仅要遵守《人口与计划生育法》的规定，还应遵守《妇女权益保障法》、《母婴保健法》等法律的规定。

（三）依法行政的原则

《人口与计划生育法》规定，各级人民政府及其工作人员在推行计划生育工作中应当严格依法行政，文明执法，不得侵犯公民的合法权益；计划生育行政部门及其工作人员依法受法律保护。依法行政的原则不是《人口与计划生育法》所特有的原则，《人口与计划生育法》对这个行政法的基本原则再次重述，是为了改变过去只注重义务的履行、主要政策管理的状况，促使行政机关走上既要注重义务，又要注重保护权利，主要依靠法律进行管理的轨道，真正做到合法行政、合理行政、程序正当、高效便民、诚实守信、权责统一。

三、生育调节

生育调节的概念有广义和狭义之分。广义的生育调节，是指以法律、政策、伦理、经济、医学等手段对人类的生育行为予以调整。狭义的生育调节，专指以法律手段保障公民依法享有计划生育的权利、促进公民依法履行义务从而对公民的生育行为予以调整。

公民有生育的权利，也有依法实行计划生育的义务，夫妻双方在实行计划生育中负有共同的责任。

（一）公民的生育权利

公民的生育权利，是指公民依法享有的繁育子女的权利及相关权利的总称，是公民的一项基本权利。

1994 年 9 月在开罗召开的第三次国际人口与发展会议上通过了《关于国际人口与发展行动纲领》，该《行动纲领》指出，生殖健康是指生殖系统及其功能和过程所涉一切事宜，包括身体、精神和社会等方面的健康状态，而不仅仅指没有疾病或不虚弱。根据该《行动纲领》，生殖健康权应当包括：人们能够有满意而且安全的性生活；有生育能力；可以自由而负责任地决定生育时间和生育数目；夫妇有权知道和获取他们选定的安全、有效、负担得起和可接受的计划生育方法；有权获得生殖保健服务；妇女能够安全地妊娠并生育健康的婴儿。我国立法体现了《行动纲领》对生殖健康的相关阐述。据此，一般而言，公民的生育权利包括公民的生育权和生殖健康权。

1. 生育权 公民的生育权主要包括生育决定权和生育平等权，具体而言，包括：①生育决定权。公民有依法生育子女的权利，也有不生育子女的自由；公民有依法决定如何生育子女的自由，如生育子女的时间、地点、数量、生育方式等自由。②生育平等权。生育平等权包含两个方面，一是法律面前人人平等，反对法外特权，如《人口与计划生育法》规定，少数民族也要实行计划生育，但是，结合《中华人民共和国民族区域自治法》，《人口与计划生育法》授权由省、自治区、直辖市人民代表大会或者其常务委员会规定具体办法；二是夫妻双方平等地行使生育权利。《人口与计划生育法》规定，禁止歧视、虐待生育女婴的妇女和不育的妇女。禁止歧视、虐待、遗弃女婴。

2. 生殖健康权 具体而言，包括：①知情选择权。《人口与计划生育法》规定，国家创造条件，保障公民知情选择安全、有效、适宜的避孕节育措施。②安全权。《人口与计划生育法》规定，实施避孕节育手术，应当保证受术者的安全。③获得保障权。《人口与计划生育法》规定，实行计划生育的育龄夫妻免费享受国家规定的基本项目的计划生育技术服务，所需经费按照国家有关规定列入财政预算或者由社会保险予以保障。同时，法律还规定了相应的奖励与社会保障措施。

（二）公民实行计划生育的义务

我国宪法规定："夫妻双方有实行计划生育的义务。"公民依法享有生育权利，但是，这种权利的行使不是绝对自由的，权利的行使受到一定的限制，公民在享有法定权利的同时，也应履行法律规定的义务。同时，应当注意，根据《人口与计划生育法》的相关规定，国家推行计划生育，主要采取国家指导、群众自愿的原则，而非主要采取强制的方法。《人口与计划生育法》规定公民应当履行如下义务：

1. 依照法律、法规的规定决定生育子女的数量和间隔时间　《人口与计划生育法》规定，国家稳定现行生育政策，鼓励公民晚婚晚育，提倡一对夫妻生育一个子女；符合法律、法规规定条件的，可以要求安排生育第二个子女。同时，由于我国区域发展不平衡，从而使各地实施《人口与计划生育法》的条件和目标不尽相同，《人口与计划生育法》授权省、自治区、直辖市人民代表大会或者其常务委员会根据本地具体情况，规定具体办法。

2. 自觉落实避孕节育措施　《人口与计划生育法》规定，育龄夫妻应当自觉落实计划生育避孕节育措施，接受计划生育技术服务指导；实行计划生育，以避孕为主；预防和减少非意愿妊娠。

四、奖励与社会保障

公民自觉履行计划生育义务的行为，实际上为国家、社会作出了贡献，而计划生育工作与公民的家庭幸福密切相关，公民在实行计划生育的过程中不可避免地会遇到一些生活、生产、养老等实际问题，《人口与计划生育法》必须解决公民的后顾之忧，因此，法律规定了计划生育奖励和社会保障制度。

（一）计划生育奖励

计划生育奖励，是指国家对自觉履行计划生育义务的公民及其家庭给予优待。《人口与计划生育法》规定：国家对实行计划生育的夫妻，按照规定给予奖励；公民晚婚晚育，可以获得延长婚假、生育假的奖励或者其他福利待遇；公民实行计划生育手术，享受国家规定的休假；地方人民政府可以给予奖励；妇女怀孕、生育和哺乳期间，按照国家有关规定享受特殊劳动保护并可以获得帮助和补偿；自愿终身只生育一个子女的夫妻，国家发给《独生子女父母光荣证》，获得《独生子女父母光荣证》的夫妻，按照国家和省、自治区、直辖市有关规定享受独生子女父母奖励，法律、法规或者规章规定给予终身只生育一个子女的夫妻奖励的措施中由其所在单位落实的，有关单位应当执行；独生子女发生意外伤残、死亡，其父母不再生育和收养子女的，地方人民政府应当给予必要的帮助；地方各级人民政府对农村实行计划生育的家庭发展经济，给予资金、技术、培训等方面的支持、优惠；对实行计划生育的贫困家庭，在扶贫贷款、以工代赈、扶贫项目和社会救济等方面给予优先照顾；同时，由于我国地区发展不平衡，《人口与计划生育法》授权省、自治区、直辖市和较大的市的人民代表大会及其常务委员会或者人民政府，对法律规定的奖励措施，可以依据本法和有关法律、行政法规的规定，结合当地实际情况，制定具体实施办法。

（二）计划生育社会保障

计划生育社会保障制度是指国家对自觉履行计划生育义务的公民及其家庭提供物质帮助、基本生活保障的制度，是国家社会保障制度系统的有机组成部分。《人口与计划生育法》规定：国家建立、健全基本养老保险、基本医疗保险、生育保险和社会福利等社会保障制度，促进计划生育；国家鼓励保险公司设立有利于计划生育的保险项目；有条件的地方可以根据政府引导、农民自愿的原则，在农村实行多种形式的养老保障办法。

第三节　人口发展规划的制定与实施

人口发展规划，是指依据人口、经济、社会、资源、环境的现状和未来发展趋势，制定的人口发展目标和要求。

一、人口发展规划的制定

国务院编制人口发展规划，并将其纳入国民经济和社会发展计划；县级以上地方各级人民政府根据全国人口发展规划以及上一级人民政府人口发展规划，结合当地实际情况编制本行政区域的人口发展规划，并将其纳入国民经济和社会发展计划。

二、人口发展规划的实施

人口发展规划的实施是一个系统工程，需要全社会的共同努力。县级以上各级人民政府根据人口发展规划，制定人口与计划生育实施方案并组织实施；县级以上各级人民政府计划生育行政部门负责实施人口与计划生育实施方案的日常工作；乡、民族乡、镇的人民政府和城市街道办事处负责本管辖区域内的人口与计划生育工作，贯彻落实人口与计划生育实施方案；村民委员会、居民委员会应当依法做好计划生育工作；机关、部队、社会团体、企业事业组织应当做好本单位的计划生育工作；计划生育、教育、科技、文化、卫生、民政、新闻出版、广播电视等部门应当组织开展人口与计划生育宣传教育；大众传媒负有开展人口与计划生育的社会公益性宣传的义务；学校应当在学生中，以符合受教育者特征的适当方式，有计划地开展生理卫生教育、青春期教育或者性健康教育。

人口与计划生育实施方案应当规定控制人口数量、加强母婴保健、提高人口素质的措施。

关于经费保障，法律规定，国家根据国民经济和社会发展状况逐步提高人口与计划生育经费投入的总体水平。各级人民政府应当保障人口与计划生育工作必要的经费；各级人民政府应当对贫困地区、少数民族地区开展人口与计划生育工作给予重点扶持；国家鼓励社会团体、企业事业组织和个人为人口与计划生育工作提供捐助；任何单位和个人不得截留、克扣、挪用人口与计划生育工作费用。

第四节　计划生育技术服务

计划生育技术服务，是指使用手术、药物、工具、仪器、信息及其他技术手段，有目的地提供相关生殖保健服务以调节人的生育行为的活动，包括计划生育技术指导、咨询以及与计划生育有关的临床医疗服务。

为了加强对计划生育技术服务的规范，国务院公布了《计划生育技术服务管理条例》（以下简称《技术服务管理条例》，自 2001 年 10 月 1 日起施行，2004 年 12 月 10 日修订），国家计生委颁布了《计划生育技术服务管理条例实施细则》（自 2001 年 12 月 29 日起施行）、《计划生育技术服务机构执业管理办法》（自 2001 年 11 月 16 日起施行）等。

一、计划生育技术服务的原则

计划生育技术服务实行国家指导和个人自愿相结合的原则。为此，应当坚持以下具体原则：

（一）知情同意的原则

公民享有避孕方法的知情选择权；从事计划生育技术服务的机构施行避孕、节育手术或者特殊检查、特殊治疗时，应当征得受术者本人同意，并保证受术者的安全。

（二）国家保障的原则

国家保障公民获得适宜的计划生育技术服务的权利；各级人民政府应当采取措施，保障公民享有计划生育技术服务，提高公民的生殖健康水平；地方各级人民政府应当合理配置、综合利用卫生资源，建立、健全由计划生育技术服务机构和从事计划生育技术服务的医疗、保健机构组成的计划生育技术服务网络，改善技术服务设施和条件，提高技术服务水平；国家建立婚前保健、孕产期保健制度，防止或者减少出生缺陷，提高出生婴儿健康水平；国家向农村实行计划生育的育龄夫妻免费提供避孕、节育技术服务，所需经费由地方财政予以保障，中央财政对西部困难地区给予适当补助。

（三）依靠科技进步的原则

国家依靠科技进步提高计划生育技术服务质量，鼓励研究、开发、引进和推广计划生育新技术、新药具。

（四）严禁非法胎儿性别鉴定、选择性别的人工终止妊娠的原则

任何机构和个人不得进行非医学需要的胎儿性别鉴定或者选择性别的人工终止妊娠。

二、计划生育技术服务的内容

计划生育技术服务机构和从事计划生育技术服务的医疗、保健机构应当在各自的职责范围内，针对育龄人群开展人口与计划生育基础知识宣传教育，对已婚育龄妇女开展孕情检查、随访服务工作，承担计划生育、生殖保健的咨询、指导和技术服务。

（一）计划生育技术指导、咨询

计划生育技术指导、咨询包括下列内容：①生殖健康科普宣传、教育、咨询。②提供避孕药具及相关的指导、咨询、随访。③对已经施行避孕、节育手术和输卵（精）管复通手术的，提供相关的咨询、随访。

计划生育技术服务人员应当指导实行计划生育的公民选择安全、有效、适宜的避孕措施。对已生育子女的夫妻，提倡选择长效避孕措施。

（二）与计划生育有关的临床医疗服务

县级以上城市从事计划生育技术服务的机构可以在批准的范围内开展下列与计划生育有关的临床医疗服务：①避孕和节育的医学检查。②计划生育手术并发症和计划生育药具不良反应的诊断、治疗。③施行避孕、节育手术和输卵（精）管复通手术。④开展围绕生育、节育、不育的其他生殖保健项目。具体项目由国务院计划生育行政部门、卫生行政部门共同规定。

乡级计划生育技术服务机构可以在批准的范围内开展下列计划生育技术服务项目：①放置宫内节育器。②取出宫内节育器。③输卵（精）管结扎术。④早期人工终止妊娠术。

（三）再生育服务

提供再生育服务，应当符合法定条件：

1. 子女须为病残儿　病残儿是指因先天（包括遗传性和非遗传性疾病）或后天患病、意外伤害而致残，目前无法治疗或经系统治疗仍不能成长为正常劳动力的儿童。

2. 经法定程序鉴定　因生育病残儿要求再生育的，应当向县级人民政府计划生育行政部门申请医学鉴定，经县级人民政府计划生育行政部门初审同意后，由设区的市级人民政府计划生育行政部门组织医学专家进行医学鉴定；当事人对医学鉴定有异议的，可以向省、自治区、直辖市人民政府计划生育行政部门申请再鉴定。省、自治区、直辖市人民政府计划生育行政部门组织的医学鉴定为终局鉴定。具体办法由国务院计划生育行政部门会同国务院卫生行政部门制定。

（四）提供有质量保障的计划生育技术服务

计划生育技术服务的质量是关系人口数量、素质、公民的生殖健康权利，乃至公民的生命、健康的关键因素，应当予以足够重视。为此，向公民提供的计划生育技术服务和药具应当安全、有效，符合国家规定的质量技术标准。国务院计划生育行政部门定期编制并发布计划生育技术、药具目录，指导列入目录的计划生育技术、药具的推广和应用。

三、计划生育技术服务机构及其人员

（一）计划生育技术服务机构

从事计划生育技术服务的机构包括计划生育技术服务机构和从事计划生育技术服务的医疗、保健机构，前者是计划生育技术服务的专门机构，后者是既开展计划生育技术服务又开展其他医疗服务的医疗保健机构。从事计划生育技术服务的机构，应当经过政府审批，并且必须符合国务院计划生育行政部门规定的设置标准。

1. 计划生育技术服务机构的审批　设立计划生育技术服务机构，由设区的市级以上地方人民政府计划生育行政部门批准，发给《计划生育技术服务机构执业许可证》，并在《计划生育技术服务机构执业许可证》上注明获准开展的计划生育技术服务项目。从事计划生育技术服务的医疗、保健机构，由县级以上地方人民政府卫生行政部门审查批准，在其《医疗机构执业许可证》上注明获准开展的计划生育技术服务项目，并向同级计划生育行政部门通报。

乡、镇已有医疗机构的，不再新设立计划生育技术服务机构；但是，医疗机构内必须设有计划生育技术服务科（室），专门从事计划生育技术服务工作。乡、镇既有医疗机构，又有计划生育技术服务机构的，各自在批准的范围内开展计划生育技术服务工作。乡、镇没有医疗机构，需要设立计划生育技术服务机构的，应当从严审批。

2. 从事产前诊断和使用辅助生育技术的审批 计划生育技术服务机构从事产前诊断的，应当经省、自治区、直辖市人民政府计划生育行政部门同意后，由同级卫生行政部门审查批准，并报国务院计划生育行政部门和国务院卫生行政部门备案。

从事计划生育技术服务的机构使用辅助生育技术治疗不育症的，由省级以上人民政府卫生行政部门审查批准，并向同级计划生育行政部门通报。使用辅助生育技术治疗不育症的具体管理办法，由国务院卫生行政部门会同国务院计划生育行政部门制定。使用辅助生育技术治疗不育症的技术规范，由国务院卫生行政部门征求国务院计划生育行政部门意见后制定。

从事计划生育技术服务的机构应当按照批准的业务范围和服务项目执业，并遵守有关法律、行政法规和国务院卫生行政部门制定的医疗技术常规和抢救与转诊制度。

（二）计划生育技术服务人员

计划生育技术服务人员中依据本条例的规定从事与计划生育有关的临床服务人员，应当依照执业医师法和国家有关护士管理的规定，分别取得执业医师、执业助理医师、乡村医生或者护士的资格，并在依照本条例设立的机构中执业。在计划生育技术服务机构执业的执业医师和执业助理医师应当依照执业医师法的规定向所在地县级以上地方人民政府卫生行政部门申请注册。具体办法由国务院计划生育行政部门、卫生行政部门共同制定。个体医疗机构不得从事计划生育手术。

计划生育技术服务人员必须按照批准的服务范围、服务项目、手术术种从事计划生育技术服务，遵守与执业有关的法律、法规、规章、技术常规、职业道德规范和管理制度。

四、计划生育技术服务的监督管理

国务院计划生育行政部门负责全国计划生育技术服务的监督管理工作。县级以上地方人民政府计划生育行政部门负责本行政区域内计划生育技术服务的监督管理工作。县级以上人民政府卫生行政部门依据本条例的规定，负责对从事计划生育技术服务的医疗、保健机构的监督管理工作。

国家建立计划生育技术服务统计制度和计划生育技术服务事故、计划生育手术并发症和计划生育药具不良反应的鉴定制度和报告制度。计划生育手术并发症鉴定和管理办法由国务院计划生育行政部门会同国务院卫生行政部门制定。

从事计划生育技术服务的机构发生计划生育技术服务事故、发现计划生育手术并发症和计划生育药具不良反应的，应当在国务院计划生育行政部门规定的时限内同时向所在地人民政府计划生育行政部门和卫生行政部门报告；对计划生育技术服务重大事故、计划生育手术严重的并发症和计划生育药具严重的或者新出现的不良反应，应当同时逐级向上级人民政府计划生育行政部门、卫生行政部门和国务院计划生育行政部门、卫生行政部门报告。

第五节 法律责任

一、行政责任

（一）一般主体违法的行政责任

《人口与计划生育法》规定，有下列行为之一的，由计划生育行政部门或者卫生行政部门依据职权责令改正，给予警告，没收违法所得；违法所得在 1 万元以上的，处违法所得 2 倍以上 6 倍以下的罚款；没有违法所得或者违法所得不足 1 万元的，处 1 万元以上 3 万元以下的罚款；情节严重的，由原发证机关吊销执业证书：①非法为他人施行计划生育手术的；②利用超声技术和其他技术手段为他人进行非医学需要的胎儿性别鉴定或者选择性别的人工终止妊娠的；③实施假节育手术、进行假医学鉴定、出具假计划生育证明的。

伪造、变造、买卖计划生育证明，由计划生育行政部门没收违法所得，违法所得 5000 元以上的，处违法所得 2 倍以上 10 倍以下的罚款；没有违法所得或者违法所得不足 5000 元的，处 5000 元以上 2 万元以下的罚款。

以不正当手段取得计划生育证明的，由计划生育行政部门取消其计划生育证明；出具证明的单位有过错的，对直接负责的主管人员和其他直接责任人员依法给予行政处分。

不符合法定条件生育子女的公民，应当依法缴纳社会抚养费，还应当由其所在单位或者组织给予纪律处分。未在规定的期限内足额缴纳应当缴纳的社会抚养费的，自欠缴之日起，按照国家有关规定加收滞纳金；仍不缴纳的，由作出征收决定的计划生育行政部门依法向人民法院申请强制执行。

拒绝、阻碍计划生育行政部门及其工作人员依法执行公务的，由计划生育行政部门给予批评教育并予以制止；构成违反治安管理行为的，依法给予治安管理处罚。

（二）计划生育技术服务机构及其人员违法的行政责任

《人口与计划生育法》规定，计划生育技术服务人员违章操作或者延误抢救、诊治，造成严重后果的，依照有关法律、行政法规的规定承担相应的法律责任。

《技术服务管理条例》规定，计划生育技术服务机构及其人员有下列违法行为之一的，行政部门应当责令改正，依法分别给予警告、没收违法所得、没收非法财物、罚款、吊销相关的执业资格等行政处罚：①擅自从事计划生育技术服务的；②未经批准擅自从事产前诊断和使用辅助生育技术治疗不育症的；③逾期不校验计划生育技术服务执业许可证明文件，继续从事计划生育技术服务的；④买卖、出借、出租或者涂改、伪造计划生育技术服务执业许可证明文件的；⑤违法向农村实行计划生育的育龄夫妻提供避孕、节育技术服务，收取费用的；⑥未经批准擅自扩大计划生育技术服务项目的；⑦从事计划生育技术服务的机构违法使用没有依法取得相应的医师资格的人员从事与计划生育技术服务有关的临床医疗服务的；⑧出具虚假证明文件的。

（三）行政执法部门、有关部门及其工作人员违法的行政责任

《人口与计划生育法》规定，国家机关工作人员在计划生育工作中，有下列行为之一，尚不构成犯罪的，依法给予行政处分；有违法所得的，没收违法所得：①侵犯公民人身权、财产权和其他合法权益的；②滥用职权、玩忽职守、徇私舞弊的；③索取、收受贿赂的；④截留、克扣、挪用、贪污计划生育经费或者社会抚养费的；⑤虚报、瞒报、伪造、篡改或者拒报人口与计划生育统计数据的。

不符合法定条件生育子女的国家工作人员，应当依法缴纳社会抚养费，还应当依法给予行政处分。

不履行协助计划生育管理义务的，由有关地方人民政府责令改正，并给予通报批评；对直接负责的主管人员和其他直接责任人员依法给予行政处分。

《技术服务管理条例》规定，计划生育行政部门、卫生行政部门违反规定，批准不具备规定条件的计划生育技术服务机构或者医疗、保健机构开展与计划生育有关的临床医疗服务项目，或者不履行监督职责，或者发现违法行为不予查处，导致计划生育技术服务重大事故发生的，对该部门的正职负责人、直接负责的主管人员和其他直接责任人员给予降级或者撤职的行政处分。

二、刑事责任

《人口与计划生育法》规定，有下列行为之一，构成犯罪的，依法追究刑事责任：①非法为他人施行计划生育手术的；②利用超声技术和其他技术手段为他人进行非医学需要的胎儿性别鉴定或者选择性别的人工终止妊娠的；③实施假节育手术、进行假医学鉴定、出具假计划生育证明的；④伪造、变造、买卖计划生育证明的；拒绝、阻碍计划生育行政部门及其工作人员依法执行公务的。

国家机关工作人员在计划生育工作中，有下列行为之一，构成犯罪的，依法追究刑事责任；有违法所得的，没收违法所得：①侵犯公民人身权、财产权和其他合法权益的；②滥用职权、玩忽职守、徇私舞弊的；③索取、收受贿赂的；④截留、克扣、挪用、贪污计划生育经费或者社会抚养费的；⑤虚报、瞒报、伪造、篡改或者拒报人口与计划生育统计数据的。

《技术服务管理条例》规定，计划生育行政部门、卫生行政部门违反规定，批准不具备规定条件的计划生育技术服务机构或者医疗、保健机构开展与计划生育有关的临床医疗服务项目，或者不履行监督职责，或者发现违法行为不予查处，导致计划生育技术服务重大事故发生的。

计划生育技术服务机构或者医疗、保健机构以外的机构或者人员违反《技术服务管理条例》的规定，构成犯罪的，依法追究刑事责任：①擅自从事计划生育技术服务，造成严重后果的；②从事计划生育技术服务的机构出具虚假证明文件的。

三、民事责任

计划生育技术服务人员违章操作或者延误抢救、诊治，造成严重后果的，依照《民法》、《合同法》、《执业医师法》、《母婴保健法》、《计划生育技术服务管理条例》、《医疗事故处理条例》等有关法律、行政法规的规定承担相应的法律责任。

复习思考题
1. 简述人口计划生育法的概念。
2. 简述人口计划生育法规定的原则。
3. 什么是人口发展规划？
4. 简述计划生育技术服务的原则。
5. 国家机关工作人员在计划生育工作中的哪些行为需要负刑事责任？

资源链接
1. www. chinapop. gov. cn 国家人口和计划生育委员会
2. www. cpirc. org. cn 中国人口信息网
3. www. npfpc. gov. cn/cn/index. aspx 中国人口与计划生育

第三十章
特殊人群健康权益保障法律制度

 引导案例　　　据《重庆时报》报道：一名孕妇到医院做产前常规检查，医院 B 超检查结论为"胎儿未见明显异常"。可到分娩时，却生下了一个右手只有 3 根指头、左手肘关节以下部分全无、左脚只有 2 根脚趾头、右脚膝盖以下部分缺失的肢体严重缺失的男婴。产妇痛不欲生，一怒之下，以侵犯生育选择权为由，将当初做 B 超检查的医院告上法院。这也为重庆首例关于状告医院剥夺"生育选择权"案件。

经过一审二审，检察院抗诉再审，妈妈为自己肢残的儿子争取到了 18000 元。一家人都不服，肢残儿的外公再次到高院递交了申诉书。

由此案例可以看出：特殊人群健康权益更需要保护。

第一节　母婴保健法律制度

一、概述

（一）母婴保健法的概念

母婴保健法是调整在保障母亲和婴儿健康，提高出生人口素质活动中产生的各种社会关系的法律规范的总称。

在我国，母婴保健工作一直受到国家的高度关心。新中国成立以来，在党和政府的关怀下，我国妇幼保健事业得到了较快的发展。在全国城乡形成了比较健全的三级妇幼卫生保健网，培养了一支思想素质好、技术水平高的专业队伍，建立了一整套管理办法，必要的规章、服务规范、技术标准和工作程序，开展了大量的妇女、儿童保健服务，使我国妇女儿童的健康水平得到了普遍提高。我国在《宪法》、《婚姻法》、《妇女权益保障法》中均规定了保护妇女儿童的专门条款，1991 年我国政府签署了《儿童生存、保护和发展世界宣言》和《执行 90 年代儿童生存、保护和发展世界宣言行动计划》，并向国际社会作出了"对儿童的权利、对他们的生存及对他们的保护和发展给予高度优先"的庄严承诺，1992 年国务院批转了《90年代中国儿童发展规划纲要》，2001年9月卫生部制定了《贯彻＜中国儿童发展纲要（2001～2010年）＞实施方案》，对2010年妇女、儿童卫生保健的主要目标，提高出生人口素质、孕产妇安全分娩率，降低婴儿和5岁以下儿童死亡率，提高儿童营养水平，加强儿童卫生保健教育，改善生活环境，提高妇女健康水平等工作提出了具体目标要求，并为保障这些目标的落实，提出了策略和措施。

为了保障母亲和婴儿的健康，提高出生人口素质，1994年第八届全国人大常委会10次会议通过的《中华人民共和国母婴保健法》（以下简称《母婴保健法》），自1995年6月1日起实行。2001年6月20日国务院公布了《中华人民共和国母婴保健法实施办法》。此外，卫生部也颁布了一系列专门的法规及规章，如1985年的《全国城乡孕产期保健质量标准和要求》，1987年的《全国城市围产保健管理办法》，1993年的《女职工保健工作规定》，及1986年的《城乡儿童保健工作要求》，1987年的《散居儿童卫生保健管理规定》，1992年的《实施〈90年代中国儿童发展规划纲要〉方案》等，这些法律法规对于提高人口素质，改善农村和边远贫困地区妇女儿童的健康状况，发展我国妇幼卫生事业，促进社会进步具有重要的意义。

（二）母婴保健法的调整对象和工作方针

母婴保健法的调整对象既包括从事母婴保健服务活动的机构及其人员，也包括母婴保健服务的对象和当事人。从事计划生育技术服务的机构开展计划生育技术服务活动，依照《计划生育技术服务管理条例》的规定执行。

母婴保健工作以保障为中心，以保障生殖健康为目的，实行保健和临床相结合、面向群体、面向基层和预防为主的工作方针。

《母婴保健法》规定，国家发展母婴保健事业，提供必要条件和物质帮助，使母亲和婴儿获得医疗保健服务，国家对边远贫困地区母婴保健事业给予扶持。各级人民政府领导母婴保健工作，采取措施，对母婴保健工作进行领导和管理。

二、婚前保健和孕产期保健

（一）婚前保健

1. 婚前保健服务内容 婚前保健服务是指对准备结婚的男女双方，在结婚登记前所进行的婚前医学检查、婚前卫生指导、婚前卫生咨询服务。根据《母婴保健法》及实施办法的规定，医疗保健机构应当为公民提供婚前保健服务。对准备结婚的男女双方提供与结婚和生育有关的生殖健康知识，并根据需要提出医学指导意见。

（1）婚前卫生指导 婚前指导是关于性卫生知识、生育知识和遗传病知识的教育，是指对准备结婚的男女双方进行的以生殖健康为核心，与结婚和生育有关的保健知识的宣传教育。主要包括：①有关性卫生的保健和教育。②新婚避孕知识及计划生育指导。③受孕前的准备、环境和疾病对后代影响等孕前保健知识。④遗传病的基本知识。⑤影响婚育的有关疾病的基本知识。⑥其他生殖健康知识。

（2）婚前卫生咨询 婚前卫生咨询指对有关婚配、生育保健等问题提供医学意见。主要包括婚配、生育保健等问题的咨询。医师应当为服务对象提供科学的信息，对能产生的后果进行指导，并提出适当的建议。

（3）婚前医学检查 婚前医学检查，指医疗保健机构对准备结婚的男女双方可能患有影响结婚或生育的疾病进行医学检查。主要检查项目包括询问病史、体格检查、常规辅助检查和其他特殊检查。经婚前医学检查，医疗保健机构应当向接受婚前检查的当事人出具婚前医学检查证明，并应列明是否发现下列疾病：①严重遗传病；②指定传染病；③有关精神病；④医学上认为不宜结婚的其他疾病。

2. 婚前医学检查意见　婚前医学检查发现患有指定传染病在传染期内或者有关精神病在发病期内的，医师应当提出医学意见。准备结婚的男女双方应当暂缓结婚，医疗保健机构应当为其提供医疗服务。对诊断患医学上认为不宜生育的严重遗传疾病的，医师应当向男女双方说明情况，提出医学意见，经男女双方同意，采取长效避孕措施或者施行结扎手术后不生育的，可以结婚，但《婚姻法》规定禁止结婚的除外。

婚前医学检查由县级以上妇幼保健院或经设区的市级以上卫生行政部门指定的医疗机构承担，不宜生育的严重遗传性疾病的诊断由省级卫生行政部门指定的医疗保健机构负责。医疗保健机构对婚前医学检查不能确诊的，应当转诊，当事人也可以到卫生行政部门许可的医疗保健机构进行确诊。接受婚前医学检查人员对检查结果持有异议的，可以申请医学技术鉴定，取得医学鉴定证明。《母婴保健法》规定，男女双方对婚前医学检查、遗传病诊断有异议的，可以提出医学技术鉴定。

2003年国务院颁布的《婚姻登记条例》对婚前检查未做规定，结婚登记时不再要求婚前医学检查证明，婚检与否，只是个人的自由选择，这是充分尊重个人隐私权的表现。所以，《婚姻登记条例》取消的只是"强制"而不是"婚检"本身。为了自己、配偶和下一代的健康和幸福，婚前医学检查不能轻易放弃，更不能不负责任地逃避。

（二）孕产期保健

孕产期保健一般是指从怀孕开始至产后42天内为孕产妇及胎婴儿提供的医疗保健服务。《母婴保健法》把孕产期保健的对象扩大到育龄妇女，规定医疗保健机构应当为育龄妇女和孕产妇提供孕产期保健服务。

1. 孕产期保健服务内容　《母婴保健法》规定，医疗保健机构应当开展母婴保健指导、孕产妇保健、胎儿保健和新生儿保健，为孕龄妇女和孕产妇提供有关避孕、节孕、生育、不育和生殖健康的咨询和医疗保健服务。在孕产期保健工作中，医疗保健机构对患严重疾病或者接触致畸物质，妊娠可能危及孕妇生命安全或者可能严重影响孕妇健康和胎儿生长发育的，应当予以医学指导。

通过系列保健服务，为产妇提供科学育儿、合理营养和母乳喂养的指导，同时对婴儿进行体格检查和预防接种，逐步开展新生儿疾病筛查、婴儿多发病和常见病等医疗保健服务。

（1）母婴保健指导　母婴保健指导是指对孕育健康后代以及严重遗传性疾病和碘缺乏病的发病原因、治疗和预防方法提供医学意见。

（2）孕产妇保健　孕产妇保健主要包括：①为孕产妇建立保健手册（卡），定期进行产前检查。②为孕产妇提供卫生、营养、心理等方面的医学指导和咨询。③对高危孕妇进行重点监护、随访和医疗保健服务。④为孕产妇提供安全分娩技术服务。⑤定期进行产后访视，直到产妇科学喂养婴儿。⑥提供避孕咨询指导和技术服务。⑦对产妇及其家属进行生殖健康教育和科学育儿知识教育。⑧其他孕产期保健服务。

（3）胎儿保健　胎儿保健是指为胎儿生长发育提供监护、提供咨询和医学指导。

（4）新生儿保健　新生儿保健主要内容是：①按照国家有关规定开展新生儿先天性、

遗传性代谢病筛查、诊断和检测。②对新生儿进行访视,建立儿童保健手册(卡),定期对其进行健康检查,提供有关预防疾病、合理用膳、促进智力发育等科学知识,做好婴儿多发病、常见病防治等医疗保健服务。③按照规定的程序和项目对婴儿进行预防接种。④推行母乳喂养。

2. 医学指导和医学意见 医疗保健机构发现孕产妇有下列严重疾病或者接触物理、化学、生物等有毒、有害因素,可能危及孕妇生命安全或者可能严重影响孕妇健康和胎儿正常发育的,应当对孕妇进行医学指导:①严重的妊娠合并症或并发症。②严重精神性疾病。③国务院卫生行政部门规定的严重影响生育的其他疾病。医生发现或者怀疑患严重遗传性疾病的育龄夫妻,应当提出医学意见,对限于医疗技术条件难以确诊的,应当向当事人说明情况并向上级转诊;育龄夫妇根据医师的医学意见可以自愿采取避孕、节育、不孕等相应的医学措施。

3. 产前诊断 产前诊断,是指对胎儿进行先天性缺陷和遗传性疾病的诊断。医疗机构发现或者怀疑严重遗传性疾病的育龄夫妇有下列情形之一的,应当对其进行产前诊断:①羊水过多或过少。②胎儿发育异常或胎儿有可疑畸形。③孕早期接触过多可能导致胎儿先天缺陷的物质。④有遗传病家族史或曾经分娩过先天性严重缺陷的婴儿。⑤初产妇年龄超过35周岁的。

生育过严重遗传性疾病或严重缺陷患儿的,再次妊娠前,夫妇双方应当按照国家有关规定到医疗保健机构进行医学检查。医疗保健机构应当向当事人介绍有关遗传性疾病的知识,给予咨询指导。对确诊患有医学上认为不宜生育的严重遗传性疾病的,医师应当向当事人说明情况,并提出医学意见。

4. 终止妊娠 经产前检查和产前诊断,医师发现胎儿有下列严重缺陷或者孕妇患有严重疾病和严重遗传性疾病的,应当向夫妻双方说明情况,并提出采取终止妊娠措施的医学意见:①胎儿患有严重遗传性疾病的。②胎儿有严重缺陷的。③因患严重疾病(无脑畸形、脑积水、脊柱裂、脑脊膜膨出等,内脏膨出或内脏外翻,四肢短小畸形,其他严重的胎儿畸形),继续妊娠可能危及孕妇生命安全或者严重危害孕妇健康的。需施行终止妊娠措施的,应当经本人同意,并签署意见;本人无行为能力的,应当经其他监护人同意,并签署意见。根据《民法通则》规定,监护人包括:配偶、父母、成年子女、其他近亲属;关系密切的其他亲属、朋友愿意承担监护责任,经精神病人的所在单位或者住所地的居民委员会、村民委员会同意的也可以担任监护人。没有上述人可以担任监护人的,由精神病人的所在单位或者住所地的居民委员会、村民委员会或者民政部门担任监护人。依法实行终止妊娠或者结扎手术的,接受免费服务。

5. 住院分娩 国家提倡住院分娩。医疗保健机构应当按照卫生部制定的技术操作规范,实施消毒接生和新生儿复苏工作,降低孕产妇及围产期发病率、病死率。没有条件住院分娩的,应当由经县级地方人民政府卫生行政部门许可并取得家庭接生员技术证书的人员接生。高危孕妇应当在医疗保健机构分娩。

6. 新生儿出生医学证明 医疗保健机构和从事家庭接生的人员应当按照国务院卫生行政部门的规定,出具统一制发的新生儿出生医学证明。有产妇和婴儿死亡及新生儿出生缺陷的,应当向卫生行政部门报告。《出生医学证明》是新生儿申报户口的证明。

7. 严禁采用技术手段对胎儿进行性别鉴定 《母婴保健法》规定,严禁采用技术手段对胎儿进行性别鉴定。对怀疑胎儿可能性疾病,需要进行性别鉴定的,由省级卫生行政部门确定的医疗保健机构按照卫生部的规定进行鉴定。采用技术手段进行非医学需要的胎儿性别鉴定，进而进行非医学需要的选择性别的人工终止妊娠，会导致出生人口性别比例失调。据计划生育报表统计，我国目前出生性别比达到 1：3。出生人口性别比长期偏高，将会产生一系列严重的社会、经济问题，如加剧婚姻市场的竞争，影响婚姻家庭关系，增加性犯罪的可能性，加重社会保障负担等，影响未来的社会稳定和发展。

为了落实《母婴保健法》和《人口与计划生育法》的规定，2002 年 11 月 29 日，卫生部、人口与计划生育委员会、原国家药品监督管理局联合发布了《关于禁止非医学需要的胎儿性别鉴定、选择性别的人工终止妊娠的规定》，指出未经卫生行政部门或计划生育行政部门批准，任何机构、个人不得开展胎儿性别鉴定和人工终止妊娠手术；法律法规另有规定的除外。

三、母婴保健医学技术鉴定

母婴保健医学技术鉴定，是指母婴保健医学技术鉴定组织，依法受理接受母婴保健服务的公民的申请，就申请人对母婴保健服务机构所作的婚前医学检查、遗传病诊断和产前诊断结果或医学技术鉴定结论的异议，所进行的医学技术认定。《母婴保健法》规定，县级以上人民政府可以设立医学技术鉴定机构，负责对婚前医学检查、传染病诊断和产前诊断结果的鉴定。根据《母婴保健法实施办法》规定，母婴保健医学技术鉴定组织的名称为"母婴保健医学技术鉴定委员会"，分为省、市、县三级，成员由卫生行政部门提名，同级人民政府聘任。对有异议的诊断结果，应在接到诊断之日起 15 日内，向当地母婴保健医学技术鉴定委员会提出书面申请。鉴定委员会应在接到申请表后 30 日内作出医学技术鉴定结论。如鉴定有困难，可以向上一级鉴定委员会提出鉴定申请。省级医学鉴定委员会的鉴定为最终鉴定结论。

四、母婴保健工作管理与监督

（一）政府领导母婴保健工作

《母婴保健法》规定，国家发展母婴保健事业，提供必要条件和物质帮助，使母亲和儿童获得医疗保健服务；各级人民政府领导母婴保健工作。各级人民政府必须采取措施，加强对母婴保健工作的领导和管理，包括：第一，投入人力和物力，进一步完善母婴保健三级网络。第二，采取措施，创造良好的生存环境。第三，认真执行母婴保健工作的许可制度，确保工作质量。

（二）母婴保健工作管理机构及其职责

1. 国务院卫生行政部门及其职责　卫生部主管全国母婴保健工作，并对母婴保健工作实施监督管理。其主要职责是：执行《母婴保健法》及其实施办法；制定《母婴保健法》配套规章及技术规范，并负责解释；按照分级分类指导原则制定全国母婴保健工作发展规划和实施步骤；组织推广母婴保健适宜技术并进行评价；对母婴保健工作进行监督管理。

2. 县级以上卫生行政部门及其职责　县级以上人民政府卫生行政部门管理本行政区域内的母婴保健工作，并实施监督。其主要职责是：按照国务院卫生行政部门规定的条件和技术标准，对婚前医学检查、遗传病诊断、产前结扎手术和终止妊娠手术单位进行审批和注册；对从事婚前医学检查、遗传病诊断、产前诊断、结扎手术和终止妊娠手术的人员以及从事家庭接生的人员进行考核，并颁发相应的证书；对《母婴保健法》及其实施办法的执行情况进行监督检查；依照《母婴保健法》及其实施办法进行行政处罚。

（三）母婴保健监督员职责

县级以上地方行政人民政府卫生行政部门根据需要可以设立母婴保健监督员。母婴保健监督员从卫生行政部门和妇幼保健院中聘任，由省级卫生行政部门审核，同级卫生行政部门发证。其主要职责：监督检查《母婴保健法》及其实施办法的执行情况；对违反《母婴保健法》及其实施办法的单位和个人提出处罚意见；提出改进母婴保健工作的建议；完成卫生行政部门交给的其他监督检查任务。

五、法律责任

（一）行政责任

医疗保健机构或者人员凡未取得国家颁发的母婴保健技术许可，擅自从事婚前医学检查、遗传病诊断、产前诊断、终止妊娠手术和医学技术鉴定或者出具有关医学证明的，有下列行为之一的，由卫生行政部门根据情节轻重给予警告或者罚款，责令停止违法行为，没收违法所得；违法所得5000元以上的，并处违法所得3倍以上5倍以下的罚款；没收违法所得或者违法所得不足5000元的，并处5000元以上2万元以下的罚款：①从事婚前医学检查、遗传病诊断、产前诊断或者医学技术鉴定的。②施行终止妊娠手术的。③出具《母婴保健法》规定的有关医学证明的。

凡从事母婴保健技术服务的人员，违反有关规定，出具有关虚假医学证明文件或进行胎儿性别鉴定的，由医疗保健机构或者卫生行政部门根据情节轻重依法给予行政处分；有下列情形之一的，由原发证部门撤销相应的母婴保健技术执业资格或者医师执业证书：①因延误诊治，造成严重后果的。②给当事人身心健康造成严重后果的。③造成其他严重后果的。

（二）民事责任

母婴保健工作人员在诊疗护理过程中，因诊疗护理过失，造成病员死亡、残废、组织器官损伤导致功能障碍的，应根据医疗事故处理办法的有关规定，承担相应的民事责任。

（三）刑事责任

取得相应合格证书的从事母婴保健工作人员由于严重不负责任，造成就诊人死亡或者严重损害就诊人身体健康的，依照《刑法》第三百三十五条医疗事故罪追究刑事责任。

未取得国家颁发的有关合格证书，包括取得合法行医资质而未取得《母婴保健法》规定的合格证书者和非法行医者，施行终止妊娠手术或者采取其他方法终止妊娠，致人死亡、残疾、丧失或者基本丧失劳动能力的，依照《刑法》第三百三十六条非法节育手术罪的有关规定追究刑事责任。

第二节　未成年人健康权益保障法律制度

一、未成年人的概念

我国法律规定，未成年人是指未满18周岁的公民。卫生法主要是保护未成年人在生命健康方面的权利。《中华人民共和国未成年人保护法》第二条规定："本法所称未成年人指不满 18 周岁的公民。"可见，从刚出生的婴儿到 18 周岁以内的任何一个年龄层的公民，不论其性别、民族、家庭出身、文化程度如何，都属于未成年人的范围。

"未成年人"是一个法律概念，它的界限是明确的，是由法律直接规定的。我国在《民法通则》及其解释、《刑法》及其解释中，都以"未成年人"这个概念对这个特殊群体的相关问题做出了特殊的规定。比如《民法通则》第十二条规定："10 周岁以上的未成年人是限制民事行为能力人，可以进行与他的年龄、智力相适应的民事活动；其他民事活动由他的法定代理人代理，或者征得他的法定代理人的同意。不满 10 周岁的未成年人是无民事行为能力人，由他的法定代理人代理民事活动。"第十六条规定："未成年人的父母是未成年人的监护人。"《刑法》第二百六十二条规定："拐骗不满 14 周岁的未成年人，脱离家庭或者监护人的，处 5 年以下有期徒刑或者拘役。"第三百四十七条中规定："利用、教唆未成年人走私、贩卖、运输、制造毒品，或者向未成年人出售毒品的，从重处罚。"类似的规定举不胜举。可见，"未成年人"一词是法律中确定特定人群的一个法律用语，具有规范性、明确性、法定性的特点。我国两部未成年人的专门立法《未成年人保护法》和《预防未成年人犯罪法》都用了"未成年人"一词，更加肯定了未成年人一词作为一个法律概念的地位。

二、未成年人保护法制定的目的

未成年人保护法制定的目的是保护未成年人的身心健康，保障未成年人的合法权益，促进未成年人在品德、智力、体质等方面全面发展，培养有理想、有道德、有文化、有纪律的社会主义建设者和接班人。未成年人是祖国的未来、民族的希望。他们的健康成长，不仅是亿万家庭最大的关切，也是我国社会主义现代化建设事业兴旺发达、后继有人的根本保障。教育最重要的任务是培养具有全面文明素养的人。让孩子学会做人、学会做事、学会求知，让孩子懂得尊重和善待生命，懂得遵守规则和秩序，懂得对自己行为的后果负责，这是家庭、学校、社会义不容辞的责任。同时未成年人也是一个特殊群体，特殊之处即在于他们在社会中处于弱势地位。他们在心理上正处于从无知到有知、从不成熟到成熟的转变时期，心理上比较脆弱，更容易受到外界的诱惑和外界的侵犯；另一方面，在人的一生中，总会有相互对立的力量在起作用，正与邪、真与假、善与恶、美与丑，人性中的光辉与丑恶交织在一起，影响着每一个人，尚未形成固定人生观、世界观的未成年人所受影响更大，这就更加需要我们的法制教育采用多种多样、生动有效的方式，把法制观念植根于处在萌动期的孩子心中。如何服务青少年、保护青少年，也是我们所需面对的一个社会课题。党和政府历来高度重视未成年人保护工作，始终把未成年人保护工作作为党和国家事业的重要组成部分。

三、未成年人的权利

1. 未成年人享有生存权、发展权、受保护权、参与权等权利。国家根据未成年人身心发展特点给予特殊、优先保护，保障未成年人的合法权益不受侵犯。

2. 未成年人享有受教育权，国家、社会、学校和家庭尊重和保护未成年人的受教育权。

3. 未成年人不分性别、民族、种族、家庭财产状况、宗教信仰等，依法平等地享有权利。这是对《联合国儿童权利公约》中儿童应享有的各种权利的高度概括，较好地体现了与国际公约接轨的立法思想。同时，体现了中国的实际国情。可以理解为公约中"儿童最大利益原则"的体现，同时较好地体现了公约中的"平等原则"和我国的宪法原则。

四、保护未成年人的合法权益的具体工作

在我国由于受经济发展水平的制约，还不能为未成年人权益保障提供更充足的物质基础，一些地方、部门对未成年人权益保障工作重视不够，未成年人生存、保护和发展领域还存在不少问题，侵害未成年人合法权益的事件还时有发生。特别是随着经济社会的发展，未成年人权益保护领域出现了许多新情况、新问题，如城市流动儿童增多，农村留守儿童大量存在，数以百万计的孩子沉迷于网络，未成年人违法犯罪呈现低龄化趋势。

为适应新形势下更好地保护未成年人健康成长的需要，全国人大常委会在深入调查研究、认真总结经验的基础上，针对未成年人保护面临的突出问题，对未成年人保护法进行了全面修订，进一步明确了未成年人的权利，强化了政府、家庭、学校、社会的保护责任，着力优化未成年人成长环境，加强了社会保护和司法保护。这部法律的颁布实施，对于更好地保护未成年人身心健康，保障未成年人合法权益，促进未成年人全面发展，培养有理想、有道德、有文化、有纪律的社会主义事业建设者和接班人，具有十分重要的意义。

保护未成年人的工作，应当遵循下列原则：保障未成年人的合法权益；尊重未成年人的人格尊严；适应未成年人身心发展的特点；教育与保护相结合。

为了更好地实施好《中华人民共和国未成年人保护法》这部法律，我们必须进一步做好以下工作：

1. 切实履行职责，努力形成全社会齐抓共管的工作格局　《未成年人保护法》规定："保护未成年人，是国家机关、武装力量、政党、社会团体、企业事业组织、城乡基层群众性组织、未成年人的监护人和其他成年公民的共同责任。"各级人民政府和有关部门要按照法律的要求，担负起政府在未成年人保护工作中的领导和协调职责。各级共青团组织要把贯彻落实《未成年人保护法》作为重要任务，对未成年人开展生动活泼的思想教育活动。各级妇联要与教育行政部门、学校和社区密切配合，办好家长学校、家教指导中心，普及家庭教育知识，推广家庭教育经验，为未成年人的父母提供科学有效的家庭教育指导。其他有关社会团体、企业事业组织、城乡基层群众性组织，都应当按照法律法规和国家其他有关规定，积极开展未成年人保护工作。要努力形成政府主导，家庭、学校、社会组织、司法机关密切配合，全社会齐抓共管的工作格局。

2. 加强宣传教育，进一步营造全社会关心爱护未成年人的良好氛围　要采取群众喜闻乐见、生动活泼、通俗易懂的形式，广泛深入地宣传修订《未成年人保护法》的重要意义、法律的主要内容和违反法律应当承担的责任，确保《未成年人保护法》家喻户晓、深入人心。要通过对《未成年人保护法》的宣传教育，促进《未成年人保护法》的贯彻实施，进一步营造全社会关心爱护未成年人的良好氛围，形成全社会关心、支持未成年人事业的良好风尚。

3. 完善政策法规，切实保障未成年人各项权益的落实　我国已初步形成了以《宪法》为基础，以《未成年人保护法》为主体，包括其他相关法律在内的保障未成年人权益、促进未成年人健康成长的法律体系。10多年来，国务院及有关部门制定了一系列与保障未成年人权益相关的行政法规，各地区也都制定了相应的地方性法规。今后，还要根据形势发展的需要，继续制定完善相关行政法规和配套政策措施，切实保障法律规定的未成年人合法权益落到实处。

4. 采取有效措施，着力解决未成年人权益保障中的重点、难点问题　做好未成年人权

益保障工作，既要着眼长远目标任务，综合治理，又要针对一个时期的突出问题，重点整治。当前要采取更加有效的措施，着力解决影响未成年人生存、保护和发展的难点问题和新情况、新问题。

胡锦涛总书记指出，关心未成年人的成长，为他们的身心健康发展创造良好的条件和社会环境，是党和国家义不容辞的职责，是开创国家和民族更加美好未来的战略工程，也是实现亿万家庭最大希望和切身利益的民心工程。让我们积极行动起来，以贯彻实施修订后的《未成年人保护法》为契机，把未成年人保护工作推向新阶段。

五、我国对未成年人保护方面的法律规定

我国《中华人民共和国未成年人保护法（修订草案）》规定，公安机关、人民检察院、人民法院以及司法行政部门，应当依法履行职责，在司法活动中保护未成年人的合法权益。规定公安机关、人民检察院讯问未成年犯罪嫌疑人，询问未成年证人、被害人，应当有监护人在场。规定未成年人的合法权益受到侵害，依法向人民法院提起诉讼的，人民法院应当依法及时审理，并适应未成年人生理、心理特点和健康成长的需要，保障未成年人的合法权益。司法对未成年人的保护主要体现在以下方面：①对违法犯罪的未成年人，实行教育、感化、挽救的方针，坚持教育为主、惩罚为辅的原则。②已满14周岁不满16周岁的未成年人犯罪，不予刑事处罚的，责令其家长或者其他监护人加以管教，必要时也可以由政府收容教养。③公安机关、人民检察院、人民法院办理未成年人犯罪的案件，应当照顾未成年人的身心特点，并可以根据需要设立专门机构或者指定专人办理。④公安机关、人民检察院、人民法院和少年犯管教所，应当尊重违法犯罪的未成年人的人格尊严，保障他们的合法权益。公安机关、人民检察院、人民法院对审前羁押的未成年人，应当与羁押的成年人分别看管。⑤对经人民法院判决服刑的未成年人，应当与服刑的成年分别关押、管理。⑥14周岁以上不满16周岁的未成年人犯罪的案件一律不公开审理。16周岁以上不满18周岁的未成年人犯罪的案件，一般也不公开审理。⑦人民检察院免予起诉、人民法院免除刑事处罚或者宣告缓刑以及被解除收容教养或者服刑期满释放的未成年人，复学、升学、就业不受歧视。⑧人民法院审理继承案件，应当依法保护未成年人的继承权。人民法院审理离婚案件，离婚双方因抚养未成年子女发生争执，不能达成协议时，应当根据保障子女权益的原则和双方具体情况判决。

六、违反《未成年人保护法》的法律责任

根据我国法律规定：未成年人的合法权益受到侵害的，被侵害人或者监护人有权要求有关主管部门处理，或者依法向人民法院提起诉讼。

（一）行政责任

国家机关及其工作人员不依法履行保护未成年人合法权益的责任，或者侵害未成年人合法权益，或者对提出申诉、控告、检举的人进行打击报复的，由其所在单位或者上级机关责令改正，对直接负责的主管人员和其他直接责任人员依法给予行政处分。

父母或者其他监护人不依法履行监护职责，或者侵害未成年人合法权益的，由其所在单位或者居民委员会、村民委员会予以劝诫、制止；构成违反治安管理行为的，由公安机关依法给予行政处罚。

学校、幼儿园、托儿所侵害未成年人合法权益的，由教育行政部门或者其他有关部门责令改正；情节严重的，对直接负责的主管人员和其他直接责任人员依法给予处分。

学校、幼儿园、托儿所教职员工对未成年人实施体罚、变相体罚或者其他侮辱人格行为的，由其所在单位或者上级机关责令改正；情节严重的，依法给予处分。

制作或者向未成年人出售、出租或者以其他方式传播淫秽、暴力、凶杀、恐怖、赌博等图书、报刊、音像制品、电子出版物以及网络信息等的，由主管部门责令改正，依法给予行政处罚。

生产、销售用于未成年人的食品、药品、玩具、用具和游乐设施不符合国家标准或者行业标准，或者没有在显著位置标明注意事项的，由主管部门责令改正，依法给予行政处罚。

在中小学校园周边设置营业性歌舞娱乐场所、互联网上网服务营业场所等不适宜未成年人活动的场所的，由主管部门予以关闭，依法给予行政处罚。

营业性歌舞娱乐场所、互联网上网服务营业场所等不适宜未成年人活动的场所允许未成年人进入，或者没有在显著位置设置未成年人禁入标志的，由主管部门责令改正，依法给予行政处罚。

向未成年人出售烟酒，或者没有在显著位置设置不向未成年人出售烟酒标志的，由主管部门责令改正，依法给予行政处罚。

非法招用未满16周岁的未成年人，或者招用已满16周岁的未成年人从事过重、有毒、有害等危害未成年人身心健康的劳动或者危险作业的，由劳动保障部门责令改正，处以罚款；情节严重的，由工商行政管理部门吊销营业执照。

侵犯未成年人隐私，构成违反治安管理行为的，由公安机关依法给予行政处罚。

未成年人救助机构、儿童福利机构及其工作人员不依法履行对未成年人的救助保护职责，或者虐待、歧视未成年人，或者在办理收留抚养工作中牟取利益的，由主管部门责令改正，依法给予行政处分。

胁迫、诱骗、利用未成年人乞讨或者组织未成年人进行有害其身心健康的表演等活动的，由公安机关依法给予行政处罚。

（二）民事责任

侵害未成年人的合法权益，其他法律、法规已规定行政处罚的，从其规定；造成人身财产损失或者其他损害的，依法承担民事责任。

（三）刑事责任

侵犯未成年人的人身权利或者其他合法权利，构成犯罪的，依法追究刑事责任。

第三节　老年人健康权益保障法律制度

老年人指60周岁以上的公民。国家和社会应当采取措施，健全对老年人的社会保障制度，逐步改善保障老年人生活、健康以及参与社会发展的条件，实现老有所养、老有所医、老有所为、老有所学、老有所乐。国家保护老年人依法享有的权益。中国是一个人口大国，也是世界上老年人口最多的国家。按照国际标准，我国已经进入老龄化社会。人口老龄化作为一个世界性问题，联合国提醒各会员国：要"铭记21世纪老龄化是人类前所未有的，对任何社会都是一项重大挑战"。

一、侵害老年人权利的现象

（一）侵害老年人的财产权

据统计，直接占有老年人的现金、房产、存折、债券、股票、抚恤金等，成为近年来侵占老年人财产的一种趋势。面对"赖账"的不肖晚辈，老年人该如何保护自己？

法院曾判处一例侵占老人存款的案例。判决许某归还其母吴老太钱款4.1万元。几年前，75岁的吴老太回老家居住。临行前，女儿许某说想帮她保管其银行存折、邮政储蓄存折和身份证，以免老人不小心丢失。想想有理，老人便同意了。没想到仅过了几天，许某就取出本息挪作他用。老人知道这件事后，催要了近1年，女儿就是拖着不还，直到引出这场官司。

在子女直接侵害老年人财产的案件中，75%以上的老年人未向子女索要借据，这样就造成子女赖账有恃无恐，老年人因为手中没有借条而取证艰难。老年人对子女应该多一点戒备之心，应该增强对一些借口和欺骗行为的识别能力。借款行为发生时不打借条是老年人的致命弱点，这看起来是对家庭成员的信任，但并不符合现代社会的生存法则。

（二）对老年人人身权利的侵害

受长期封建思想影响，继父、继母的权利在许多人心里常被忽视。虽然这种痼疾在现代社会中已总体减少，但是因为现代社会竞争的加剧、生活压力的增加，反而在局部出现了冲突加剧的现象，老年人必须警惕。

张老先生和王女士本是一对再婚夫妻。婚后8年来，老两口建立了深厚的感情，生活虽不富裕却十分和谐。然而张老先生的儿女一直不接受王女士。在张老先生一人去北京探望小女儿时，不想却在北京突发脑溢血不幸病故。几个儿女在并未通知王女士的情况下就将张老的遗体在京火化，并将骨灰与张老先生前妻的骨灰安葬在一起。王女士得知噩耗后十分悲伤，但更让她痛楚的是张老先生的子女死活不告诉她张老先生骨灰的安葬地点。尔后，王女士以自己的"悼念权"被剥夺为由将张老先生的子女告上法庭。

（三）常被遗忘的"精神赡养权"

近年来，老年人维权又出现了一种新鲜事：一些晚辈虽然付给老人一定的赡养费，但是有意孤立老人的生活环境，长期不探视老人，使老人处在一种孤独、凄凉的境地。

2008年5月，北京市92岁的刘老太太咬破手指按下一枚血手印，一纸诉状将自己的儿子告上法庭。老人伤心欲绝地说：儿子过得很好，收入很高，但是同在北京生活，却整整13年没有看望过她了。

刘太太的老伴已经过世，家住东城的儿子曾经长期拖欠老人赡养费。后来经过居委会出面调解，儿子吴某才勉强同意恢复对老人的赡养。但是，心中不快的吴某却再也没来看过老母，时有时无的赡养费也是通过邮局寄送。老人虽得到了微薄的赡养费，却陷入了深深的孤独中，有一次生病在家躺了7天竟没有人管。过年的时候老人给吴某打电话，吴某却不耐烦地说："不是给你钱了吗，还那么麻烦干什么？"

老年人已经不满足于每个月那点赡养费，要求儿女们还要尽看望自己的义务，老年人有过正常人生活的权利，也有改善自己生活质量的权利。

（四）其他侵害老年人权益的问题

有些患有严重精神疾病、长期慢性病或生活不能自理的老人，其子女把他们当作一种包袱推向社会。他们的维权之路更加艰难。

武汉汉阳一家餐馆来了一位老婆婆和他的两个儿子。儿子给她买了一碗馄饨，却眨眼间不见了踪影，留下年约七旬的老婆婆孤身呆坐了一天。老人说话语无伦次，精神不太正常，无法与其正常交流。店主只好拨打"110"反映情况，经查老人患有精神疾病，几年来一直没有医治好，两个儿子觉得母亲是一种拖累，竟然丧尽天良地将母亲遗弃在街头。

上海、北京、广州的一些医院都发生过送老人到医院后家属逃跑的事情。一些医生说：如果确实没有治疗必要，我们会及时告诉家属。但有些人将家里生病的老人送到最便宜的病房床位后，便不再让医生给老人打针用药，不愿为老人多花一分钱，算是"保守照顾"。被遗弃或者被"保守照顾"的老人大多长期患病，花费较高，一些自私的年轻人便将此种经济支出视为"奢侈"，认为"早晚都是个死"，"还不如省点钱花在孩子身上"。老人有看病治疗的权利，遗弃、虐待患病老人是严重的犯罪行为，但是他们的维权问题还没有得到社会应有的重视。由此所产生的子女利用老年人的病情如精神疾病、老年痴呆、瘫痪在床而侵占、骗占老年人住房、存款的现象也已出现，值得警惕。

二、有关老年人权益保护的法律法规

老年人属于社会弱势群体，我国立法的一项重要原则就是保护老年人合法权益，从宪法、婚姻法、继承法、刑法、行政法到众多地方性法规都有关于老年人权益保护的相关法律规定。老年人权益法律保障体系必须要与老年人的需求结构相对应，也可以看作是一个金字塔结构。位于塔底的法律法规是对老年人"基本需求"的保护，即对"生存性需求"的满足与实现，是老年人作为社会公民所享有的最基本权利，这已在我国的相关立法中得到了较为充分的体现。老年人权益法律保障金字塔的中部和顶部，是对老年人"高级需求"的保护，即对"发展性需求"和"价值性需求"的满足，是老年人作为社会成员中的特殊群体所享有的特殊保护。国家要保障老年人有一个幸福安康的晚年，使老年人能够共享社会发展进步的文明成果，而我国对于老年人"发展性需求"和"价值性需求"的法律保障，随着人口老龄化进程的不断推进，将会显得不够完善、不够具体，是我们未来有关老年人立法中需要着重予以完善的环节。金字塔的塔尖为对老年人高级需求的保护，即对老年人老有所为、老有所乐方面的保护。

三、老年人的基本权利

面对自身的权益受到侵犯，作为弱势群体的老年人却更多地选择了"忍"字。有的老人不知如何运用法律，忍气吞声地承受着一切；有的认为"家丑不可外扬"，不愿打官司"丢人"；有的则是不敢向法律讨说法，唯恐事后遭到子女报复，令自己的晚年雪上加霜。这种种心理障碍，使得老人们的"亲情防线"异常薄弱。虽然在1996年我国就颁布了《中华人民共和国老年人权益保障法》，但在法律条文面前，"剪不断，理还乱"的亲情，成了老年人维权过程中的最大障碍。而有了亲情障碍，老年人在维权上的力度就小得多，客观上也助长了侵权事件的发生。

1. 赡养权　根据《婚姻法》、《老年人权益保障法》以及最高人民法院的司法解释，有四类亲属对老年人负有赡养、抚养义务：一是老年人的配偶；二是老年人的成年子女；三是老年人的弟妹；四是老年人的成年孙子女、外孙子女。一般情况下，孙子女、外孙子女对祖父母、外祖父母没有赡养的义务，但当老年人的子女全部死亡或生存的子女没有赡养能力时，老年人成年的有负担能力的孙子女、外孙子女，对于需要赡养的老年人就有赡养的义务。另外，赡养人的配偶对老年人虽没有赡养义务，但根据《老年人权益保障法》第十一条第三款规定："赡养人的配偶应当协助赡养人履行义务。"

对老年人的赡养包括对老年人进行经济上的供养、生活上的照料和精神上的慰藉三大方面。①对老年人的经济供养，包括：对无经济收入或收入较低的老年人，赡养人要支付必要的生活费，保证老年人的基本生活需要；对患病的老年人应当提供医疗费用和护理；对缺乏或者丧失劳动能力的农村老年人的承包田，赡养人有义务耕种，并照顾老年人的林木和牲畜等，收益归老年人所有。②对老年人生活上的照料，主要指：当老年人因患病卧床，年高行动不便或患老年痴呆症等原因，致使生活不能自理时，赡养人要照顾老年人日常的饮食起居。③精神上的慰藉，主要指：赡养人应尽力使老年人的晚年生活过得愉快、舒畅。现实生活中，对老年人精神上的赡养容易被忽视，随着物质生活水平的提高，对老年人精神上的慰藉将成为主要的赡养内容。

2. 社会保障权 《老年人权益保障法》规定：老年人有从国家和社会获得物质帮助的权利，国家和社会应健全对老年人的社会保障制度，实现老有所养、老有所医、老有所为、老有所学、老有所乐。

对老年人的社会保障项目主要包括：养老保险、医疗保险、社会救济、社会福利、社区服务、住房保障、老年教育、法律援助等内容。

城镇老年人应该享受国家规定的养老保险。《老年人权益保障法》规定："国家建立养老保险制度，保障老年人的基本生活"。"老年人依法享有的养老金和其他待遇应当得到保障。有关组织必须按时足额支付养老金，不得无故拖欠，不得挪用"。我国从1991年起开始建立由国家基本养老保险、企业补充养老保险和个人储蓄性养老保险相结合的多层次养老保险体系，实行个人储存与统筹互相结合的原则，为每个职工建立养老保险账户。

另外，国家除了建立养老保险制度以外，还对城镇特困老年人给予救济。城市的老年人，无劳动能力、无生活来源、无赡养人和抚养人的，或者赡养人确无赡养能力的，由当地人民政府给予救济。

法律对农村老年人的养老保险也作出了不少规定。《老年人权益保障法》中明确指出："农村除根据情况建立养老保险制度外，有条件的还可以将未承包的集体所有的部分土地、山林、水面、滩涂等作为养老基地，收益供老年人养老。"对于农村中的无劳动能力、无生活来源，又无人赡养的老年人，应由农村集体经济组织负担保吃、保穿、保住、保医、保葬的五保供养。另外，也鼓励农村中的孤寡老人与其他公民或村、社等集体组织签订遗赠抚养协议，由遗赠人写下遗嘱，将其个人所有的合法财产如房屋等指定在其死后转移给抚养人所有，而由抚养人承担老人的生养死葬义务。

在老年人医疗保障方面，国家规定：有关部门在制定医疗保险办法时，应当对老年人给予照顾；医疗机构应当为老年人就医提供方便，对70周岁以上的老年人就医，予以优先。有条件的地方，可为老年人特设家庭病床，上门诊疗。对于经济困难无力支付医疗费用的患病老年人，提倡社会救助，当地人民政府根据情况可以给予适当帮助。

3. 婚姻自由权和居住权 人的婚姻自由权包括结婚和离婚两个方面的自由。《老年人权益保障法》规定："老年人的婚姻自由受法律保护，子女或者其他亲属不得干涉老年人离婚、再婚及婚后的生活。赡养人的赡养义务不因老年人的婚姻关系变化而消除。"

由此可见，离婚、丧偶之后的老年人依法享有再婚的自由，子女或其他亲属不得以各种理由加以干涉。现在，有些子女从经济利益，或为钱财或为住房等私利考虑，干涉老年人再婚，这些都是违法的行为。另外，老年人的离婚自由也是不可忽视的问题。在老年人与配偶双方感情确已破裂，婚姻关系无法维持的情况下，当事人有权提出解除婚姻关系，子女或其他亲属不能因为父母年老而忽视他们的感情需要，反对父母离婚。

关于老年人的"居住权"，法律规定老年人对自己所有的私房享有房产权，可以自己居住使用，也可以依法赠与、出卖给他人；老年人对以自己名义承租的公房或他人所有的房屋，享有房屋租赁权。

（1）对于老年人自有的房屋，子女或其他亲属不得侵占，不得擅自改变产权关系，不得擅自出卖、出租或拆除，子女或他人要出资翻造的，应征得老年人同意，并事先签订有关协议，明确约定老年人享有的房产权的份额和使用权限，老年人自有的住房，赡养人有维修的义务。

（2）对于老年人承租的房屋，子女未经老年人同意，不得变更承租人，不得将房屋交换或退租，亦不得强行挤占。

（3）子女在单位分配住房时，包括老年人份额的，老年人有同等的居住使用权，在安排住房时，应照顾老年人的特殊需要，不得强迫老年人迁居条件恶劣的房屋。

（4）在房屋动迁过程中，子女或其他亲属未经老人同意，不得将老人承租的公房买断或将买断所得的钱款占为己有，也不得在自己承租的公房动迁时，借口无房居住而挤占老人住房。

4. 处分遗产权　指老人对其生前积累的财产，有根据自己心愿、子女和配偶对自己的关心与照顾情况，决定由一人或数人继承自己的遗产以及他们的继承份额，或者决定把自己生前积累的财产无偿地赠送给他人的权利。

5. 继承权　指老人作为子女、配偶的法律规定的第一顺序继承人，在子女、配偶死亡时享受依法继承的权利。那种认为老人不能继承子女的遗产的认识是不对的。此外，女性老年人享有依法继承其男性老年配偶遗产的权利，那种认为男性老年人的遗产只能由其子孙继承的说法是不合法的。

四、侵害老年人权益的救济

老年人权益受到侵害时要寻求法律保护。根据《老年人权益保障法》的规定，老年人合法权益受到侵害时，被侵害人或其代理人有权要求有关部门处理，或依法向人民法院起诉。老年人与家庭成员因赡养、抚养或者住房、财产等问题发生纠纷时，可以要求家庭成员所在地组织或居民委员会、村民委员会调解，各级老龄工作机构都是老年人的"娘家"，老人们在自身权益受到侵害时，可以及时向当地居委会、村委会或各级老龄工作机构反映，请求他们对实施侵害者进行批评教育，直至改正。也可以直接向人民法院起诉。老年人因其合法权益受侵害提起诉讼交纳诉讼费确有困难的，可以缓交、减交或免交；需要获得律师帮助，但无力支付律师费用的，可以获得法律援助。

对于侵犯老人权益、虐待或遗弃老人情节特别严重的，司法机关会追究他们的刑事责任。遗弃和虐待老年人应受到法律制裁。

遗弃老年人，是指对老年人负有赡养、抚养义务的当事人一方，对需要赡养、抚养的老年人不履行其应尽义务的违法行为。如成年子女不赡养无劳动能力或生活困难的父母；配偶不履行抚养对方的义务等。对遗弃老年人情节较轻的，应进行严肃的批评教育，责令其改正错误，必要时给予行政处分或行政处罚；对拒不履行赡养、抚养义务的人，可依法强制其履行义务；对遗弃老年人情节恶劣的，依《刑法》规定予以处罚。

虐待老年人，是指经常性地打骂、冻饿、禁闭老人，或强迫老年人过度劳动，有病不给予治疗，或其他折磨、摧残老年人身心健康的行为。现实生活中，虐待老年人的行为人大多是与老年人共同生活的家庭成员，如老年人的配偶、子女、儿媳、女婿等，他们一般负有赡养老人的义务。《老年人权益保障法》规定：虐待老年人情节较轻的，依照治安管理处罚条例的有关规定处罚；情节恶劣，构成虐待罪的，依《刑法》的规定追究刑事责任。受虐待的老年人既可以采取正当的防卫行为来维护自己的权利，也可以请求居委会、村委会或其他社会组织的援助，对构成虐待罪的行为人，受虐待的老年人还可以向人民法院提起诉讼，追究其刑事责任。

第四节 残疾人健康权益保障法律制度

一、概述

（一）残疾人的概念

残疾人是指在心理、生理、人体结构上，某种组织、功能丧失或者不正常，全部或者部分丧失以正常方式从事某种活动能力的人。残疾人包括视力残疾、听力残疾、言语残疾、肢体残疾、智力残疾、精神残疾、多重残疾和其他残疾的人。

世界各国对残疾人有各种不同的定义。世界卫生组织根据不同的残疾影响人的生理功能和社会功能的不同状况，把残疾划分为 3 个层次：①功能、形态残疾（impairment）：为残疾的第一级，一般为病、伤的后遗症，使人体结构或功能发生缺陷或异常；②丧失功能残疾（disability）：人体的结构缺陷和功能障碍，使残疾人丧失应具备的能力（与残疾者的性别、年龄、文化程度和职业等相应的能力）；③社会功能残疾（handicap）：由于身体的形态和功能的缺陷或异常，影响残疾者参加社会活动。世界卫生组织对残疾的这三种提法，虽角度有所不同，第一种是从后天致残、功能丧失着眼的，第二种是对先天致残、功能丧失而言的，第三种是从社会功能障碍的角度出发的，但三种划分标准难免会有交叉和重合的因素。

（二）我国残疾人的分类依据和定残标准

1. 我国残疾人的分类依据 目前，由于世界各国对残疾人的定残标准不同，其划分残疾的类别也不完全一致。根据 1987 年 4 月 1 日我国第一次全国残疾人抽样调查结果，将我国残疾人分为 5 类：视力残疾、听力和言语残疾、智力残疾、肢体残疾、精神病残疾。同时，又确定凡有两种或多种残疾的人，另列为综合残疾。

2. 我国残疾人的定残标准 残疾人有广义和狭义之分。广义的残疾人，包括一切身体形态或功能异常的人。狭义的残疾人指的是符合某种残疾标准的人。例如，在我国残疾人抽样调查中，一眼失明，另一眼视力达到或优于 0.3 者，就不属于视力残疾范围。一只耳聋或者重听，另一只耳朵的听力损失等于或小于 40dB 的，不属于听力残疾范围。保留拇指和中指而失去另外 3 指者，不属于肢体残疾范围。我国对列入统计的 5 类残疾，其定残标准如下：

（1）视力残疾：是指由于各种原因导致双眼视力障碍或视野缩小而难以从事一般人所能从事的工作、学习或其他活动。视力残疾又可分为盲和低视力两类。

（2）听力言语残疾：听力残疾是指由于各种原因导致双耳听力丧失或听觉障碍，而听不到或听不清周围环境的声音；言语残疾是指由于各种原因导致不能说话或语言障碍。两者都难以同一般人进行正常的语言交流活动。听力、言语残疾包括：①听力和言语功能完全丧失（既聋又哑）；②听力丧失而能说话或构音不清（聋而不哑）；③单纯语言障碍，包括失语、失音、构音不清或严重口吃。听力残疾可分为聋和重听两类。

（3）智力残疾：是指人的智力活动能力明显低于一般人的水平，并显示出适应行为的障碍。

智力残疾包括在智力发育期间（18 岁之前），由于各种有害因素导致的精神发育不全或智力发育迟缓；智力发育成熟以后，由于各种有害因素导致的智力损害或老年期的智力明显衰退。

（4）肢体残疾：是指人的四肢残缺或四肢躯干麻痹、畸形，导致人体运动系统不同程度的功能丧失或功能障碍。

肢体残疾包括：①上肢或下肢因外伤、病变而截除或先天性残缺；②上肢或下肢因外伤、病变或发育异常所致的畸形或功能障碍；③脊椎因外伤、病变或发育异常所致的畸形或功能障碍；④中枢、周围神经因外伤、病变或发育异常造成躯干或四肢的功能障碍。

（5）精神病残疾：是指精神病人病情持续 1 年以上未痊愈，从而影响社交能力和在家庭、社会应尽职能上出现不同程度的紊乱和障碍。

精神病残疾包括：①脑器质性、躯干疾病伴发的精神障碍；②中毒性精神障碍；③精神分裂症；④情感性、偏执性、反应性、分裂情感性、周期性精神病等造成的残疾。

二、立法保护残疾人的意义与作用

（一）意义

随着我国社会主义法制的不断健全和我国残疾人事业的发展，制定与完善各项保护残疾人权益的法规，被提到重要位置上。残疾人在社会生活中遇到的困难与障碍比健全人要多。由于残疾造成的各种障碍，使残疾人在行使法律规定的各项权利时遇到阻碍，正当的权利不能实现，在维护自身的合法权益时困难更大。现实生活中，残疾人的人身权利和财产权利受到侵害的现象时有发生。因此，健全与完善保护残疾人的法规有重要的意义。

（二）作用

保护残疾人的法规，是从保障与调整两个方面发挥作用的。

1. 保障作用 通过制定有关的法律、法规、规章等，保障残疾人能充分实现宪法赋予每个公民的各项权利与义务。其中包括：公民的政治权利、人身权利、财产权利、劳动权利和义务、受教育的权利和义务等。残疾人遇到大于健全人的困难，有生理缺陷上的原因，有物质条件上的原因，有意识形态上旧习惯势力的原因，也有各项法律与规章制度不完善的原因。因此，消除残疾人遇到的行为障碍，维护残疾人的合法权益，发展残疾人事业，除了宣传教育、改善物质条件、创造良好的社会环境外，还需要有必不可少的强制性的保障措施，即法律的保障。各项保护残疾人的法规都有针对性地规定了具体保障措施。

2. 调整作用　各项保护残疾人的法规，将用以调整残疾人参加社会生活与长期以来在社会生活中形成的、既定的习俗之间的社会关系。残疾人社会生活面是很广的，从出生到死亡，涉及残疾的预防，残疾人的教育、就业、医疗、康复，婚姻与家庭，财产与继承等等。对这些特定的社会关系，及这些社会关系中发生的矛盾，都需要有法律规定来加以调整，这种调整作用是大量存在且不可忽视的。

我国制定保护残疾人的各项法规是以宪法为依据，以四项基本原则为立法的基本原则，不仅要贯穿在所有保障残疾人的各项法律规定中，而且还体现在法规的贯彻实施中。

三、我国目前有关保护残疾人的法律规定

在法律规定中，残疾人受保护的方面可分为两类。一是受法律的一般性保护。这是指法律规定中保护公民权利和义务的条款，对残疾公民同样起保障作用。例如各项宪法原则以及公民所具有的人身权、财产权、诉讼权等权利和义务。二是对于残疾人的特殊保护。这是指残疾人除了享有法律一般性的保护外，保护残疾人合法权益的法规还制定有专项条款，针对残疾人的特殊性给予特殊性保障。这在我国现有的法规中有所体现，例如《残疾人保障法》。

1. 《宪法》规定　《宪法》是我国的根本大法，在《宪法》中明确规定，国家和社会都有责任对残疾人给予帮助，对残疾人的特殊困难给以特殊帮助。这一宪法精神从根本上提供了制定其他有关法规的依据和基础。

2. 《民法》规定　我国第一部《民法通则》中，就对保障残疾人的合法权益作了规定，残疾公民的各项民事权利不受侵犯。民事权利包括公民的生命健康权、姓名权、名誉权、荣誉权、肖像权、自由权（人身自由、婚姻自由、通信自由等），还包括公民的财产所有权、使用权、经营权、债权、知识产权、继承权等。民事权利是每个公民依法享有的最基本的权利，享有民事权利才能参加社会的各种经济生活和家庭生活。因残疾人在行使各项民事权利和维护各项利益时，处于困难状态，所以保障残疾人的民事权利不受侵犯具有十分重要的意义。

3. 其他特殊规定　我国《刑法》、《刑事诉讼法》、《民事诉讼法》中，为了保障残疾人的人身权利和诉讼权利，都分别作了各种特殊的规定。在适用法律与参加诉讼活动中，对残疾人给予特殊的考虑，照顾残疾人作为诉讼主体时的特殊情况。

4. 《中华人民共和国残疾人保障法》　1990 年 12 月 28 日第七届全国人民代表大会常务委员会第十七次会议通过了《中华人民共和国残疾人保障法》。这是我国第一部保护 6000 多万残疾人合法权益的专门法律。《残疾人保障法》以法律的形式规定：残疾人作为社会的公民，享有和其他公民平等的权利；作为特殊而困难的群体，残疾人又享受国家所给予的特别扶助。这部法律的实施，使我国残疾人事业走上依法发展、依法管理的轨道。

5. 国务院关于贯彻实施《中华人民共和国残疾人保障法》的通知　1991 年 5 月 6 日国务院颁布了"关于贯彻实施《中华人民共和国残疾人保障法》的通知"。通知要求：提高对《残疾人保障法》重要意义的认识；认真开展《残疾人保障法》的宣传教育；全面贯彻《残疾人保障法》；制定和完善残疾人事业的法规。

6. 有关部门依据《残疾人保障法》，制定的残疾人劳动就业、教育、康复等条例　如：①民政部、原劳动部、卫生部、中国残疾人联合会关于发布《社会福利企业招用残疾职工的暂行规定》的通知；②财政部关于印发企业缴纳残疾人就业保障金有关会计处理规定的

通知；③原对外经济贸易合作部办公厅关于转发《关于印发企业缴纳残疾人就业保障金有关会计处理规定的通知》的通知；④民政部转发财政部税务总局《关于对残疾人员个体开业给予免征营业税照顾的通知》的通知。

四、违反《残疾人保障法》的法律责任

（一）行政责任

1. 残疾人的合法权益受到侵害的，可以向残疾人组织投诉，残疾人组织应当维护残疾人的合法权益，有权要求有关部门或者单位查处。有关部门或者单位应当依法查处，并予以答复。残疾人组织对残疾人通过诉讼维护其合法权益需要帮助的，应当给予支持。残疾人组织对侵害特定残疾人群体利益的行为，有权要求有关部门依法查处。

2. 残疾人的合法权益受到侵害的，有权要求有关部门依法处理，或者依法向仲裁机构申请仲裁，或者依法向人民法院提起诉讼。对有经济困难或者其他原因确需法律援助或者司法救助的残疾人，当地法律援助机构或者人民法院应当给予帮助，依法为其提供法律援助或者司法救助。

3. 违反本法规定，对侵害残疾人权益行为的申诉、控告、检举，推诿、拖延、压制不予查处，或者对提出申诉、控告、检举的人进行打击报复的，由其所在单位、主管部门或者上级机关责令改正，并依法对直接负责的主管人员和其他直接责任人员给予处分。国家工作人员未依法履行职责，对侵害残疾人权益的行为未及时制止或者未给予受害残疾人必要帮助，造成严重后果的，由其所在单位或者上级机关依法对直接负责的主管人员和其他直接责任人员给予处分。

4. 违反本法规定，通过大众传播媒介或者其他方式贬低损害残疾人人格的，由文化、广播电影电视、新闻出版或者其他有关主管部门依据各自的职权责令改正，并依法给予行政处罚。

5. 违反本法规定，有关教育机构拒不接收残疾学生入学，或者在国家规定的录取要求以外附加条件限制残疾学生就学的，由有关主管部门责令改正，并依法对直接负责的主管人员和其他直接责任人员给予处分。

6. 违反本法规定，在职工的招用等方面歧视残疾人的，由有关主管部门责令改正；残疾人劳动者可以依法向人民法院提起诉讼。

7. 违反本法规定，供养、托养机构及其工作人员侮辱、虐待、遗弃残疾人的，对直接负责的主管人员和其他直接责任人员依法给予处分；构成违反治安管理行为的，依法给予行政处罚。

8. 违反本法规定，新建、改建和扩建建筑物、道路、交通设施，不符合国家有关无障碍设施工程建设标准，或者对无障碍设施未进行及时维修和保护造成后果的，由有关主管部门依法处理。

（二）民事责任

违反本法规定，侵害残疾人的合法权益，造成财产损失或者其他损害的，依法承担民事责任。

（三）刑事责任

违反本法规定，侵害残疾人的合法权益，构成犯罪的，依法追究刑事责任。

第五节　精神卫生法律制度

一、概述

（一）精神卫生的含义

精神卫生（mental health）有狭义和广义之分，两者既有区别，又有联系。

狭义的精神卫生，是对患有精神疾病的人进行广泛的防治，积极采取对策，使其早日康复，减低患病率。

广义的精神卫生，是促进人们的精神健康，使之能更好地学习、生活和适应社会，从而使人们能发挥出更大的精神效能。广义的精神卫生主要包括3个方面：①防止和减少精神疾病；②提高精神健康水平，使人们感到精神愉快，能有效地对付各种心理压力；③提高精神效能，使人们能最大限度地发挥其心理的潜在力量。广义的精神卫生，其内容是很广泛的，它基本上属于精神医学的范畴，但又涉及心理学、社会学和行为学等许多学科。

精神卫生的重要性在于每个人都有精神活动，每个人在一生中都会遇到各种精神卫生问题；精神健康是健康不可缺少的一部分，促进精神健康是每个人的责任；有精神卫生问题和发生心理危机时，提倡积极寻求心理咨询，使精神卫生问题和心理危机得到有效干预；认识和正视这些问题，积极寻求心理支持、救助。

（二）精神疾病的概念

精神疾病（mental disease）是指在各种生物学、心理学以及社会环境因素影响下，大脑功能失调，以认知、情感、意志和行为等精神活动出现不同程度障碍为临床表现的疾病。精神活动包括：认识活动（由感觉、知觉、注意、记忆和思维等组成）、情感活动及意志活动。这些活动过程相互联系，紧密协调，维持着精神活动的统一完整。

随着我国依法治国进程的加速，公民权利意识的加强，精神疾病患者的权益保护问题越来越显突出。立法保护精神疾病患者及其家属、精神疾病工作者的合法权益已成为卫生法的一项重要任务和功能，也是卫生法学工作者的责任。

二、精神卫生立法的意义

根据我国卫生部等17个部门2008年联合下达的《全国精神卫生工作体系发展规划纲要（2008~2015年）》，提高群众精神卫生知识水平，加大心理行为问题预防和心理危机干预工作力度，及时发现和矫治心理、情绪、行为问题，并消除对于存在精神卫生问题或已经患有精神疾病的人的各种偏见，"让我们身边受到心理问题和疾病困扰的人能够像每个普通的市民一样生活在这个社会大家庭中"，已成为摆在众人面前的一项艰巨任务。

但是对精神障碍患者的偏见与歧视是一个历史久远的世界性问题，精神障碍者一向是社会的弱势群体，精神障碍在各种疾病中具有特殊性。严重精神障碍患者不仅对自身带来危险，也可能危及他人和社会的财产和人身安全。正因为后者的原因造成对患者更大的偏见、歧视和不公正待遇。由于一些组织和公民的精神卫生知识的缺乏，将精神障碍等同于"疯子"，使得精神病患者在治愈后仍然遭受着偏见，在选举与被选举、劳动与就业、受教育、结婚与生育等方面的权利得不到保障。

由于以上问题的存在，近年来社会各界要求重视精神卫生问题，加快精神卫生立法的呼声也越来越高。精神卫生立法至少具有以下几个方面的意义：

1. 有利于精神疾病的防治 世界精神病学协会（WPA）在精神疾病患者权利和法律保障的宣言和观点中指出：卫生法规为所有患者（包括精神病患者）提供足够和有效的治疗，保证他们的受治疗权利。精神病患者有权接受专业的、受人尊重的治疗。精神病患者应受到和其他患者一样的治疗，可以和其他人一样不进行住院治疗。

2. 有利于规范诊疗行为 精神疾病的诊断应依据国际通用的医学诊断标准。医生必须遵从医学科学来确定患者是否患有精神疾病。精神病学家应当恪守科学和道德准则为患者的最大利益服务。精神疾病的严重程度以及患者对本人和他人造成危险的严重程度的判断应根据国家精神卫生立法的有关定义，从而杜绝少数医疗机构和医务人员，为了经济利益而滥收滥治，严重地损害患者及家属利益的行为。

3. 有利于保护精神疾病患者的合法权益 通过精神卫生立法对精神疾病患者的医疗、康复、就业、婚姻等合法权利加以明确规定和保护。精神疾病患者有权享有同其他人一样的人权和自由。他们不能因患有精神疾病而受到歧视，更不能因患精神病而在生活、工作和学习等方面受到歧视和排斥。

4. 有利于保障精神卫生工作者的正当权益 由于精神疾病的特殊性，少数精神病人在发病时具有攻击性和自伤、自残行为，这一方面使精神卫生工作者的人身安全缺乏保障，另一方面精神病患者伤人、毁物、自伤、受害等发生时，应划定监护者的责任，再者由于社会对精神病患者的歧视，也会对精神卫生工作者存在一定误解，精神卫生立法应谴责对精神病患者的任何形式的侮辱，对精神卫生医师任何形式的歧视。

三、国外精神卫生立法

重度精神病和精神障碍会引发各种严重社会经济问题，患者本身又是弱势群体中最弱的一部分，因此精神卫生立法看似仅涉及某一医学专业领域，实则体现着一个国家的政治、经济、文化、医疗卫生和人权保障等多方面的现状。因此，各国普遍认为精神卫生立法是改善患者境遇，规范管理和服务，促进事业发展最经济、有效的手段，并给予相当的重视。上世纪较早制定的与精神卫生立法有关的文件是《世界人权宣言》(1948)、《赫尔辛基宣言》(1964)；70年代后，联合国和国际一些精神卫生专业组织又发表了一系列原则和宣言，如《精神卫生发育迟缓者权利宣言》(联合国，1971)、《残疾人权利宣言》(联合国，1975)、《国际精神卫生立法报告》(世界卫生组织，1978)、《夏威夷宣言》(世界精神病学学会，1983)、《保障精神障碍者权益和保证的声明》(世界精神病学学会，1989)、《精神病人人权宣言》(世界心理卫生联合会，1989)；1991年第四十六届联大第七十五次全体会议通过了《保护精神障碍者和促进精神健康》的119号决议，并以决议附件的形式对精神卫生立法提出了25项原则，1996年世界卫生组织据此归纳为10项基本原则。

此后，精神卫生立法在全球形成高潮，目前接受世界卫生组织调查的160个成员国中，已有3/4以上的国家制定了精神卫生法，其中一半国家是在近10年内制定的。欧洲、美洲各国基本都已立法；精神卫生法在美洲覆盖了87%、在东南亚覆盖了95%的人口；即使在非洲和中东地区也有59%的国家制定了精神卫生法；在西太平洋地区主要国家和地区中，现在只有我国和老挝、柬埔寨等国尚未颁布精神卫生法。我国也是世界上人口大国中唯一没有制定该法的国家。

英国于 1880 年颁布了《精神错乱者法》，开了精神卫生立法先河。我国于 1985 年开始着手起草《精神卫生法》，但至今该法未能出台。按照国际惯例，精神病的防治费用主要由国家承担，但若出现意外则由其监护人承担相应责任。而在我国，是否由地方政府来承担患者治疗费用成为立法的瓶颈。

四、我国精神卫生立法

（一）我国精神卫生立法的发展过程

我国很长一段时期没有精神卫生方面的立法。改革开放以来，随着法治国家的建设，在先后制定的《刑法》、《刑事诉讼法》、《民法通则》、《民事诉讼法》、《治安管理处罚条例》等多部法律法规中，规定有保护精神疾病患者权益的条款；国家和一些地方也颁布了 20 多种与精神卫生有关的法律法规，如《上海市监护治疗管理肇祸精神病人条例（1986）》、《精神药品管理规定（1988）》、《精神疾病司法鉴定暂行规定（1989）》、《中华人民共和国残疾人保障法（1990）》等。但是，这些法律法规不是涉及面太广（如《残疾人保障法》），就是涉及面太窄。在世界卫生组织的关注和支持下，我国于 1985 年由卫生部组织起草《中华人民共和国精神卫生法》第一稿，1990 年完成第十稿。1987 年 8 月世界卫生组织与中国卫生部、公安部和民政部及其他部门合作，在天津举行了首届司法精神病学及精神卫生立法研讨会。同年国务院审核同意了卫生部、民政部、公安部《关于加强精神卫生工作的意见》。1989 年 7 月，最高人民法院、最高人民检察院、公安部、司法部、卫生部联合发布了《精神疾病司法鉴定暂行规定》。1992 年 6 月，卫生部、民政部、公安部、全国残联发布《精神卫生工作"九五"计划要点》。但精神卫生立法一直未能完成。2000 年以后，精神卫生立法工作受到国家普遍重视，立法工作得以实质性启动。

精神卫生问题是全球性的重大公共卫生问题。近年来，由于社会经济体制转型，竞争激烈，矛盾冲突频发，各种心理应激因素急剧增加，精神卫生问题也成为我国当前较为突出的社会问题，像马加爵案件、北大医院幼儿园一名有既往精神分裂症病史的门卫砍杀了多名儿童和教师事件等一些精神疾患肇事、肇祸事件以及对处理精神卫生问题无法可依的批评时常见诸于新闻媒体，引起群众的关注。

（二）我国现行与精神卫生有关的法律规定

第十届全国人民代表大会期间，2004 年有 258 位、2005 年有 131 位、2006 年有 104 位、2007 年有 219 位全国人大代表提出了关于精神卫生立法的议案。在医药卫生领域，相关议案的数量仅次于食品安全卫生法。

虽然目前我国还没有建立一部完整的精神卫生法律、法规，但在现行的国家法律中，具有许多对精神病患者保护的条款。

1. 《中华人民共和国残疾人保障法》规定：残疾人包括视力残疾、听力残疾、言语残疾、肢体残疾、智力残疾、精神残疾、多重残疾和其他残疾的人。残疾人在政治、经济、文化、社会和家庭生活等方面享有和其他公民平等的权利。残疾人的公民权利和人格尊严受法律保护。禁止歧视、侮辱、侵害残疾人。

2. 《中华人民共和国兵役法（修正案）》规定：在服现役期间患精神病的义务兵退出现役后，视病情轻重，送地方医院收容治疗或者回家休养，所需医疗和生活费用，由县、自治县、市、市辖区的人民政府负责。

3.《中华人民共和国民法通则》规定：不能辨认自己行为的精神病人是无民事行为能力人，由他的法定代理人、监护人严加看管和医疗；在必要的时候，由政府强制医疗。

不能完全辨认自己行为的精神病人是限制民事行为能力人，可以进行与他的精神健康状况相适应的民事活动；其他民事活动由他的法定代理人代理，或者征得他的法定代理人的同意。

4.《中华人民共和国刑法》规定：精神病人在不能辨认或者不能控制自己行为的时候造成危害结果，经法定程序鉴定确认的，不负刑事责任。精神病人在不能辨认或者不能控制自己行为时有违法行为的，不予行政处罚，但应当责令其监护人严加看管和治疗。

5.《中华人民共和国治安管理处罚条例》规定：精神病人在不能辨认或者不能控制自己行为的时候违反治安管理的，不予处罚，但是应当责令其监护人严加看管和治疗。

（三）我国精神卫生立法的展望

精神卫生问题日益突出，其发展趋势迅速影响到社会稳定、经济文化的各个方面。制定独立的精神卫生方面的法律制度显得越来越迫切。精神卫生立法既要结合国情，又要适应社会的发展，在某些方面需要前瞻性。要加强和完善精神病人的治疗与管理的有关条款，维护精神疾病患者权益、发展精神卫生事业。立法中应尽量做到：

1. 政府领导　精神卫生工作应贯彻政府领导、社会参与和预防为主、防治结合的原则。

2. 国际经验与我国实际有机结合　在适应国情的前提下，最大限度符合国际精神卫生立法基本原则。

3. 充分总结国内经验　充分总结和吸取已有的精神卫生法律、法规经验，结合各地的实际情况，做到"有所为，有所不为"。

4. 对当前重点和难点问题应予以优先解决　对于患者权益保护中的突出问题，如劳动就业、受教育、婚姻等，应尽可能地具体细化，具有可操作性。对于发展性、方向性，或者由于社会文化经济发展不平衡的差异造成的难点问题，应制定指导性的条款。

5. 财政支持　为施行精神卫生计划提供预算政策和持续的财政支持。

五、精神疾病患者在医疗中有关权益保护的法律规定

精神疾病患者享有宪法规定的公民的基本权利。精神病患者具有与普通疾病患者一样的权利，有权接受专业的、受人尊重的治疗，应受到一样的待遇。按照国际惯例，精神疾病患者在治疗过程中具有以下权利：

1. 自愿入院原则　精神疾病患者有获得精神卫生服务的权利，医疗机构应当根据精神疾病患者的病情，为精神疾病患者提供积极、适当的治疗，需要住院治疗的，应当符合住院标准。不得无故留置精神疾病患者。以前对精神病人多采取关押、限制自由的治疗手段。20世纪70年代末以来，患者基本权利的保护在精神卫生法中得到体现。如各种有区别的住院形式日益得到高度重视。

2. 对严重精神疾病患者的保护性医疗　对严重精神疾病患者实施有效的保护性医疗和强制性医疗，是保护患者本人和其他人的安全以及维护社会秩序所必需的。在有危险性的严重精神疾病的管理和约束方面，采取十分严格（甚至是严厉）的、操作性很强的具体措施和手段，是有利于患者的。

3. 隐私与保密权、知情同意权　医疗机构、心理健康咨询机构和有关工作人员应当保

护精神疾病患者或者心理健康咨询对象的个人隐私。未经精神疾病患者或者其监护人的书面同意，不得对精神疾病患者进行录音、录像、摄影或者播放与精神疾病患者有关的视听资料。

4. 重视复查和申述　对被诊断患有精神疾病的患者，医疗机构应当按照国家现行的医学标准或者参照国际通行的医学标准进行诊断复核。诊断复核的时间最长不得超过半年。诊断复核结论应当由具有副主任医师以上职称的精神病执业医师做出。

六、精神疾病患者涉法能力的司法鉴定

精神疾病的司法鉴定是指根据案件事实和被鉴定人的精神状况，做出鉴定结论，为委托鉴定机关提供有关法定能力的科学证据。

我国《刑法》规定：精神病人在不能辨认或者不能控制自己行为的时候造成危害结果，经法定程序鉴定确认的，不负刑事责任。从这个方面来看，做出公正、科学的鉴定结论，也是对精神病患者的一种法律保护。

1. 司法鉴定机构和人员　开展精神病司法鉴定工作的组织是各级市以上设立的"精神疾病司法鉴定委员会"。对疑难案件，当地难以鉴定的，可以委托异地进行鉴定。鉴定委员会由人民法院、人民检察院和公安、司法、精神疾病专家等若干人组成。担任技术鉴定人，必须具有下列资格之一：①具有5年以上精神科临床经验并具有司法精神病知识的主治医师以上人员。②具有精神病学知识、经验和工作能力的主检医师以上人员。

2. 鉴定对象　对可能患有精神病的下列人员应当进行鉴定：①刑事案件的被告人、被害人。②民事案件的当事人。③行政案件的原告人。④违反治安管理应当受到拘留以上处罚的人员。⑤与案件有关需要鉴定的其他人员。

3. 涉法能力的鉴定范围　涉法能力的鉴定范围包括：①刑事案件被鉴定人涉法能力的评定：能否承担刑事责任能力、受审能力、服刑能力、诉讼能力、证明能力等。②民事案件被鉴定人涉法能力的评定：有无民事行为能力、诉讼能力、作证能力。③其他有关法定能力的评定：性侵害事件中的女当事人的精神状况、受处罚人的服刑能力鉴定等。

复习思考题
1. 如何理解母婴保健的含义？
2. 简述违反《母婴保健法》的法律责任。
3. 侵害老年人权利的现象都有哪些？
4. 简述违反《未成年人保护法》的法律责任。
5. 简述立法保护残疾人的意义与作用。
6. 简述违反《残疾人保障法》的法律责任。
7. 简述我国精神立法和国外精神立法的主要内容。

资源链接
1. www. xiaojiaoy. com　小脚丫母婴网
2. www. kids21. cn　未成年人网
3. www. laoren. cn　老人网
4. www. cncjr. com　中国残疾网

第三十一章
医疗保障法律制度

格言
人的安全乃是至高无上的法律。
——英国著名法学家霍布斯

学习目标
通过本章的学习，掌握我国医疗保障和医疗保险法律制度，熟悉新型农村合作医疗制度，了解我国医疗保险制度。

 引导案例 刘老太太最近心里总是感觉沉甸甸的，因为女儿都 30 多岁的人了，当初好不容易找到一份工作，没过两年就下岗了，还在到处找新的工作期间却被检查出患有肝炎，刘老太太心想：自己都这么大年纪了，到哪里去凑齐女儿的医药费啊？万般无奈之下，刘老太太找到劳动保障部门咨询，这才了解到原来女儿是可以享受基本医疗保险待遇的，刘老太太终于松了一口气，说：原来国家并没有忘记下岗职工啊。

这个案例告诉我们，医疗保险制度是广大人们群众健康的保障。

第一节 概 述

一、医疗保障制度与医疗保险制度

（一）医疗保障制度

医疗保障制度是指为取得预定健康目标，由组织提供各种医疗卫生保健服务的基本办法及规定，是社会保障体系的重要组成部分。

医疗保障制度具有以下特点：

1. 普遍性 疾病风险是每个人都会遇到的，而这种风险是不确定的。为化解这种风险，医疗保险应当成为强制性的、普遍实行的，以使风险有效地为全社会所负担。对于医疗保险未能涉及的范围，其他医疗保障形式应予补充，使所有社会成员都能享受到医疗保障服务。

2. 均等性 健康是公民的基本权利，对健康权利的尊重和维护是社会进步和文明的体现。对于符合条件的每一个社会成员来说，享受医疗保障的机会和待遇是平等的，就医和用药都是依病情而定的，社会地位、经济收入都不能影响其医疗保障的需要。

3. 复杂性 在其他社会保险子系统中，各项目的实施仅涉及社会保险机构和被保险人两个当事者，而医疗保险的实施涉及 3 个当事者，即社会保险机构、被保险人和医疗方或医药方。疾病风险往往带来许多其他风险，这使医疗风险更为复杂。其他医疗保障形式也是如此具有复杂性。

4. 不确定性   由于各种疾病的治疗费用可能相差极大，并且医疗涉及医院、企业、患者、保障方等许多方面的利益，因此，医疗费用和支出都具有不确定性。

5. 福利性   医疗卫生事业具有福利性，主要着眼于社会效益而不是经济收入。随着经济力量的增强，医疗保障的内容和覆盖面都可以不断扩大。作为带有福利性的事业，公平和效率必须兼顾，对于服务、管理等方面都有许多特殊的要求。

（二）医疗保险制度

医疗保险是指人们因为生病、受伤或生育需要治疗时，由国家或社会向其提供必需的医疗服务或经济补偿的制度。其实质是社会共担风险，目的在于鼓励用人单位和个人缴纳一定的医疗保险费，通过社会调剂，保证劳动者在其健康受到伤害时得到基本治疗，不会因医疗而影响生活。医疗保险是最普遍的一种医疗保障形式，具有以下特点：

1. 强制性   医疗保险是国家立法强制建立的，所有用人单位（雇主）和个人（雇员）必须参加。

2. 缴费性   医疗保险主要通过用人单位、个人共同缴费来筹资。

3. 权利和义务对等   人们必须首先履行缴费义务，然后才能获得享受医疗服务待遇的权利，但缴费水平只与个人的工资收入相关，而与个人的年龄和健康状况无关。

4. 互助共济   医疗服务按需（治疗所需）满足，与个人的缴费水平无关，医疗保险基金的使用由健康者向患病者转移。

5. 购买服务   大多数国家的医疗保险制度是由医疗保险管理机构（保方）为参保人（需方）向医疗机构（供方）购买医疗服务，只有少数国家的医疗保险制度是由医疗保险管理机构自办医疗机构，直接向参保人提供医疗服务。

二、医疗保障法律制度

大多数国家通过法律的形式对医疗保障制度予以规范。医疗保险是最主要的一种医疗保障形式，目前世界上100多个国家已经建立了医疗保险法律制度。

（一）医疗保险法律制度

1. 医疗保险法的概念   医疗保险法是指调整在医疗保险中形成的各种社会关系的法律规范的总称。

世界上许多国家和地区都采用了立法手段强制推进医疗保险工作。早在1883年德国就制订了世界上第一部《疾病保险法》，随后许多国家都加强了立法工作（表31-1）。

表31-1   世界各国和地区医疗保险最初立法和现行立法时间

国别/地区	最初立法时间（年）	现行立法时间（年）
德国	1883	1911
奥地利	1888	1955（被雇者），1971（自雇者）
瑞典	1891（现金给付），1931（医疗给付）	1962
匈牙利	1891	1955
丹麦	1892	1971（1973年实施）
挪威	1909	1970
瑞士	1911	1911

续表

国别/地区	最初立法时间（年）	现行立法时间（年）
英国	1911	1989
意大利	1912（生育），1927（结核病），1943（疾病）	1950（生育），1962（疾病），1970（结核病），1974（住院给付）
荷兰	1913	1952（现金给付），1964（医疗给付）
日本	1922（健康保险），1938（国民健康保险）	1922（健康保险），1958（国民健康保险）
智利	1924	1952（工资阶层），1968（薪金阶层）
法国	1928	1945，1967，1971
西班牙	1929（生育），1942（疾病）	1929（生育），1942（疾病）
古巴	1934	1934
阿根廷	1934	1934
希腊	1934	1951
美国	1935（社会保险）	
喀麦隆	1952（仅生育给付）	1959
达荷美	1952	1962
加拿大	1966（全民疾病保险法案）	

2. 医疗保险法律关系　医疗保险法律关系是指国家医疗保险法律确认和保护的具有权利和义务内容的具体的社会关系，是医疗保险制度主体间的权利和义务关系，即医疗保险人、医疗保险投保人、医疗保险被保险人和医疗保险受益人之间，因医疗保险费的缴纳、支付和医疗保险基金的管理、监督所发生的权利和义务关系。它通过法律确认的方式使现实生活中的某些社会关系成为医疗保险法律关系，由国家强制力保证实现，是实现国富民强的手段。医疗保险法律关系的产生取决于两个条件，即现存的医疗保险关系和现行有效的医疗保险法律。医疗保险关系是产生医疗保险法律关系的社会基础；医疗保险法律关系是医疗保险关系的法律形式。

医疗保险法律关系性质是由社会的经济、人口、文化等多方面的因素决定的。医疗保险法律关系产生在一个多种社会关系交错的领域里，因此，医疗保险法律关系包括政府与公民之间的行政管理与服务关系，雇主与雇员之间基于劳动关系而发生的社会保险关系，患者与医疗服务机构之间接受与提供服务的关系，医疗保险经办机构与医疗服务机构的合同关系。由于医疗保险具有社会互助的特征，在公共医疗保险法律制度中，保险人与投保人和受益人之间属于管理与服务的关系，双方的权利与义务不是相互对应的。

医疗保险法律关系的性质具有两个特点：一是多种社会关系的交叉性，即行政法律关系、民事法律关系、劳动法律关系和保险法律关系的交叉；二是权利与义务在特定条件下的脱节，即医疗保险法律关系主体是单纯的义务主体。

（二）我国医疗保障法律制度

1. 我国的社会医疗保障法律制度　新中国成立初期，我国以法律的形式对医疗保障予以规范。《中华人民共和国宪法》第四十五条规定："中华人民共和国公民在年老、疾病或者丧失劳动能力的情况下，有从国家和社会获得物质帮助的权利。国家发展为公民享有这些权利所需要的社会保险、社会救济和医疗卫生事业。"1951 年政务院颁布《中华人民共和国劳动保险条例》，确立了企业职工的劳保医疗制度，1952 年发布《关于全国各级人民政府、党派、团体及所属事业单位的国家工作人员实行公费医疗预防的指示》，1953 年又发布《关于公费医疗的几项规定》，确立了公费医疗制度；1960 年中共中央转发了卫生部关于《全国农村卫生工作会议的报告》及其附件，农村合作医疗制度建立，1979 年颁布了《农村合作医疗章程（试行草案）》。这一系列的行政法规、部委规章和规范性文件构成了我国计划经济时代独具特色的医疗保障体系，基本上适应了当时民众的需求。

然而原有医疗保障制度的固有缺陷远远不能适应社会发展的需要。1988 年国务院批准成立国家医疗保险制度改革研讨小组，1998 年 12 月国务院颁布《关于建立城镇职工基本医疗保险制度的决定》，决定在全国范围内进行城镇职工医疗保险制度改革，建立属地管理、双方负担、社会统筹和个人帐户相结合的社会保险新模式。2002 年出台《中共中央、国务院关于进一步加强农村卫生工作的决定》，提出改善乡村卫生医疗条件，建立新型农村合作医疗制度。自 2001 年始，新的医疗保障模式在全国各城市推广，北京、天津、江苏等省市纷纷出台《城市职工基本医疗保险规定》，以及相关法规、规章和规范性文件，形成医疗保障制度全方位变革的状态。

由上可见，从医疗保障的法律规范层面来看，新中国成立初期医疗保障方面的法律最高表现形式为行政法规，其次为部委规章、规范性文件，以及政策、规定；而 20 世纪 80 年代始的医疗保障制度改革到目前为止还没有建立起与社会主义市场经济体制相适应的完善的医疗保障法律制度，存在的主要问题有：

（1）医疗保障立法不健全。我国医疗保障改革并无全国统一的中央立法，只有地方政府规章和政策规定。目前在医疗保障方面发生争议纠纷进行仲裁或提起诉讼时，由于立法欠缺，仲裁机构和人民法院无法根据有效的法律规定对社会保障争议进行仲裁或判决，处于无法可依的状态。

（2）医疗保障立法层次过低，缺乏较高的法律效力和必要的法律责任制度。虽然国务院的决定对医疗改革的任务和原则、覆盖范围和缴费办法，基本医疗保险统筹基金和个人帐户等问题作了原则性的规定，但由于在推行中不能发挥法律的作用，且规定过于简单模糊，各地的改革难以把握其实质，导致各地制度差异极大。完整的法律规范应当由假定、处理和制裁构成，无法律责任、无制裁措施的法律规范，是一个有严重缺陷的系统，无法发挥法律规范的强制功能。在我国已经制定出来的医疗保障法规中，比较普遍地存在着缺乏法律责任的现象，无法确保医疗保障措施的有效实施。

（3）医疗保障的法律实施机制较为薄弱。合法的筹资机制、稳定的保障机制、严格的管理机制、有效的运行机制，有力的监督机制都不够健全。医疗保障监督机构没有与管理机构严格划分开来，缺乏对欠缴社会保险费的行为和拖欠离退休人员、失业人员保险金行为的法律制裁措施；非法挪用、挤占保险金的违法甚至犯罪行为得不到及时惩处，保险基金的运营处于不安全状态。

2. 医疗保险法的制定与实施

（1）医疗保险法的制定　医疗保险法律规范作为我国法律体系的一个重要组成部分，同其他法律规范一样，也是由国家立法机关以及法律授权的相应的国家机关制定的。因此，医疗保险法律规范也是要经过国家机关的一系列有组织的活动制定，这一过程通常包括准备阶段和确定阶段。准备阶段是指从提出立法建议、组成草案起草工作小组，经过调查研究形成医疗保险法律规范草案，直到对草案进行讨论修改；确定阶段是指有权制定医疗保险法律规范的国家机关，按照法定程序对规范性文件草案进行讨论、修改、审议、通过，到公布实施。

这里有必要对各种医疗保险法律规范以及相应的制定机关给予说明。根据制定机关的不同，医疗保险法律规范可分为如下几种：①由全国人大常委会制定一般医疗保险法。②由国务院制定医疗保险行政法规。③由地方人大及其常委会在本行政区域内通过和发布有关医疗保险的决议，制定医疗保险的地方性法规。④由地方人民政府制定医疗保险的一般规范性文件。以上各类医疗保险法律规范的效力依上列顺序依次降低，效力等级低的法律规范不得与效力等级高的法律规范相冲突。

据此，我国的医疗保险立法采取如下步骤：①由地方人大就本地区医疗保障制度的改革作出原则性决议，再由同级地方人民政府在此基础上制定出具体方案和实施细则。②各地试行的医疗保险制度实施一段时期后，再由最高国家权力机关总结各地的经验教训，将医疗保险制度用国家一般法律的形式固定下来。先地方后中央，在中央统一法律出台的条件还不成熟时，可发挥地方立法的积极性，让地方根据本地情况及时制定法规，这样可避免医疗保险制度建立过程中无法可依的混乱局面。

此外，医疗保险是一个专门知识性较强的领域，任何医疗保险法律规范的起草工作都应有医疗保险方面的专家学者参与进行反复调研和论证。同时由于医疗保险事业牵涉到社会诸多方面的利益，因此草案起草小组的组成成员应包括各有关方面的代表，如卫生、劳动、财政、审计、物价、工会、医疗单位、用人单位和被保险人的代表，并由政府负责人主持，这样才能避免以法争权夺利、以法减轻责任、以法推行部门保护主义的现象，使所制定的医疗保险法律规范尽可能地公正合理。

（2）医疗保险法的实施 医疗保险法的实施也就是医疗保险法律规范在社会生活中的贯彻与落实，它包含两个方面的内容，一是国家行政机关、司法机关和被授权的其他组织严格地执行法律；二是所有公民、法人及其他组织自觉他遵守法律规范。医疗保险法实施的实质就是将医疗保险法律规范中所规定的权利义务关系转化为人们在现实生活中的权利义务关系，将医疗保险法律规范所体现的国家意志转化为人们的行为。

第二节 我国的医疗保障制度

医疗保障制度与一个国家的历史、社会、政治、经济、文化等许多因素密切相连。各国的医疗保障制度千差万别，即使同一国家的不同地区和不同历史阶段，都会同时存在几种不同类型的医疗保障制度和服务途径。根据各国医疗保障制度和服务方式，大体上可分为三类：国家保障服务制度、医疗健康保险制度、自费医疗制度。

作为中国社会保障体系的子系统，我国现行的医疗保障制度经过40余年的实践与发展，已呈现多层次性。我国已基本上建立起社会统筹和个人帐户相结合的城镇基本医疗保险制度。除此之外，还逐步形成了包括新型农村合作医疗、企业补充医疗保险、商业健康保险和社会医疗救助等多层次的医疗保障体系。

一、新型农村合作医疗制度

（一）概念和特点

新型农村合作医疗制度是指一种农民自愿参加，个人、集体和政府多方筹资，以大病统筹为主的农民医疗互助共济制度，是由政府牵头举办，省、市、县、镇财政都要给予支持补贴的一种社会保障措施。

新型合作医疗制度具有以下特点：

1. 自愿性 农村居民是否参加合作医疗是自愿选择的，政府只能通过政策引导、积极推动来吸引农民参加，不能强制他们参加。

2. 以集体经济为基础 农村合作医疗所需医疗资金的主要来源是农村集体经济组织（乡、村）的集体公益金补助，而且集体经济组织也是实施合作医疗的组织者。

3. 社区互助性 农村合作医疗的统筹范围是农村社区（乡、村），在乡、村范围内统一筹集医疗资金，实行互助共济。

4. 服务内容多样化 农村合作医疗提供的卫生服务是全方位的，不仅提供一般的门诊治疗，还承担儿童免疫、妇女孕产期保健、计划生育等任务，并且还按照预防为主、防治结合的方针开展各种疾病预防工作和农村公共卫生工作。

5. 低水平 受农村经济发展水平的限制，农村合作医疗的筹资水平还比较低，保障水平也比较低，与城镇高水平的医疗差距巨大。合作医疗只能提供初级医疗保健，参加合作医疗的农民仍然要自付全部或部分药费。

发展新型农村合作医疗是全面建设小康社会的需要，有利于提高农民医疗保险水平，使农民能及时、主动享受医疗服务，得到一定的医药费补偿，缩小城乡在社会保障方面的差距；有利于防止因病致贫、返贫，减轻农民负担，改善农民生活；有利于促进农村经济发展，维护社会稳定。

2002年10月30日中共中央、国务院颁布了《关于进一步加强农村卫生工作的决定》，对建立和完善农村合作医疗制度作出了指示。一是要逐步建立新型农村合作医疗制度。各级政府要积极组织引导农民参加以大病统筹为主的新型农村合作医疗，重点解决农民因患传染病、地方病等大病而出现的因病致贫、返贫问题。农村合作医疗制度应与当地经济社会发展水平、农民经济承受能力和医疗费用需要相适应，坚持自愿原则，反对强迫命令，实行农民个人缴费、集体扶持和政府资助相结合的筹资机制。农民为参加合作医疗、抵御疾病风险而履行缴费义务不能视为增加农民负担。有条件的地方要为参加合作医疗的农民进行一次常规性体检。要建立有效的农村合作医疗管理体制和社会监督机制。到2010年新型农村合作医疗制度要基本履盖农村居民。经济发达的农村可以鼓励农民参加商业医疗保险。二是政府对农村合作医疗给予支持。省级人民政府负责制定农村合作医疗资金统筹管理办法。省、市（地）、县级财政都要根据实际需要和财力情况安排资金，对实施合作医疗按实际参加人数和补助定额给以资助。中央财政通过专项转移支付对贫困地区农民贫困家庭医疗救助给予适当支持。

（二）关于新型农村合作医疗制度的建设

2003年1月10日卫生部、财政部、农业部联合发布《关于建立新型农村合作医疗制度的意见》，较详细地对建立新型农村合作医疗进行了规定，规定分为六部分内容。

1. 目标和原则 新型农村合作医疗建设的目标是：从2003年起，各省、自治区、直辖市至少要选择2~3个县（市）先行试点，取得经验后逐步推开。到2010年，实现在全国建立基本履盖农村居民的新型农村合作医疗制度，减轻农民因疾病带来的经济负担，提高农民健康水平。

新型农村合作医疗建设的原则是：

（1）自愿参加，多方筹资　农民以家庭为单位自愿参加新型农村合作医疗，遵守有关规章制度，按时足额缴纳合作医疗经费；乡（镇）村集体要给予资金扶持；中央和地方各级财政每年要安排一定专项资金予以支持。

（2）以收定支，保障适度　新型农村合作医疗制度要坚持以收定支、收支平衡的原则，既保证这项制度持续有效运行，又使农民能够享有最基本的医疗服务。

（3）先行试点，逐步推广　建立新型农村合作医疗制度必须从实际出发，通过试点总结经验，不断完善，稳步发展。要随着农村社会经济的发展和农民收入的增加，逐步提高新型农村合作医疗制度的社会化程度和抗风险能力。

2. 组织管理

（1）新型农村合作医疗制度一般以县（市）为单位进行统筹。条件不具备的地方在起步阶段也可以乡（镇）为单位进行统筹，逐步向县（市）统筹过渡。

（2）要按照精简、效能的原则，建立新型农村合作医疗制度管理体制。省、地级人民政府成立由卫生、财政、农业、民政、审计、扶贫等部门组成的农村合作医疗协调小组。各级卫生行政部门内部应设立专门的农村合作医疗管理机构。原则上不增加编制。

县级人民政府成立由有关部门和参加合作医疗的农民代表组成的农村合作医疗管理委员会，负责有关组织、协调、管理和指导工作。委员会下设经办机构，负责具体业务工作，人员由县级人民政府调剂解决。根据需要在乡（镇）可设立派出机构（人员）或委托有关机构管理。经办机构的人员和工作经费列入同级财政预算，不得从农村合作医疗基金中提取。

3. 筹资机制　新型农村合作医疗制度实行个人缴费、集体扶持和政府资助相结合的筹资机制。

4. 资金管理　农村合作医疗基金是由农民自愿缴纳、集体扶持、政府资助的民办公助社会性资金，要按照以收定支、收支平衡和公开、公平的原则进行管理，必须专款专用，专户储存，不得挤占挪用。

5. 医疗服务管理　加强农村卫生服务网络建设，强化对农村医疗卫生机构的行业管理，积极推进农村医疗卫生体制改革，不断提高医疗卫生服务能力和水平，使农民得到较好的医疗保护。

6. 组织措施

（1）省级人民政府要制定新型农村合作医疗制度和管理方法。本着农民参保积极性较高、财政承受能力较强、管理基础较好的原则选择试点县（市），积极、稳妥地开展新型农村合作医疗试点工作。试点工作的重点是探索新型农村合作医疗管理体制、筹资机制和运行体制。县级人民政府要制定具体方案，各级相关部门在同级人民政府统一领导下组织实施。

（2）要切实加强对新型农村合作医疗的宣传教育，采取多种形式向农民宣传新型农村合作医疗的重要意义和当地的具体做法，引导农民不断增强自我保健和互助共济意识。

截至 2008 年 6 月底，我国 31 个省分已经全部实现了新型农村合作医疗制度的全面覆盖。新型农村合作医疗使农民无钱看病成为历史，它为解决农村医疗保障问题提供了可行的途径。

二、商业健康保险

（一）健康保险概念

健康保险，又称疾病保险，它是以被保险人在保险期限内的疾病、分娩及其所致残疾或死亡为保险事故，保险人按合同的规定付保险金的保险。健康保险的保险事故有疾病、分娩、因疾病或分娩所致残疾、因疾病或分娩所致死亡四项。

健康保险是商业保险中人身保险的一个项目，它的承保范围、内容与商业医疗保险有很多相同之处，但从严格意义上来讲，健康保险不完全等于商业医疗保险。商业医疗保险仅对参保人因就医支付医药费而带来的经济损失给予补偿，而对暂时或永久丧失劳动能力带来的经济损失不负任何责任。

（二）健康保险的种类

1. 医疗费用保险　医疗费用保险是保障人们可能遭受严重疾病抵御无力支付医疗费用的风险。其承保对象可以是个人，也可以是团体。这种保险有基本医疗费用保险和高额医疗费用保险等形式，具体为：

（1）基本医疗费用保险　包括住院费、检查费、诊疗费、外科手术费、护理费等。同时现行的基本医疗费用保险规定有自负额。

（2）高额医疗费用保险　主要用于严重疾病等事故引起的高额医疗费用支出，有两种形式：一是补充高额医疗费用保险，主要补充基本医疗费用保险的不足；二是综合高额医疗费用保险，是把几种基本费用的医疗保险与高额医疗费用保险结合在一起。但这种保险通常有自负额的规定，等于或小于自负额的医疗费，保险人不负支付责任。

2. 收入保险　该种保险是对被保险人因疾病使其无法正常工作或从事特定业务时，由保险人给付疾病津贴。这种保险的被保险人包括工资收入者或自由职业者，其给付的保险金的数量和期限是有限制的。

3. 死亡与残疾保险　被保险人因病残废或死亡，可以通过残废或死亡保险来取得物质帮助，以解决丧葬费用和作为遗属的部分生活来源。

（三）健康保险的承保范围

1. 疾病　疾病是指人身内部原因所引起的精神或身体方面的苦楚或不健全。健康保险所保的疾病通常须具备下列3个条件：①内部的原因。即疾病是由人身内部的原因引起的。②偶然的原因。即疾病的发生是因偶然的原因引起的。③非先天性的原因。

2. 分娩　健康保险合同中的分娩是指分娩和妊娠4个月以上的流产。被保险人可以是育龄妇女和育龄妇女的配偶。育龄妇女的配偶为被保险人时，被保险人的妻子分娩或流产时，只给付医疗费。育龄妇女为被保险人时，除给付医疗费外，尚有现金给付。

3. 因疾病、分娩而导致的残废　这种残废仅指疾病、分娩造成的残废。在这种情况下，被保险人已全部或部分丧失劳动能力，无法依靠自己的劳动来完全自给。

4. 因疾病、分娩而导致的死亡　因疾病、分娩而导致的死亡属于健康保险合同的承保范围。

三、企业补充医疗保险

企业补充医疗保险是依据企业经营效益和行业特点，经国家社会保障行政管理部门批准设立，其费用由企业和职工按国家有关规定和该补充医疗保险的规定，由企业和职工缴纳，企业补充医疗保险基金用于解决企业职工基本医疗保险待遇以外医疗费用负担的补充性医疗费用。

企业补充医疗保险是企业自愿建立的，企业根据自身的经济能力和职工的需要自主决定是否建立以及建立后的缴费水平。企业建立补充医疗保险的前提是首先参加基本医疗保险。为鼓励企业建立补充医疗保险，国家对工资总额4%以内的企业补充医疗保险缴费实行免税优惠。

企业补充医疗保险有多种形式，可以由商业医疗保险公司设立，也可以统一由社会医疗保险经办机构经办，大型企业和企业集团还可以自办补充医疗保险。企业可根据自身情况自由选择。

四、医疗社会救助

社会救助是整个社会保障体系中的最低层次，它基本上保障以下三种人的最低生活水平：一是无依无靠、完全没有生活来源的人，主要是孤儿或者孤寡老人；二是有劳动能力，也有收入来源，但由于特殊的原因，一时生活困难的人；三是有收入来源，但该收入低于国家规定的最低标准的人。这几种人属无能力参保的困难人群，应对这个特殊群体进行社会医疗救助，以保障他们的医疗需求。但我国现在能获得医疗救助的人少之又少。随着社会医疗救助制度的建立、完善，能接受社会医疗救助的人会愈来愈多。

医疗社会救助制度关系到困难群众的基本生活，关系到社会保障体系的健全与完善，关系到我国经济体制改革的深入和市场经济的发展。它既是社会救助制度的一部分，也是多层次医疗保障体系的重要组成部分。

2002年10月30日中共中央、国务院颁布的《关于进一步加强农村卫生工作的决定》对建立和完善农村医疗救助制度做出了规定。文件指出：对农村贫困家庭实行医疗救助。医疗救助对象主要是农村"五保户"和贫困农民家庭，医疗救助形式可以是对救助对象患大病给予一定的医疗费用补助，也可以是资助其参加当地合作医疗。医疗救助资金通过政府投入和社会各界自愿捐助等多渠道筹集。要建立独立的医疗救助基金，实行个人申请、村民代表会议评议、民政部门审核批准、医疗机构提供服务的管理体制。

2005年，国务院转发了民政部等部门制定的《关于建立城市医疗救助制度试点工作的意见》。文件规定，从2005年开始，用2年时间在各省、自治区、直辖市的部分县（市、区）开展社会医疗救助制度试点工作，之后再用2~3年时间在全国建立起管理制度化、操作规范化的城市医疗救助制度。《意见》规定，试点地区要通过财政预算拨款、专项彩票公益金、社会捐助等渠道筹集资金，建立城市医疗救助基金；医疗救助的对象主要是城市居民最低生活保障对象中未参加基本医疗保险人员、已参加基本医疗保险但个人负担仍然较重的人员和其他特殊困难群众；试点地区要科学制定救助标准，对救助对象在扣除各项医疗保险可支付部分、单位应报销部分及社会互助帮困等之后，个人负担超过一定金额的医疗费用或特殊病种医疗费用给予一定比例或一定数量的补助。

第三节　我国的医疗保险制度

一、医疗保险制度改革的背景和目的

我国城镇医疗保障制度始建于20世纪50年代初，由公费医疗和劳保医疗两部分组成。该制度是为了适应计划经济体制的要求而建立的。在计划经济时期，公费、劳保医疗制度在

保障职工身体健康、促进经济发展和维护社会稳定方面发挥了重要作用。但是，20 世纪 70 年代末以来，随着经济体制改革的不断深入和社会主义市场经济体制的逐步建立，其弊端日益显现。

20 世纪 80 年代初，我国医疗保障制度走上了改革之路。起初的改革是在不改变原有制度的基本框架的前提下，对公费、劳保医疗的一些具体做法进行调整，目的在于控制医疗费用的不合理增长。从 20 世纪 80 年代中期开始，一些地方实行医疗费用社会统筹，这是我国医疗保障制度的重大变革，它把过去劳保医疗时期的企业保险转变为社会保险，实现了在更大人群范围内的社会互济和风险共担，有效解决了企业之间医疗费用负担畸轻畸重的难题。

20 世纪 90 年代初，我国明确了建立社会主义市场经济体制的目标。为适应社会主义市场经济的需要，我国政府开始全面推进社会保障制度改革。1994 年，国家发改委、财政部、原劳动部和卫生部联合发布了《关于职工医疗制度改革的试点意见》，决定在江苏省镇江市和江西省九江市开展统账结合的医疗保险制度改革试点（被称为两江医改试点），为全国医疗保险改革探索道路。1996 年，国务院决定在全国范围内扩大统账结合的医疗保险改革试点，医疗保险改革试点范围扩大到 20 多个省区的 38 个城市。

为了加快建立城镇职工医疗保险制度的步伐，保障职工的基本治疗，适应建立社会主义市场经济体制和深化国有企业改革的客观需要，国务院在认真总结近年来各地医疗保险制度改革试点经验的基础上，决定在全国范围内进行城镇职工医疗保险制度改革，并于 1998 年 12 月 14 日下发了《国务院关于建立城镇职工基本医疗保险制度的决定》。该《决定》的颁布，标志着我国医疗保险制度的改革进入了一个崭新的阶段。

二、医疗保险制度改革的任务和基本原则

医疗保险制度改革的主要任务是建立城镇职工基本医疗保险制度，即适应社会主义市场经济体制，根据财政、企业和个人的承受能力，建立保障职工基本医疗需求的社会医疗保险制度。新制度要解决两个主要问题：一是保障职工的基本医疗；二是控制医疗费用的过快增长。

建立城镇职工基本医疗保险制度的基本原则是：基本医疗保险的水平要与社会主义初级阶段生产力发展水平相适应；城镇所有用人单位及职工都要参加基本医疗保险，实行属地管理；基本医疗保险费由用人单位和职工双方共同承担；基本医疗保险基金实行社会统筹和个人账户相结合。

三、医疗保险制度改革的基本内容

（一）覆盖范围

基本医疗保险制度覆盖城镇所有用人单位和职工，包括企业（国有企业、集体企业、外商投资企业、私营企业等）、机关、事业单位、社会团体、民办非企业单位及职工，都要参加基本医疗保险。乡镇企业及其职工、城镇个体经济组织业主及其从业人员是否参加基本医疗保险，由各省、自治区、直辖市人民政府决定。

（二）统筹层次

基本医疗保险原则上以地级以上行政区（包括地、市、州、盟）为统筹单位，也可以县（市）为统筹单位，北京、天津、上海 3 个直辖市原则上在全市范围内实行统筹（以下

简称统筹地区）。所有用人单位及其职工都要按照属地管理原则参加所在统筹地区的基本医疗保险，执行统一政策，实行基本医疗保险基金的统一筹集、使用和管理。铁路、电力、远洋运输等跨地区、生产流动性较大的企业及职工，可以相对集中的方式异地参加统筹地区的基本医疗保险。

（三）缴费比例

基本医疗保险费由用人单位和职工共同缴纳。用人单位缴费率应控制在职工工资总额的6％左右，在职职工缴费率一般为本人工资收入的2％，已退休人员个人不缴费。上述缴费比例是根据《决定》出台前几年全国职工医疗费用的财政能力和企业的经济承受能力等情况确定的。随着经济的发展，用人单位和职工缴费率可能做相应调整。

（四）统账结合

基本医疗保险制度要分别建立社会统筹基金和个人账户。社会统筹基金实行互助共济；个人账户则属于个人所有，由个人使用。

1. 统账的划入比例　基本医疗保险缴费一部分划入个人账户，另一部分用于建立社会统筹基金。职工个人缴纳的基本医疗保险费，全部计入个人账户。用人单位缴纳的基本医疗保险费分为两部分，一部分用于建立统筹基金，一部分划入个人账户。划入个人账户的比例一般为用人单位缴费的30％左右，具体比例由统筹地区根据个人账户的支付范围和职工年龄等因素来确定。按单位缴费6％的30％划入个人账户，相当于工资总额的1.8％，加上个人缴费2％，个人账户计入金额将达到工资总额的3.8％，统筹基金将达到4.2％，大体相当于1997年全国公费医疗费用中门诊费用和住院费用的比例，个人账户基本能够承担门诊或小额医疗费用，统筹基金基本能够承担住院或大额医疗费用。

2. 社会统筹和个人账户各自的支付范围　社会统筹基金和个人账户要划定各自的支付范围，分别核算，不得互相挤占。统筹基金主要用于支付住院或大额医疗费用，个人账户主要用于支付门诊或小额医疗费用。

3. 统筹基金的支付限制　统筹基金设置起付标准和最高支付限额。起付标准原则上控制在当地职工年平均工资的10％左右，最高支付限额原则上控制在当地职工年平均工资的4倍左右。起付标准以下的医疗费用，从个人账户中支付或由个人自付。起付标准以上、最高支付限额以下的医疗费用，主要从统筹基金中支付，个人也要负担一定比例。超过最高支付限额的医疗保险费用，可以通过商业医疗保险等途径来解决。统筹基金的具体起付标准、最高支付限额以及在起付标准以上和最高支付限额以下医疗费用的个人负担比例，由统筹地区根据以收定支、收支平衡的原则确定。

（五）基本医疗保险的管理

基本医疗保险实行社会化管理。各统筹地区要建立基本医疗保险经办机构，统一承担本地区基本医疗保险事务的管理工作，具体的管理任务包括：征收基本医疗保险费；建立和管理基本医疗保险基金；对医疗机构为参保人提供的医疗服务实施监督；向提供医疗服务的医疗机构支付医疗费用等。并要建立健全预决算制度、财务会计制度和内部审计制度。社会保险经办机构的事业经费不得从基金中提取，由各级财政预算解决。

（六）对医疗服务的管理

医疗保险是通过医疗机构来为参保职工提供医疗服务的。为控制医疗费用、保证医疗质量，加强对医疗机构和医疗服务的管理至关重要。为此，基本医疗保险制度加强了对医疗机构和医疗服务的管理。一是制定基本医疗保险药品目录、诊疗项目和医疗服务设施标准及相应的管理办法，不在药品目录、诊疗项目和医疗服务设施标准范围内发生的医疗费用，基本医疗保险基金不予支付。二是实行定点医疗机构和定点药店管理，参保病人在定点医疗机构、定点药店看病、购药，才能由基本医疗保险基金支付医疗费用。三是制定基本医疗保险向定点医疗机构和定点药店支付医疗费用的结算办法。

（七）一些特殊人群的医疗待遇

离休人员、老红军的医疗待遇不变，医疗费用按原资金渠道解决，支付确有困难的，由同级人民政府帮助解决。离休人员、老红军的医疗管理办法由省、自治区、直辖市人民政府制定。

二级乙等以上革命伤残军人的医疗待遇不变，医疗费用按原资金渠道解决，由社会保险经办机构单独列账管理。医疗费用支付不足部分，由当地人民政府帮助解决。

退休人员参加基本医疗保险，个人不缴纳基本医疗保险费。对退休人员个人账户的计入金额和个人负担医疗费的比例给予适当照顾。

国家公务员在参加基本医疗保险的基础上，享受医疗补助政策。具体办法另行制定。

为了不降低一些特定行业职工现有的医疗消费水平，在参加基本医疗保险的基础上，作为过渡措施，允许建立企业补充医疗保险。企业补充医疗保险费在工资总额4%以内的部分，从职工福利费中列支，福利费不足列支的部分，经同级财政部门核准后列入成本。

国有企业下岗职工的基本医疗保险费，包括个人缴费和单位缴费，均由再就业服务中心以当地上年度职工平均工资的60%为基数缴纳。

复习思考题

1. 试述医疗保障制度的概念和特点。
2. 何谓医疗保险法和医疗保险法律关系？医疗保险法律关系的性质有何特点？
3. 试述新型农村合作医疗的内涵和特点。
4. 试述我国医疗保险制度改革的任务、原则和基本内容。

资源链接

1. www.mib.com.cn　中国医疗保险网
2. www.cncms.org.cn　农村合作医疗网

第八篇　中医药与民族医药法律制度

第三十二章

中医药管理法律制度

格言

古为今用，洋为中用。

——毛泽东

学习目标

通过本章的学习，了解中医药法律制度的立法目的、指导思想和原则，熟悉中医医疗机构从业要求，以及违反中医药法律制度所要承担的法律责任。

 引导案例　　　患者郝某，1993 年 2 月出生，因脊柱弯曲半年、生长发育迟缓、不能剧烈跑跳等病因，于 2004 年 5 月 31 日入当地省中医研究院住院治疗。6 月 7 日做脊柱后路矫形手术。术后一度呼吸循环衰竭，生命垂危。经省人民医院全力抢救，患者终于脱离生命危险，但一直需吸氧和呼吸机辅助呼吸。

纠纷发生后，患儿家属向市医学会申请了医疗事故鉴定。2004 年 9 月 9 日市医鉴〔2004〕026 号鉴定书证实：本病例构成三级丙等医疗事故，医方负次要责任。鉴定后院方不服，向省医学会提起再次鉴定。2004 年 10 月 28 日省医鉴〔2004〕207 号鉴定书再次证实：本病例构成三级丙等医疗事故，医方负次要责任。

在这起事故中患者在去省中医药研究院就诊前是一个能正常学习、生活的健康人。法院查明"省中医研究院在为患者治疗中存在过错，其过失行为与患者目前的损害结果有因果关系"，因此判决省中医研究院应承担因其侵权造成的全部直接损失和间接损失。

从这个案例中我们可知，中医医疗机构也要求具有相应执业要求，在发生医疗事故时也要负有相应的法律责任。

第一节　概　述

一、中医药的概念

中医药是指在中国古代哲学的影响和指导下，在长期的医疗实践中逐步形成的独特的医药理论体系及其以自然药物为主的诊疗实践。这里所说的中医药泛指中华民族传统医药，包括中医药和民族医药。

中医药是中华民族在与疾病长期斗争的过程中积累的宝贵财富，其有效的实践和丰富的知识中蕴含着深厚的科学内涵，是中华民族优秀文化的重要组成部分，为中华民族的繁衍昌盛和人类健康作出了不可磨灭的贡献。

二、中医药管理立法

中医药是中华民族智慧的结晶，其传承和发展应受到国家法律的保护。中医药管理的法律制度应当按照中医药的特点和活动规律，以及我国卫生事业的实际来制定和完善，以促进中医药事业的健康发展为最终目的。

在世界传统医学中，唯有中医药学有着完整的理论体系和丰富的实践经验总结，并产生越来越广泛的国际影响。在美国，针灸以州法律的形式被列入医疗手段，中医药总体上已逐渐被美国卫生行政部门所接受，并被批准为公众合法的医疗保健手段。2000 年 5 月 3 日，澳大利亚维多利亚州通过了《中医注册法案》，这是世界上第一部中医注册法案。2000 年，新加坡国会通过了《中医师法案》，从而确立了中医药在新加坡的法律地位。2007 年美国药品食品监督管理局发布了一份指导性文件《补充和替代医学产品及 FDA 管理指南（初稿）》，首次认同中医学为独立学科体系，认为"中医药学和西方主流医学一样，是一门有着完整理论和实践体系的独立科学体系，而不仅仅是对西方主流医学的补充"。

新中国成立以来，我国党和政府一直非常重视中医药事业，制定了一系列方针政策，促进中医药事业不断发展。党的十一届三中全会以来，中医药立法工作受到高度重视。1982 年，我国《宪法》明确规定，发展现代医药和我国传统医药，这是制定传统医药法律规范的根本法律依据。中发〔1997〕3 号《中共中央、国务院关于卫生改革与发展的决定》充分肯定了传统医药的重要地位和作用，进一步明确了中西医并重的方针，把传统医药确定为卫生事业发展的重点领域，为传统医药事业的快速健康发展指明了方向。为加强中医药法制建设，卫生部、国家中医药管理局相继颁布了一系列中医药管理法律规范和政策文件，涉及中医药的地位、作用和发展方向，中医医疗机构管理，中药生产经营管理，中医药队伍建设、科研管理以及发展民族医药等方面的内容。国家中医药管理局先后制定了《中医事业"八五"计划及十年规划设想》、《中医事业"九五"计划及 2010 年规划设想》。各省、自治区、直辖市相继颁布了中医药的地方性法规。2002 年 10 月，科技部、卫生部等部委联合发布了《中药现代化发展纲要（2002～2010 年)》。2003 年 11 月，国家中医药管理局发布了《关于进一步加强中西医结合工作的指导意见》。2003 年 4 月 7 日，国务院颁布了《中华人民共和国中医药条例》（以下简称《中医药条例》）, 并于 2003 年 10 月 1 日起施行。这是新中国成立以来，第一部对中医药进行规范的行政法规。2007 年 1 月 11 日，科技部、卫生部、国家中医药管理局、国家食品药品监督管理局、国家自然科学基金委员会等 16 个部门联合制定了《中医药创新发展规划纲要（2006～2020 年)》。2007 年 12 月 25 日，卫生部、国家中医药管理局等 11 个部委联合发布了《关于切实加强民族医药事业发展的指导意见》。

新中国成立以来，我国制定的一系列关于中医药管理的各项法律文件和政策文件，使我国的卫生工作更好地继承和发展了中医药，保障和促进了中医药事业的发展，使我国的中医药在保护人体健康方面发挥了极大的作用。

三、中医药立法的目的和适用范围

为了使中医药政策保持连续性和稳定性，必须加强中医药法制建设，这是中医药事业发展的需要，是中医药规范化、标准化、现代化的保证，是中医药走向世界的必要条件。《中医药条例》第一条规定："为了继承和发展中医药学，保障和促进中医药事业的发展，保护人体健康，制定本条例。"

凡在中华人民共和国境内从事中医医疗、预防、保健、康复服务和中医药教育、科研、对外交流以及中医药事业管理活动的单位或者个人，都应当遵守《中华人民共和国中医药条例》。

中药的研制、生产、经营、使用和监督管理依照《中华人民共和国药品管理法》执行。

四、中医药发展的指导思想和原则

（一）指导思想

坚持以人为本、为人类健康服务的根本宗旨，按照"自主创新，重点跨越，支撑发展，引领未来"的新时期科技工作方针，在继承发扬中医药优势特色的基础上，充分利用现代科学技术，努力证实、阐明中医药的科学内涵，通过技术创新提高中医医疗服务能力和中药产业技术水平，通过知识创新丰富和完善中医药理论体系和医疗保健模式，加快中医药现代化和国际化进程，全面提高我国的医疗保健和重大疾病防治水平，不断满足广大民众的社会需求，确立我国在传统医药领域的优势地位，提高中医药的国际化能力和国际市场份额，为人类健康作出更大贡献。

（二）基本原则

《中医药条例》规定，国家保护、扶持、发展中医药事业，实行中西医并重的方针，鼓励中西医相互学习，相互补充，共同提高，推动中医、西医两种医学体系的有机结合，全面发展我国中医药事业。《中医药创新发展规划纲要（2006～2020年）》进一步提出坚持"继承与创新并重，中医中药协调发展，现代化与国际化相互促进，多学科结合"的基本原则，推动中医药传承与创新发展。

第二节　中医医疗机构与从业人员

一、中医医疗机构管理

（一）中医医疗机构的设置

《中医药条例》规定，开办中医医疗机构，应当符合国务院卫生行政部门制定的中医医疗机构设置标准和当地区域卫生规划，并按照《中医药条例》的规定办理审批手续，取得医疗机构执业许可证后，方可从事中医医疗机构活动。

（二）中医医疗机构的主管部门

中医医疗机构由中医药管理部门负责监督管理。《中医药条例》规定，国务院中医药管理部门负责全国中医药管理工作。国务院有关部门在各自的职责范围内负责与中医药有关的工作。县级以上地方人民政府负责中医药管理的部门负责本行政区域内的中医药管理工作。县级以上地方人民政府有关部门在各自的职责范围内负责与中医药有关的工作。

（三）中医医院的管理

中医医院是以医疗工作为中心，结合医疗进行教学和科学研究，继承和发扬中医药学，培养中医药人才的基地。《中医药条例》、《全国中医医院工作条例（试行）》、《中医医疗机构管理办法（试行）》、《中医病症诊断疗效标准》、《全国示范中医医院建设验收标准》等法规对中医医院的管理作了明确的规定。

1. 医疗业务突出中医特色　中医医院要办成以中医中药为主，体现中医特点的医疗单位。医疗工作必须以四诊八纲、理法方药、辨证论治为指导，在诊断、治疗、急救、护理、营养、病房管理等一系列问题上，都必须本着"能中不西、先中后西、中西结合"的原则，充分发挥中医特长；同时积极利用先进的科学技术和现代化手段，促进中医事业的发展。《中医药条例》规定，中医医疗机构从事医疗服务活动，应当充分发挥中医药特色和优势，遵循中医药自身发展规律，运用传统理论和方法，结合现代科学技术手段，发挥中医药在防治疾病、保健、康复中的作用，为群众提供价格合理、质量优良的中医药服务。

《中医药创新发展规划纲要（2006~2020年）》提出，完善中医防治疾病、养生保健和诊疗技术体系。充分发挥中医药预防、治疗、康复和养生保健的作用；提高具有中医特色的诊疗技术水平和规范化程度；提高重大疾病防治、突发公共卫生事件应对能力和技术水平，提高农村和社区医疗服务水平及普及程度，提高中医医疗服务对国家医疗服务体系的贡献率。

2. 科室设置和编制　中医医院的业务科室和病床分配比例，可根据中医专科特色和各自的规模、任务、特色及技术发展状况确定。根据《全国中医医院组织机构及人员编制标准（试行）》的规定，中医医院人员编制按病床与工作人员 1 : 1.3~1 : 1.7 设置。病床数与门诊量的比例按 1 : 3 计算，每增减 100 门诊人次，可增减 6~8 人，或比同级西医综合医院的编制高 15%~18%。医生和药剂人员要高于西医综合医院的比例，护理人员可低于综合医院的比例。在医生和药剂人员中，中医、中药人员要占绝对多数。

3. 教学科研立足于临床实际　从实际出发，重视职工在职教育和进修培训，积极承担临床教学任务，加强中医文献资料整理、名老中医经验总结和临床科研工作，大力开展技术引进和学术交流活动，提高学术水平，增强中医药人员的技术素质。

4. 加强药剂管理　根据《中药调剂室工作制度（试行）》和《中药库管理制度（试行）》的规定，要求做到：①中药加工炮制、贮藏保管、调剂煎熬配方必须遵守操作规程和规章制度，保证药品质量。②在坚持使用中药为主的前提下，应以饮片为主、中成药为辅。③重治轻补，严格中成药购销。④创造条件，开展重要剂型改革。根据《药品管理法》，医疗机构配制的制剂，应当是本单位临床需要而市场尚没有供应的品种，并须经所在地省、自治区、直辖市人民政府的药品监督管理部门批准后方可配制。配制的制剂必须按照规定进行质量检验；合格的，凭医师处方在本医疗机构使用。特殊情况下，经国务院或者省、自治区、直辖市人民政府的药品监督管理部门批准，医疗机构配制的制剂可以在指定的医疗机构之间调剂使用。医疗机构配制的制剂，不得在市场上销售。

2007 年 3 月 12 日，国家中医药管理局和卫生部联合颁布了《医院中药饮片管理规范》，对各级各类医院中药饮片的采购、验收、保管、调剂、临方炮制、煎煮等管理作出了规定。

5. 管理工作要体现中医特点　在保障措施方面，根据《中医药条例》的规定，县级以上地方人民政府应当根据中医药事业发展的需要以及本地区国民经济和社会发展状况，逐步增加对中医药事业的投入，扶持中医药事业发展。《中医药条例》规定，非营利性中医医疗机构，依照国家有关规定享受财政补贴、税收减免等优惠政策。

在考核监督方面，《中医药条例》规定，与中医药有关的评审或者鉴定活动，应当体现中医药特色，遵循中医药自身的发展规律。中医药专业技术任职资格的评审，中医医疗、教育、科研机构的评审评估，中医药科研课题的立项和成果鉴定，应当成立专门的中医药评审、鉴定组织或者由中医药专家参加评审、鉴定。

（四）中医专科管理

综合医院中中医专科和专科医院的中医科是中医医疗体系中的一个重要组成部分，也是继承与发扬中医药学不可忽视的力量。卫生部《关于加强综合医院、专科医院中医专科工作的意见》及《关于加强中医专科建设的通知》中指出，中医科的地位和作用，在医院内与其他各科同样重要。中医科在诊断、治疗、护理、病历书写、病房管理等各个环节，要保持和发扬中医特色。中医病床一般应占医院病床总数的 5% ~10%。

（五）中医坐堂医诊所管理

为了加强对中医坐堂医诊所的管理，保障公民享有安全、有效、便捷的中医药服务，2007 年 9 月 26 日卫生部、国家中医药管理局颁布了《中医坐堂医诊所管理办法》（仅供试点工作使用），适用于药品零售企业申请设置的中医坐堂医诊所。《中医坐堂医诊所管理办法》对于充分发挥中医坐堂医的作用，构建符合中医药特点的中医药服务体系，更好地满足群众对中医药服务的需要具有现实意义。

1. 申办条件与要求　申请设置中医坐堂医诊所的药品零售企业，必须同时具备以下几个条件：①具有《药品经营质量管理规范认证证书》、《药品经营许可证》和营业执照；②有独立的中药饮片营业区，饮片区面积不得少于 $50m^2$；③中药饮片质量可靠，品种齐全，数量不得少于 400 种。

2. 机构设置与执业登记　设置中医坐堂医诊所，须按照医疗机构设置规划，由县级卫生、中医药行政管理部门根据《医疗机构管理条例》、《医疗机构管理条例实施细则》和《中医坐堂医诊所管理办法》及《中医坐堂医诊所基本标准》的有关规定进行设置审批和执业登记。

中医坐堂医诊所配备的医师必须取得中医执业医师资格后从事 5 年以上临床工作，"中医坐堂医诊所"可以作为中医执业医师的第二执业地点进行注册。中医执业医师未在中医坐堂医诊所注册的，不得在该中医坐堂医诊所执业。

3. 执业规则与业务管理　中医坐堂医诊所执业，必须严格遵守国家有关法律、法规、规章和技术规范，加强对医务人员的教育，预防医疗事故，确保服务质量和医疗安全。在中医坐堂医诊所只允许提供中药饮片处方服务，不得随意改变或扩大执业范围。同一时间坐诊的中医执业医师不得超过 2 人。

（六）中医院制剂室现代化建设

中医院制剂室的现代化建设是中医院现代化建设的一个重要内容，它关系到中医特色能否发挥，是中医院现代化程度的一个重要标志。中药制剂的数量、品种、剂型、疗效以及给药途径都要通过制剂室的现代化建设而建立一整套规范的标准。建设符合《医疗机构制剂质量管理规范》（GPP）的现代化制剂室，不仅能够促进中医院内科研的发展，为医院带来明显的经济效益和社会效益，而且可以在很大程度上推进医院的现代化进程，使院内制剂的工艺流程固定、剂型固定、标准固定，为新药研发打下基础；同时又可以解决中药制剂与国际接轨的问题。

（七）中医医疗机构仪器设备管理

仪器设备是发展中医药事业重要的技术条件，提高仪器设备的管理水平，充分发挥其社会效益和经济效益，有利于推动中医药事业的发展和振兴。《全国中医医院医疗设备标准（试行）》、《中医机构仪器设备管理暂行办法》等规定，为加强仪器设备的宏观管理，中医机构应成立由领导、专家和管理人员组成的管理委员会，对本单位大型精密贵重仪器设备工作进行业务指导。

中医机构的一般医疗设备仪器，原则上不低于同级西医机构仪器的标准。遵照"充分论证、统筹安排、重点装备、综合平衡"的原则，根据中医机构的任务、规模、技术力量、专业特长和财力，首先装备常规需要的基本设备，然后在考虑高、精、尖设备时做到有计划、有步骤更新。实行统一领导，归口管理，分级负责；建立管理档案，保证设备完好运转；对大型精密仪器的使用，按照专管专用的原则，充分发挥仪器设备的社会效益和经济效益；逐步完善管理制度，提高使用率。

（八）中医医疗广告管理

《中医药条例》规定，发布中医医疗广告，医疗机构应当按照规定向所在省、自治区、直辖市人民政府负责中医药管理的部门申请并报送有关材料。经批准取得中医医疗广告批准文号。未取得中医医疗广告批准文号的，不得发布中医医疗广告。

（九）气功医疗管理

气功医疗，是指对他人传授或运用气功疗法直接治疗疾病，构成医疗行为的一种活动。气功医疗是几千年来我国人民在与大自然和疾病斗争过程中，运用意识作用，对自己心身进行锻炼及自我调节的一种经验总结，是一种独特、有效的祛病健身方法。气功医疗在我国源远流长，典籍浩繁，是我国民族文化中的一朵奇葩，也是中医学理论体系中的重要组成部分。为了促进气功医疗事业的顺利发展，1989年10月19日，国家中医药管理局制定了《关于加强气功医疗管理的若干规定（试行）》；1996年8月5日，中共中央宣传部、国家体委、卫生部、民政部、公安部、国家中医药管理局、国家工商行政管理局联合发布了《关于加强社会气功管理的通知》。为了加强医疗气功管理，保护人民健康，根据《中华人民共和国执业医师法》和《医疗机构管理条例》，2000年卫生部发布了《医疗气功管理暂行规定》。根据该规定：①开展气功医疗活动必须在医疗机构内进行。②医疗机构申请开展医疗气功活动，应向其登记执业的卫生行政部门或中医药行政管理机构提出申请，经审核合格批准后方可开展医疗气功活动。③从事医疗气功活动的人员，应具有中医执业医师或中医执业助理医师资格、取得《医师执业证书》并经医疗气功知识与技能考试取得《医疗气功技能合格证书》。④医疗机构和医疗气功人员，不得借医疗气功之名，损害公民身心健康、宣扬迷信、骗人敛财，严禁使用、制造、经营或散发宣称具有医疗气功效力的物品。

二、中医从业人员管理

（一）中医从业人员的资格

卫生部、国家中医药管理局相继颁布了若干行政规章和管理规范，特别是《中华人民共和国执业医师法》颁布后，执业中医师资格考试及其注册、执业中医师权利和义务的明确，使中医执业人员的管理走上了正规化、法制化的轨道。《中医药条例》规定，中医从业人员应当依照有关卫生管理的法律、行政法规、部门规章的规定通过资格考试，并经注册取得执业证书后，方可从事中医服务活动。以师承方式学习中医学的人员以及确有专长的人员应当按照国务院行政部门的规定，通过执业医师或者执业助理医师资格考核考试，并经注册取得医师执业证书后，方可从事中医医疗活动。2006 年 12 月卫生部发布了《传统医学师承和确有专长人员医师资格考核考试办法》，该办法对以师承方式学习传统医学或者经多年传统医学临床实践医术确有专长、不具备医学专业学历的人员，申请参加医师资格考试的资格评价和认定作出了具体的规范。

（二）中医从业人员的管理

对中医从业人员要建立技术档案，定期进行考核，保证合理使用，对有名望的技术骨干不要过多安排非业务活动。中医医院的人事部门，要根据中医医院的特点，建立健全以岗位责任制为中心的各项规章制度，明确各类人员职责，通过完善技术职称的审聘制度来调动医技人员的工作积极性。

《中医药条例》规定，中医从业人员应当遵守相应的中医诊断治疗原则、医疗技术标准和技术操作规范。全科医师和乡村医生应当具备中医药基本知识以及运用中医诊疗知识、技术，处理常见病和多发病的基本技能。

（三）中医从业人员的处罚

根据《中医药条例》的规定，未按照规定通过执业医师或者执业助理医师资格考试取得执业许可，从事医疗活动的，依照《中华人民共和国执业医师法》的有关规定给予处罚。

第三节　中西医结合的管理

一、中西医结合的概念

中西医结合是从我国卫生事业和具体情况出发，根据人民群众防病治病的需要，由学习中西医的医务人员，取中、西医二法之长，以达到更好的防病治病效果的一种中医、西医并立的医疗技术方案。它是中医药学和现代医学结合的必然结果，是我国医疗卫生事业的一个独创，为发展中国新医药学开辟了一条新途径。

二、中西医结合的管理

为了使中西医结合工作沿着健康的方向发展，卫生部、国家中医药管理局先后发布了《关于组织西医离职学习中医班总结报告》、《关于中西医结合医院工作的暂行规定》以及《中医、西医结合事业发展规划》等。《中医药条例》明确指出，国家保护、扶持、发展中医药事业，实行中西医并重的方针，鼓励中西医相互学习、相互补充、共同提高，推动中医、西医两种医学体系的有机结合，全面发展我国中医药事业。

（一）中西医结合医院及科研机构建设

各省、自治区、直辖市选择 1~2 所中西医结合工作开展基础好的综合医院，作为中西医结合基地，集中一批热心中西医结合的"西学中"骨干，配备高水平中、西医专家，开展中西医结合医疗和科研工作；有条件的综合医院或专科医院要建立中西医结合科室或者研究室（所）。

（二）坚持西医学习中医

按照"系统学习，全面掌握，整顿提高"的原则，因地制宜，采取多种形式，开展西医学习中医活动。在医学院校中摆正中西医结合在医学教育中的位置，西医院校应安排一定的时间进行中医药学的课程的讲授与实习。各高等中医院校和有条件的研究单位要举办西医离职学习中医班或研究班；抓好中西医结合研究生的培养工作。合理使用中西医结合人员，做到合理安排，妥善使用。

（三）大力开展中西药结合工作

遵循和运用现代科学技术先进方法，研究推广使用中草药，筛选验证秘、单、验方，合理保护、开发、利用药材资源，加速进行剂型改革，创制高效、安全、可靠的新型药物。中西药的结合，从药性、药理到剂型的中西渗透，将产生大量有益于人类健康的新型药品，并有力地促进传统医药走向世界的步伐，最终造福于全人类。

第四节　中医药教育与科研

一、中医药教育、科研机构的建立

《中医药条例》规定，国家采取措施发展中医药教育事业。各类中医药教育机构应当加强中医药基础理论教学，重视中医药基础理论和中医药临床实践相结合，推进素质教育。根据社会需求和中医药事业发展的需要，逐步形成规模适度、专业结构合理的中医药教育体系。目前我国不仅有以高、中等中医药院校教育为主的普通专业教育，还开展了师承教育、住院医师规范化培养、各种类型中医药专门人才培养等多种形式的继续教育、岗位培训、高等函授、自学考试教育以及以技能培养为主的中医药职业教育。

随着社会、经济的发展，中医药科研管理体制改革打破地区、行业界限，初步形成了以市场和社会需求为导向、多学科参与中医药科学研究的新局面。我国现有独立的中医药科研机构89所，专门从事中医药研究的科技人员达数万人。《中医药条例》规定，国家发展中医药科学技术，将其纳入科学技术发展规划，加强中医药科研机构建设。县级以上地方人民政府应当充分利用中医药资源，重视中医药科学研究和技术开发，采取措施开发、推广、应用中医药技术成果，促进中医药科学技术发展。中医药科学研究应当注重运用传统方法和现代方法开展中医药基础理论研究和临床研究，运用中医药理论和现代科学技术开展对常见病、多发病和疑难病的防治研究。中医药科研机构、高等院校、医疗机构应当加强中医药科研的协作攻关和中医药科技成果的推广应用，培养中医药学科带头人和中青年技术骨干。

二、中医药专家学术经验和技术专长的继承

国家鼓励开展中医药专家学术经验和技术专长继承工作，培养高层次的中医临床人才和中药技术人才。《中医药条例》规定，承担中医药专家学术经验和技术专长继承工作的指导老师应当具备下列条件：①具有较高学术水平和丰富的实践经验、技术专长和良好的职业道

德。②从事中医药专业工作30年以上并担任高级专业技术职务10年以上。

中医药专家学术经验和技术专长继承工作的继承人应当具备下列条件：①具有大学本科以上学历和良好的职业道德。②受聘于医疗卫生机构或者医学教育、科研机构从事中医药工作，并担任中级以上专业技术职务。

三、中医药对外合作交流管理

《中医药条例》第二十四条规定："国家支持中医药的对外交流与合作，推进中医药的国际传播。"

中医药国际化目标是要使中医药理论和实践得到国际社会的公认，使中医药服务和产品逐步进入国际医药和保健的主流市场，中医独特的医疗保健康复模式及其价值逐渐被国际社会所理解和接受。因此，国家支持中医药的对外交流与合作，推进中医药的国际传播。目前，我国已与世界上大多数国家和港澳台地区的民间或官方建立了传统医药领域的合作关系，并与40多个国家和地区开展了政府间的中医药交流与合作。我国的中医药已出口到130多个国家和地区，加强了与有关国际组织特别是世界卫生组织的联系与合作，先后建立了7个传统医药合作中心。

《中医药条例》规定："重大中医药科研成果的推广、转让、对外交流，中外合作研究中医药技术，应当经省级以上人民政府负责中医药管理的部门批准，防止重大中医药资源流失"。"属于国家科学技术秘密的中医药科研成果，确需转让、对外交流的，应当符合有关保守国家秘密的法律、行政法规和部门规章的规定"。

第五节　中医药发展的保障措施

一、具体保障措施的规定

1. 国家支持、鼓励以各种方式发展中医药事业　《中医药条例》第二十五条规定："县级以上地方人民政府应当根据中医药事业发展的需要以及本地区国民经济和社会发展状况，逐步增加对中医药事业的投入，扶持中医药事业的发展"。"任何单位和个人不得将中医药事业经费挪作他用"。"国家鼓励境内外组织和个人通过捐资、投资等方式扶持中医药事业发展"。

《中医药条例》第二十六条规定："非营利性中医医疗机构，依照国家有关规定享受财政补贴、税收减免等优惠政策。"

《中医药条例》第二十七条规定："县级以上地方人民政府劳动保障行政部门确定的城镇职工基本医疗保险定点医疗机构，应当包括符合条件的中医医疗机构"。"获得定点资格的中医医疗机构，应当按照规定向参保人员提供基本医疗服务"。

2. 加强对中医药文献的整理、研究与保护工作　对中医药理论进行系统整理和现代诠释，研究挖掘中医药科学文献和古典医籍，构建中医药知识库，是系统继承中医药的宝贵知识和经验的重要内容，是中医药发展创新的源泉和基础。《中医药条例》第二十八条规定："县级以上各级人民政府应当采取措施加强对中医药文献的收集、整理、研究和保护工作"。"有关单位和中医医疗机构应当加强重要中医药文献资料的管理、保护和利用"。捐献对中医药科学技术发展有重大意义的中医诊疗方法和中医药文献、秘方、验方的，参照《国家科学技术奖励条例》的规定给予奖励。

二、中医药资源的管理

《中医药条例》第二十九条规定："国家保护野生中药材资源，扶持濒危动植物中药材人工代用品的研究和开发利用"。"县级以上地方人民政府应当加强中药材的合理开发和利用，鼓励建立中药材种植、培育基地，促进短缺中药材的开发、生产"。

三、中医药的评审和鉴定

关于中医药的评审与鉴定活动，《中医药条例》第三十条规定："与中医药有关的评审或者鉴定活动，应当体现中医药特色，遵循中医药自身的发展规律。"

中医药专业技术职务任职资格的评审，中医医疗、教育、科研机构的评审、评估，中医药科研课题的立项和成果鉴定，应当成立专门的中医药评审、鉴定组织，或者由中医药专家参加评审、鉴定。

第六节 法律责任

一、行政责任

1. 负责中医药管理的部门的工作人员在中医药管理工作中违反《中医药条例》的规定，利用职务上的便利收受他人财物或者获取其他利益，滥用职权，玩忽职守，或者发现违法行为不予查处，造成严重后果，构成犯罪的，依法追究刑事责任；尚不构成刑事处罚的，依法给予降级或者撤职的行政处分。

2. 中医医疗机构违反《中医药条例》的规定，有下列情形之一的，由县级以上地方人民政府负责中医药管理的部门责令限期改正；逾期不改正的，责令停业整顿，直至由原审批机关吊销其《医疗机构执业许可证》、取消其城镇职工医疗保险定点医疗机构资格，并对负有责任的主管人员和其他责任人员依法给予纪律处分：①不符合中医医疗机构设置标准的。②获得城镇职工基本医疗保险定点医疗机构资格，未按照规定向参保人员提供基本医疗服务的。

3. 未经批准擅自开办中医医疗机构或者未按照规定通过执业医师或者执业助理医师资格考试取得执业许可，从事中医医疗活动的，依照《执业医师法》和《医疗机构管理条例》的有关规定给予处罚。

4. 中医药教育机构违反《中医药条例》的规定，有下列情形之一的，由县级以上地方人民政府负责中医药管理的部门责令限期改正；逾期不改正的，由原审批机关予以撤销：①不符合规定的设置标准的。②没有建立符合规定标准的临床教学基地的。

5. 违反《中医药条例》的规定，造成重大中医药资源流失和国家科学技术泄露，情节严重，构成犯罪的，依法追究刑事责任；尚不构成刑事处罚的，由县级以上地方人民政府负责中医药管理的部门责令限期改正，对负有责任的主管人员和其他责任人员依法给予纪律处分。

6. 违反规定，损毁或者破坏中医药文献的，由县级以上地方人民政府负责中医药管理的部门责令限期改正，对负有责任的主管人员和其他责任人员依法给予纪律处分。

7. 篡改经批准的中医医疗广告内容的，由原审批部门撤销广告批准文号，1 年内不受理该中医医疗机构的广告审批申请。负责中医药管理的部门撤销中医医疗广告批准文号后，应当自作出行政处理决定之日起 5 个工作日内通知广告监督管理机关。广告监督管理机关应当自收到负责中医药管理的部门通知之日起 15 个工作日内，依照《广告法》的有关规定查处。

二、刑事责任

负责中医药管理部门的工作人员在中医药管理工作中违反《中医药管理条例》的规定，利用职务上的便利收受他人财物或者获取其他利益，滥用职权，玩忽职守，或者发现违法行为不予查处，造成严重后果，构成犯罪的，依法追究刑事责任。

违反规定，造成重大中医药资源流失和国家科学技术秘密泄露，损毁或者破坏属于国家保护文物的中医药文献，情节严重，构成犯罪的，依法追究刑事责任。

复习思考题

1. 中医药事业发展的指导思想、原则是什么？
2. 简述中医院管理的相关规定。
3. 中医从业人员管理的规定有哪些？
4. 中医药教育和科研有哪些规定？
5. 《中医药条例》关于文献管理有哪些规定？
6. 中医药资源管理的相关规定是怎样的？

资源链接

1. www. wsfx. net/index. htm　卫生法学网
2. www. satcm. gov. cn　国家中医药管理局
3. www. moh. gov. cn　中华人民共和国卫生部

第三十三章
民族医药管理法律制度

格言
勤求古训，博采众方。
——汉代　张机

学习目标
了解我国民族医药管理法制制度的发展状况，掌握现行的一些具体的制度内容，掌握与这些制度相关的要求。

 引导案例 　　新疆民族药目前的产业化程度很低。虽然现在已经有奇康前列宁、阿娜尔洁阴液等若干药品获得了卫生部的批准文号，但是生产和销售规模很小，根本没有形成产业。

新疆民药企业规模太小，较大的民药企业有3家，其中最大的是新疆维药公司，他们引来内地的5000万元资金。但是5000万元资产的企业勉强算中型企业（国家新的企业规模划分标准规定，中型工业企业的资产总额应不低于4000万元）。规模排名老三的新疆西部加斯特药业公司当前资产总额还不到1000万元。

销售规模更能说明问题。国家新的企业规模划分标准规定，年销售额在3000万元以下的工业企业是小企业，而新疆所有民药企业的所有产品年销售之和竟然不超过2000万元。

"资金不足"是制约新疆民族药实现产业化的重要原因。新疆西部加斯特药业公司研制的阿娜尔洁阴液获得了国家"火炬计划"和国家重点新产品的1000万元贴息贷款额度。可是"贷款额度"毕竟不是贷款。如果没有贷款担保等手续，照样从银行拿不到钱。新疆民族药产业化的现代市场意识不足。在新疆民药企业一些同志心中，民药产业化的主要花费是盖厂房、买设备，还有买原料、人员工资等"有形"的流动资金。而现代市场中的最大费用——市场开发费用，他们却安排得微不足道。同时新疆为企业服务的社会化服务程度太低，致使企业得不到本应从市场得到的相关服务。

为什么新疆民族药做不大？这值得我们深刻去思考。

第一节　概　述

民族医药和中医药一样是我国独有的民族瑰宝，在中华民族的历史发展过程中对保护人民的生命健康发挥了重要的作用。2008年11月7日，卫生部部长陈竺出席了在北京召开的世界卫生组织（WHO）传统医学大会，在大会致辞中表示："具有5000年历史的中国传统医药是中国人民在长期劳动、实践和与疾病斗争中创造的医学科学，在人类历史发展漫长的岁月中，不仅为中华民族的繁衍昌盛作出了卓越贡献，也对整个人类健康和世界文明产生了积极的影响。当前，人类健康仍然面临着诸多尚未彻底攻克的重大疾病的挑战，一些传统型传染病仍在威胁人民的健康，同时，新的传染病又不断出现，特别是慢性非传染性疾病发病率不断增加，成为死亡与生存质量下降的主要因素，世界各国都在积极探索有效的防治手段。传统医药对一些疾病有独到的治疗手段，可提供一些较满意的疗效，已引起国际社会的广泛关注和重视。"

作为传统科技知识之一的民族医药知识，具有鲜明的民族特色、传统特色和地域特色。与现代科学知识相比，其创造、保存或保持至少有以下特殊性：①创造或流传的年代比较久远。②绝大多数为祖传秘方，口传心授，无物质载体，无成套的体系和标准。③保护与传承有着内在的矛盾，更多的保护措施是保密，而忽视其他有效途径。④多个社区或民族可能拥有相同的或近似的传统知识。⑤权利主体很难确定，表面上可能由整个社区或民族而非个人创造或保存，很可能由整个社区或民族而非个人所拥有。这些特点决定了民族医药业的发展面临着国际医药产品市场竞争的巨大挑战。《卫生部、国家民委关于继承、发扬民族医药学的意见》对我国民族医药的发展现状作了高度的概括：新中国成立初期，随着民族工作的开展，民族医药工作也得到了一定的发展。1951 年 12 月开始施行的《全国少数民族卫生工作方案》曾指出："对于用草药土方治病之民族医，应尽量团结与提高。"20 世纪 60 年代初期，贯彻"调整、巩固、充实、提高"的八字方针，各民族地区在恢复发展民族医方面都做了不少工作。

党的十一届三中全会以来，各有关省、区普遍重视了"抢救民族医"的工作。为了提高民族医药人员的业务水平，各有关省、区举办了培训民族医药人员的学习班和进修班，建立和充实了一批民族医的教研机构。西藏自治区扩建了藏医院，新疆成立了维吾尔医研究室。有关省、区还发掘、整理、编著、翻译、出版了一批民族医药著作。但由于民族医药工作方面"欠账"太多，目前仍面临许多困难，存在不少的问题。主要有以下 4 个方面：

1. 认识不足，重视不够　没有充分看到少数民族群众千百年来一直依靠民族医防治疾病的历史作用，对民族医的学术价值认识不足，以为有了中西医就不必搞民族医了。因而，民族医药学长期处于无人负责的状态。

2. 民族医队伍后继乏人，民族医药学濒于失传　新疆 29 位名老维吾尔医中，71～80 岁的 12 人，81～90 岁的 9 人，90 岁以上的 8 人，近 3 年来已有 10 多位名老维医相继离世。西双版纳州 182 名傣医中，61 岁以上的 84 人。青海现在世的名老民族医只有 7 人。四川的甘孜只有 4 人。有的名老民族医的经验尚未得到抢救就去世了。对这部分健在的民族医生经验的抢救工作，已经到了刻不容缓的地步。对于民族医典籍的搜集、整理工作，也做得很差。大部分民族医的重要著作，仍是横条式木刻原版，阅读和传授非常不便。青海塔尔寺"曼巴扎仓"（即医学院）的藏书，至今未曾清理，连一份目录都没有。一些维医和傣医的古典医籍和珍贵文物，流落国外或散失民间，追访十分困难。特别是青壮年民族医，不认识少数民族的古文字，纵有图书，也难师承。

3. 民族医药机构数量少，规模小，设备差　在少数民族聚居并且历来有民族医传统的地方，至今缺乏民族医的医疗机构。现有的一些机构，规模太小，大多是空架子，人员和设备严重不足。例如青海省 7 个藏医院共计床位 250 张，实际上只开放了 59 张；需要职工 244 人，实际上只有 117 人。新疆维吾尔医研究室虽确定 8 个编制，但实际还没有人，也没有房舍。

4. 民族药的供应渠道不通，药品短缺十分严重　新中国成立以后，全国绝大部分民族地区，没有民族药的供应机构。"三中全会"以后，随着民族医的发展，国家药材部门在民族药的供销方面，相应地做了一定的工作，但有些应当纳入国家医药供应计划的民族药品至今还没有解决。民族医所使用的药材，大多靠自采、自种、自购，耗费的人力、物力很大。民族药中的成药生产，也缺乏统一的管理安排，缺乏必要的扶持，长期处于自流状态。药材供应中的这些问题，增加了民族医工作的困难，在客观上影响了民族医的发展。

第二节　民族医药的法律制度

我国有 56 个民族，除汉族的中医药外各少数民族都拥有丰富的医药资源。1984 年和 1995 年，国家民委、卫生部、国家中医药管理局先后两次召开了全国民族医药工作会议，对保护和发展民族医药作出部署。1997 年 11 月，全国民族医药学会在北京成立。目前，全国民族医药人员总数已达 1 万余人，建立了民族医医院近 130 所。各地还建立了一批民族医专科医院和门诊部，一些综合医院和乡卫生院设置了民族医专科。西藏、内蒙古、新疆、云南分别建立了高等藏医、蒙医、维医院校和一批中等民族医药专科学校以及民族医药科研机构。各民族自治区和自治地方根据国家的有关规定制定了本民族医药的发展规划和具体措施。民族医药有着自己的理论体系和用药及临床规范，现有的法律、法规还不足以有效规范民族医药的相关行为，亟待制定独立的民族医药的法律、法规来有效地保护民族医药的有续发展。世卫组织总干事陈冯富珍在 2008 年 11 月 7～9 日在北京召开的 WHO 传统医学大会上亦表示："在发展传统医药时，监管、培训、认证以及对产品安全性的严格控制等保障措施必须到位。世卫组织将为确认传统医药功效和安全性的研究提供支持。"

一、我国主要的民族医药概况

（一）藏族医学

藏族医学已有 1200 多年文字记载的历史，其理论体系主要是三元素学说（风、胆、痰）。8 世纪末的《四部医典》是藏医学的经典著作。目前，我国的藏医主要分布在西藏以及青海、四川、甘肃、云南等地。

（二）蒙古族医学

蒙古族医学以藏医《四部医典》为基础，结合自己的民族文化和医疗实践，产生了《蒙医正典》等古典医学巨著，形成了具有自己特点的以"三邪"学说（赫衣、希拉、巴达干）为主要理论体系的蒙医理论。目前蒙医主要分布在内蒙古、辽宁、吉林、黑龙江、青海、新疆等地。

（三）维吾尔族医学

维吾尔族医学具有悠久的历史，并且早就与内地的中医有广泛的交流，形成了包括四元素（土、水、火、风）、四津（血津、痰津、胆津、黑胆津）及五行（金、木、水、火、土）等内容的理论体系。目前维医主要分布在乌鲁木齐、喀什、和田、吐鲁番等新疆地区。

（四）傣族医学

傣医已有 1000 多年的历史，在古老的贝叶经上，就有用傣文刻写的医药、方剂、制剂等内容。目前傣医主要分布在云南西双版纳傣族自治州和德宏傣族、景颇族自治州等地。

此外，彝族、壮族、朝鲜族、回族、苗族等少数民族也积累了不少医药经验。

二、民族医药立法的基本原则

（一）以民族医药理论为核心

挖掘和整理各民族医药的理论文献并不断地加以完善使之适应时代发展的要求。以发展的民族医药理论来指导我国民族医药的立法才能科学地规范民族医药法律关系，从而促进民族医药的健康发展。

（二）以民族医药实务为参照

整理和检讨民族医药实务既可以明确民族医药立法的内容，亦可以检验现行民族医药法律、法规存在的问题。我国立法存在的问题很大程度上是由于对国情的了解不全面，导致制定出来的法律在实际生活中法律主体无从实施。要制定科学规范民族医药的法律必须对民族医药实务进行全面的梳理，以此作为民族医药立法的坚实基础。

（三）以效果作为评价标准

以我国现行的法律、法规不足以有效保护和发展民族医药，也不能有效保障民族医药相关主体的合法权益。必须要改变民族医药的评价标准，以民族医药的实际效果作为赋予民族医药相关主体权利的评价标准，只有这样才能有效地促进民族医药的传承和发展。

三、民族医药立法的主要内容

我国民族医药的立法应主要包括以下内容：①民族医药的概念及调整对象。②调整民族医药法律的基本原则。③民族医药的主管部门。④民族医药的准入制度。⑤民族医药的行为规范。⑥民族医药的管理规范。⑦民族医药的知识产权保护规范。⑧法律责任。

第三节　独特疗法管理的法律规定

独特疗法是指在疾病的诊疗护理过程中采取不同于常规的诊疗护理方案并达到减缓和治愈疾病的效果。独特疗法主要有音乐疗法、鸡尾酒疗法、芳香疗法、圣宣五行疗法、顺势疗法等。

一、音乐疗法

音乐疗法是通过生理和心理两个方面的途径来治疗疾病。

一方面，音乐声波的频率和声压会引起生理上的反应。音乐的频率、节奏和有规律的声波振动，是一种物理能量，而适度的物理能量会引起人体组织细胞发生和谐共振现象，能使颅腔、胸腔或某一个组织产生共振，这种声波引起的共振现象，会直接影响人的脑电波、心率、呼吸节奏等。科学家认为，当人处在优美悦耳的音乐环境之中，可以改善神经系统、心血管系统、内分泌系统和消化系统的功能，促使人体分泌一种有利于身体健康的活性物质，可以调节体内血管的流量和神经传导。

另一方面，音乐声波的频率和声压会引起心理上的反应。良性的音乐能提高大脑皮层的兴奋性，可以改善人们的情绪，激发人们的感情，振奋人们的精神，同时有助于消除心理、社会因素所造成的紧张、焦虑、忧郁、恐怖等不良心理状态，提高应激能力。经美国试验证明，高频音乐疗法主要针对自闭症、多动症、阅读困难症和抑郁症等有疗效。

二、鸡尾酒疗法

鸡尾酒疗法，原指"高效抗逆转录病毒治疗"（HAART），由美籍华裔科学家何大一于

1996 年提出，是通过 3 种或 3 种以上的抗病毒药物联合使用来治疗艾滋病。该疗法的应用可以减少单一用药产生的抗药性，最大限度地抑制病毒的复制，使被破坏的机体免疫功能部分甚至全部恢复，从而延缓病程进展，延长患者生命，提高生活质量。该疗法是将蛋白酶抑制剂与多种抗病毒的药物混合使用，从而使艾滋病得到有效控制。越来越多的科学家相信，混合药物疗法是对付艾滋病的最有效治疗方法，既可以阻止艾滋病病毒繁殖，又可以防止体内产生抗药性的病毒。近年来在其他疾病上，也有人将类似的联合用药疗法称为相对应的"鸡尾酒疗法"。

三、芳香疗法

芳香疗法，就是利用芳香植物的纯净精油来辅助医疗工作的另类疗法。即从大自然中的各种芳香植物的不同部位中提炼出具有不同气味和颜色的精油，如桉树的叶、玫瑰的花、佛手柑的果皮等。这些精油由一些很小的分子组成，具有易渗透性、高流动性和高挥发性的特点，当它们渗透于人的肌肤或挥发入空气中被人体所吸入时，就会对人们的情绪和身体的其他主要功能产生作用，安抚我们的神经和愉悦我们的心境。每一种植物精油都有一个化学结构来决定它的香味、色彩和它与人体系统运作的方式，这也使得每一种植物精油各有一套特殊的功能物质，也就是说，精油能强化人体的心理和生理功能。

四、圣宣五行疗法

圣宣五行疗法"内外双修，五脏同调"。外五行疏通经脉，祛除外在症状。内五行疏通气脉、血脉，使五脏生克有序，平衡相通，从而达到"病者康，康者寿"的目的。结合强化疗法、辅助疗法加速五脏生理功能康复，缩短病程，将人们对健康的渴望真正地变为现实。

五、顺势疗法

顺势疗法是一种有别于传统西医的独立、良好的医疗体系，完全可以安全、快速、有效、永久性地治愈疾病。早在公元前 400 年，医学之父希波克拉底就曾提起，至 1790 年德国哈尼曼医生从古刊物中挖掘出来。哈尼曼医生领导的研究小组经过近 60 年的研究，将该理论逐步完善，至 1832 年，当欧洲遭受流行性霍乱的袭击，传统西医束手无策时，顺势疗法药物卓越的功效首次展示在世人的面前。顺势疗法的理论基础是"同样的制剂治疗同类疾病"，意思是为了治疗某种疾病，需要使用一种能够在健康人中产生相同症状的药剂。顺势疗法利用和激发人体固有的自愈能力根除疾病。

独特疗法对减缓和治愈疾病发挥了常规诊疗方法不可替代的作用。我国应参照国际标准形成我国的独特疗法的管理法律制度，促进独特疗法在我国的健康发展，保护人民的身体健康。

第四节　医疗气功管理的法律规定

医疗气功主要通过身、心、息共调，精、气、神同练，从而达到精充、气足、神全，发挥保健强身、防病治病、延年益寿的功效。2000 年 7 月 10 日卫生部颁布了《医疗气功管理暂行规定》，对医疗气功的管理作出了明确的规定。

一、医疗气功的性质

"医疗气功"列入医疗机构诊疗科目的"中医科——其他"类中。开展医疗气功活动必须在医疗机构内进行。除《医疗气功管理暂行规定》发布前，已经县级以上人民政府卫生行政部门或中医药行政管理机构批准开展医疗气功活动的医疗机构，可以按《医疗气功管理暂行规定》重新申请审批开展医疗气功活动以外，今后新开展医疗气功活动的暂限于县级以上中医医院、中西医结合医院、民族医医院、康复医院、疗养院和综合医院的中医科。

二、开展医疗气功活动的审批程序

（一）申请

拟开展医疗气功活动的医疗机构应当向其登记执业的卫生行政部门或者中医药行政管理机构提出申请。申请时提交以下材料：①开展医疗气功活动申请书；②《医疗机构执业许可证》原件及复印件；③开展医疗气功活动的场所、设备等基本情况；④从事医疗气功活动的人员情况；⑤省级以上人民政府中医药行政管理机构规定的其他材料。

（二）审批

医疗机构申请开展医疗气功活动，应当向其登记执业的卫生行政部门或者中医药行政管理机构提出申请。经初审同意后，报设区的市级以上地方人民政府中医药行政管理机构审批。对审批合格的，签发同意意见。

（三）登记或变更登记

医疗机构凭设区的市级以上地方人民政府中医药行政管理机构签发的同意意见，向其登记执业的卫生行政部门或者中医药行政机构申请办理诊疗科目登记或者变更登记手续。

三、从事医疗气功活动人员的条件

1. 具有中医执业医师或中医执业助理医师资格。
2. 取得《医师执业证书》。
3. 经医疗气功知识与技能考试取得《医疗气功技能合格证书》。

医疗气功知识与技能考试由国家中医药管理局统一组织，省级人民政府中医药行政管理机构负责具体实施。取得中医执业医师资格或中医执业助理医师资格，具有医疗气功专业知识与技能者，均可申请参加医疗气功知识与技能考试。经医疗气功知识与技能考试成绩合格者，取得国家中医药管理局统一印制的《医疗气功技能合格证书》。

四、医疗气功活动的行为规范

1. 经批准开展医疗气功活动的医疗机构不得使用非医疗气功人员开展医疗气功活动。
2. 医疗气功人员应当按照其医师执业注册的执业地点开展医疗气功活动。
3. 取得中医执业医师资格的医疗气功人员可独立开展医疗气功活动；取得中医执业助理医师资格的医疗气功人员必须在中医执业医师指导下开展医疗气功活动。
4. 医疗气功人员开展医疗气功活动，应当严格执行有关操作技术规范，选择合理的医疗气功方法。在临床进行实验性医疗气功活动的，应当经所在医疗机构批准，向患者本人或其家属说明并征得患者本人或其家属同意。

5. 医疗机构和医疗气功人员，不得借医疗气功之名，损害公民身心健康、宣扬迷信、骗人敛财。

6. 医疗机构和医疗气功人员，不得使用、制作、经营或者散发宣称具有医疗气功效力的物品。

7. 组织开展下列活动之一的，应当经省级以上人民政府中医药行政管理机构审核批准：①大型医疗气功讲座；②大型现场性医疗气功活动；③国家中医药管理局规定必须严格管理的其他医疗气功活动。

五、法律责任

1. 非医疗机构或非医师开展医疗气功活动的，按照《医疗机构管理条例》第四十四条和《执业医师法》第三十九条的规定进行处罚；构成犯罪的，依法追究刑事责任。

2. 未经批准擅自开展医疗气功活动的医疗机构，按照《医疗机构管理条例》第四十七条的规定进行处罚。

3. 使用非医疗气功人员开展医疗气功活动的医疗机构，按照《医疗机构管理条例实施细则》第八十一条的规定进行处罚。

4. 医疗气功人员在医疗气功活动中违反医疗常规或医疗气功基本操作规范，造成严重后果的，按照《执业医师法》第三十七条的规定进行处罚；构成犯罪的，依法追究刑事责任。

5. 有下列情形之一的，由县级以上人民政府中医药行政管理机构责令其停止活动，给予警告，并可处以1万元以下罚款；情节严重的，处以1万元以上3万元以下罚款；构成犯罪的，依法追究刑事责任：①医疗气功人员在注册的执业地点以外开展医疗气功活动的；②借医疗气功之名损害公民身心健康、宣扬迷信、骗人敛财的；③非医疗气功人员开展医疗气功活动的；④制造、使用、经营、散发宣称具有医疗气功效力物品的；⑤未经批准擅自组织开展大型医疗气功讲座、大型现场性医疗气功活动，或未经批准擅自开展国家中医药管理局规定必须严格管理的其他医疗气功活动的。

6. 以不正当手段取得《医疗气功技能合格证书》的，由发给证书的中医药行政管理机构予以收回；对负有直接责任的主管人员和其他直接责任人员，依法给予行政处分。

复习思考题
1. 简述民族医药管理法制制度的发展状况。
2. 举例说明我国民族医药的一些概况。
3. 我国的独特疗法管理有哪些法律规定？
4. 简述在民族医药管理法制制度中医疗气功的概念及应用中的注意事项。
资源链接
1. www. cmam. org. cn 中国民族医药
2. www. djdw. com 中华医药网
3. www. e-fm. com. cn 中国·恩施民族医药网
4. www. chhic. gov. cn 中国健康信息网

第三十四章
中医药知识产权管理与保护

格言

中国医药是一个伟大的宝库，应当努力发掘，加以提高。　——毛泽东

学习目标

通过章的学习，要求掌握中医药知识产权专利保护、中医药著作权保护、行政保护、中药商标保护、中医药商业秘密保护，了解违反医药知识产权的法律责任。

 引导案例　　以色列人向美国申请了"治疗消化性溃疡和痔疮的中药组方"专利，并于2002年获得授权，权利要求涉及口服给药、直肠给药的所有剂型。这意味着我国出口的同类中药一旦在美国市场上出售就构成侵权。申请者在专利说明书中承认组方来源于上海某出版社出版的《中华本草》英文版。

日本无偿商业化开发了《伤寒杂病论》、《金匮要略》中的210个古方，并将其批准为医疗用药，使日本"汉方制剂"工业蓬勃发展起来；日本的药王园还把我国的中医药知识用到了开发日本国的旅游事业上。

2002年，中药"青蒿素"被国外一家企业根据该新药的科研论文进行结构改造并抢先申请了专利，中国因此每年至少损失2亿到3亿美元的出口。

这些触目惊心的例子使我们惊觉：西方发达国家把中医药这一中华民族的瑰宝视为"公知领域"，不遗余力地进行商业开发。中医药知识产权的流失，不仅伤害了国家利益，还潜藏着可能损害中医药可持续发展、威胁国家安全的严重隐患。

第一节　我国中医药知识产权保护现状

一、中医药知识产权的立法概况

为了鼓励中医药领域的研究开发活动和技术创新，规范新药的研制和审批，加强药品的监督管理，维护药品市场的秩序，保障人体用药安全，维护人民身体健康，我国已经先后出台了许多与中医药有关的知识产权法律和行政法规。

我国于1985年4月1日起实施《专利法》，对药品的制造方法授予专利权。1993年1月1日实施修改后的《专利法》，对药品开始予以专利保护。1983年开始实施《商标法》，明确了关于药品商标注册的规定。1985年开始实施的《药品管理法》和1993年开始实施的《中药品种保护条例》，分别具体规定了中药的行政保护期限。在商业秘密方面，《反不正当竞争法》明确阐明了保护商业秘密的权益。

实践证明，这些法律及法规的实施，都对我国中医药产业的药品开发和市场管理起到了

积极的作用。但由于我国知识产权法学研究起步较迟，其研究水平相对于发达国家来说比较滞后，而中医药知识产权作为中医药与知识产权的交叉领域，其研究的深度、广度可见一斑。我国知识产权制度的不完善，加上中医药许多自身的特点，使现有的保护知识产权的规章制度很难为中医药的知识产权提供充分的保护，因而中医药知识产权的研究日趋迫切。

二、中医药领域知识产权保护脆弱

中医药在中国已经有数千年的历史传承，蕴含着丰富的历史文化底蕴，具有浓厚的民族色彩和地域特征。在众多行业中，中医药可谓是中国的"国粹"，知识产权保护显得更为紧迫。虽然中医药在中国已有5000多年历史，且中国如今拥有约4000种中医药制剂，但中国的中医药产业在国际中草药市场份额（不含我国大陆）中只占5%，而且其中大部分为原料中药材和保健药，近年来我国中药进出口更是出现了逆差，这一现实令人心痛。

著作权，又称为版权，是指自然人、法人或者其他组织对文学、艺术或科学作品依法享有的财产权利和人身权利的总称。著作权是保护中医药科学理论所形成的各类作品，所以这种保护仅延及中医药科学理论的表达形式并非该理论思想的内容本身。

有专家指出，中医药是人类的共同财富，而为进一步促进中医药事业的繁荣进步并为经济发展作出更大的贡献，就需要在国际范围开展广泛的科技合作、学术和信息交流以及共同开发、合作研究等形式各异的合作，加快这一领域国际间科技资源优化配置、生产要素优化组合的步伐。因此，在中医药国际合作和知识产权保护方面，我国面临着机遇和挑战并存的局面，加强国际合作中的中医药知识产权研究已刻不容缓。

第二节　我国现行的中医药知识产权保护体系

一、中医药知识产权保护内容

据《成立世界知识产权组织公约》和《与贸易有关的知识产权协议》（TRIPS）对象的规定，知识产权可以定义为人们在工业、科学、文学或艺术领域内一切来自知识活动依法取得的权利。

中医药知识产权指人们在中医药的研究、生产、经营等知识活动中依法取得的权利，包括中医药著作权及其相关权利、中医药工业产权及对未公开的中医药信息的保护权3个方面的内容。

（一）中医药著作权及其相关权利

根据《著作权法》的规定，中医药著作权及其相关权利主要包括著作人身权、著作财产权与著作权相关的权利（邻接权）等所有权利。在中医药著作权及其相关权利的认定、权利保护范围及权利法律救济方面应充分发挥中医药理论的作用。

（二）中医药专利权

根据我国《专利法》的规定，专利包括发明专利、实用新型专利和外观设计专利，中医药专利同样涉及这三方面。中药的专利保护是中药知识产权保护最有效的方法，这主要是基于专利权的独占性和权利的确定性。

（三）中药商标权

我国《商标法》规定有商品商标、服务商标和立体商标。商标是商标持有人信誉的标志，是商品品质和服务质量的标志，是进行公平竞争的有效手段。人用药品属于强制注册的范畴，但我国中医药商标的注册情况却令人堪忧，如中医药的商标注册数量有限、将中医药的通用名称作商标、在中药商标中表明药品的成分和品质、中药驰名度等很有限。

中药商标注册的好坏直接关系到中药在市场中的占有份额，我们的中药生产、经营企业应学会用中药商标注册权来维护其中药知识产权。

（四）中医药的服务标记权

在市场经济条件下，销售引导生产，中药销售、服务环境的好坏直接影响中医药的研制开发和生产，因此，保护中医药的服务标记权正是为了营造一个规范的中药销售和服务环境。如国家为保障农村、农民的用药安全正在构建的农村药品配送网络，对这一药品销售、服务的形式，服务企业则可申请服务标记权以维护其有效的服务形式。

（五）中药商号名称权

中药商号名称权是中药药品经营企业参与公平竞争、保证和维护其服务质量的知识产权。在长期的历史发展过程中，我国形成了许多在民众中享有良好声誉的中药商号，如"同仁堂"、"潘高寿"、"陈李济"等，这些都是我国中药领域的宝贵财富。

（六）中药地理标志权

不同地域产出的中药材有着不同的品质和用途，消费者对此有固定的认知。中药地理标志权正是为此而设立的中药知识产权，如我国长白山的人参、鹿茸，云南茯苓、三七等道地药材。

（七）对未公开的中医药信息的保护权

在中药的研制、生产和经营过程中存在大量未公开的信息，这些信息是信息拥有者的财富。在利益主体多元化的当今社会，保护未公开的信息，就是保护信息拥有者的利益，法律作为利益的调节器理应对此进行有效规范。2005 年 5 月 1 日开始实施的《药品注册管理办法》对此有专门条款加以阐述，这是一个可喜的进步。

二、建立中医药知识产权三维保护体系

有效地保护中医药知识产权必须运用综合手段，形成以中医药知识产权法律保护为主、以中医药知识产权的行政保护和中医药知识产权的行业保护为辅的中医药知识产权保护体系，避免冲突，协调整合，全方位地对中医药知识产权加以保护，以维护民族利益。

（一）中医药知识产权的法律保护

市场经济是法制经济，法律是市场行为最主要、最有效、最权威的调节器。有效保护中药知识产权必须形成完备的中医药知识产权保护法律体系，以中医药理论为指导完善我国中医药知识产权立法，加强执法和司法，有效规范中药市场，维护中医药知识产权主体的合法权益。

（二）中医药知识产权的行政保护

在我国中医药知识产权保护法律体系尚不完备的情况下，中医药知识产权的行政保护发挥了重要的作用。即使到了中医药知识产权保护法律体系完备的时候，面对纷繁复杂的中医药知

识产权保护，仍须发挥行政的保障作用，依据中药知识产权保护法律制定相应的实施细则，制定各种认定中医药知识产权的标准及操作规程，从宏观上把握中医药知识产权保护的事态。

（三）中医药知识产权的行业保护

在长期的历史发展过程中，行业规制对规范经济、贸易行为起到了十分重要的作用，如"交货共同条件"当初就是贸易的行业规则。行业规则对市场准入、市场行为、侵权行为的处理等方面都有国家法律和政府行政管理等无法替代的作用。中医药行业为保护中医药知识产权理应形成和发挥中医药行业规制的作用，以规范中医药的研制、生产和经营，在经济全球化的今天，以团队优势纯洁中药市场，制裁不法行为。在中医药知识产权保护方面应充分发挥行规、行业道德的作用，依据中医药知识产权保护法律形成规范的中医药行业行为，树正气，使中医药的过度仿制"歪风"无所遁形。

第三节　中医药著作权、商标权及商业秘密保护

一、中医药著作权保护

从性质上看，中医药知识成果可以分为中医药科学理论和中医药技术两大部分。中医药科学理论知识可以成为著作权保护的客体，即阐述中医药科学理论所形成的各类作品可以获得《著作权》的保护，只是这种保护仅延及中医药科学理论的表达形式而非该理论的内容本身，所以，从理论上讲，在中医药领域，《著作权》的适用范围是很有限的，主要用于保护中医药科技工作者在科研活动中形成的作品。中医药著作权主要指与中医药有关的著作权及邻接权，包括对通过各种媒体传播的作品所拥有的权利，如中医药文献、书籍、著作、文章以及口述作品；药品使用说明、处方、档案、资料；中医药的外包装设计、产品设计图纸、产品说明书；中医药数据库、计算机软件、网络；中医药广告等。

我国中药生产技术源远流长，无论是传统的炮制技术，还是现代的分离纯化技术，都与中医药的研究、开发、生产密不可分。技术的类型有多种，不同类型的技术可以得到不同方式的知识产权保护。一般情况下，中药材生产、栽培、养殖、开发、加工技术、中药制药工程技术、中药饮片炮制技术、保鲜技术、中医药产品包装技术、中医药基础研究、中医药临床研究、中医药信息资料、中医药应用计算机软件等，除采取专利、商标、技术秘密等保护措施外，也比较适宜通过著作权保护。

尽管中医药创作也可以利用版权进行保护，但现行的《著作权法》使大量的中医药著作得不到有效保护。如大多数中医药创作缺乏原创性，因其大都是源于生活、医疗实践，是代代相传的既有文化表现，是否具有原创性常常受到质疑。而且大多数中医药创作尤其是早期创作由集体智慧发展而来，著作权人的认定很困难，难以由个人或法人享有。有的年代久远，或称是神灵传授，无法查证创作者，著作人身权和财产权期间的计算及由谁来主张权利，都很困难。著作权只保护表达，不保护思想，而传统中医药中有的秘方并不以著作形态表达，无法得到著作权保护，加之我国许多民间中医药是用传承人通过口传心授的方式将传统医药的精华流传下来的，而我国《著作权法》对民间中医药传承人的法律地位，采集复制整理我国中医药方剂者的署名权、获得报酬权及其法律地位均未作出具体规定。这明显不

利于中医药知识产权的保护。众所周知，整理、记录这些传统中医药者要具有一定的知识储备和专业修养，如果他们的知识投入得不到应有的保护，就会挫伤他们的积极性，从而对我国传统中医药的一些方剂造成不可逆的损失。著作权保护的是思想的表现形式，要应用著作权保护中医药的传统思想和文化理念，树立中医药文化在世界的地位，为中医药文化和产品走向世界奠定思想基础。

另外，按现行《著作权法》，对传统中医药保护必须设定一个固定的保护期，而传统中医药的创作往往是伴随日常生活而持续发展和完善的，设定一定的保护期本身就不适当。

按照我国现行著作权制度的规定，保护期是作者终身加死后 50 年，对于绝大多数流传下来的中医古籍文献已公开的知识早已过了保护期，很明显这一规定并不对古代中医药文献内容进行著作权保护，而且著作权仅对思想的表达形式进行保护，对所表达的思想的内容则不提供保护，显然利用现有著作权制度保护传统中医药存在明显的不足。而对属于应用学科的中医药来说，更重要的是这些典籍中所记录的技术性内容，然而根据专利制度规定，这些早已公开的典籍所记录的内容也不在专利保护范围之内，这就意味着这些中医药文献的内容处于缺乏保护的空白地带。这对我国传统中医药的保护是极为不利的，而且有些中医药的古籍文献确实是不可多得的瑰宝，理应得到保护。这是所有拥有传统医药的发展中国家所面临的共同问题，也是我们应当认真思考的。

二、商标权的保护

商标保护的对象是药品经营或销售中为了区别商品的可视性标志，其注册条件是没有他人在同一种商品或者类似商品上注册过相同或近似的商标。目的是促使生产、经营者保证商品质量和维护商标信誉，以保障消费者和生产、经营者的利益，促进商品经济的发展。

药品生产厂家可以通过其药品注册商标保护的市场独占权，为其带来巨大的收益；消费者也可以通过注册商标所代表的商品质量和厂家信誉，正确地选择使用安全有效的药品。药品商标注册后，即在所注册的国家或地区享有独占权，任何人未经注册商标所有人许可，都不得在同一种药品或者类似药品上使用与注册商标相同或近似的商标。

商标保护的期限：注册商标的有效期为 10 年，自核准注册之日起计算。期满前还可以申请续展注册，每次续展注册的有效期为 10 年。

我国商标法和药品管理法都规定人用药品必须使用注册商标，未经注册不得在市场上销售。但药品商标的注册量却很少。医药企业的商标保护最大的问题是，企业往往把药品通用名称与商标混淆。一些企业在开发出一种新药品后，给药品命名并用该名称注册商标。后来该药品名称被收入《药典》，被主管部门认定为药品的通用名称，该名称则失去了商标的意义。任何厂家都可以把它用在自己的产品上。拥有该注册商标的企业，不得不重新注册另一商标。原商标中所蕴含的无形资产，也随之逝去。

我国商标法明确规定，不得使用直接表示商品的质量、主要原料、功能、用途、重量、数量及其他特点的文字、图形作为商标。这类商标即使获得注册，理论上也可由其他人申请撤销。这种文字或图形理论上应为公众共有，不属于任何人专有。企业无权禁止他人用相同的文字或图形作为商品名称或注册商标。

2001 年 10 月 27 日修改通过、12 月 1 日起施行的《商标法》规定，申请人对驳回申请的决定不服的，可以请求复审，由商标评审委员会做出决定。任何人对初步审定的商标都可以在规定的期限内提出异议，对已经注册的商标可以请求商标评审委员会裁定撤销该注册商标。对商标评审委员会做出的决定或裁定不服的，可以在规定的期限内向人民法院起诉。

三、商业秘密的保护

传统中医药可以概要地分为中医和中药，中医的许多临床经验、治疗手段常常是身怀绝技的医家的传家之宝，如接骨手法、刮痧疗法、按摩及针灸技法等，用现代术语表达就是技术秘密；讲究配方是中药方剂的重要特征，配方因其保密容易成为技术秘密的常见内容。如果配方是保密的，那么配方本身全部构成技术秘密。如果配方公开，但其中包括的若干秘密得以保留，那么这些内容仍然是商业秘密。"单方气死名医"的现象说明民间存在大量祖传秘方，都处于秘密状态。从中医药领域的技术特征看，商业秘密保护是中药知识产权保护的重要方式之一。其范围涉及中医药配方、未申请专利的祖传秘方、独特的生产加工工艺，以及中药栽培技术、养殖技术、饮片加工技术、炮制技术、制药工程技术、复方配伍比例、鉴定技术、营销信息、技术信息等。对于中医药来说，商业秘密主要涉及技术秘密的保护。

从中医药领域的技术特征看，目前我国对中医药的知识产权保护主要通过专有技术、商业秘密等方式进行，商业秘密保护仍是中医药知识产权保护很有效的一种方式。传统中医药很多以祖传秘方形式相传而不向外公布，具有很强的保密性，如中药的配方和生产工艺。许多企业也认识到了泄密的严重性，我国许多知名的中草药都是采取商业秘密保护方式保护其知识产权的。这是我国中药行业上千年发展史中，业者进行自我保护所采用的传统手段。如以秘方的形式加以保护，保密措施就是我们熟知的"祖传"。我国对古代中药的采摘、炮制、处方等都采用这种保护措施，从中医药领域的技术特征来看，由于中药生产工艺复杂、技术性强，中药自身成分的复杂性，使得人们很难从产品应用反向工程倒推出中药的配方和生产工艺，从而对公开使用的中药进行解密。实践证明，只要生产企业保护措施得当，不泄密，这种保护就没有时间限制，甚至可以延续几百年，如对云南"白药"的保护。与此形成对比的是广州潘高寿制药厂自行研制生产的蛇胆川贝枇杷膏，因未能对配方加以严格保护，国内有二十几家企业模仿生产，给潘高寿制药厂带来巨大的经济损失。因专利的代价是要公开所保护的技术方案，在某些情况下，企业情愿采用保密的方式将技术保护起来。因此，许多中医药企业往往采取保密措施来保护中医药的专有技术。国家中医药管理局对120家中成药重点企业及其401个重要中成药品种的调查结果显示，企业对61.8%的中成药品种采取了技术保密措施。可见，我国中医药企业对采用商业秘密保护方式保护中医药知识产权比较重视。所以，从中药领域的技术特征看，对于配方未经公开的中医药知识，商业秘密保护是重要且有效的方式。

但是这种保护相当脆弱和不完善，特别是祖传的保密措施不完备，正如本章引导案例中所述这已经发生多起传统中医药流传海外，被他人改头换面后取得专利的教训，并且遭受到非法获取、窃取的威胁。

第四节　中药专利权的保护

专利权，简称"专利"。发明创造人或其权利受让人对特定的发明创造在一定期限内依法享有的专用权与独占权。

专利权包括发明、实用新型和外观设计。

一、发明

发明是指应用自然规律解决技术领域中特有问题而提出创新性方案、措施的过程和成果。产品之所以被发明出来是为了满足人们日常生活的需要而发明出来产品。

中药的发明专利主要涉及中药材栽培、养殖技术，中药炮制技术，中药配方，中药有效部位，中药有效成分，中药中间体，中药药剂，中药制药工程，中药的新用途，中成药，中药保健食品，中药化妆品，中药包装技术，中药制药设备等。

二、实用新型

实用新型专利涉及中药领域的较少，主要有制药机械设备的创制与改进，中药质量检测仪器、设备，中药制药过程中的污染处理设备，中药包装设备等。

实用新型是指对产品的形状、构造或者其结合所提出的适于实用的新的技术方案，又称小发明或小专利。它的创造性和技术水平较发明专利低，但实用价值大，在专利权审批上采取简化审批程序、缩短保护期限、降低收费标准办法加以保护。

三、外观设计

外观设计是指对产品的形状、图案或者其结合以及色彩与形状、图案的结合所作出的富有美感并适于工业应用的新设计。

外观设计专利涉及中医药领域也较少，主要涉及中药外形、包装等方面。

第五节　法律责任

中医药知识产权管理的法律责任的种类有民事责任、行政责任和刑事责任 3 种，以下以中药商标侵权行为的法律责任为例来说明。

中药商标侵权行为，是指侵犯他人注册商标专用权的行为。一般民事侵权行为的构成要件有 4 个：①侵权损害事实。②加害行为的违法性。③违法行为与损害结果之间的因果关系。④行为人主观上有过错。

一般情形下，商标侵权行为的构成要件有 2 个：一是损害行为，二是行为的违法性。

侵犯注册商标专用权的行为根据商标法第五十二条的规定有以下几类：①使用侵权。②销售侵权。③标识侵权。④反向假冒侵权。⑤其他侵权。

一、法律责任

《民法通则》第一百一十八条规定了侵犯知识产权的侵权行为。该条规定：公民、法人的著作权、专利权、商标专用权、发现权、发明权和其他科技成果权受到剽窃、篡改、假冒等侵害的，有权要求停止侵害，消除影响，赔偿损失。

（一）商标侵权行为的民事责任

1. 停止侵害　对于正在进行中的商标侵权行为，注册商标所有人可以诉请法院下达禁令，要求侵权人立即停止从事侵犯其注册商标专用权的行为，以维护自身的合法利益。

2. 消除影响 商标侵权行为很可能损及注册商标所有人的注册商标声誉。如侵权人在自己的劣质产品上擅自使用他人驰名的注册商标，这无疑会导致该驰名商标在消费者心目中的声誉下降，从而严重地损及商标注册人的利益。商标声誉被毁掉非常容易，而要建立和维系良好的商标声誉则非常困难。因此，对那些已有较佳声誉的注册商标而言，要求侵权人消除其侵权行为给注册商标声誉带来的负面影响尤为重要。一般而言，侵权人应当在其侵权行为造成影响的范围内以在报刊上刊登道歉声明等方式消除其侵权行为的不良影响，挽回被侵权的注册商标声誉。

3. 赔偿损失 注册商标所有人因商标侵权行为而遭受损失的，有权要求侵权人赔偿其损失。根据相关司法解释，在诉讼事务中，被侵权人可以按其所受到的实际损失额请求赔偿，也可以请求将侵权人在侵权期间因侵权所获利润（扣除成本之外的所得利润）作为赔偿额。对这两种赔偿额的计算方法，被侵权人有选择权。

（二）商标侵权行为的行政责任

工商行政管理机关可以采取以下制裁措施：①责令被侵权人立即停止侵权行为。②没收、销毁侵权商品。③没收、销毁专门用于制造侵权商品、伪造注册商标标识的工具。④罚款。

在处理商标侵权行为时，工商行政管理机关根据当事人的请求，可以就侵犯注册商标专用权的赔偿数额进行调解。调解不成的，当事人可以向人民法院起诉。根据《商标法》第五十六条的规定，赔偿数额为侵权人在侵权期间因侵权所获得的利益或者被侵权人在被侵权期间因被侵权所受到的损失，包括被侵权人为制止侵权行为所支付的合理开支。

侵权人因侵权所得利益或者被侵权人因被侵权所受损失难以确定的，由人民法院根据侵权行为的情节判决给予 50 万元以下的赔偿。销售不知道是侵犯注册商标专用权的商品，能证明该商品是自己合法取得的并说明提供者的，不承担赔偿责任。

（三）商标侵权行为的刑事责任

根据《商标法》第五十九条的规定，商标侵权行为中，未经商标注册人的许可，在同一种商品上使用与其注册商标相同的商标的行为，伪造、擅自制造他人注册商标标识或者销售伪造、擅自制造的注册商标标识的行为，销售明知是假冒注册商标的商品的行为构成侵犯商标权犯罪的，习惯上被统称为假冒注册商标犯罪。

二、刑法规定的几种侵犯知识产权罪

1997 年 3 月第五届人大第三次会议修改通过于同年 10 月实施的《中华人民共和国刑法》在第三章第七节中规定了侵犯知识产权罪，该节从第二百一十三条至第二百二十条共有 8 个条文，涉及了商标、专利、著作权和商业秘密等知识产权范围的大部分内容。

《刑法》第二百一十三条规定，未经注册商标所有人许可，在同一种商品上使用与其注册商标相同的商标，情节严重的，处 3 年以下有期徒刑或者拘役，并处或者单处罚金；情节特别严重的，处 3 年以上 7 年以下有期徒刑，并处罚金。

该法第二百一十四条规定，销售明知是假冒注册商标的商品，销售金额数额较大的，处 3 年以下有期徒刑或者拘役，并处或者单处罚金；销售金额数额巨大的，处 3 年以上 7 年以下有期徒刑，并处罚金。

该法第二百一十五条规定，伪造、擅自制造他人注册商标标识或者销售伪造、擅自制造的注册商标标识，情节严重的，处 3 年以下有期徒刑、拘役或者管制，并处或者单处罚金；情节特别严重的，处 3 年以上 7 年以下有期徒刑，并处罚金。

该法第二百一十六条规定，假冒他人专利，情节严重的，处 3 年以下有期徒刑或者拘役，并处或者单处罚金。

该法第二百一十九条规定，实施法定侵犯商业秘密行为之一，给商业秘密的权利人造成重大损失的，处 3 年以下有期徒刑或者拘役，并处或者单处罚金；造成特别严重后果的，处 3 年以上 7 年以下有期徒刑，并处罚金。

法律规定的侵犯商业秘密行为包括：①以盗窃、利诱、胁迫或者其他不正当手段获取权利人的商业秘密的。②披露、使用或允许他人使用以前项手段获取的权利人的商业秘密的。③违反约定或者违反权利人有关保守商业秘密的要求，披露、使用或者允许他人使用其所掌握的商业秘密的。明知或者应知前款所列行为，获取、使用或者披露他人的商业秘密的，以侵犯商业秘密论。《中华人民共和国刑法》第二百二十条规定，单位犯侵犯知识产权罪的，对单位判处罚金，并对其直接负责的主管人员和其他直接责任人员，依照《刑法》的规定处罚。

三、法律救济

根据《中华人民共和国刑事诉讼法》和相关司法解释的规定，对侵害知识产权的犯罪，受害人可以向公安机关控告，公安机关负责立案侦查；受害人也可以直接向人民法院起诉，人民法院应当依法受理。人民法院如果发现自诉的刑事案件证据不足、可由公安机关受理的，或者对被告人可能判处 3 年有期徒刑以上刑罚的，应当移送公安机关处理。自诉刑事案件及由公安机关侦查、检察院负责提起公诉的刑事案件，都可以附带民事诉讼。人民法院在审理知识产权民事案件中，如果发现知识产权犯罪嫌疑的，即移送公安机关侦查；如果受害人提起自诉刑事诉讼的，依法予以受理。社会各界特别是中外知识产权权利人当发现知识产权犯罪嫌疑时，一定要按照程序将他们送上法庭追究其刑事责任，不能让他们逍遥法外。

复习思考题

1. 简述中医药的专利保护。
2. 简述中医药的行政保护。
3. 简述中医药的商标保护和反不正当竞争保护。
4. 简述中药品种保护。

资源链接

1. www. cnipr. com 中国知识产权网
2. www. sipo. gov. cn/sipo2008 中华人民共和国知识产权局
3. www. chinamtcm. com/html/50450. htm WTO 与中医药知识产权保护

第九篇 国际卫生法律制度

第三十五章
国际卫生法律制度

学习目标

通过本章的学习，学生应掌握国际卫生法的概念、特征、渊源和原则；了解《国际卫生条例》的历史沿革，《国际卫生条例（2005）》的重大变化、主要特点及其确立的主要制度；了解有关《阿拉木图宣言》的发展概况、主要内容，以及21世纪回归《阿拉木图宣言》的现实意义；了解《麻醉品单一公约》的概况，掌握《经〈修正1961年麻醉品单一公约议定书〉修正的1961年麻醉品单一公约》的主要内容；了解《1971年精神药物公约》的概况，掌握其主要内容。

 引导案例

自2002年11月在中国广东发现首例SARS患者后，在短短的几个月中便迅速蔓延到全球32个国家和地区，几乎覆盖了所有大洲。根据世界卫生组织（WHO）2003年8月7日公布的疫情，全球共报告SARS临床诊断病例8422例，死亡916例，主要分布于亚洲、欧洲、美洲等地区。SARS成了全球性问题，而这种突如其来的疫病使得很多国家政府措手不及。在各国积极防治SARS的同时，为应对SARS爆发，WHO采取了一系列重要措施：①宣布进入高度戒备状态，发布SARS警报，并在总部成立了"非典"紧急事态小组，24小时监控全球疫情状况；②发布旅行警告，宣布SARS是对全世界卫生的威胁；③制订了全球应对计划，发表了病例定义和医院感染控制的指导原则，并动员了"全球疫情警报和应对系统"（The Global Outbreak Alert and Response Network，GOARN）合作伙伴；④积极召开世界卫生大会第五十六届年会，通过关于SARS和关于修订《国际卫生条例》的两个决议。决议呼吁WHO会员国采取各种行动，支持和加强国家、区域和国际努力应对SARS的侵袭，并要求WHO总干事采取各种步骤应对SARS带来的威胁。通过以上有效的机制与措施，WHO在这次全球共同抗击SARS的斗争中起了不可替代的作用，不仅增强了WHO在成员国以及世界的权威与地位，同时大大提高了它的全球治理能力。但是，WHO在SARS暴发期间所采取的措施，特别是发布全球旅行警告，本质上是属于建议性的，因为在法律上，它无权限制人员的自由流动，包括自由进出受感染的国家，这是各主权国家的权力，在现行国际法上并没有明确的根据。那么，WHO在SARS期间所显示的权威来自何处？

透过SARS，以及随后而来的肆虐全球的禽流感，我们认识到传染病全球化的威胁使世界各国产生了安全利益上的"共性"，使整个国际社会的卫生安全成了一个不可分割的整体。各国在追求自身安全的同时必须考虑其他国家的安全，考虑国际社会的整体利益。而且，自 20 世纪 90 年代以来，面对全球化问题的威胁，人权、环保、健康与法治等逐步成为人类社会的共同价值。其中，"健康是我们最无可争辩的人类价值之一，它超越了一切地理的、政治的、经济的和文化的壁垒"。那么，为了全人类的健康利益，我们需要制定出一种什么样的共同规则来对人们的行为进行规范？

第一节　概　述

一、国际卫生法的概念及历史沿革

国际卫生法（International Health Law）一词最早见于 20 世纪 50 年代。国际卫生法是国际法规则的表现形式，是促进在武装冲突中牺牲者的法律保护。早在 1851 年，在巴黎举行的第一次国际卫生会议上，产生了第一个区域性的《国际卫生公约》，是为了协调国际贸易及减轻战争带来的疾病而达成的国际检疫协议。而自第二次世界大战以来，世界联系性、整体性和不可分割性进一步发展，卫生事业成为重要的国际事务，要有效开展全球公共卫生合作，就需要确立国际法的基础调节作用。事实上，国际卫生法也已构成国际公法的重要分支。在过去的一个世纪内，无论是和平时期还是战争时期，国际法在许多条约规则的判定下得到极大的丰富，这其中有不少措施均涉及安全指导人类健康。例如：采纳条约或规则形式预防传染病的传播，国家间的互相条约共同消灭疾病、处理一些卫生问题，在国际监督下生产和销售药品。特别是 1948 年世界卫生组织成立后，为实现其"使全世界人民获得可能的最高水平的健康"，提出了一系列的国际公约、协定，使国际卫生法得到了迅速发展。

作为调整国际关系中保护人类健康所涉及的各种原则、规则和制度，国际上有不少专家对该领域做出了有益探索。如：1971 年古德曼（Goodman N. M）出版的《国际卫生组织及其工作》（International Health Organizations and Their Work），分析了 19 世纪以来各个国际卫生组织的活动；1975 年德龙（Delon. P）受世界卫生组织委托撰写的《国际卫生条例实践指南》（The International Health Regulations：A Practical Guide）；以及阿林·泰勒（Alyn Taylor）等出版的《国际卫生法文件综览》等。

我国对于国际卫生法律制度的相关问题的研究相对来说起步比较晚，对于国际卫生法的概念、体系、适用范围等也还没有形成一个统一的认识。学界认为，所谓国际卫生法就是用以调整国家之间、类似国家的政治实体之间以及国际组织之间，在保护人体健康活动中所产生的权利义务关系，并且具有法律拘束力的原则、规则和制度的总称。

目前，国际卫生法的内容已涉及公共卫生与疾病控制、临床医疗、职业卫生、人口和生殖健康、特殊人群健康保护、精神卫生、卫生资源、药物管理、食品卫生、传统医学等许多方面。我国已成为 WHO 和 WTO 的正式成员，必须遵守有关国际卫生法的规定，同时要根据国际卫生法的原则，维护我国人民的合法权益。

二、国际卫生法的特征

国际卫生法除具有一般法律法规的特征外，还具有其他特征：

1. 国际卫生法的主体主要是国家，同时，在一定条件下和一定范围内还包括类似国家的政治实体和由国家组成的国际组织。个人不能成为国际卫生法的主体。

2. 国际卫生法的制定主要是通过国家之间的协议来实现的。国际社会没有专门的立法机关，即使世界卫生组织也是倡导和提出建议，即不存在超越国家之上的立法机关来制定法律然后强加于各国。

3. 国际卫生法的调整对象是国际卫生法主体之间在保护人体健康活动中所产生的权利义务关系。

4. 对国际卫生法的实施，没有居于国家之上的强制机关，而是依靠国际卫生法主体的承诺和遵守，并善意履行；当国际卫生法遭到破坏、国际法主体的权利遭受破坏时，国际卫生法主体通过自助或集体制裁，以捍卫国际法主体的合法权益，保障国际法的实施。

5. 国际卫生法与国内卫生法的关系，我国采取的是除我国声明保留的条款外，国际卫生法优于国内卫生法的原则。其他国家也有采取国内卫生法优先或两者地位相当的原则。

三、国际卫生法的原则

1. 全人类达到尽可能高的健康水平的总体利益原则　根据 WHO 在《2000 年人人健康全球策略》中提出的观点，健康是一项基本人权，是全世界的一项目标，也是全人类总体利益的重要体现。而人类生存环境、生活环境的卫生状况直接关系着人体健康，劳动者的健康状况又直接制约着生产力的提高和社会经济的发展。因此，使全世界人民获得可能的最高水平的健康，以保障全球经济的持续发展和促进人类社会进步，是国际卫生法的基本原则。

2. 人体健康保护的合作原则　随着人类社会的进步，人类生活的相互依存，环境卫生与人类健康的相互联系和影响愈趋明显。人类健康受到了来自生存环境的政治、经济、文化、技术、自然诸因素的全方位威胁。而这些因素是由许多国家、民族共同造成的。所以，维护和增进人类健康，需要整个国际社会的合作和共同努力，在国际合作中共同发展，创造一个有利于人类健康的公共生存环境。这就要求国际社会制定一些保护人类健康的国家行为规范，通过国际卫生立法协调人类健康和生存环境的关系。

3. 公平分配卫生资源的原则　支撑人类健康和开展人人享有健康活动不可缺少的是卫生人力、卫生经费、卫生设施等卫生资源。当今由于人口的迅速增长，人类卫生资源的有限，以及其他社会和经济原因，在不同地区和国家之间，在同一国家的城乡之间、不同阶层之间，在卫生资源分配和享有健康保健方面存在着很大差别。因此，除了需要各个国家以自给的原则来满足卫生方面的需求外，同时所有的国家和人民都必须承担寻求社会和经济平衡发展的责任，建立新的国际卫生秩序，能较公平地分配卫生资源。所以《阿拉木图宣言》提出，要采取迅速有效的国家和国际行动，在全世界范围内，特别是在发展中国家，以技术合作和符合国际新经济秩序的精神，开展和贯彻执行初级卫生保健，使人人享有卫生保健。《国际人口与发展行动纲领》也提出，增加人口领域中的国际财政援助，帮助发展中国家实现人口方案。

四、国际卫生法的渊源

国际卫生法的渊源是指国际卫生法的规范的表现形式或形成的过程、程序。国际卫生法的渊源主要是各类国际卫生条约或协定、国际习惯和有关国际卫生法的宣言与决议。

1. 国际卫生条约或协定　国际卫生条约是国家之间、国家与国际组织之间或国际组织之间缔结的为确定它们之间维护人体健康的权利义务关系而达成的协议，其名称各异，如条约、协定、公约、议定书。按缔结主体的个数不同，可分为双边条约和多边条约。作为国际卫生法渊源的主要是指由多数国家缔结的对他们有普遍约束力的多边条约。如《1961 年麻醉品单一公约》、《国际卫生条例》、《联合国禁止非法贩运麻醉药品和精神药物公约》、《烟草控制框架公约》等。

一般来说，条约只对缔约国有拘束力，而对非缔约国并无拘束力，这是公认的国际法原则。如《世界卫生组织组织法》第二十二条规定："根据第二十一条通过的条例，在卫生大会将它们的通过预期公告后，必须对所有成员国生效，除了那些在通知中规定的时间内将否决或保留通知总干事的国家以外。"

2. 国际习惯　国际习惯是最古老、最原始的国际法渊源。在国际法出现之前，就已经有了国际习惯。国际习惯是各国不断重复类似的行为而具有法律拘束力的结果。国际习惯是不成文的，但为了便于寻找，在现代产生了以公约的形式将国际习惯编纂起来的需要和实践。当然，作为国际卫生法渊源的习惯主要是针对安全指导和改善人类健康的那一部分国际习惯。

3. 国际组织和国际会议的有关决议　国际组织主要是联合国。国际组织的有关决议是指国际组织和在其职权范围内作出的涉及国际卫生关系的决定或决议，包括采取"宣言"形式的决议。有时一些有明确主题的国际会议也会通过有关决议，一般是建议性质，不具有法律拘束力，不构成法律规范。如《儿童生存、保护和发展世界宣言》、《阿拉木图宣言》、《国际人口与发展大会行动纲领》等。这些决议对于公共健康事项的规定并不具有直接约束成员国政府所采取的公共健康措施的效力，但也必然对此类措施采取的手段、范围、程度产生一定的限制作用，仍是不可忽视的国际卫生法渊源。

除了国际条约、国际习惯和国际组织（会议）的决议外，国际司法判例、国际公法学家的学说和为各国所承认的一般法律原则，有时也可以成为国际卫生法的渊源。

第二节　国际卫生条例

《国际卫生条例》（International Health Regulations，IHR）是世界卫生大会制定并经各国政府批准的涉及国际卫生领域的多边性的国际公约。

一、《国际卫生条例》的历史沿革

14 世纪，鼠疫（史称"黑死病"）在世界范围内第二次大流行。为防止鼠疫的侵袭，意大利的威尼斯于 1348 年制定了世界上第一个检疫法规，施行检疫。

1830～1847 年，霍乱在欧洲大流行，促进了各国在公共卫生领域的合作。在法国政府提议下，欧洲 12 国于 1851 年 7 月 23 日在巴黎召开了第一届国际卫生大会，制定了世界上第一个地区性的《国际卫生公约》。这次会议提出的"最大保护、最小限制"的检疫原则仍然有效。

1948 年 4 月 7 日，世界卫生组织成立。

1948 年 6 月 27 日，第一届世界卫生大会（World Health Assembly，WHA）在日内瓦召开。会议决定对《国际卫生公约》进行修订。

1951 年，第四届 WHA 通过了世界上第一个全球性的《国际公共卫生条例》（International Sanitation Regulations，ISR）。该条例规定鼠疫、霍乱、天花、黄热病、斑疹伤寒和回归热为检疫传染病。

1969 年，第二十二届 WHA 通过了《国际卫生条例》（International Health Regulations，IHR）。该条例是对原《国际公共卫生条例》修改和充实后的版本，规定鼠疫、霍乱、天花和黄热病为检疫传染病。

1973 年，第二十六届 WHA 修订了 IHR，特别是关于霍乱的条款。

1981 年，第三十四届 WHA 鉴于全球消灭了天花，再次修订 IHR，删除了有关天花的条款，至此，IHR 所辖的检疫传染病仅为鼠疫、霍乱和黄热病 3 种。

鉴于传染病及其相关因素对公共卫生威胁的不断加剧，1995 年，第四十八届 WHA 通过了 WHA 48.7 号决议《修订和更新 IHR》。此后，在 IHR 修订过程中，随着形势的不断变化，WHA 又通过了 WHA 48.13 号决议《传染病预防与控制——新出现和重新出现的传染病》、WHA 54.14 号决议《全球健康保障——对流行病的预警与反应》、WHA 55.16 号决议《全球对影响健康的生物和化学物质或核放射材料的自然发生、意外泄漏或故意使用的公共卫生反应》。在这些决议中，都对修订 IHR 提出了具体要求。根据以上决议，2003 年第五十六届 WHA 再次通过 WHA 56.28 号决议《修订 IHR》。

针对 SARS 全球爆发的现实，该决议要求总干事：①考虑来源于非官方通报的报告，并按照公认的传染病学原则确认这些报告的效力；②在必要时并通知有关政府后，根据与会员国共同发展的标准和程序，警告国际社会存在着可对邻国或国际健康构成严重威胁的公共卫生危险；③与各国当局合作，评估威胁的严重性和控制措施的适当性，并在必要时，由 WHO 小组进行实地研究，以确保采取适当的控制措施。

经过 192 个成员国 10 年的努力，新修订的《国际卫生条例（2005）》于 2005 年 5 月 23 日经第五十八届 WHA 审议通过，于 2006 年 1 月生效。这是一部世界公共卫生领域里的纲领性国际法律文件，也是唯一一项有助于公共卫生的全球法律规则。它提供了一个明确的法律框架，国际社会可在该框架内协调一致地工作，并处理国际关注的突发公共卫生事件，有利于加快对国内和国际公共卫生威胁因素的反应速度，增强公共卫生在国际旅行和贸易中的调控作用。

我国政府自 1979 年 6 月 1 日起未作任何保留地承认《国际卫生条例》，并在条例的基础上结合我国卫生检疫的实际制定了《中华人民共和国国境卫生检疫法》；2007 年 5 月 14 日，在第六十届世界卫生大会上，卫生部部长代表中国政府声明，新的《国际卫生条例（2005）》适用于包括港、澳、台在内的中国全境。

二、《国际卫生条例（2005）》的重大变化及主要特点

《国际卫生条例（2005）》中的许多规定吸收了过去几十年间 WHO 和全球社会取得的经验和教训，特别是 2003 年 SARS 和 2004 年禽流感的防治经验。它分 10 编计 66 条和 9 个附件，不仅包括其 1969 年文本，而且包括对条例的修改条款，以及 WHA、国际传染病监测委员会根据其"就有关国际传染病监测的实施、方法及程序提出建议"的职责所作出的并经 WHA 认可的一些诠释和建议，还包括对条例的保留意见以及其他参考文件，如 WHA 27.45 号决议：关于《运载参加定期群众集会人员的船舶、飞机之卫生标准》等。与《国际卫生条例》（1969 年修订）相比，它能更有效地预防、抵御和控制疾病的国际传播，并提供了公共卫生应对措施，确保最大限度保护人民健康，同时对国际旅行和贸易的干扰减少至最低限度。

《国际卫生条例（2005）》的重大变化在于：①其适用范围从鼠疫、黄热病和霍乱3种传染病的国境卫生检疫扩大为全球协调应对构成国际关注的突发公共卫生事件（包括各种起源和来源，实际上是指生物、化学和核辐射等各种因素所致突发公共卫生事件）。②对各成员国国家级、地方各级包括基层的突发公共卫生事件监测和应对能力，以及机场、港口和陆路口岸的相关能力的建设都提出明确要求，以确保条例的实施。③条例规定了可能构成国际关注的突发公共卫生事件的评估和通报程序，要求各成员国及时评估突发公共卫生事件，并按规定向世界卫生组织通报。同时，要求成员国根据世界卫生组织要求及时核实其他来源的突发公共卫生事件信息。④WHO按照条例规定的程序确认是否发生可能构成国际关注的突发公共卫生事件，并提出采取公共卫生应对措施的临时建议和长期建议，并成立突发事件专家委员会和专家审查委员会，为WHO相关决策提供技术咨询和支持。⑤各成员国可以根据本国立法和应对突发公共卫生事件的需要，采取条例规定之外的其他各项卫生措施，但应根据世界卫生组织要求，提供相关信息，并根据世界卫生组织要求考虑终止这些措施的执行。

《国际卫生条例（2005）》有以下突出特点：一是突破传统疾病的概念，适用范围扩大，具有很强的灵活性。二是强调流行病预警和应对战略。三是显现了WHO干预国际公共卫生问题的作用。四是对国际关注的公共卫生危害或突发事件，新条例主要将通过提出长期建议和临时建议进行干预。五是对检查、监督对象的公共卫生状况与基本能力的要求进一步提高。六是体现了对人权的尊重。七是突出了合作和援助机制。

三、《国际卫生条例（2005）》的主要制度

《国际卫生条例（2005）》是涵盖范围广泛的国际间各公共卫生活动的法律文本，冗长而复杂。其宗旨即目的是为防止疾病在国际间传播提供保障措施，同时还要避免对国际交通秩序的非必要干扰。为此，《国际卫生条例（2005）》中纳入了尊重人权、尊重各国主权、遵守《联合国宪章》以及普遍适用等内容，并确立了应对能力、信息公开、核实评估三大原则。《国际卫生条例（2005）》的主要内容都是根据这些原则而制定的制度。它围绕控制疾病传播、限制成员国政府对国际交通的干扰而展开的以调整和规范国际公共卫生问题处理的统一和协调，使对各种国际公共卫生问题的处理更具稳定性和可预见性。如疾病传播风险评估制度、权利和义务平衡制度、透明度制度、争端解决制度等。

1. 疾病传播风险评估制度　疾病传播风险评估制度是IHR中最为重要的制度之一。在IHR中，疾病传播风险评估制度是通过成员国政府国家归口部门在通报可能构成国际关注的公共卫生突发事件时，WHO对来源信息进行核实与确定，评估疾病在国际间传播的可能性和采取措施时对国际交通可能产生的影响，评价控制措施是否得当，以及向成员国发布该事件的同时，提出应对的长期建议或短期建议等。这一制度贯穿于《国际卫生条例（2005）》第二部分的自始至终，其意隐含在众多的条款中，是无条件的、普遍应遵守的制度。这意味着在某一个成员国对某一种公共卫生突发事件采取应对措施前，应首先对该事件进行疾病传播风险评估，这将彻底改变过去的传统的疾病疫情信息传递、监测和控制模式。世界卫生组织根据疾病传播风险评估的情况，按照IHR规定的要求，向发生公共卫生突发事件的国家和受到关注的其他国家提供科学的指导以及适当的援助。如前文案例所述，2003年SARS暴发流行期间，WHO向包括我国在内的多个国际和地区派遣了专家组指导抗击非典工作正是这一基本制度的直接体现。

2. 权利和义务平衡制度　一国作为 WHO 成员国，可以根据 IHR 的规定，享有国际法赋予的各种权利和承担各种义务。这种权利与义务是建立在各成员国对《国际卫生条例（2005）》予以承认，无任何拒绝或保留情况下的。例如成员国可以根据《国际卫生条例（2005）》的规定，享有在发生公共卫生突发事件时，可以采取保护本国利益的各项卫生措施的权利。在港口、机场和陆地保证具有对公共卫生突发事件防控和检测能力的基础上，可以对从疫区离开或到达的交通工具、集装箱、货物、物品、行李或人员采取检查、消毒或除污等卫生措施的权利。但是，这些卫生措施首先应得到世界卫生组织的认可，是其根据成员国提供的公共卫生突发事件各种信息进行评估后，提出的"长期建议或短期建议"中的有关内容，实施时都必须遵守对国际交通运行秩序"非妨碍"的规定。因此，在享受国际法提供的各项权利的同时，也必须承担及时向世界卫生组织提供公共卫生突发事件各种信息的义务，必要时向世界卫生组织开放，接受和配合该组织派遣的工作小组开展的有关某种公共卫生突发事件一系列调查工作。这一基本规定被称为权利和义务平衡制度。

虽然世界卫生组织制定的 IHR 都是围绕其基本制度，但是考虑到各个国家的实际情况各不相同，存在较大的差异，照顾到有些国家对公共卫生突发事件的处理有过立法、有些尚未立法，因此，现行 IHR 中还就交通工具、交通工具经营者、出入境人员以及集装箱和集装箱装箱区规定了种种特别条款，使得各项基本制度在实施中具有灵活性，任何成员国不会因其在世界卫生组织体制中权利和义务不平衡，而采取超出世界卫生组织建议或不适宜的做法。因此，该基本制度和特别条款是《国际卫生条例》的精髓。

3. 透明度制度　与信息公开原则相辅相成的是透明度制度。透明度制度贯穿于《国际卫生条例（2005）》所有规定之中。只有各成员国向世界卫生组织提供的有关公共卫生突发事件各种疫情信息真实、可信、规范和具有透明度，才能做到疫情信息公开，其他成员国也能分享到该疫情信息，及时采取符合《国际卫生条例（2005）》规定的有关检查、消毒或除污等卫生措施。为了使各成员国能够及时准确地、快速地和规范地向世界卫生组织通报详实疫情信息，《国际卫生条例（2005）》还在附件 2 中专门制定了各成员国评估和通报有可能引起国际关注的公共卫生突发事件的决策文件，要求各成员国政府的国家归口部门有义务向世界卫生组织报告其国内发生的公共卫生突发事件以及相关政策和措施。世界卫生组织突发事件委员会根据该成员国评估和通报的情况，向世界卫生组织总干事就该项事务即该事件是否成为国际关注的公共卫生突发事件和为总干事发布临时建议做出最终决定发表意见咨询。因此，现行 IHR 中对公共卫生突发事件的监测、通报以及信息核实都是必须建立在疫情信息公布于众的情况下才能予以实施，这就是透明度制度。

4. 争端解决制度　根据《国际卫生条例（2005）》第五十六条第一款，如两个或两个以上缔约国之间就本条例的解释或执行发生争端时，有关缔约国应首先通过谈判或其自行选择的任何其他和平方式寻求解决此争端，包括斡旋、调停或和解。未能达成一致的，并不免除争端各当事方继续寻求解决该争端的责任。如果通过本条第一款描述的手段未能解决争端，有关缔约国可商定将争端提交总干事，总干事应当尽全力予以解决。缔约国可在任何时候以书面方式向总干事宣布，对于以本国为缔约国的本条例解释或执行方面的所有争端或对于与接受同样义务的任何其他缔约国有关的某个具体争端，它认定仲裁是强制性的。进行仲裁时应根据提出仲裁要求时适用的常设仲裁法庭仲裁两个国家间争端的任择规则。同意认定仲裁为强制性的缔约国应当认定仲裁裁决具有约束性而且是最终的。总干事应酌情向卫生大会通报此类行动。

为了公正和独立地解决彼此之间的任何争端，现行条例还专门设立了审查委员会，其成员资格必须是 IHR 专家名册成员和 WHO 其他专家咨询团中的高级公共卫生专家，任期为 1 届，具有投票权，只对总干事负责。审查委员会首先应就受理的争端进行议前审查，是否属于 IHR 规定的争端事宜由出席会议的大多数成员投票决定。属于 IHR 规定的争端事宜才进入会议议程。

总之，纵观现行条例中的各项规定，不难发现《国际卫生条例（2005）》的法律框架是由若干制度所构成的，这里还包括备案制度、疫情申报制度、缔约国选择制度、干预制度、不豁免制度以及非疾病性事件报告制度等。这些制度赋予 WHO 交换流行病信息和解决检疫争端的重要职能，规定了各国卫生检疫部门在传染病监测、预防接种、卫生处理等方面的权利义务及工作程序，对于控制传染病蔓延，统一国际卫生检疫业务标准、范围，减少国家间因各自不同的卫生检疫规定产生的争执，促进世界贸易发展，增进国际间的友好往来，保障全球范围内人民的身体健康起到了积极作用。

第三节　阿拉木图宣言

初级卫生保健（Primary Health Care，PHC）是世界卫生组织提出的一项全球性战略目标，它得到了联合国和世界多数国家政府的认同和承诺，是世界人民健康迈向 21 世纪的必要保障，为人类的健康事业作出了重要贡献。

一、《阿拉木图宣言》的诞生

20 世纪 70 年代初，针对世界上许多国家的卫生服务不能满足人群需要、大众对卫生服务普遍不满、人群健康差距大及卫生费用迅速增长等问题，WHO 深入研究了"基本卫生服务工作方法与发展"问题，并同联合国儿童基金会（United Nations Children's Fund，UNICEF）等国际机构共同寻求发展国际卫生保健的新途径。1977 年 5 月，第三十届世界卫生大会通过了 WHO 第 30.43 号决议，确定了各国政府和 WHO 在未来几十年的主要社会目标：到 2000 年，世界全体居民都应达到使他们的社会和经济生活富有成效的那种健康水平，即通常所说的"2000 年人人享有卫生保健"。这是世界卫生组织在总结世界各国几十年卫生服务提供方式、效果和经验的基础上，经过认真的调查分析，针对世界各国面临的卫生问题而提出的一项全球性战略目标。1978 年 9 月 6~12 日，由 WHO 和 UNICEF 在哈萨克斯坦的阿拉木图联合主持召开了国际初级卫生保健会议，来自 134 个国家和 67 个国际机构的 3000 名代表通过了著名的《阿拉木图宣言》，正式提出了"初级卫生保健"的概念，并确认初级卫生保健是实现"2000 年人人享有卫生保健"目标的基本策略和关键途径。1979 年 11 月，联合国大会在"关于卫生是社会发展的一个组成部分决议"中，表示赞同《阿拉木图宣言》。1980 年，联合国特别会议在审议国际社会经济发展新策略时，特别提到"2000 年人人享有卫生保健"的全球卫生战略，并承认初级卫生保健，使其成为到 20 世纪末全球经济发展新策略的组成部分。在 WHO 成员中，几乎所有国家的元首或政府首脑都对"2000 年人人享有卫生保健"目标的实现作出了承诺，中国政府分别于 1983 年、1986 年、1988 年明确表示了对"2000 年人人享有卫生保健"战略目标的承诺，中国各级政府对此采取了积极的行动来履行自己的诺言。

二、《阿拉木图宣言》的主要内容

《阿拉木图宣言》对初级卫生保健作了如下定义，即初级卫生保健是一种基本的卫生保健。其含义包括：①由社区通过个人和家庭的积极参与，依靠科学的、又受社会欢迎的方法和技术，费用也是社区或国家在各个发展时期依靠自力更生和自觉精神能够负担得起的，普遍能够享受的卫生保健。②国家卫生系统的中心职能和主要要素。③国家卫生系统和社区经济发展的组成部分。④个人、家庭和社区同国家系统保持接触，使卫生保健深入居民生活与劳动的第一环节。

《阿拉木图宣言》还明确了其所追寻的价值观，即"社会公正和人人享有更佳健康的权利"。它指出：健康是一项基本的人权。就国家而言，实施初级卫生保健是政府的职责。就人民群众而言，人人都有权享受初级卫生保健服务，人人都有义务参与初级卫生保健工作并为之作贡献。就卫生工作而言，实施初级卫生保健是为全体居民提供最基本的卫生保健服务，以保障全体居民享有健康的权利。根据《阿拉木图宣言》初级卫生保健应遵循6项基本原则，可细分为4个方面的工作目标和8项急需开展的工作内容。

1. PHC 的基本原则 《阿拉木图宣言》提出了初级卫生保健的一系列原则，即初级卫生保健应当：①符合国家及其社区的经济条件、社会文化和政治特点，并建立在相关的社会学、生物医学及卫生服务研究结果和公共卫生经验的基础上。②应对社区的主要卫生问题，提供相应的促进、预防、治疗及康复服务；③除卫生部门外，还涉及所有相关部门、国家和社区发展的有关方面，特别是农业、畜牧、食品、工业、教育、住房、公共事务、交通及其他部门，并要求所有这些部门间的协作。④最大限度地推动社区和个人自力更生并参与初级卫生保健的规划、组织、运行和控制，充分利用当地、本国及其他现有资源。⑤为此目的而通过适宜的宣传教育以提高社区参与能力；通过经整合的、具备功能并相互支持的转诊制度得以持续，导向人人享有的综合性卫生保健的不断改善，并将重点放在最需要卫生保健的人群。⑥在当地及转诊体系中，依靠包括医生、护士、助产士、助理人员和在可行情况下的社区工作者以及必要时的传统医生等在内的卫生工作者，经适当的社会及业务培训后，以医疗队的形式开展工作，以满足社区所反映出来的卫生需求。

2. 4 个方面的工作目标 ①促进健康：包括健康教育、保护环境、合理营养、饮用安全卫生水、改善卫生设施、开展体育锻炼、促进心理卫生、养成良好生活方式等。②预防保健：在研究社会人群健康和疾病的客观规律及它们和人群所处的内外环境、人类社会活动的相互关系的基础上，采取积极有效的措施，预防各种疾病的发生、发展和流行。③合理治疗：及时发现疾病，及时提供医疗服务和有效药品，以避免疾病的发展与恶化，促使早日好转痊愈，防止带菌（虫）和向慢性发展。④社区康复：对丧失了正常功能或功能上有缺陷的残疾者，通过医学的、教育的、职业的和社会的措施，尽量恢复其功能，使他们重新获得生活、学习和参加社会活动的能力。

3. 8 项具体工作内容 初级卫生保健任务的具体内容因不同的国家和居民团体可以有所不同，但是至少应该包括以下8项要素：①对当前主要卫生问题及其预防和控制方法的健康教育。②改善食品供应和合理营养。③供应足够的安全卫生水和基本环境卫生设施。④妇幼保健和计划生育。⑤主要传染病的预防接种。⑥预防和控制地方病。⑦常见病和外伤的合理治疗。⑧提供基本药物。

在1981年第三十四届世界卫生大会上，除上述8项具体工作内容外，又增加了"使用一切可能的方法，通过影响生活方式、控制自然和社会心理环境来预防和控制非传染性疾病和促进精神卫生"一项内容。我国卫生部在此基础上于 20 世纪 90 年代初已分别制定了城市和农村初级卫生保健的评价指标体系。2002 年 4 月 29 日我国还颁布了《中国农村初级卫生保健发展纲要（2001~2010 年)》，以推动新一轮全国农村初级卫生保健工作的开展。

三、面向 21 世纪的初级卫生保健：回归《阿拉木图宣言》

《阿拉木图宣言》确认初级卫生保健是最基本的，人人都能得到的，体现社会平等权利的，人民群众和政府都能负担得起的卫生保健服务。1978 年的阿拉木图会议启动了"初级卫生保健运动"，它发动卫生专业人士和机构、政府及民间社会组织、研究人员以及基层组织共同致力于在全球范围内解决"在政治、社会及经济方面难以接受的"卫生服务不平等问题。各国政府和非政府组织在努力增进健康的过程中，日益接受了将人人享有卫生保健作为其总目标，并且大多数国家已经采纳了 PHC，实施 PHC 取得显著进展，卫生服务水平、妇女儿童保健水平、计划免疫覆盖率提高，传染病的发病率下降或得到有效的控制，天花已得到根除，人均期望寿命明显延长。然而，20 世纪 90 年代以后，大多数国家开始面对卫生资金方面的问题，于是开始通过市场的方法解决问题，但是这些方法却排除了穷人。传染病的控制被削弱了，卫生体系问题重重，抗药性增加，传染病在贫困人口中卷土重来；由于生活方式的改变，癌症和心血管疾病的患病率增长也非常迅速。面对新的困难和挑战，PHC 该如何去应对？《阿拉木图宣言》是否还有其现实意义？

1994 年，在 WHO 关于《阿拉木图宣言》发表以来世界卫生发展变化的一份审查报告中，得出了消极的结论：到 2000 年之前人人享有卫生保健的目标将无法实现。1995 年 WHO 在对世界各国实现 2000 年人人享有卫生保健的情况进行 3 次评价的基础上，在第四十八届 WHA 上发表了《修订人人享有卫生保健战略——制定公平、团结和卫生的政策》的协商文件。WHO 认识到 2000 年不可能实现人人享有卫生保健的目标，但它强调"人人享有卫生保健"是一个没有时限的志向目标，认为它仍然有效。1998 年 WHO 召开第五十一届 WHA，通过了 WHO "21 世纪人人享有卫生保健"的总目标和具体目标，并再次确认实现人人享有卫生保健的目标需要通过 PHC 来实施。2003 年 5 月，第五十六届 WHA 通过 WHA 56.6 号决议要求会员国采取一系列行动以加强初级卫生保健。它还要求总干事召开一次会议纪念《阿拉木图宣言》发表 25 周年和确定初级卫生保健的战略方向，继续将初级卫生保健的各项原则纳入世界卫生组织的活动和规划，并报告进展情况；要求各会员国和国际社会保持并应用初级卫生保健的各项原则，努力实现人人享有卫生保健。

2008 年 9 月 15 日，在《阿拉木图宣言》发表 30 周年之际，世界卫生组织总干事陈冯富珍发表重要文章指出，从现实情况来看，初级卫生保健愈发像是一种明智的选择，它可促使卫生发展步入正轨，回归《阿拉木图宣言》之路正当其时。2008 年 10 月，WHO 发布题为《初级卫生保健：过去重要，现在更重要》的年度世界卫生报告。报告指出全球化正使许多国家的社会凝聚力面临着挑战，作为当代社会机构中重要组成部门的卫生系统很明显未能较好地履行其自身职能和发挥其应有作用。由于卫生保健服务无法实现全国范围内的各级覆盖以满足人们特定的和不断变化的需求，加之服务提供的方式未能满足人们的期望，使得人们对卫生系统愈加失去耐心。不可否认，面对不断变化的世界所带来的挑战，卫生系统必须更好更快地去应对。PHC 即可实现这个目标。为此，报告要求政治领导人密切关注对卫生保健越来越高的社会期望，即卫生保健应当公平、高效并体现 30 年前《阿拉木图宣言》

所精辟阐述的许多价值观。同时，提出进行初级卫生保健改革的 4 套措施，这些措施均反映了有效应对当今全球卫生挑战所需采取措施的主要证据，驱动初级卫生保健运动的公平性、一致性与社会公正性价值观，以及现代化社会中人们对卫生保健日益增高的期望。

1. 全民保险改革　改革措施旨在消减和排斥社会差距，将确保卫生系统有助于提高卫生公平性、社会公正并消除排斥，向普遍获得卫生保健和社会健康保障的方向迈进。

2. 服务提供改革　改革措施将重新组织卫生服务的提供，即以人们的需求和期望为中心，使改革措施更符合和更好地应对社会变迁，同时取得更佳产出。将传统的卫生保健服务提供转变为初级保健服务，从而使各种卫生服务机构，包括本地卫生系统、卫生保健网络以及卫生行政区等为实现卫生公平的目标发挥最大作用，同时又满足人们对"卫生保健以人为本，达到身与心、人与制度的和谐状态"的更多期望。

3. 公共政策改革　改革措施将通过整合公共卫生行动和初级保健以及探寻促进各部门发展的良好公共政策来保证社区更健康。

4. 领导力改革　改革措施将以复杂的现代卫生系统所要求的全面性、参与式及基于谈判的领导风格代替以往一方面政府过度指挥与控制，另一方面又放任自由的领导状态。

21 世纪的 PHC 面临着挑战，也给 PHC 带来了发展的机遇。我们有理由相信随着《阿拉木图宣言》的现实回归和 WHO 所倡导的这一系列改革措施的推行，将会为 PHC 赋予新的生命力。

第四节　麻醉品单一公约

《麻醉品单一公约》（Single Convention on Narcotic Drugs）是针对违法麻醉品制造和走私的国际条约，它形成了全球药品控制和全球禁毒体制的基础。

一、《麻醉品单一公约》的制定

在医疗中合理应用麻醉药品和精神药品以及防止滥用这些药物，是国际社会早就关注的问题，也是国际社会为提高人类生命素质所做的努力之一，并为此缔结了控制麻醉药品和精神药品的公约。

自 1912 年第一个国际禁毒公约《海牙禁止鸦片公约》诞生到 20 世纪 50 年代末，国际社会先后签定了 8 个有关国际麻醉药品管理的公约、协定和议定书。在这些条约的基础上，为了简化国际管理体制，联合国于 1961 年 3 月 30 日在纽约通过了《1961 年麻醉药品单一公约》，并于 1964 年生效。1972 年，联合国在日内瓦召开会议，对《1961 年麻醉药品单一公约》进行了修订，于 3 月 25 日正式订立了《修正 1961 年麻醉品单一公约的议定书》，即《1972 年议定书》，并以《经〈修正 1961 年麻醉品单一公约的议定书〉修正的 1961 年麻醉品单一公约》为名（以下简称《修正 1961 年麻醉药品单一公约》）提交各国批准，于 1975 年 8 月 8 日生效。截至 1996 年 11 月，全世界已有 158 个国家加入《1961 年麻醉药品单一公约》。

1985 年 6 月，经全国人民代表大会常务委员会批准，中国加入《经〈修正 1961 年麻醉品单一公约的议定书〉修正的 1961 年麻醉品单一公约》，并同时声明对修正的《1961 年麻醉品单一公约》第四十八条第二款予以保留。《中华人民共和国药品管理法》对麻醉药品也作了专门规定。

二、《修正 1961 年麻醉药品单一公约》的主要内容

《修正 1961 年麻醉药品单一公约》分为前言、正文和附表三部分。

公约的宗旨是关怀人类的健康和福利，主张麻醉药品仅用于医疗和科研，防止滥用麻醉品危害人类，这对国际社会具有积极意义。公约正文共 51 条，主要内容是：

1. 限定麻醉药品的范围：以前的条约只控制鸦片、古柯和衍生物（如吗啡和海洛因）。1961 年采用的这一单一公约巩固了以前的那些条约，扩大了对麻醉品的管制范围，列举了管制麻醉品 116 种，并允许控制具有与条约中指定药品相似影响的任何药品。

2. 规定各缔约国的一般义务：各缔约国应采取必要的立法及行政措施在其本国领土内实施及执行或与其他国家合作实行本公约的规定；并特别指出除公约另有规定外，麻醉品的生产、制造、输出、输入、分配、贸易、使用及持有，以专供医药及科学上的用途为限。

3. 规定议事规则及有关的组织结构：缔约国承认联合国在国际麻醉品管制方面的职权。麻醉品委员会（Commission Narcotic Drugs，CND）有权审议所有与公约宗旨有关的事项，国际麻醉品管制局（International Narcotics Control Board，INCB）根据公约规定与国家当局协作限制麻醉品的种植、生产、制造及使用，使其不超出医药及科学用途所需适当数量，确保其可供此种用途并防止麻醉品的非法种植、生产和制造及非法产销和使用。

4. 规定对各类麻醉品的限制、管制、监察和检查的措施：公约规定了对鸦片、古柯与古柯叶、大麻等各类麻醉品在生产、种植、制造、国际贸易、分配、持有、使用中的限制、管制、监察和检查的措施。为了确保麻醉药品用于合法目的，对麻醉药品的种植、制造、销售和分配采取许可证或其他类似的管制措施。每一缔约国必须建立一个检查制度，检查麻醉药品制造商、出口商、进口商和批发及零售商的情况。

5. 规定违反公约的处罚：即规定对违反公约规定的麻醉品的种植、生产、制造、提制、调制、持有、供给、兜售、分配、购买、贩卖，以及以任何名义进行的交割、经纪、发送、过境寄发、运输、输入或输出，以及任何其他行为均为犯罪，并应予以严惩。

6. 规定毒品犯罪的刑事管辖权。

第五节　精神药物公约

一、《1971 年精神药物公约》的制定

20 世纪 60 年代后，国际上苯丙胺等兴奋剂和安眠酮等安眠药滥用的情况日趋严重，因此而产生的精神药物依赖性问题引起众多国家的关注，采取了许多措施并开展了广泛的国际性合作，力求解决这一社会弊病。为此，联合国在《1961 年麻醉药品单一公约》的基础上于 1971 年 2 月 20 日签订了《1971 年精神药物公约》（以下称《精神药物公约》）。该公约于 1976 年 8 月 16 日生效，目前拥有 170 多个成员国。

1985 年 6 月 18 日，第六届全国人民代表大会常务委员会第十一次会议通过了关于我国加入《1971 年精神药物公约》的决定，同时声明对《1971 年精神药物公约》第三十一条第二款予以保留。时任外交部长吴学谦于同年 6 月 25 日致函联合国秘书长正式通知我国上述决定，自 1985 年 9 月 22 日起我国正式成为《1971 年精神药物公约》的缔约国。

二、《1971 年精神药物公约》的主要内容

《1971 年精神药物公约》分为序文、正文和附表三部分，对此前各公约所未包括的精神药物的生产、贸易和使用等进行国际控制和管理。正文共有 33 条，主要内容是：

1. 规定精神药物的范围 公约将精神药物依照有害程度及管制严格程度按顺序分别列入 4 个表：表 1 列入各种致幻剂与四氢大麻酚等共 22 种，对这类药物的管制最严格，不能用于医疗，只能用于科研；表 2 列入安眠酮、司可巴比妥、苯丙妥类、利他林、苯环己哌啶、甲苯吗啡等共 13 种，对它们的管制程度比表 2 和表 3 要严格；表 3 的药物有中效巴比妥类、导眠能、镇痛新等 7 种；表 4 列入长效巴比妥类、眠尔通、哌苯甲醇和苯二氮䓬类等共 57 种。

2. 精神药物的管理措施 限制这类药品的可获得性；需要有医生的处方才能拿到药；对其包装和广告宣传应加以控制；建立监督和颁发许可证制度；对它们的合理医疗和科研应用应该建立估量和统计制度；限制它们的贸易。

3. 规定各缔约国的定期报告制度 各缔约国应向秘书长提送委员会所要求为执行职务所需的情报资料，并尤应提送关于公约在其领土内实施情形之常年报告书。

4. 规定防止滥用精神药物的措施及取缔精神药物非法产销的行动 各缔约国应通力协作采取一切可行措施，以防止精神药物滥用，并对关系人早作鉴别、治疗、教育、善后护理、复健并使之重新与社会融为一体。在使精神药物滥用者获得治疗、善后护理、复健及重新与社会融为一体方面，各缔约国应尽可能促进有关工作人员之训练。各缔约国应指定一主管机关就防止及查禁非法产销行动在全国之范围内设法协调以利事功；应确保各主管机关间迅速开展国际合作。

5. 规定违反公约的罚则 以不违背缔约国本国宪法上之限制为限，每一缔约国对于违反为履行本公约义务所制定法律或规章之任何行为，其系出于故意者，悉应作为可判处刑罚之犯罪行为处分之，并应确保其罪行情节重大者受充分刑罚，尤其是受徒刑或其他剥夺自由之处分。

复习思考题
1. 简述国际卫生法的概念与特征。
2. 什么是国际卫生法的渊源？国际卫生法的渊源有哪些？
3. 简述新《国际卫生条例》的重大变化和特点。
4. 简述《阿拉木图宣言》中提出的初级卫生保健（PHC）的含义和目标。
5. 麻醉品、精神药物的国际公约有哪些？

资源链接
1. www. who. int/zh 世界卫生组织（中文站）
2. www. unodc. org 联合国毒品和犯罪办公室（UNODC）
3. www. moh. gov. cn/publicfiles//business/htmlfiles/wsb/index. htm 中华人民共和国卫生部
4. www. wsfx. net/index. htm 卫生法学网

第三十六章

医药国际服务与贸易法律制度

格言

良好的秩序是一切的基础。

——英国政治家伯克

学习目标

通过本章的学习，应熟悉我国在加入 WTO 后，WTO 对医药服务和贸易的相关法律制度和要求，了解外国医生在我国执业行医的法律规定，以及外国商人在我国开办医疗机构和医药企业的相关规定，掌握中药国际贸易营销的法律规定。

引导案例　英国媒体日前刊登了一篇名为《中草药危险性大幅增加》的文章，其中报道英国药物安全机构在艾塞克斯的一个批发商和萨里的一家药店里发现了一种名叫"复方芦荟胶囊"的药品，检测结果发现该药物中的汞含量超过英国标准 11.7 万倍。

英国药物安全机构称，已发现 5 起中国传统中药产生严重副作用的例子，这些副作用包括心脏疾病和肝功能损伤等，数量在今年上半年增加了 4 倍。英国药品与卫生制品监督署以往每年查处不良中药反应仅有 30 例，但今年该机构已处理了 70 起类似案例，其中大部分都和进口中药有关。英方认为，一些进口中药中含有超量的重金属、杀虫剂、违禁化合物和类固醇等。

据了解，我国中药"复方芦荟胶囊"汞含量确实超过英国相关规定，但专家表示，以化学药标准来看待和检测中药，是对中国传统医学的误解。"复方芦荟胶囊"是一种用于治疗便秘和清肝火的常用中药，是国家二级中药保护品种。在中国国家药品标准里，中药中如安宫牛黄丸、仁丹等 253 个药品被批准可以含有"朱砂"成分（即西药中的汞），这些药品如按英国检测标准均会被判定为"有毒"。而传统中医"以毒攻毒"等辨证用药理念难为西医所理解。

第一节　加入 WTO 后有关医药国际服务的相关规定

一、WTO 简介及对我国医药行业的影响

WTO（World Trade Organization）是世界贸易组织的简称，成立于 1995 年，前身是 1947 年创立的《关税与贸易总协定》（GATT），是一个致力于监督世界贸易和促进世界贸易自由化的具有独立法人地位的国际组织。我国政府于 2001 年 12 月 11 日正式加入世界贸易组织，成为其第 143 个成员。加入 WTO 是深化改革和对外开放、促进我国经济发展的需要，也是世界经济发展的需要。同时，加入 WTO 对我国的医药行业将产生长期、深远的影响。1999 年 11 月 5 日，中美双方就中国加入 WTO 签署了协议，其中涉及医药行业的承诺有 5 项内

容：一是保护药品知识产权；二是进口药品的平均关税由 12% 左右降至 6%；三是 2001 年起取消进口大型医疗器械的管制；四是 2003 年 1 月 1 日起开放药品批发、零售服务；五是开放医疗服务。可以说，我国加入 WTO 后，医药行业将受到很大的冲击，但机遇与挑战并存。因此，了解世界贸易组织关于国际医药服务的协定，对于我国医药行业抓住机遇与国际接轨，参与国际市场竞争，促进医药行业良性发展具有重要的意义。

世界贸易组织协议主要由协议本身 16 条案文和 4 个附件组成，其中与医药卫生部分相关的协定有：与贸易有关的知识产权协定（TRIPS），关税与贸易总协定（GATT），服务贸易总协定（GATS），贸易的技术性壁垒协定（TBT），卫生和检疫标准措施应用协定（SPS）。下面重点介绍对我国医药行业影响最大的 TRIPS、GATT 和 GATS。

二、与贸易有关的知识产权协定

与贸易有关的知识产权协定（TRIPS）共有 73 个条款，其中包括了基本准则、标准、专利使用、强制执行、争议等内容。知识产权保护协议是 WTO 中的一项重要协议，该协议囊括了目前所有知识产权保护的内容，也是与医药行业特别相关的协议之一。

WTO 保护的专利包括方法专利和物质专利，医药产品即为物质专利对象。考虑到发展中国家的实际情况，WTO 规定，发展中国家在物质专利适用方面从加入 WTO 生效日起有 10 年的暂缓实施期限。但在暂缓实施期限内，专利申请者可以提出申请并备案，在正式获得专利后，专利申请者有排他的销售权，授予该产品的垄断市场权的期限为 5 年。由于在加入 WTO 问题上中国并未获得发展中国家的地位，而是逐项进行谈判，因此我国在知识产权方面的相关承诺和义务根据相关协议执行。

（一）TRIPS 关于非歧视性待遇的规则

TRIPS 第三、四条规定："给予其他成员国国民的待遇应该不低于其给予本国国民的待遇。就知识产权保护而言，成员国给予某一国家的任何利益、优惠、特权和豁免权，应该立即且无条件地给予其他成员国。"

（二）TRIPS 和平行进口

平行进口又称灰色市场进口，是指某一知识产权在两个国家同时受到保护，一国进口商未经知识产权持有人授权，从另一国知识产权所有人手中进口并销售该国知识产权法律保护的货物。平行进口的商品都是具有知识产权性质的商品，都是通过合法手段获得的。平行进口的根源是进口国商品价格同国际市场上同类商品价格存在较大差额。

（三）TRIPS 和公共卫生

TRIPS 第八条中部分内容涉及公共卫生的保护："成员国在修改本国法律和规定时，为保护公共卫生和营养，以及促进社会经济和技术发展特别重要的公共利益，应该采用符合本协定的必要措施。"

（四）TRIPS 和专利保护

1. 专利保护范围　TRIPS 中技术和产品专利保护的范围以及不得授予专利的情况也适用于药品等与健康相关产品。主要规定有：①所有技术领域内的产品和技术发明，具备新颖性、创新性和实用性者，应给予专利保护。专利和专利范围不得因发明地、技术领域和产品是否为进口货品在本地制造而有所差异。②成员国出于保护公共秩序和道德的需要，禁止某发明的商业利用和授予其专利权。其中公共秩序和道德就包括保护人类和动植物的生命权和健康权。③不授予专利的情况涉及医药行业的有：对人类和动物疾病的诊断、治疗和手术方法；微生物之外的植物和动物，以及除非生物之外的动植物基本生物培育方法。

2. 专利权的例外情况　成员国可以对专利权的例外作出规定。但该例外应该考虑第三方的合法权益，并且不能不合理地与专利开发者相冲突，或不合理地侵害专利人的合法权益。该条款在医药服务方面可以用于鼓励非专利药上市。

3. 专利的强制转让　专利的强制转让是指政府没有取得专利持有人同意而将发明应用的许可颁布给第三方或某一政府机构。成员国法律允许未经专利权人许可而使用其专利或经政府特许第三人实施其专利。这一做法曾被用于促进降价竞争和确保必需药品（如国家基本药物）的供应。

4. 专利保护期限　当前 WTO 各成员国各自国内法的专利保护期大多数都是自专利申请之日开始的 20 年。

三、关税与贸易总协定

关税与贸易总协定（GATT）在国际上以法律形式提供了一套调整国际贸易及贸易关系的规则和程序。其内容包括序言及 38 个条款，共分 4 个部分。目的是为了管理关税和相关的进口壁垒。根据中国关于加入 WTO 削减关税的承诺，从 2000～2003 年，进口医药产品的平均关税税率由 9.3% 降到 7%，大宗药品平均关税由 14% 降到 5%～6%，2005 年降到 3%；而药品进口许可证制度等非关税措施将逐步取消。医疗器械平均关税由 11% 降到 5%～6%；2001 年，取消大型医疗设备特定管理。

四、服务贸易总协定

服务贸易总协定（GATS）是在乌拉圭回合谈判中达成的第一套有关国际贸易的、具有法律效力的多边规则。服务贸易总协定的主要原则是：最惠国待遇、透明度原则、市场准入、国民待遇原则等。服务贸易范围中与医药行业关系最密切的有：商业性服务（如研究与开发服务、生物工艺学服务）、金融服务（包括人寿保险、养老金或年金保险、伤残及医疗费用保险）、健康及社会服务（主要指医疗服务、其他与人类健康相关服务、社会服务等）。

中国承诺在 2003 年 1 月 1 日开放药品的分销服务业务，取消地域、数量限制，外商可在中国从事采购、仓储、运输、配送、批发、零售及售后服务。此外，外商将可开办合资、合作的医疗、牙医服务，并可以控股，有证书的外籍医生来华工作时间由半年延长至 1 年。

加入 WTO 后，通过实施知识产权协议、减免关税并弱化和取消非关税壁垒，以及执行服务贸易总协定，将对我国医药领域的研发、生产、流通（包括批零、进出口）乃至医疗服务等产生全方位的影响。由于不同领域的行业特点、发展水平、规模实力、竞争状况都有所不同，受 WTO 不同规则的影响也必然会不一样。因此，深入研究每一医药领域面临 WTO 所带来的机遇与挑战，有助于医药行业更清醒地面对现实，增强自身实力，以充分的准备应对 WTO 的挑战。

第二节　外国医生来华行医的法律规定

一、概述

近年来，随着国际医学交流的不断扩大，越来越多的外国医生来我国从事医疗执业活动。根据卫生部公布的数据，截至 2008 年已有美国、日本、英国等 20 多个国家的外籍医生在华从事医疗职业。

为了加强外国医师来华短期行医的管理，保障医患双方的合法权益，促进中外医学技术的交流和发展，卫生部 1992 年 9 月 8 日第十三次部长办公会议通过了《外国医师来华短期行医暂行管理办法》，并于 1993 年 1 月 1 日起施行。

外国医师来华短期行医是指在外国取得合法行医权的外籍医师，应邀、应聘或申请来华从事不超过 1 年期限的临床诊断、治疗业务活动。香港、澳门、台湾的医师或医疗团体参照《外国医师来华短期行医暂行管理办法》执行。

二、管理规定

1. 邀请聘用制度：外国医师来华短期行医，必须有在华医疗机构作为邀请或聘用单位，并与聘用单位签订协议。有多个聘用单位的，要分别签订协议。协议书必须包含目的、具体项目、地点、时间、责任的承担等内容。未签订协议的，所涉及的有关民事责任由邀请或聘用单位承担。

外国医疗团体应邀或申请来华短期行医的，由邀请或合作单位所在地的省、自治区、直辖市卫生行政部门依照本办法的有关规定进行审核，报卫生部审批。

2. 注册制度：外国医师来华短期行医必须经过注册，取得《外国医师短期行医许可证》。《外国医师短期行医许可证》由卫生部统一印制。注册机关为设区的市级以上卫生行政部门。外国医师可以委托在华的邀请或聘用单位代其办理注册手续。邀请或聘用单位分别在不同地区的，应当分别向当地设区的市级以上卫生行政部门申请注册。

申请外国医师来华短期行医注册，必须提交下列文件：①申请书。②外国医师的学位证书。③外国行医执照或行医权证明。④外国医师的健康证明。⑤邀请或聘用单位证明以及协议书或承担有关民事责任的声明书。第二、三项的内容必须经过公证。

注册机关应当在受理申请后 30 日内对有关文字材料的真实性、申请项目的安全性和可靠性、申请项目的先进性和必要性等内容进行审核，并将审核结果书面通知申请人或代理申请的单位。对审核合格的予以注册，并发给《外国医师短期行医许可证》。

外国医师来华短期行医注册的有效期不超过 1 年。注册期满需要延期的，可以按本办法的规定重新办理注册。

3. 外国医师来华短期行医，应当事先依法获得入境签证，入境后按有关规定办理居留或停留手续；必须遵守中国的法律法规，尊重中国的风俗习惯。

三、法律责任

1. 外国医师未经注册来华行医的，由所在地设区的市级以上卫生行政部门予以取缔，没收非法所得，并处以 10000 元以下罚款；对邀请、聘用或提供场所的单位，处以警告，没收非法所得，并处以 5000 元以下罚款。

2. 外国医师来华短期行医期间不遵守中国的法律法规，或不尊重中国的风俗习惯的，由有关主管机关依法处理。

第三节　外国人来华投资开办医药行业的有关规定

一、概述

自改革开放以来，我国的医药行业也逐步对外开放，越来越多的外资进入中国的医药行业，在我国境内从事医疗服务、药品和医疗器械的生产和经营。1989 年，第一所中外合资医院中日友好医院在北京开业。目前全国约有 200 多家中外合资合作医疗机构在华执业。而且到目前为止，全球著名制药企业已悉数进驻我国。对于外资或中外合资开办药品和医疗器械生产经营企业的，我国没有制定专门的规范性法律文件，是按照《中华人民共和国中外合资经营企业法》、《中华人民共和国中外合作经营企业法》、《药品管理法》等相关领域法律规范进行生产经营。在医疗服务领域，1989 年卫生部和原对外经济贸易合作部联合发布了《关于开办外宾华侨医院、诊所和外籍医生来华执业的几条规定》，允许在华试办中外合资、合作医疗机构。自此，各类中外合资、合作的医疗机构迅速增多。为进一步适应改革开放的需要，加强对中外合资、合作医疗机构的管理，促进我国医疗卫生事业的健康发展，2000 年 5 月 15 日卫生部和原对外经济贸易合作部发布了《中外合资、合作医疗机构管理暂行办法》，对中外合资、合作医疗机构的设置、审批、登记、执业、监督等作了明确的规定。

二、中外合资、合作医疗机构管理的法律规定

（一）中外合资、合作医疗机构的概念

中外合资、合作医疗机构是指外国医疗机构、公司、企业和其他经济组织，按照平等互利的原则，经中国政府主管部门批准，在中国境内（香港、澳门及台湾地区除外）与中国的医疗机构、公司、企业和其他经济组织以合资或者合作形式设立的医疗机构。

（二）中外合资、合作医疗机构的设置条件

中外合资、合作医疗机构的设置与发展必须符合当地区域卫生规划和医疗机构设置规划，并执行卫生部制定的《医疗机构基本标准》。

申请设立中外合资、合作医疗机构的中外双方应是能够独立承担民事责任的法人。合资、合作的中外双方应当具有直接或间接从事医疗卫生投资与管理的经验，并符合下列要求之一：①能够提供国际先进的医疗机构管理经验、管理模式和服务模式。②能够提供具有国际领先水平的医学技术和设备。③可以补充或改善当地在医疗服务能力、医疗技术、资金和医疗设施方面的不足。

设立的中外合资、合作医疗机构应当符合以下条件：①必须是独立的法人。②投资总额不得低于 2000 万人民币。③合资、合作中方在中外合资、合作医疗机构中所占的股权比例

或权益不得低于 30%。④合资、合作期限不超过 20 年。⑤省级以上卫生行政部门规定的其他条件。

(三) 中外合资、合作医疗机构的设置审批与登记

1. 申请　设置中外合资、合作医疗机构，应先向所在地设区的市级卫生行政部门提出申请，并提交以下材料：①设置医疗机构申请书。②合资、合作双方法人代表签署的项目建议书及中外合资、合作医疗机构设置可行性研究报告。③合资、合作双方各自的注册登记证明（复印件）、法定代表人身份证明（复印件）和银行资信证明。④国有资产管理部门对拟投入国有资产的评估报告确认文件。

2. 初审　设区的市级卫生行政部门对申请人提交的材料进行初审，并根据区域卫生规划和医疗机构设置规划提出初审意见，并与申请材料、当地区域卫生规划和医疗机构设置规划一起报所在地省级卫生行政部门审核。

3. 审批　省级卫生行政部门对申请材料及设区的市级卫生行政部门初审意见进行审核后报卫生部审批。卫生部应当自受理之日起 45 个工作日内，作出批准或者不批准的书面决定。申请设置中外合资、合作中医医疗机构（含中外合资、合作中西医结合医疗机构和中外合资、合作民族医医疗机构）的，经所在地区的市级卫生行政部门初审和所在地的省级卫生行政部门审核，报国家中医药管理局审核后转报卫生部审批。

申请人在获得卫生部设置许可后，按照有关法律、法规向商务部提出申请，商务部应当自受理申请之日起 45 个工作日内，作出批准或者不批准的书面决定；予以批准的，发给《外商投资企业批准证书》。

申请在中国境内设立外商独资医疗机构的，不予以批准。

4. 执业注册和登记　获得批准设立的中外合资、合作医疗机构，应自收到外经贸部颁发的《外商投资企业批准证书》之日起 1 个月内，凭此证书到国家工商行政管理部门办理注册登记手续。同时按《医疗机构管理条例》和《医疗机构管理条例实施细则》关于医疗机构执业登记所规定的程序和要求，向所在地省级卫生行政部门规定的卫生行政部门申请执业登记，领取《医疗机构执业许可证》。《医疗机构执业许可证》每年校验 1 次，《医疗机构执业许可证》的校验由医疗机构执业登记机关办理。中外合资合作医疗机构不得设置分支机构。

已设立的中外合资、合作医疗机构变更机构规模（床位、牙椅）、诊疗科目、合资合作期限等，经原审批机关审批后，到原登记机关办理相应的变更登记手续。涉及合同、章程有关条款的变更，由所在地外经贸部门转报外经贸部批准。

中外合资、合作医疗机构合资、合作期 20 年届满，因特殊情况确需延长合资、合作期限的，应当在合资、合作期限届满的 90 天前申请延期。延期申请经省级卫生行政部门和外经贸行政部门审核同意后，报请卫生部和外经贸部审批。审批机关自接到申请之日起 45 个工作日内，作出批准或者不予批准的书面决定。

(四) 中外合资、合作医疗机构的执业

中外合资、合作医疗机构作为独立法人实体，自负盈亏，独立核算，独立承担民事责任。

中外合资、合作医疗机构在执业过程中应当遵守以下规范：应当执行《医疗机构管理条例》和《医疗机构管理条例实施细则》关于医疗机构执业的规定；执行医疗技术准入规范和临床诊疗技术规范，遵守新技术、新设备及大型医用设备临床应用的有关规定；中外合资、合作医疗机构发生医疗事故，依照国家有关法律、法规处理；聘请外籍医师、护士，按

照《中华人民共和国执业医师法》和《中华人民共和国护士管理办法》等有关规定办理；发生重大灾害、事故、疾病流行或者其他意外情况时，中外合资、合作医疗机构及其卫生技术人员要服从卫生行政部门的调遣；中外合资、合作医疗机构发布本机构医疗广告，按照《中华人民共和国广告法》、《医疗广告管理办法》办理；中外合资、合作医疗机构的医疗收费价格和税收政策按照国家有关规定执行。

（五）中外合资、合作医疗机构的监督

卫生部和商务部在各自的职责范围内负责全国中外合资、合作医疗机构管理工作。县级以上地方人民政府卫生行政部门（含中医药主管部门）和外经贸行政部门在各自职责范围内负责本行政区域内中外合资、合作医疗机构的日常监督管理工作。

（六）法律责任

中外合资、合作医疗机构违反国家有关法律、法规和规章，由有关主管部门依法查处。对于违反本办法的中外合资、合作医疗机构，县级以上卫生行政部门和外经贸部门可依据相关法律、法规和规章予以处罚。

地方卫生行政部门和地方外经贸行政部门违反本办法规定，擅自批准中外合资、合作医疗机构的设置和变更的，依法追究有关负责人的责任。

中外各方未经卫生部和外经贸部批准，成立中外合资、合作医疗机构并开展医疗活动或以合同方式经营诊疗项目的，视同非法行医，按《医疗机构管理条例》和《医疗机构管理条例实施细则》及有关规定进行处罚。

第四节　中药贸易营销中的法律规定

一、中药国际贸易立法发展

在当今全球回归大自然的热潮中，传统药品是当今世界发展最快的传统产业，我国中医药在国际上十分受欢迎。据中国医药保健品进出口商会统计，2007 年中国中药类产品出口额达到 11.8 亿美元，中药材及饮片出口额最大，为 4.8 亿美元，中成药出口为 1.5 亿美元。

WHO 极为重视中医中药的科学性，致力于推动传统医药的发展。WHO 制定的到 2002 年的 3 年工作目标中，列在第一位的工作目标是争取将传统医疗纳入各国的医疗保险体制之中。2001 年 9 月在 WHO 的西太区第五十二届委员会会议上，进一步确定了发展传统医药的七大战略：制定传统医学国家政策；提高公众对传统医学了解和认识；评估传统医学潜在的经济意义；建立适当的传统医学标准；鼓励和加强传统医学循证研究；尊重传统医学的文化整体性；制定保护卫生资源的政策。WHO 对传统医药发展的重视，无疑是对中医药进入世界市场的最好的推动。

一直以来，欧美国家长期对传统医药没有立法，缺少标准，多把中药纳入保健食品类进口。如目前美国市场上的中成药几乎都是以食物补充剂（类似于我国的保健食品）的形式出现的。以严格的食品安全标准衡量中药，肯定会出现部分中药重金属、化合物等严重超标的问题。国产中药也因此而在欧美等国市场上多次因重金属、农药残留超标等原因被查扣。2001 年，因为我国 117 种中成药重金属含量超过美国评价饮用水的指标，加州法院曾判定

这些药物有毒，要求其在加州销售时必须贴上有毒的警示。世界上有些国家甚至明令禁止我国某些中药进入该国。这成为制约我国中药产品国际化的重要因素之一。

在中药全球拓展、中药需求迅速增长的趋势要求下，欧美各国纷纷制定或修改与包括中药在内的传统药品相关的法律规范。2004 年 4 月 30 日正式生效的《欧盟传统药品法》规定，凡是在欧盟成员国安全应用 30 年，或在欧盟成员国安全应用 15 年，同时在中国应用 30 年以上的适合自我给药、符合欧盟药品质量要求的传统植物药制剂无需进行临床试验，也无须进行临床前药理和毒理试验，可通过简化药品注册程序申请注册为传统药品。同年 3 月 31 日颁布并生效的《欧盟传统植物药（草药）注册程序指令》中对中药在欧盟国家的注册作出规定，到 2010 年欧洲将不允许销售未经注册的草药制品。同时，英国政府已于近期启动了对传统医药进行立法管理的相关程序，并对 1968 年的《药品法》第十二章第一款提出了修改方案及说明，要求草药行医者必须经过培训，经考试合格，要通过正式注册，并要承担相应的法律责任和义务；药物的质量必须符合欧洲 GMP 标准，不含重金属、有毒及烈性成分等。日本根据汉方药自身的特点，专门制定了《关于如何对待医疗用汉方浸膏制剂的问题》、《医疗用汉方制剂管理的通知》、《汉方浸膏制剂的生产管理和质量管理的自定标准》等法律规范，有效地提高了日本汉方制剂的管理水平。

为保证出口中药产品质量，维护其国际声誉，提高中药在国际市场的竞争力，国家中医药管理局于 1996 年 4 月 1 日发布并实施《出口中药产品质量。注册实施细则（试行）》，对出口中药的出口质量注册条件、注册依据、注册程序作出规定。2001 年 7 月 1 日，外经贸部发布了《药用植物及其制剂出口绿色行业标准》，这是我国第一个关于中药进出口的行业标准，也是中药第一个绿色标准。这将对中药进入海外市场起到重要的作用。

二、中药国际贸易营销的法律规定

（一）中药出口许可证制度

对中药的出口，实行中药出口许可证制度，贯彻"先国内、后国外，出口服从内销"的原则。二类品种出口，由国家中医药管理局和商务部共同衔接编制计划，经批准后，由商务部签发出口许可证。三类品种由省、市、自治区外经贸部门与西药部门进行衔接。凡经营出口经济、药用野生动植物及其产品的，需要向中华人民共和国濒危物种进出口管理办公室申报，凭濒管办批准件或允许出口证明书再予办理检疫、检验、放行。

（二）出口中药产品质量注册制度

国家中医药管理局对出口中药产品实行出口中药产品质量注册制度，国家中医药管理局委托中药质量监督检测机构对出口中药产品进行质量检测，检测合格后，由国家中医药管理局核发出口中药产品质量注册证书。

1. 质量注册条件 申请出口中药产品质量注册的企业应具备下列条件：①出口中药产品的企业必须具有国家中医药管理局核发的《药品生产企业合格证》、卫生行政部门核发的《药品生产企业许可证》和工商行政管理部门核发的《营业执照》；②生产企业必须符合《药品生产质量管理规范》；③有保证中药产品质量的生产设备、工艺、检验仪器及试验设备；④有保证产品质量的专业质检技术人员；⑤具备完整、正确的设计资料、工艺文件、检验规程和检验记录；⑥企业应取得三级以上计量合格证书。

申请出口中药产品应具备以下条件：①申请出口中药产品的质量标准应符合或高于现行

版《中华人民共和国药典》和卫生部药品标准、地方标准；②出口中药产品的说明书必须载明处方和剂量；③出口中药产品质量标准中有其主要成分或指标性成分的定性定量质量标准和检测方法；④出口中药产品质量标准中有符合国际先进标准的有害物质限量检查和杂质限量检查。

2. 质量注册依据 出口中药产品的质量依据国家标准及国家中医药管理局制定的行业标准，并达到《中成药产品剂型通则标准》中一等品、优等品质量要求。出口中药产品的质量还可依据进口国标准、国际通用的技术标准或双方合同的标准。

3. 产品质量注册程序 出口中药产品的企业其产品必须经过质量注册。注册的企业或法定代理人可向国家中医药管理局提出书面申请，由国家中医药管理局指定的检测单位按所报产品质量标准进行检验。检测单位在接到样品 20 日内出具检验报告书。对检测合格的产品，由检测单位填写出口中药产品质量检测合格报告书，并报国家中医药管理局审查。国家中医药管理局直接组织或委托地方医药主管部门，对生产厂的现场管理和文明生产管理进行考核，合格者由国家中医药管理局核发出口中药产品质量注册证书。注册产品自注册之日起有效期为 3 年。

中药产品出口时，外贸经营企业凭国家中医药管理局核发的《出口中药产品质量注册证书》，到商检机构办理出口报验手续，由商检机构按有关规定实施检验并出具商检证书，海关凭商检证书接受报关。

（三）出口药品卫生标准的法律规定

2001 年原对外经济贸易合作部发布《药用植物及制剂进出口绿色行业标准》，进出口产品需按本标准经指定检验机构检验合格后，方可申请使用药用植物及制剂进出口绿色标志。

1. 限量指标 ①重金属及砷盐：重金属总量 $\leq 20.0mg/kg$，铅 $\leq 5.0mg/kg$，镉 $\leq 0.3mg/kg$，汞 $\leq 0.2mg/kg$，铜 $\leq 20.0mg/kg$，砷 $\leq 2.0mg/kg$。②黄曲霉毒素含量：黄曲霉毒素 $B \leq 5\mu g/kg$（暂定）。③农药残留量：六六六（BHC）$\leq 0.1mg/kg$；DDT $\leq 0.1mg/kg$；五氯硝基苯（PCNB）$\leq 0.1mg/kg$。

2. 包装、标志、运输和贮存 包装容器应该用干燥、清洁、无异味以及不影响品质的材料制成。包装要牢固、密封、防潮，能保护品质。包装材料应易回收、易降解。产品标签使用中国药用植物及制剂进出口绿色标志，具体执行应遵照中国医药保健品进出口商会有关规定。运输工具必须清洁、干燥、无异味、无污染，运输中应防雨、防潮、防曝晒、防污染，严禁与可能污染其品质的货物混装运输。产品应贮存在清洁、干燥、阴凉、通风、无异味的专用仓库中。

复习思考题
1. 世界贸易组织协议中与医药卫生部分相关联的协定有哪些？
2. 中外合资、合作医疗机构的设置条件有哪些？
3. 申请出口中药产品质量注册的企业应具备哪些条件？
4. 申请出口中药产品应具备哪些条件？
资源链接
1. policy. mofcom. gov. cn 全球法规网
2. www. wto. org 世界贸易组织网

第三十七章

国际上对中医药以及传统医药管理的法律规定

格言

古为今用，中为西用。勤求古训，博采众长，衷中参西，融会贯通。

——卫生格言

学习目标

通过本章学习，使学生了解我国加入 WTO 后有关国际医药服务的相关规定及一些具体协议；理解国外人员来华行医和投资医药行业的相关法律规定；掌握中药国际贸易中的法律规定。

 引导案例

中医药学是中华文明的优秀遗产，是中华民族的宝贵财富。数千年来，中医药学的阳光不仅一直普照着华夏大地，也照耀到了华夏大地以外广阔的空间。早在公元前 1 世纪，中医药就传到了朝鲜，随后又传入了日本，传到了中国的远近邻国。中医药学传入欧洲的时间不晚于明代。大约在 18 世纪中期，中医药传入了美国。至 20 世纪末，中医药已传播到世界 130 多个国家和地区。据不完全统计，目前中医药在世界上 162 个国家或地区得到不同程度的应用，在 8 个国家获得了合法地位，在 9 个国家被纳入医疗保健体系。以美国为例：

1985 年起，美国国家针灸暨东方医药认证委员会（NCCA）开始举办美国国家针灸师资格考试，考试合格者可获得资格证书，并据此申请大多数州的针灸执照。

1997 年，美国联邦卫生署在华盛顿召开中医针灸专题研讨会，许多大学、医院、研究机构都派代表参加，这是美国历史上第一次由联邦政府资助的此类会议，是中医药在美国发展的一个里程碑。

1999 年起，NCCA 又增加了中药考试，并由此改名 NCCAOM，其后又增加了推拿按摩考试。

2000 年，克林顿总统批准成立了白宫替代医学委员会，作为总统在这一领域的政策建言和咨询机构，有两名华人参与了这个委员会的工作。

2006 年 10 月，美国食品和药物管理局（FDA）批准茶多酚作为新的处方药。这是 FDA 根据 1962 年药品修正案条例批准首个上市的植物（草本）药。这一批准证明 FDA 不仅仅把植物作为食品和食物补充剂，同样作为药物使用，是"一个历史性的里程碑"。

随着时间的推移、社会的进步，世界各国政府现在日渐意识到中医药学的重要性，积极推动中医药学在本国的发展。中医药在中国、澳大利亚维多利亚省、阿联酋、泰国、越南、新加坡、加拿大卑诗省、南非等 8 个国家和地区获得了合法地位，针灸也已在大多数国家取得了合法地位。本章的课程中我们详细讲述国际社会对中医、中药、针灸等中国传统医学的法律规定及其相关背景、发展展望等。由于中医学在整个世界范围内还处于萌芽、起步阶段，各项法律法规仍在趋于建立和成熟，我们将着重提及中医在西方发达国家，尤其是美国的具体情况。这主要是由客观历史原因造成的：美国有大量的华人居民，各大城市都有华人聚集的"中国城"；中医在当代美国社会逐步得到广泛认可；美国具有相对完善的关于中医药的法律法规。虽然有种种局限性，但是窥一斑而见全豹，我们将在学习与研究中逐渐看到中医在全世界的繁荣，以及相关法规的逐步完善。

第一节　中国医生在国外行医资质的有关规定

一、国外的医师资格考试制度概述

医师资格考试研究的基本内容，既包括考试研究的共同问题，也包括各国卫生事业发展及医学教育体系的不同问题。要使医师资格考试更好地为本国卫生事业发展和人民健康服务，不论是发达国家，还是发展中国家，除了具有根据医学教育的一般规律而形成的、大体相同的教育测量理论与方法外，各国由于社会经济发展水平、卫生服务的目标与重点，以及医学教育制度的不同，在医师资格考试的时间、对象、考试范围、内容和考试方法上，都各具特色。当前，世界各国都基本建立了与本国教育制度和医疗卫生服务制度相适应的医师资格考试制度。其考试类型大体可分为以下 3 类：①由专门机构举办的统一考试。只有通过统一考试方可取得医师资格，发给执照，如美国、加拿大等国家。②由政府组织的国家考试。医学毕业生经考试合格者发给医师执照，如德国、日本等国家。德国的国家医师资格考试与在校教育相结合，分阶段进行，医学生毕业前必须考试合格。日本的国家医师资格考试与在校教育分开，医学毕业生完成 1 年实习医师培训后才能参加考试。③由学校自行组织的毕业考试。医学生通过毕业考试获得医学学士学位，并完成 1 年的住院医师培训，注册后方可取得医师资格，如英国等国家。

二、美国相关规定

目前美国各州对处方中药并未正式立法，仅对针灸有较完整的立法，因此所谓中医执照主要是指针灸执照。美国各州均有各自的法律，各州关于针灸执照的规定也不一。但大致有以下几项必备要求：①通过针灸专业考试：自 1985 年起，全美针灸和东方医学医师资格证书考核委员会（National Certification Commission for Acupuncture and Oriental Medicine，NCCAOM）每年进行 2~3 次针灸资格认定考试，美国目前有 34 个州承认 NCCAOM 的考试，作为申请各州执照的必备条件之一。近年来，逐渐有少数州如加州则自行命题考试。②通过洁针训练和考试：1991 年开始，每个执照申请者均必需经过洁针训练并通过考试。③接受正规中医针灸教育。④签遵守职业道德保证书，并有两名推荐人。

（一）NCCAOM 针灸考试

1. 考试资格　申请参加美国 NCCAOM 针灸考试，首先要有 NCCAOM 针灸考试资格：①正规针灸教育：正规全日制中医针灸学院毕业，教育学时不少于 1725 小时；至少完成 1000 小时的训导和 500 小时的临床实习；完成学业、获得毕业证书。中国教育部附属正规中医学院的本科毕业生以及美国针灸及中医院校资格鉴定委员会承认的 30 所中医学院的毕业生均可按此项规定获得考试资格。从 2001 年开始，正规针灸教育将成为美国唯一可获得针灸考试资格的途径。②学徒：由各州认可的专业中医导师教授理论和实践课总计不得少于 4000 小时，总时间至少 3 年，不超过 6 年。在此学徒训练期间，每年至少诊治 100 个不同的病人，次数至少 500 次以上。③专业针灸实践：每年至少要诊治 100 个不同的病人，作过至少 500 次的针灸治疗，至少要有 4 年的记录并提供证明。④以上 3 项的综合：若以上 3 项单项均不合要求，还可以3项综合，总计综合评分达40分以上即可。

2. 针灸考试　1985年3月，NCCAOM开始进行针灸考试，1989年考试内容增加了穴位定位（在活人身上点穴位）。目前，针灸考试分为理论考试和穴位定位两部分。其中理论考试时间为5小时，总共要完成200个选择题。主要内容为中医基础理论、中医诊断学、经络学、腧穴学、针灸治疗学。深度基本上以中国中医高等教育统编教材为限，包含许多具体病例分析。穴位定位从1989年刚开始实行时，考试方法是在人体模特身上点认穴位，时间为15分钟。1999年改为在电脑图谱上进行，2000年开始又改为在纸质彩色图谱上进行。考试可以任选英文、中文或韩文进行，若用非英文进行考试需考托福，托福要求550分以上。近年来，为了提高针灸师的整体素质，有些州要求只用英文进行考试者方可申请执照。在麻州中医学会的大力推动下，麻州政府医学委员会于2000年开始立法实行英文考试制度。

3. 洁针考试　首先必需阅读《针灸师洁针技术》（Clean Needle Technique Manual for Acupuncturists），然后参加一个为期半天的洁针理论课程和训练。考试先完成20道选择题（理论部分），通过理论考试后，再考实践操作，在考官面前完成无菌条件下的扎针过程。两项均通过即可获得洁针证书。

通过针灸考试和洁针考试后，即可按照美国针灸执照的规定向所在州政府医学委员会申请针灸执照，开业行医。目前，美国各州对中药和东方按摩未开始立法，1995年NCCAOM开始实行中药资格考试，1997年增加了东方按摩资格考试科目，相信这方面的立法会很快产生。

（二）加州针灸执照考试

该项考试在加州政府卫生局领导下进行，考试合格者，可以得到加州卫生局及执照颁发管理局颁发的加州针灸师执照，行医范围只在加州内。

美国的中医教育经20多年的发展已初具规模，中医执照考试也逐渐完善。虽然中医法律法规方面与中国相比尚有差距，中医教育的课程设置不够系统、师资力量单薄、实习不到位等均为当前美国中医教育普遍存在的问题，但是随着中医被越来越多的美国大众所接受，以及政府的日益重视与交流合作的增多，美国的中医教育事业在新世纪必将日益兴旺发达。

三、欧洲国家的医师资格考试制度

（一）英国

根据《医师法》设置的英国总医学委员会（General Medical Council，GMC）总管医师执照的发放事务，并对医学教育有较强的行使权利。《医师法》规定，医学院校实行的考试即为国家考试。考试合格并取得学位的人，应作为实习医生进行1年的住院医师培训，获得结业证书后，才能正式注册成为通科医师。在住院医师培训期间，虽具有医生资格，但不能独立行医。要想获得专科医师注册，必须完成至少7~9年的专业训练，其中每一阶段都有相应的考查。外国医学院校毕业生（除欧共体、英联邦各国外），需参加综合医师委员会直辖下的专业及语言评估考试（Professional and Linguistic Assessments Board Test，PLAB），这项考试对医生的能力（专业知识、临床技能、交流能力等）进行评估并提供其他客观临床能力证明，已有数百年的历史，主要是针对非欧共体成员国的医生，他们要先通过PLAB考试，并符合GMC注册条件，才有资格申请注册，从而成为执业医师。PLAB考试包括两部分：第一部分为专业知识和技能考试，考试重点为临床操作，包含200个问题，考试时间为

2.5 小对；第二部分为英语熟练程度考试，系客观结构临床考试。从 1997 年 1 月开始，国际英语考试系统（International English Language Testing System，IELTS）成为 PLAB 考试的前提条件。

（二）德国

德国医学院学制 6 年，在医学教育改革中，不断调整医师应具备的素质，认为医师除了具有医学专业知识外，还应具备 6 种能力，即掌握基础知识的学习能力、驾驭临床实际的实践能力、解决疑难问题的创造能力、参与社会活动的交往能力、具有鲜明个性的竞争能力和自我约束能力。德国的医学考试分为国家统一的医学生毕业考试和地区性行业协会主持的专科考试。在德国要获得通科医师执照，须通过国家考试并圆满完成 18 个月毕业后临床实习（在上级医师监督下工作，没有处方权）。要想成为专科医师，必须在具有培养专科医师资格的医院进行 5 ~ 6 年的培养，由医师协会指定的教授主持考试，合格后成为可独立工作的专科医师。

国家考试分为医师前期考试（医学生在校第一学年末）和医师考试，医师考试分为 3 个阶段，分别在医学生在校第三、五、六学年末举行。考试每年进行 2 次，根据阶段不同分为笔试、口试或二者均有。笔试为多选题，正确率达 60% 以上为合格。口试以 4 名学生为 1 组，根据需要在患者前进行 2 ~ 5 小时的考试。

四、亚洲其他国家的医师资格考试制度

（一）日本

日本于 1946 年秋季开始实行国家医师考试制度。日本医师法规定：医师必须是国家医师考试合格者，并获得厚生省颁发的执照后方可行医。医学毕业生完成 1 年的实习医师培训后，方可参加国家医师考试。日本国家医师考试，一直在逐步改革，在考试内容、试题形式以及试题数量上都有所变化。

日本国家医师考试分为一般性问题和临床实际问题两部分：一般性问题科目包括 5 个基本学科（内科、外科、妇产科、儿科、公共卫生）和其他 7 科（皮肤科、精神科、眼科、耳鼻喉科、泌尿科、骨科、放射科）中选 2 科，以及医学、医疗总论，共 200 题。临床实际问题包括内科、外科、妇产科、儿科及相关的其他临床和基础学科等，共 120 题。这两部分内容考试各进行 1 天。

（二）新加坡

新加坡卫生部自 2000 年 11 月 14 日在国会中通过中医师法案，确定新加坡中医师的法律地位。法案规定成立中医管理委员会，执行针灸师和中医师注册制度。根据中医师法案，只有已经注册并持有有效执照证书的针灸师才能行业，没有达到注册标准的针灸师，必须接受进一步的培训并通过统一考试。

第二节　中医药国际服务的有关规定

17 世纪中医药由欧洲传入美国，但中医药在美国真正受到重视是在 1972 年美国总统尼克松访华以后，美国"中医热"、"针灸热"随之掀起。目前美国大多数州已确立了针灸的合法地位，据 2001 年的资料，已经有 39 个州对针灸立法，给针灸师发放执照和登记注册。

全美针灸师超过 1 万人，每年有 100 多万美国人接受针灸治疗。美国私人中医、针灸诊所很多，一般规模较小；一些中医或针灸院校也设有门诊；中医院门诊规模较大，分科全，患者也较多，还能为学生临床实践提供场地。

西医在美国是主流医学，传统医学属于"补充与替代疗法"（CAM）。中医在美国必须遵守政府对医学的统一规定。针灸由各州立法管理，各州针灸立法内容不尽相同，但都实施了针灸师考试制度和许可证制度。总体上讲，针灸已基本得到美国卫生行政主管部门的批准，成为合法的医疗保健手段。美国于 1994 年出台了《饮食补充剂健康与教育法》，即《膳食补偿剂法》，中草药及植物药连同其提取物均可作为膳食增补剂进入美国市场。美国食品药品管理局（FDA）至今未统一承认植物药是药品，中草药只是作为食品对待。

长期以来，中医、针灸治疗在美国不能享受医疗保险。1988 年，加州政府通过一项法案，使保险公司能够支付针灸治疗费用。1996 年美国食品药品管理局解除了对针刺的限制后，越来越多的保险公司将针灸、推拿列入保险覆盖范围；不过中医药治疗仍不能享受医疗保险。2002 年 3 月，白宫补充替代医学委员会在向美国卫生部递交的一份报告中，第一次把"中国传统医学"列入医学体系，其中包括针灸和中医药；推拿按摩和气功也被列入其他类别的治疗方法之中。

近年来，中药在美国的使用越来越广泛，销售量也呈上升趋势。美国消费者最喜欢的剂型是胶囊，其次是片剂和煎剂。美国实力较强的草药公司不下 200 家，它们所销售的药材、饮片和中成药主要来自中国大陆、台湾、香港和韩国。

一、中医药在美国取得的进展与成果

1972 年以后，中医药在美国的发展十分迅速。主要可以从以下 3 个方面来说明这一现象。

（一）对中医药的了解逐渐加深

中国传统医学基于中国古典哲学的阴阳五行学说，经过几千年的医学临床实践而形成独特的辨证论治系统。以脏腑经络等学说为基础，以望闻问切为诊病工具，施以经络传导的针灸和君臣佐使的中药配伍疗法，成为极具特色的诊疗方法。即使在西方现代医学飞速发展的今天，仍不失其魅力。美国西医界将其归为"另类（补充）医学"（Complementary Medicine）或称"替代医学"（Alternative Medicine），以区别于美国当代西医。

中医诊疗讲究整体、系统地探讨身体病理变化，治疗手法近乎自然，副作用较少，因此近 20 年来在美国越来越被大众所接受。尤其是对一些西医束手无策的病症，中医常有出色疗效。1998 年《美国医学会专刊》报道称：美国人现在寻求替代医学服务的次数多于他们看西医的次数。尽管大多数的医疗保险机构拒付这项服务费用，他们仍乐于自掏腰包。美国《新英格兰医学杂志》也曾报道：全美有大约三分之一的医疗费用从主流医学——西医方面流入包括针灸、中医、气功等在内的另类医学领域。

（二）美国官方对中医药的地位逐渐予以承认

1985 年起，NCCAOM 开始举办美国国家针灸师资格考试，考试合格者可获得资格证书，并据此申请大多数州的针灸执照。

中医药在美国的发展有两件标志性的大事。一件是在 1997 年，美国联邦卫生署在华盛顿召开中医针灸专题研讨会，许多大学、医院、研究机构都派代表参加。这是美国历史上第一次由联邦政府资助的此类会议，是中医药在美国发展的一个里程碑。另一件是 FDA 把针灸的针列为医疗用品，从而大大提高了针灸的合法地位。这两件事说明中医药在美国官方的地位有了显著的提高。另外在 2000 年，克林顿总统批准成立了白宫替代医学委员会，作为总统在这一领域的政策建言和咨询机构，有两名华人参与了这个委员会的工作。

（三）在美国中医药教育迅速发展

美国各地成立了多所针灸学院。虽然学科名称有的是叫做东方医学，但主要教授的就是针灸和中药。现在美国医院开设针灸治疗已经成为风尚。

二、中医药在美国发展面临的几个问题

随着针灸在美国声誉的不断提高、针灸法律地位的肯定、有关医疗保险问题的初步解决，包括针灸、推拿、气功在内的中医体系在美国存在着极大的发展空间。但是，良好的发展前景和现实之间仍然存在着诸多障碍，由于中美文化的差距、现实利益的冲突以及中医药自身一些亟待解决的问题，中医药在美国的发展目前仍然是差强人意。

近年来，一方面是中医针灸在美国被认识、被接受的程度大幅提高，另一方面在美国主流社会对中药的负面宣传也是愈演愈烈。美国传媒不断夸大中药的毒性，渲染中药不科学、有人因服用中药而死亡等等。美国 FDA 每年都公布一批禁止使用的中药名单，此名单年年增加。

美国主流媒体对中药的片面宣传，并不全属无的放矢或恶意中伤。实事求是地说，目前国内中药本身的确存在问题。其主要问题有以下几个方面：

一是中药标准和质量的规范化问题。药品的质量无疑是中药走向国际市场的重要条件。目前中药在种植、加工过程中，存在很多质量问题，尤其是受客观环境和主观认识影响，中药的重金属和农药残留物超标问题，成为中药走出国门的一个主要障碍。在美国已经发生因此对中医提出索赔的案例。如果不尽早解决质量问题，将成为中药走出国门的死穴。

二是中药研发低水平重复问题。目前国内大批所谓新中药上市，实质上并非新药，而是科技含量不高的剂型改变，仍只是低水平的重复。这种新药，对于中药发展并无积极意义，也并不能真正有效地推动中药出口。

三是对中药研发投入不足。与国内这种状况相反，日本、韩国、美国都在投入大量资金发展中药。他们或利用跨国公司巨大资金、技术，或利用土地资源和环境意识等综合优势研究和开发中药，抢占世界中药市场，使得中国中药的传统优势快速丧失，目前大陆生产的中药在世界市场的占有率仅为 3% ~4%。这是国内中药企业和主管部门应高度警觉、严肃对待的现实。

虽然面对种种困难，近年来国内各界对中医药的发展进行了热烈讨论，对于中药的种植、加工，中成药的深度开发，我们中国有着不可比拟的绝对优势，只要我们本着实事求是的精神，"自力更生，艰苦创业"，中药在面向国际化发展中前途仍是一片光明。

第三节　中医药特殊疗法国际服务的有关规定

近年来中医药学在国外迅速传播，越来越多的人认识到中医药具有良好的医疗保健作用，人们对中医药的信任与接受程度日渐提高。有资料显示，目前全球在 130 多个国家有中医（针灸）医疗机构，其数量达到 5 万多家，注册针灸师超过 10 万人，中医师超过 2 万人，接受过中医药、针灸、推拿或气功治疗的人数已达到世界总人口的三分之一以上，每年约有

30%的当地人、超过70%的华人接受中医药保健与治疗。近年来，国外还建立了一批规模较大的中医医院、诊所，在当地产生了较大影响，如德国魁茨汀中医医院就是一个典型。

在美国，国家以及州级议会通过立法已经建立了一套日趋完善的法律体系，从而促进着中医学向合法化与规范化发展。

一、中医行医职业在美国合法化与规范化

1980年，由美国针灸协会策划，委托众议员诺克斯先生提出并通过了《中医行医规范法案》，即 AB3040 法案。这项法案要点如下：

1. 针灸师具有"第一线医务工作者"（Primary Health Careprovider）的身份。
2. 针灸师可以合法使用电针疗法、艾灸疗法、拔罐疗法。
3. 针灸师可以使用推拿、气功、太极拳等治疗手段。
4. 针灸师可以使用中草药以"促进患者之健康"。

到了2001年2月20日，加州参议员普拉塔再次提出《2001年中医师行医规范提案》，即 SB341 法案，其目的在于肯定和在文字上澄清上述法案的内容，并进一步扩大中医师可以使用的行医方式。例如添加规定了可以使用营养物品、草药以及膳饮辅助食品等，特别注明中医师在临床治疗中可以处方使用各种植物、动物及矿物产品。除了 AB3040 法案规定的内容外，新法案还要求增加一项磁疗法。该法案顺利通过参、众两院，并于同年9月27日获得州长 Geay Davis 签署成为法律。同时针灸师在工伤保险系统中被列为医师（physician），有权治疗受伤雇员，针灸师以医师资格被永久保留在工伤医疗保险系统之中。

随着针灸在美逐步合法化，中国传统医学在美国的发展势头良好。据不完全统计，1987年全美已有2500余名有执照的针灸师，从事针灸医疗工作的达万余人。1989年全美与针灸有关人数增至2万人。目前仅加州有执照针灸师已达8600人（这些针灸师64%是本科大学毕业生），诊所800多家。目前全美有20多个针灸医疗中心，从事针灸研究和治疗，研究项目有200多项，所治疾病主要有冠心病、高血压、糖尿病、关节炎、肥胖症、过敏性疾病、功能不全等数十种，特别是中药、针灸治疗艾滋病出现了较好苗头很受关注。现有规模较大的中医、针灸学校20多所，有40多个中医针灸学会或基金会，创办中医、针灸杂志近10种，并在不同地区召开了一些国际性中医药或针灸学术会议，交流研究成果。

二、美国各州关于针灸及中医法律简介

美国是一个联邦国家，50个州和1个特区都有自己的立法司法权，针灸在各州进展不一，各州对针灸立法时间有先后、内容有差别。1997年出版的《美国针灸与中医法汇编》（Acupuncture & Oriential Medicine Laws），对美国各州关于针灸及中医法律作了简要的跟踪介绍，现评介如下：

50个州、1个特区可大致分为两大类。第一类：州政府专门为针灸立法，设立针灸师头衔；第二类：未专门为针灸立法，无针灸师头衔，但医师或在医师监导下可以应用针灸。

这里需要作补充说明：①事实上，美国51个州（特区）以不同形式承诺，都已实施针灸疗法。②"针灸"一词的定义已超越原来传统的意义和范畴，往往包括中药、推拿、指压、食疗等所谓"替代疗法"（alternative medicine）或"东方医学"（oriental medicine），后者是中医学在美国习用的名称，包涵一小部分日本汉方医和朝鲜韩医。③除了各州制定有关针灸法以外，美国联邦政府尚未公布全美的针灸法律，但在1995年5月美国联邦政府人类

健康服务部所属的食品与药品管理局（FDA），将针灸针列为医疗器械，间接而策略地认可针灸疗法。④1995 年 5 月 25 日，美国联邦政府公布美国国会参、众两院于 1994 年 10 月 28 日通过的《膳食补偿剂法》（Dietary Supplement Health & Education Act，DSHEA），明确指出草药可以膳食补偿剂形式进入市场。⑤除此之外，中国气功已被美国国家卫生研究院正式承认为替代医学的一个专业并开始进入研究阶段。美国中医和针灸学院设立了气功讲座。气功在预防医疗保险中的价值有待大力发掘和研讨。

第四节　对中草药饮片及中草药应用的有关规定

一、中草药国际发展现状概述

新中国成立以后，我国高度重视中药的发展，制定了一系列有利于中药健康发展的政策、法规，使得中药在保障人民身体健康中发挥愈来愈重要的作用。近年来中医药学在国外迅速传播，越来越多的人认识到中药具有良好的医疗保健作用，人们对中药的信任与接受程度日渐提高。

随着海外消费者重新对天然保健产品产生兴趣，采用植物药治病已成为一种潮流。其中，欧洲对植物药的应用比较广泛，植物药市场已日臻成熟。据统计，目前欧洲植物药市场规模约为 70 亿美元，约占全球市场的 45%，平均年增长率为 6%。德国和法国占整个欧洲植物药市场份额的 60% 左右。在这种大环境下，我国对欧中药出口逐年增加。但是我们应该注意到，中药大多是以食品、保健品、饮食补充剂等身份出口的，这对中药发挥更大的作用相当不利。欧盟于 2004 年通过《传统植物药注册程序指令》（DIRECTIVE 2004/24/EC），首次承认了中药的"药品地位"，对中药的国际化具有深远的意义。

美国对天然药物的需求也逐渐增加。据统计，美国人每年要花费 60 亿美元用于营养保健品，而且这一市场以每年增长 20% 的速度拓展。美国约有 5% 的患者服用天然药物，其中 80% 的人在治疗过程中服用中药。由此可见，中草药正在逐步被美国政府接受。中医药在其他方面的成就也在美国引起广泛的重视。FDA 对此日益关注，曾派出调查员收集一定数量的产品样本，以确定哪一些可能对健康有害或做了未经证实的疗效说明，其中的大多数草药在健康食品商店出售。

二、欧盟《传统植物药注册程序指令》的法律内容

2004 年 3 月 31 日，欧盟通过了《传统植物药注册程序指令》（DIRECTIVE 2004/24/EC），首次承认了中药的"药品地位"。鉴于欧盟在国际上的影响力以及潜在的巨大市场，该指令的颁布对中药国际化具有深远意义。

（一）《传统植物药注册程序指令》的适用范围

自欧共体成立以来，制定的药品监管的核心规范性文件是欧共体 65/65 指令，此后随着监管的需要还通过了许多指令。2001 年，欧盟对此前颁布的所有规范性文件进行了梳理与整合，通过了 2001/83/EC 指令。2001/83/EC 指令是目前欧盟监管的核心药事规范性文件，规定了欧盟普通药品上市的标准。

2004 年，欧盟通过了 2004/24/24EC 指令，这是对 2001/83/EC 指令的进一步修订。该指令对依原 2001/83/EC 指令不能获得上市批准的药品，特别是那些由于缺少足够的科学文献来证实其疗效的确切性及其安全性达到可接受水平的药品制定了上市注册程序。由于有悠久历史和长期应用的大量传统药品是以草药物质为基础的，因此，首先进行简化注册的范围仅限于传统草药产品。对于含有维生素或矿物质的草药产品，如果有证据证明其安全性，而且如果维生素或矿物质对于植物活性成分具有特别重要的辅助作用，则也可以进行注册。但指令同时规定允许符合食品法规的非药用植物产品依据共同体的食品法规进行管理。

欧盟《传统植物药注册程序指令》规定，申请者和注册持有者必须在共同体范围内。为了获得传统应用注册，申请者必须向有关成员国主管当局提交申请。

（二）《传统植物药注册程序指令》对传统草药产品定义

1. 草药药品　以一种或多种草药物质、一种或多种草药制剂，以及一种或多种草药物质与一种或多种草药制复方作为活性组分的任何一种药用产品。

2. 草药物质　所有未经加工的植物全株、片段或切制的植物、植物部位、藻类、真菌和苔藓类，都可称为草药物质，它们通常是干燥状态，但有时也可是新鲜的。不经特殊处理的某些分泌物也可作为草药物质。草药物质依使用的植物部位来定义，植物名依照双命名系统（属、种、变种和命名人）命名。

3. 草药制剂　由草药物质制备而得到，制备方法如萃取、蒸馏、压榨、分馏、纯化、浓缩和发酵。这些草药制剂包括粉碎或粉状的草药物质、酊剂、提取物、挥发油、压榨汁和经加工的分泌物等。

（三）《传统植物药注册程序指令》注册的技术要求

根据 2001/83/EC 指令，若申请者能利用发表的详细的科学文献，阐述药品的单一成分或多个成分具有确切的医疗用途，且确认其疗效以及具有可接受的安全水平，可以不必提供临床前或临床研究结果。

由于意识到，基于长期应用和实践而得出药品的有效性似乎是合理的，依据药品的传统应用信息，在特定情况下使用证明它们不是有害的，其临床前研究似可不必，因此该指令规定，具有悠久应用史的药品，可以免做临床试验。然而，即便是悠久的传统应用史也不能排除对产品安全性的担心，因此主管当局有权要求申请人提供所有必要的资料以评价其安全性。

药品质量方面的要求与传统应用无关，因此有关药品必要时的理化、生物学和微生物学试验则不能缺少。产品应符合欧洲药典专论或成员国的药典要求。

（四）欧盟传统使用注册的标准

《传统植物药注册程序指令》是针对依 2001/83/EC 指令不能获准上市的传统植物药，但也并非所有传统植物药剂都可被提交申请，必须符合以下标准：①有适合于传统草药产品的独特适应证，产品的组成和用途不需在从业医师的诊断、处方或监督等干预下就能安全使用；②有与特定作用强度和剂量相符的特定服用方法；③口服、外用或吸入制剂；④已过规定的传统应用期，简化注册只接受在共同体内有长期临床应用的草药产品，等等。

总之，欧盟《传统植物药注册程序指令》首次承认传统植物药的"药品"身份，虽不是直接对中药的认可，但从长远来说，在国际上对提高中药的认识、扩大中药的影响有着深远的意义。况且欧盟的承认，也会对药品管理最严的美国产生积极的影响。中药在全世界不仅将在健康保健方面继续发挥重要的作用，也将在防病治病方面作出突出的贡献。对此，我们的中药生产企业要抓住"机遇"，及时准确掌握国外药品注册管理规定，不断提高中药的质量，更好地为全人类服务。

三、美国食品和药物管理局（FDA）及其对中药的认证

美国食品和药物管理局（Food and Drug Administration，FDA），是美国政府在健康与人类服务部（DHHS）和公共卫生部（PHS）中设立的执行机构之一。

作为一家科学管理机构，FDA 的职责是确保美国本国生产或进口的食品、化妆品、药物、生物制剂、医疗设备和放射产品的安全。它是最早以保护消费者为主要职能的联邦机构之一。该机构与每一位美国公民的生活都息息相关。在国际上，FDA 被公认为世界上最大的食品与药物管理机构之一。其他许多国家都通过寻求和接收 FDA 的帮助来促进并监控其本国产品的安全。

食品和药物管理局（FDA）主管食品、药品（包括兽药）、医疗器械、食品添加剂、化妆品、动物食品及药品等。FDA 有权对生产厂家进行视察，有权对违法者提出起诉。根据监管的不同产品范围，可分为以下几个主要监管机构：

1. 食品安全和实用营养中心（CFSAN）　该中心是 FDA 工作量最大的部门，致力于减少食源性疾病，促进食品安全。

2. 药品评估和研究中心（CDER）　该中心旨在确保处方药和非处方药的安全和有效，在新药上市前对其进行评估，并监督市场上销售的药品以确保产品满足不断更新的最高标准。

3. 设备安全和放射线保护健康中心（CDRH）　该中心旨在确保新上市的医疗器械的安全和有效，同时还监管全国范围内的售后服务等。

4. 生物制品评估和研究中心（CBER）　该中心监管那些能够预防和治疗疾病的生物制品，因此比化学综合性药物更加复杂，它包括对血液、血浆、疫苗等的安全性和有效性进行科学研究。

5. 兽用药品中心（CVM）　该中心监管动物的食品及药品，以确保这些产品在维持生命、减轻痛苦等方面的实用性、安全性和有效性。

统计资料显示，中草药在美国的应用情况，从使用范围来看：①约有 70% 的美国针灸医师在治疗中使用中草药或中成药，一些正骨医师和营养师也在学习使用。②常用的中草药或剂型：汤剂、片剂、粉剂、胶囊。③中草药在美国市售作为天然健康食品、茶或佐食品。除医疗机构外，美国的一些大学和医药公司也开始研究中草药的药理、药效。美国著名的斯坦福大学设立了"美国中药科学研究中心"，集中了一批医药精英，选用最先进仪器设备，专门从事中草药的研究开发。

但是长期以来，美国食品和药物管理局（FDA）对包括中草药在内的天然植物药仍按食品或健康食品出售，不能在标签中称为"药物"，并不准注明或暗示可治疗或预防某种疾病。所以说，中药的法律地位急待正名。

2006 年 10 月，美国食品和药物管理局（FDA）批准茶多酚作为新的处方药，用于局部（外部）治疗由人类乳头瘤病毒引起的生殖器疣。这是 FDA 根据 1962 年药品修正案条例首个批准上市的植物（草本）药。植物药物专家、FDA 的前官员说："这一批准证明 FDA 不仅仅把植物作为食品和食物补充剂，同样作为药物使用。这为一个新药行业的建立铺平了道路。"

茶多酚通过 FDA 认证事件，是一个历史性的里程碑。该药物的发明人、中国医学科学院的程书钧院士介绍说，茶多酚从诞生到赢得 FDA 认可，这个"里程碑"的确立经历了一

个漫长的、复杂的国际合作过程。

复习思考题

1. 国外的医师资格考试制度具体包括哪些内容？其形式怎样？各国之间有什么区别？
2. 美国西医考试的具体内容和形式如何？
3. 美国中医考试的规定是什么？
4. 欧洲以及亚洲国家对医师资格有什么相关的法律法规？
5. 简述中医在美国发展的历史与现状。
6. 中医学在国际发展面临哪些问题？
7. 什么是 NCCAOM？这个机构的主要职能如何？
8. 美国国会通过了哪些具体法案规定中医学的应用？
9. 美国各州对针灸的具体规定如何？
10. 中草药在国际上的发展现状如何？
11. 中草药在国际上的法律地位如何？

资源链接

1. www. acupuncture. ca. gov　加州州政府针灸委员会
2. www. cintcm. ac. cn　中国中医药信息网
3. www. cintcm. com/default. htm　民间中医
4. www. bioon. com　生物在线

第十篇　卫生发展法律制度

第三十八章
卫生资源规划管理法律制度

 引导案例　据有关媒体报道：某市首家民营口腔专科医院一纸诉状将该市卫生局告上法院。该院指责后者允许医学院下属附属口腔医院搬到距离自己医院不到 80m 的地方，从而造成恶性竞争。法院依据省区域卫生规划中有关"服务半径 0.5km 以内不再设服务科目相同的医疗机构"的规定，认为该口腔专科医院对于本案具有可诉权。

从公共理性的角度来说，我们尊重法院的相关认定，但从学术角度来说，本案例涉及医疗卫生资源的竞争与管制事宜，以及区域卫生规划的新形势等问题，值得我们进行相关探讨。

第一节　概　述

一、卫生资源概述

卫生资源是指医疗活动过程中人、财、物及科技、信息等资源的全部要素，包括医药卫生人力、医药自然资源、医药卫生经费、医药卫生设施、医药卫生装备与药品、医药卫生信息，也包括医药卫生科学技术、医药卫生服务能力、医药卫生管理等。我国常用卫生资源指标有每万人口医生（师）数、每万人口护士数、每万人口药剂师数、每万人口病床数及医疗卫生经费占国民生产总值的比例（％）。

二、卫生资源配置

2000 年全国卫生厅局长会议《关于城镇医药卫生体制改革的指导意见》（以下简称《意见》）中指出，要加强卫生资源配置的宏观管理。

卫生资源配置包括：

1. 卫生资源的增量配置（或称初配置）　这主要是指当年计划投入的卫生经费、计划购置的设备及新建医疗卫生业务用房、计划引进的技术人才等。做好卫生资源增量配置的规划管理，是卫生资源规划管理的首要环节。

2. 卫生资源的存量再分配或转移（也称再配置）　其目的是改变不合理的卫生资源配置现状，以达到优化配置的状态。《意见》指出，对卫生资源供大于求的地区，不再新建或扩建医疗机构；减少过多的床位；调整卫生技术人员结构，引导剩余人员向基层、向社区、向卫生监督执法机构、向医疗服务薄弱的地区流动。

三、区域卫生规划与医药资源保护立法

区域卫生规划是区域内国民经济和社会发展计划的组成部分，实施区域卫生规划是卫生体制改革和发展的重大举措，是政府在社会主义市场经济体制下，对卫生事业进行宏观调控的重要手段，是区域内合理配置卫生资源的必然要求。为了加强区域卫生规划，国务院颁布了《医疗机构管理条例》、《中医药条例》，卫生部颁布了《医疗机构设置规划指导原则》和《大型医用设备配制与应用管理暂行办法》，1999年国家计委、卫生部、财政部等联合发出了《关于开展区域卫生规划工作的指导意见》等，都是进行区域卫生规划的重要法规或规范性文件。

医药自然资源一旦枯竭或消失，就不可再生，尤其是野生珍稀药用植物和动物等。为此，1987年国务院发布《野生药材资源保护管理条例》，1988年又公布了《国家重点保护野生动物名录》，这些规定为有效地保护野生药用资源，提供了重要法律依据。

四、医学科研与技术管理

医学人才资源是进行医学科研的主体，因此医学科研管理的主要内容就是医学人才资源规划管理。我国颁布的《执业医师法》、《护士管理办法》、《执业药师、执业中药师资格制度暂行规定》等法律、法规，为医学人才的规划、培养、使用、管理提供了法律依据。

医学信息与医学科学技术都是无形资源，与自然资源不同，该类资源可以无限发展。目前，关于医学资源网上信息的交流，国家有关部门已有许多规定，但仍不完善，随着信息技术的发展，医学信息共享等在不远的将来都会实现。国家为了鼓励医学科学技术的发展，自1979年以来陆续公布了一系列有关医学科研机构、科研计划、科研成果、科技开发、科研档案、科研基金的规定以及《医学科学技术体制改革的意见》，为我国医学科学研究走向法制管理轨道奠定了基础。

第二节　区域卫生规划管理的法律规定

一、区域卫生规划管理的法律规定概述

区域卫生规划管理，是指在一定区域范围内，根据自然环境、社会经济、人口状况和人群健康状况、主要卫生问题以及医药卫生需求等因素，确定服务区域内医药卫生发展目标、模式、规模和速度，统筹安排和合理配置卫生资源，以改善和提高区域内医疗卫生服务能力，向全体公民提供公平、经济、方便、有效的医疗卫生服务，保护和促进公民健康的医疗

卫生管理模式。

近些年一些发达国家和地区医疗卫生费用增长速度已超过经济增长速度，医疗保健费用成为国家财政的沉重负担，出现了卫生资源的分配和利用不合理、医疗卫生事业发展处于无序状态等情况。面对全球医疗卫生发展这类新问题，世界卫生组织（WHO）在组织世界各地专家研究各国经验与教训基础上，提出了医疗卫生规划的概念和计划，向各国倡导推行区域卫生规划，受到了各国政府的重视和推广。

我国的医疗卫生服务体系是在计划经济体制下形成的。由于条块分割，造成了有限卫生资源的不合理分布，原来以行政为主的管理模式不再适应社会经济发展和人民健康需求变化的需要。因此，国家制定了相关法律，依法实现对医疗卫生资源的宏观调控。1994 年 2 月 26 日，国务院发布了《医疗机构管理条例》，规定全国实行医疗机构规划管理制度；1994 年 9 月 5 日，卫生部发布了《医疗机构规划设置指导原则》，作为医疗机构规划管理制度的配套法规。1999 年 3 月 15 日，国家计委、卫生部、财政部联合发布了《关于开展区域卫生规划工作的指导意见》，以保障和完善区域卫生规划管理这一制度。

二、区域卫生规划管理的内容、原则、步骤

（一）区域卫生规划管理的内容

区域卫生规划管理，以满足区域内的全体居民基本医疗卫生服务需求、保持与增进健康为目的，对医疗卫生机构、床位、人员、设备、用药、经费等卫生资源进行统筹规划、合理配置，构建与国民经济和社会发展相适应，科学、有效、经济、公平的医疗卫生服务体系和管理体制，改善和提高医疗卫生综合服务能力和卫生资源利用效率，以利于政府实施宏观调控和社区的综合管理。

区域卫生规划管理包括：卫生资源的合理配置与有效利用；合理的医疗卫生机构、人员、设备数量、规模。为此应做到：①规划卫生区域。②对区域内的各部门、各行业包括军队开放的医疗卫生资源等纳入规划范围。③对已有各种所有制形式的医疗机构进行宏观调控，加强行业管理，完善医疗卫生资源的配置。④在规划的总体要求下，根据实际情况分类指导，在 5 年内建立符合社会需求、又能充分发挥功能的卫生区域。

（二）区域卫生规划的原则

1. 要从国情与区域实际出发，与区域内国民经济和社会发展水平相适应，与人民群众的实际健康要求相协调。

2. 要优先发展和保证基本医疗卫生服务，大力推进社区医疗卫生服务。重点加强农村医疗卫生和预防保健，重视和发挥传统医药在医疗卫生服务中的作用。

3. 要符合成本效益，提倡资源共享，提高服务质量和效率。通过改革，认真解决医学资源浪费与不足并存的矛盾。

4. 要加快医疗卫生管理体制和运行机制改革，对区域内所有卫生资源实行全行业管理，打破条块界限，统一规划卫生资源，避免重复配置和资源的浪费。

5. 要解放思想，实事求是，因地制宜，敢于冲破现有条条框框的束缚，边规划，边调整，保证区域内全体居民公平享有基本医疗卫生服务。

（三）区域卫生规划的步骤

1. 分析现状　通过对区域内社会环境、经济环境、人口增长情况、居民健康水平与疾

病状况等医疗卫生服务需求的科学分析，对卫生资源配置和利用效率等因素的综合分析和基本预测，客观公正地做出形势或现状的判断。找出关涉居民健康的环境问题，主要疾病谱，医疗卫生需要和需求，医学资源的拥有量及利用供需的平衡状态，医疗卫生费用增长趋势及财政与社会承受能力，影响医疗卫生事业发展的主要障碍因素，区域经济、人口、疾病发展趋势的预测等，为制定规划目标、政策措施和经费预算提供科学依据。

2. 确立区域卫生规划的目标和指标　区域卫生计划一般周期为 5 年，在规划中要规定未来的目标和各项指标，确定目标和指标时，既要依据现实情况，又要着眼于未来发展。

3. 制定策略和政策措施　围绕规划目标和指标，选择有针对性的医疗卫生发展策略，制定出实现目标的政策和措施。

4. 编制规划预算　编制详尽可靠的规划预算和筹划资金来源。在编制预算时要实事求是，留有余地。

5. 对规划进行评价　规划编制完成后，进行可行性、科学性论证，根据论证结果做出进一步的修改。

6. 上报审批　上报区域政府或人大常委会审核，经批准后纳入区域社会经济发展计划，统一组织管理。

三、卫生资源与医疗机构规划的法律规定

医疗机构是占有和使用主要卫生资源的医疗卫生单位，其设置是以区域内居民实际医疗需要为依据，以合理配置、利用卫生资源及公平地向公民提供高质量的基本医疗服务为目的，以各级各类、不同隶属关系、不同所有制形式的医疗机构统一设置规划和布局为医疗基本制度。医疗机构设置以千人口床位数、千人口医师数等为主要指标，进行宏观调控。在医疗机构设置规划的制定中，以市（地）卫生行政部门所制定的规划为基础，按照各自的权限，制定省、市（地）、县医疗机构设置规划，并报同级政府批准实施。医疗机构设置规划在实施中可随着经济和社会发展不断加以调整和完善，每 5 年修订 1 次，以保持规划的连续性，并纳入当地的社会经济发展规划之中。

第三节　大型医用设备配置的法律规定

一、大型医用设备配置立法

大型医用设备是卫生资源的重要组成部分，大型医用设备配置是区域卫生规划的重要内容。为了加强大型医用设备的配置规划和管理，1995 年 7 月 7 日卫生部发布了《大型医用设备配置与应用管理暂行办法》（以下简称《暂行办法》），对大型医用设备配置应用、人员管理与监督及法律责任做出了全面规定，使大型医用设备配置管理进入法制化。

二、大型医用设备配置的法律规定

国家卫生行政部门，根据国家和不同地区的社会经济发展，制定大型医用设备的总体配制计划、区域性额度分配计划；省、自治区、直辖市卫生行政部门，根据国家卫生行政部门的计划，结合本地区的情况，制定地区性大型医用设备配置规划和年度分配计划，并报国家

卫生行政部门核准后组织实施。

我国实行《大型医用设备配置许可证》制度，只有具备《大型医用设备配置许可证》的医疗机构，具备常规 X 线设备和相应人员、技术等条件，方可购置大型医用设备。申请配置者需填写《大型医用设备配置申请表》，向医疗机构所在的省、自治区、直辖市人民政府卫生行政部门提出申请。省、自治区、直辖市人民政府卫生行政部门，根据核准的大型医用设备配置年度计划，予以审批并报国家卫生行政部门备案。由国家卫生行政部门采取公开招标、集中采购的方式购置设备，颁发《大型医用设备配置许可证》，定期公布全国指导装配机型。

三、法律责任

《大型医用设备配置与应用管理暂行办法》规定，未取得《大型医用设备配置许可证》而擅自购买大型医用设备的，责令停止使用，并可处以购买价格 10% 以下的罚款；对该医疗卫生机构的主要负责人与经办人员，给予行政处分。

第四节　医学系统信息化管理的法律规定

一、医学系统信息化的概念及法制建设

信息就认识论意义而言，是认识主体接收到的能标志事物存在及其关系的资源，它是可以消除对事物认识不确定性的新消息、新知识、新内容。就一般意义上讲，信息是指消息、情报、新闻、数据、图像、知识、指令、密码等，它通过符号、信号等具体形式表现出来。这里主要指计算机及其网络信息。医学系统信息化管理是指用计算机及其网络系统接收、登记、存储、传递、处理和使用各种信息资料，包括卫生资源管理，药品和健康相关产品生产、经营、使用管理，临床数据管理，医疗器械管理，医疗卫生事务管理等诸多方面。

科学管理和宏观决策的信息类型，包括信息来源、信息质量、信息传播速度及信息分析加工深度。为了做好医学系统信息化建设，1986 年 10 月卫生部成立了计算机领导小组，1997 年更名为"卫生部信息化工作领导小组"，重点抓医疗卫生系统信息化工作规章制度的建设，制定技术规范、信息化标准的基础建设以及重大工程的组织实施，加强对"金卫工程"的管理、协调和监督。1992 年，卫生部制定了《卫生系统计算机应用发展规划纲要（1991～2000）》；1993 年下发了《卫生系统计算机软件鉴定规定（试行）》；1995 年，卫生部提出了《关于建设"金卫"工程的几点意见》；1996 年制定了《卫生系统计算机软件评审办法》；1997 年，卫生部制定了《卫生系统信息化建设"九五"规划及 2010 年远景目标（纲要）》、《医院信息系统评审管理办法（试行）》；1998 年发布了《关于进一步加强卫生信息化建设的函》，使医学信息管理走上了依法管理的轨道。

二、医学信息化建设原则和近期目标的法律规定

（一）医学信息化建设的指导思想和原则

1. 指导思想　贯彻执行国务院提出的"统筹兼顾、国家主导、统一标准、联合建设、

互连互通、资源共享"的指导方针,建立一套以科学管理为基础,以计算机、网络、信息技术为手段的现代化国家医学信息系统,从而为国家、卫生管理部门、社会及大众提供信息管理和信息服务。

2. 原则　市场牵引、政府调控、政企分开、有序竞争,维护主权、保证安全,重视人才、强化创新,讲究实效、因地制宜,依法执业、加强管理。

(二) 医学信息化建设的近期目标

1. "九五"期间医学信息化建设目标　为建成以科学管理为基础、以计算机及网络技术为手段、具有一定规模、具有中国特色的包括医疗卫生服务、医疗保障、卫生监督执法的与卫生体系相适应的医学信息系统奠定坚实的基础。

其主要内容:①加强医疗卫生系统信息化基础建设。②建立和完善医学信息化标准、有关政策法规,形成良好的医学形象化环境。③进一步推动医院信息系统建设。④继续推进和发展疾病控制、预防保健、药品管理、妇幼卫生、科技教育、采供血管理等领域的计算机应用。⑤进一步完善医学图书、情报检索管理系统。⑥推动医学科学研究机构医学信息化建设。⑦加强医学院校信息化建设及教学。⑧大力推广电子信息新产品、新技术在医疗卫生系统的应用,制定卫生信息卡的信息标准及卡的发放管理办法。⑨提出有关远程医疗的操作规范和管理办法。⑩加强人才培养,提高干部的信息化意识及计算机应用水平。⑪加强国内外医药信息交流,做好信息管理和信息服务。逐步建立一个面向社会、面向国内外市场的准确、及时的卫生信息发布体系;开展国际医药信息交流,利用 Internet 网获取全球丰富的医药信息。

2. 2010 年卫生信息化建设目标　建成一个健全的、相当规模的、先进的卫生信息化体系。

主要要求:①大力开发公共卫生和基础性卫生信息资源,卫生管理信息库的规模不断扩大,利用程度显著提高,努力培养医药信息服务市场,使医学电子信息服务业达到一定水平。②遵照国家信息网络整体结构的设计,走统一技术体制、统一标准的国家干线传递网,使"金卫"医疗网络覆盖面进一步扩大,使卫生信息网络基本满足社会需求。③卫生信息化重大工程建设和部分信息化试点工作要取得阶段性成果和明显效益,使信息技术应用向深度和广度发展。④建立符合我国国情的国家医学信息化管理体系,基本形成医学信息化建设的法规体系。

三、医学信息化建设的措施

(一) 国家"金卫"工程建设

国家"金卫"工程建设是医疗卫生系统的重要基础建设,也是国家信息化建设的重要组成部分。其主要内容是,建立医疗卫生信息网络 (MM);实现医疗结构间计算机网络化;建立医院内部信息管理系统 (HIS);统一发行中华人民共和国金卫卡 (GHC)。

通过"金卫"工程可以达到:①建立医疗卫生电话专网,从而大幅度降低医院的通讯费用。②实现医学影像资料的信息化传输。③实现远程医疗专家会诊,造福病人。④为实现"金卫"卡打下基础。⑤促进国际间的医学交流。⑥加强医院内部的信息管理。⑦促进医学广告、医学教育培训、电视会议、医疗保险、健康咨询的发展等。

（二）中国医院信息网的建立

"中国医院信息网"（CHIN）是中国医院信息收集、存储、分析、交换的综合信息计算机管理系统，是"金卫"工程的组成部分，其前身是 1994 年元月正式投入运转的"中国500 家大型医院信息库"。该网可以及时发布全球医疗卫生领域最新新闻；提供医疗机构设置、特色门诊、医师情况、仪器设备、药品消耗等方面的信息查询；就医疗卫生及相关领域新技术、新产品、管理方法等开展讨论；进行文献检索等多项管理事务。

（三）医院信息系统软件的评审

1997 年 7 月发布的《医院信息系统软件管理办法（试行）》规定，凡是公开在国内市场上销售，适用于医院内部信息管理的计算机程序及相关文档，必须达到《医院信息系统软件基本功能规范》的要求，通过卫生部信息化领导小组统一的评审方能进入市场。该规章规定了评审的条件、程序和需要的申报资料。

需要说明的是，卫生资源规划管理法律制度，除以上各节内容外；还包括药用资源管理的法律规定、医药产业管理的法律规定、医学教育管理的法律规定、医学科学研究管理的法律规定、医学实验动物管理的法律规定。为了相对集中和避免重复，以上卫生资源规划管理法律制度中应予包括而又尚未涉及的问题，将在有关卫生法律制度中予以论及。

复习思考题

1. 什么是卫生资源？卫生资源配置包括哪些内容？
2. 什么是区域卫生规划？
3. 区域卫生规划管理的内容、原则、步骤分别是什么？
4. 大型医用设备配置的法律规定是什么？
5. 什么是医学系统信息化？它的指导思想和原则是什么？
6. 我国实行了哪些医学信息化建设的措施？

资源链接

1. www. cqvip. com　维普资讯网
2. www. pharmnet. com. cn　中国医药网
3. www. med66. com　医学教育网
4. www. gdda. com. cn　广东药师网
5. www. ahzwgk. gov. cn/xxgkweb/showGKcontent　安徽省医学情报所
6. qx. szhealth. gov. cn　深圳市卫生局

第三十九章
医学科学研究管理法律制度

格言

在医学研究中，保护受试者的生命和健康，维护他们的隐私和尊严是医生的职责。
——《赫尔辛基宣言》

学习目标

通过本章的学习，学生应了解我国关于医学科研管理的立法概况、基本原则，熟悉我国对动物实验、尸体解剖管理的要求，掌握药品临床试验、医疗器械临床试验的基本原则、具体要求。

 引导案例

1998 年 10 月的一天，浙江某地农民沈某在当地卫生院一次普通体检中发现患有腺瘤性大肠息肉。卫生院一位医生对沈某说："现在有一个极好的机会，可以免费给你吃人参，服用后你的大肠息肉能够缩小甚至消失。"沈某以为是"政府关心农村老人"，没有多想就答应了，并且按照该医生的指示在一张纸上按了指印。从那时开始，沈某每周日去一次卫生院，在医生的监护下，服用两粒"人参丸"。沈某并不知道，自己免费服用"人参丸"实际上是参加到了韩国一家机构进行的药物试验中。到 1999 年 7 月，沈某渐渐感到头痛、头晕，检查的结果是高血压。但医生否认了高血压与"人参丸"的关系，于是她仍旧一次不误地服用"人参丸"，直到 2001 年 3 年试验期满。2002 年 3 月，沈某已经不能干农活了。2004 年 2 月 23 日，沈某在被病痛折磨了 2 年多后，肾脏彻底坏死，因肾功能衰竭、尿毒症而离开了人世。沈某的子女将负责药物试验的市中医院告上了法庭，要求被告对沈某的死亡承担赔偿责任。但法院审理后认为"人参防治大肠癌研究项目"是经过有关部门立项批准的，属于正常的研究活动。沈某在参与试验过程中怀疑其高血压与服"人参丸"有关并向研究机构反映时，研究机构采取了相应的措施，尽了自己的义务。此后，沈某也没有向研究机构反映不良反应。由于沈某参与该试验服"人参丸"与死亡间的因果关系无法查明，并且责任在于原告一方，因此原告的请求法院不予支持。该事件中的医学科研活动确实存在与国家规定不符的问题，同时也说明我国医学科学研究对受试者利益保护的规定急需完善。

第一节 概 述

一、医学科学研究管理立法现状

医学科学研究通常要经过发现与提出问题、文献检索与理论论证、动物试验、临床试验等几个阶段，与其他学科的研究相比，医学科学研究最显著的特征在于要经过以人为试验对象的临床试验过程。因此，为了促进医学的进步、最大程度避免伤害临床试验中受试对象的权利、避免医学科研活动结果对现实社会产生不利影响，国家对医学科研依法进行管理。国家对医学科研管理的目的首先是鼓励组织与个人积极进行医学科学研究，其次是避免医学科研侵害社会与临床试验受试对象的合法权利，保障医学科研顺利进行。

目前，我国并没有一部专门管理医学科研的规范性法律文件，管理医学科研的法律规范分散在多个不同的法律法规中。包括：

第一，《宪法》第四十七条规定：中华人民共和国公民有进行科学研究、文学艺术创作和其他文化活动的自由。国家对于从事教育、科学、技术、文学、艺术和其他文化事业的公民的有益于人民的创造性工作，给以鼓励和帮助。医学科研是科学研究的一个重要方面，该条规定表达了我国对医学科学研究鼓励与保护的基本政策。

第二，《专利法》规定，对所有的科学研究成果符合授予专利条件的，从事该科研活动的发明创造人依法取得专利权，显然对医学科研也是适用的。《专利法》规定符合专利条件的医学科研成果依法取得专利权，使医学科研人员从该专利权中获得相应利益，该法显然是鼓励与保护医学科学研究的立法。

第三，《执业医师法》第二十一条明确规定"（医师有权）从事医学研究、学术交流，参加专业学术团体"，将从事医学研究规定为医师的法定权利，其立法精神显然是鼓励与保护医学科研。

第四，《药品管理法》第二十一条规定：国家鼓励研究、创制新药。药品研制是医学科研的重要组成部分，该规定显然也是鼓励医学科研的立法。

第五，《传染病防治法》第八条规定：国家发展现代医学和中医药等传统医学，支持和鼓励开展传染病防治的科学研究，提高传染病防治的科学技术水平。传染病防治的科学研究是医学科学研究的一个方面，该规定同样是鼓励与支持医学科研的立法。

第六，《艾滋病防治条例》第八条规定：国家鼓励和支持开展与艾滋病预防、诊断、治疗等有关的科学研究，提高艾滋病防治的科学技术水平；鼓励和支持开展传统医药以及传统医药与现代医药相结合防治艾滋病的临床治疗与研究。该规定与《传染病防治法》第八条规定一样也是鼓励与支持医学科研的立法。

第七，卫生部《卫生知识产权保护管理规定》第三十六条规定：单位应按照国家有关规定，对职务发明创造者或被认定为职务技术秘密项目的完成者给予表彰、奖励或报酬，并作为考核其能力、业绩的重要指标之一；单位将其知识产权或职务发明创造、职务技术成果自行产业化、自行实施的，单位应当在成功投产后连续 3~5 年从实施该项目所取得的年净收入中提取不低于 5% 的比例，奖励对完成该项目及对其产业化作出重要贡献的人员；单位将其知识产权或职务发明创造、职务技术成果进行转让，或者许可他人实施的，应从所取得的净收入中，提取不低于 30% 的比例，奖励项目完成人员和转化有功人员。采取股份制形式的单位科技企业，或者主要以技术向其他股份制企业投资入股的单位，可以将在科技成果研究、开发、转化中作出重要贡献的有关人员的报酬或奖励，按国家规定折算为股份份额或出资比例分享收益。该规定以部门立法的形式明确规定了对医学科研成果的完成人的经济奖励，是鼓励医学科学研究的最直接的立法。

第八，《药物临床试验质量管理规范》与《医疗器械临床试验规定》。2003 年 6 月 4 日国家食品药品监督管理局通过了《药物临床试验质量管理规范》。该规范全文共 13 章 70 条，分别从临床试验前的准备与必要条件、受试者的权益保障、试验方案、研究者的职责、申办者的职责、监查员的职责、记录与报告、数据管理与统计分析、试验用药品的管理、多中心试验等 10 个方面对药物临床试验质量进行了规范。2004 年 1 月 17 日国家食品药品监督管理局通过了《医疗器械临床试验规定》，全文共 7 章 29 条，从受试者的权益保障、临床试验方案、临床试验实施者、试验人员、临床试验报告等方面对医疗器械的临床试验进行了规范。

第九，《实验动物管理条例》与《医学实验动物管理实施细则》。1988 年 11 月 14 日国务院颁布了《实验动物管理条例》，1992 年卫生部颁发了《医学实验动物管理实施细则》，1998 年 1 月 25 日卫生部又发布了新修订的《医学实验动物管理实施细则》，这是我国规范医学动物实验的两个重要的法律文件，对医学实验动物的管理作了较全面的规定。

第十，《解剖尸体规则》。1979 年 9 月 10 日卫生部修订并重新发布了《解剖尸体规则》。《解剖尸体规则》全文共 13 条，从有利于尸体解剖医学科学研究开展、保护死者及其家属利益、尊重死者家属情感、保护善良风俗等方面考虑对尸体解剖过程进行了规范。

二、医学科学研究管理的原则

医学科学研究管理的原则是国家法律法规要求医学科研活动应遵循的基本行为准则。根据我国现行医学科研管理立法的内容以及医学科研自身的要求，医学科研管理的基本原则应包括：

（一）支持与鼓励医学科研的原则

医学科学研究是医学发展的原动力。医学科研不仅需要研究人员付出艰苦繁重的劳动，也需要国家与社会提供必要的物质条件，因此医学的发展客观上需要国家与社会的大力支持与鼓励，可以说，没有国家与社会对医学科研的鼓励与支持，医学的发展是很难想象的。我国在对医学科研的管理上遵循了医学发展的这一客观要求，在相应立法上肯定了"支持与鼓励医学科研的原则"。《宪法》第四十七条、《执业医师法》第二十一条等相关的法律规定都体现了该原则的要求。

（二）保护受试者利益原则

医学科研最终都要以人体为受试对象进行临床试验，由于临床试验存在对受试者造成伤害的风险，因此如何保护受试者利益是医学科研必须面对的问题。在现代社会，保护受试者的利益不仅是尊重人权与医学科研正当性的要求，同时也是医学科研活动能够健康、持续发展的要求。我国医学科研管理的立法肯定了保护受试者利益原则。《执业医师法》第二十六条规定：医师应当如实向患者或者其家属介绍病情，但应注意避免对患者产生不利后果。医师进行实验性临床医疗，应当经医院批准并征得患者本人或者其家属同意。《药物临床试验质量管理规范》专门规定了"受试者的权益保障"：在药物临床试验的过程中，必须对受试者的个人权益给予充分的保障，并确保试验的科学性和可靠性。受试者的权益、安全和健康必须高于对科学和社会利益的考虑。伦理委员会与知情同意书是保障受试者权益的主要措施。《解剖尸体规则》第二条规定：（普通解剖、法医解剖）一般应先征得家属或负责人的同意。第七条规定：凡病理解剖或法医解剖的尸体，可以留取部分组织或器官作为诊断及研究之用，但应以尽量保持外形完整为原则。如有损坏外形的必要时，应征得家属或死者生前所在单位的同意。这些立法内容都体现了保护受试者利益原则的要求。

（三）受试者健康与安全优先考虑原则

医学科学研究进入临床试验阶段，客观上对受试对象具有一定风险，因此支持与鼓励医学科研的原则与保护受试者利益原则之间客观上存在一定"张力"。如何缓解该"张力"是医学科学研究管理面临的问题。从尊重人权、尊重受试者主体资格考虑，缓解该"张力"

应首先考虑受试者的利益，即受试者的健康、安全。我国《药物临床试验质量管理规范》（第一章）总则部分第四条规定：所有以人为对象的研究必须符合《世界医学大会赫尔辛基宣言》，即公正、尊重人格、力求使受试者最大程度受益和尽可能避免伤害。同时，该规范"受试者的权益保障"中第八条明确规定：在药物临床试验的过程中，必须对受试者的个人权益给予充分的保障，并确保试验的科学性和可靠性。受试者的权益、安全和健康必须高于对科学和社会利益的考虑。伦理委员会与知情同意书是保障受试者权益的主要措施。这些规定表明，在我国药物临床试验医学科学研究中肯定了受试者健康与安全优先考虑原则。

第二节　医学科研中人体试验的法律规定

医学科研中人体试验通俗讲就是临床试验，是以患者人体为受试对象的研究活动。临床试验根据研究目的不同可以分为药物临床试验与医疗器械临床试验。为维护临床试验中受试者权益，保证临床试验结果真实、可靠，提高医学科学研究的质量，我国在2003年6月4日由国家食品药品监督管理局通过了《药物临床试验质量管理规范》、2004年1月17日由国家食品药品监督管理局通过了《医疗器械临床试验规定》。这是我国有关医学科研中人体试验的主要法律规定。

一、药物临床试验的法律规定

（一）药物临床试验前的必要条件

根据《药物临床试验质量管理规范》的规定，在药物临床试验前申办者应满足以下必要条件：

1. 申办者必须提供药物临床试验前的研究资料，包括处方组成、制造工艺和质量检验结果。所提供的临床试验前资料必须符合进行相应各期临床试验的要求，同时还应提供试验药物已完成和其他地区正在进行与临床试验有关的有效性和安全性资料。

2. 临床试验药物的制备符合《药品生产质量管理规范》。

3. 药物临床试验必须有充分的科学依据，即申办者必须周密考虑试验的目的及要解决的问题，权衡对受试者和公众健康预期的受益及风险，预期的受益应超过可能出现的损害，选择临床试验方法符合科学和伦理要求。

4. 药物临床试验机构的设施与条件满足安全有效地进行临床试验的需要，具体包括：所有研究者都应具备承担该项临床试验的专业特长、资格和能力，并经过培训，研究者和申办者应就试验方案、试验的监查稽查和标准操作规程以及试验中的职责分工等达成书面协议。

（二）药物临床试验的申办者

药物临床试验申办者是指提供试验经费，向国家食品药品监督管理局递交临床试验申请，负责组织、监查和稽查临床试验的单位。申办者的职责主要包括：

1. 选择临床试验的机构和研究者。

2. 向研究者提供研究者手册。研究者手册的内容包括试验药物的化学、药学、毒理学、药理学和临床的（包括以前的和正在进行的试验）资料和数据。

3. 与研究者共同设计临床试验方案并与研究者述明在方案实施、数据管理、统计分析、结果报告、发表论文等方面的职责及分工。

4. 向研究者提供具有易于识别、正确编码并贴有特殊标签的试验药物、标准品、对照药品或安慰剂，并保证质量合格。

5. 任命为研究者所接受的合格监查员。

6. 对研究中发生的严重不良事件与研究者迅速研究，采取必要的措施以保证受试者的安全和权益，同时及时向药品监督管理部门和卫生行政部门报告，向涉及同一药物的临床试验的其他研究者通报。

7. 对受试者提供保险，对于受试者出现与试验相关的损害或死亡承担治疗的费用及相应的经济补偿。

8. 研究者不遵从已批准的方案或有关法规进行临床试验时，指出并要求纠正，如坚持不改，则应终止研究者参加临床试验并向药品监督管理部门报告。

9. 向国家食品药品监督管理局递交试验的总结报告。

（三）受试者的权益保障

《药物临床试验质量管理规范》第八条明确肯定了在药物临床试验过程中必须对受试者的个人权益给予充分的保障，并且规定了伦理委员会与受试者的知情同意书两项主要保障受试者权益的措施。

1. 伦理委员会　伦理委员会由医药相关专业人员、非医药专业人员、法律专家及来自其他单位的人员组成，人数不能少于5人，并有不同性别的委员，其组成和工作不受任何参与试验者的影响。伦理委员会对试验方案审议后做出批准与不批准的决定，试验方案必须经伦理委员会同意并签署批准意见后方可实施。伦理委员会应从保障受试者权益的角度严格按下列各项审议试验方案：

（1）研究者的资格、经验、人员配备及设备条件等是否符合试验要求。

（2）试验方案是否充分考虑了伦理原则，包括研究目的、受试者及其他人员可能遭受的风险和受益及试验设计的科学性。

（3）向受试者提供有关本试验的信息资料是否完整易懂，获取知情同意书的方法是否适当。

（4）受试者因参加临床试验而受到损害甚至发生死亡时给予的治疗或保险措施。

伦理委员会对已经同意并正在进行的临床试验，应定期审查受试者的风险程度。在试验进行期间，研究者对试验方案的任何修改均应经伦理委员会批准，对试验中发生的严重不良事件应及时向伦理委员会报告。

2. 受试者的知情同意书　受试者接受临床试验，研究者必须获得受试者的知情同意书。研究者在获得受试者的知情同意书之前，必须将临床试验的下列情况详细向受试者说明：

（1）受试者参加试验是自愿的，而且有权在试验的任何阶段随时退出试验而不会遭到歧视或报复，其医疗待遇与权益不会受到影响。

（2）受试者参加试验及在试验中的个人资料均属保密，只有在必要时药品监督管理部门、伦理委员会或申办者按规定可以查阅参加试验的受试者资料。

（3）试验目的、试验的过程与期限、受试者预期可能的受益和风险、受试者可能被分配到试验的不同组别。

（4）受试者可随时了解与其有关的信息资料。

（5）发生与试验相关的损害时，受试者可以获得免费治疗和相应的补偿。

经充分和详细解释试验的情况后，研究者由受试者或其法定代理人在知情同意书上签字并注明日期而获得知情同意书，执行知情同意过程的研究者也需在知情同意书上签署姓名和日期。儿童作为受试者，研究者必须征得其法定监护人的知情同意并签署知情同意书，当儿童能做出同意参加研究的决定时，还必须征得其本人同意。

研究者在获得受试者的知情同意书后，如发现试验药物的重要新资料则必须将知情同意书作书面修改送伦理委员会批准后，再次取得受试者的知情同意书。

3. 受试者的知情同意书的例外　在紧急情况下，无法取得本人及其合法代表人的知情同意书，并缺乏已被证实有效的治疗方法，试验药物有望挽救生命，恢复健康，或减轻病痛，可考虑将患者作为药品试验的受试者，但需要在试验方案和有关文件中清楚说明接受这些受试者的方法，并事先取得伦理委员会同意。

（四）临床试验的研究者

1. 研究者的条件　负责临床试验的研究者应具有下列研究条件：

（1）在医疗机构中具有相应专业技术职务任职和行医资格。

（2）具有试验方案中所要求的专业知识和经验。

（3）对临床试验方法具有丰富经验或者能得到本单位有经验的研究者在学术上的指导。

（4）熟悉申办者所提供的与临床试验有关的资料与文献。

（5）能够支配参与该项试验的人员和使用该项试验所需的设备。

2. 研究者的职责　研究者在药物临床试验中，应履行的主要职责如下：

（1）详细阅读和了解试验方案的内容，并严格按照方案进行临床试验。

（2）熟悉试验药物的性质、作用、疗效及安全性，同时也应及时掌握所有与该药物有关的新信息。

（3）在具有临床试验资质的医疗机构进行临床试验。

（4）保证有充分的时间完成临床试验。

（5）向参加临床试验的所有工作人员说明有关试验的资料、规定和职责，确保有足够数量并符合试验方案的受试者进入临床试验。

（6）应向受试者说明经伦理委员会同意的有关试验的详细情况，并取得知情同意书。

（7）保证受试者在试验期间出现不良事件时得到适当的治疗，如发生严重不良事件，研究者应立即对受试者采取适当的治疗措施，同时报告药品监督管理部门、卫生行政部门、申办者和伦理委员会。

（8）保证试验数据真实、准确、完整，并及时、合法地将数据载入病历和病例报告表。

（9）接受申办者派遣的监查员的监查及药品监督管理部门的稽查和视察。

（10）在临床试验过程中不得向受试者收取试验用药所需的费用。

（11）负责写出临床试验总结报告，并送申办者。

（12）中止临床试验必须通知受试者、申办者、伦理委员会和药品监督管理部门，并阐明理由。

（五）药物临床试验监查员

药物临床试验监查员是为保证研究者遵循已批准的方案和有关法规进行临床研究，由申办者任命的对研究者临床试验活动进行监查的人。监查员的人数取决于临床试验的复杂程度和参与试验的医疗机构的数目。监查员应有医学、药学或相关专业学历，并经过必要的训练，熟悉药品管理有关法规，熟悉有关试验药物的临床前和临床方面的信息以及临床试验方案及其相关的文件。监查员的主要职责包括：

1. 在试验前确认试验承担单位已具有相应的条件，包括人员配备与培训情况，实验室设备齐全、运转良好，具备各种与试验有关的检查条件，估计有足够数量的受试者，参与研究人员熟悉试验方案中的要求。

2. 在试验过程中监查研究者对试验方案的执行情况，确认研究者在试验前取得所有受试者的知情同意书，确认入选的受试者合格。

3. 确认临床试验所有数据的记录与报告正确完整，所有病例报告表填写正确。

4. 确认研究者将所有不良事件均记录在案，对严重不良事件在规定时间内作出报告并记录在案。

5. 核实试验用药品按照有关法规进行供应、储藏、分发、回收，并做相应的记录。

6. 如实记录研究者未能做到的随访、未进行的试验、未做的检查，以及是否对错误、遗漏作出纠正。

7. 根据申办者的要求对临床试验进行访视，每次访视后作出书面报告递送申办者，报告应述明监查日期、时间、监查员姓名、监查的发现等。

（六）临床试验用药品的管理

申办者负责对临床试验用药品作适当的包装与标签，并标明为临床试验专用。研究者负责试验用药品的使用，保证所有试验用药品仅用于该临床试验的受试者，并保证遵照试验方案规定的剂量与用法，将剩余的试验用药品退回申办者。研究者使用临床试验用药的过程需由专人负责记录在案，记录应包括数量、装运、递送、接受、分配、应用后剩余药物的回收与销毁等方面的信息。研究者必须指定专人管理试验用药品，不得把试验用药品转交任何非临床试验参加者。

临床试验用药品不得销售。

试验用药品的供给、使用、储藏及剩余药物的处理过程应接受相关人员的检查。

二、医疗器械临床试验的法律规定

（一）医疗器械临床试验的前提条件

申请医疗器械临床试验，应具备如下前提条件：

1. 产品具有复核通过的注册产品标准或相应的国家、行业标准。

2. 具有产品自测报告。

3. 具有国家食品药品监督局会同国家技术监督局认可的检测机构出具的产品型式试验合格报告。

4. 首次用于植入人体的医疗器械，具有该产品的动物试验报告。

（二）医疗器械临床试验的实施者

医疗器械临床试验的实施者是为申请注册该医疗器械产品而发起、资助、实施、组织和监查临床试验的单位。实施者在医疗器械临床试验中主要职责如下：

1. 选择临床试验医疗机构。

2. 向医疗机构提供《医疗器械临床试验须知》。

3. 与医疗机构共同设计、制订医疗器械临床试验方案，签署医疗器械临床试验合同。

4. 向医疗机构免费提供受试产品。

5. 对医疗器械临床试验人员进行培训。

6. 受试产品对受试者造成损害的，按医疗器械临床试验合同给予受试者补偿。

7. 对发生的严重副作用如实、及时向受理该医疗器械注册申请的省、自治区、直辖市（食品）药品监督管理部门和国家食品药品监督管理局报告，同时向进行该医疗器械临床试验的其他医疗机构通报。

8. 中止医疗器械临床试验前应当通知医疗机构、伦理委员会和受理该医疗器械注册申请的省、自治区、直辖市（食品）药品监督管理部门和国家食品药品监督管理局，并说明理由。

（三）医疗器械临床试验方案

医疗器械临床试验方案是实施者与负责临床试验的医疗机构共同制订的阐明试验目的、风险分析、总体设计、试验方法和步骤等内容的文件。医疗器械临床试验方案以最大限度地保障受试者权益、安全和健康为首要原则，由负责临床试验的医疗机构和实施者按规定的格式共同设计制订，报伦理委员会认可后实施，若有修改，必须经伦理委员会同意。医疗器械临床试验方案应在临床试验开始前制订，必须按照制订并经伦理委员会同意的试验方案进行。

已上市的同类医疗器械出现不良事件，或者疗效不明确的医疗器械，国家食品药品监督管理局可制订统一的临床试验方案，开展此类医疗器械的临床试验，实施者、医疗机构及临床试验人员应当执行统一的临床试验方案。

医疗器械临床试验方案应当包括以下内容：①临床试验的题目、目的、背景和内容。②临床评价标准。③临床试验的风险与受益分析。④临床试验人员的情况。⑤总体设计，包括成功或失败的可能性分析。⑥临床试验持续时间及其确定理由。⑦每病种临床试验例数及其确定理由。⑧选择对象范围、数量及选择的理由，对照组的设置。⑨治疗性产品的适应证。⑩临床性能的评价方法和统计处理方法。⑪副作用预测及采取的措施。⑫受试者知情同意书。⑬各方职责。

医疗器械临床试验应当在两家以上（含两家）医疗机构进行。

（四）医疗器械临床试验的医疗机构及临床试验人员

医疗器械临床试验的医疗机构必须是经过国家食品药品监督管理局会同卫生部认定的药品临床试验基地。医疗器械临床试验的人员应当具备以下条件：

1. 具备承担该项临床试验的专业特长、资格和能力。

2. 熟悉实施者所提供的与临床试验有关的资料与文献。

3. 临床试验负责人应当具备主治医师以上的职称。

负责医疗器械临床试验的医疗机构及临床试验人员在医疗器械临床试验中承担主要责任如下：

1. 熟悉实施者提供的有关资料，并熟悉受试产品的使用。

2. 与实施者共同设计、制订临床试验方案，签署临床试验方案及合同。

3. 如实向受试者说明受试产品的详细情况，给受试者充分的时间考虑是否参加临床试验。

4. 如实记录受试产品的副作用及不良事件，并分析原因，对严重副作用应在 24 小时内报告受理该医疗器械注册申请的省、自治区、直辖市（食品）药品监督管理部门和国家食品药品监督管理局。

5. 在发生副作用时，临床试验人员应当及时做出临床判断，采取措施，保护受试者利益。

6. 提出临床试验报告，对报告的正确性及可靠性负责。

7. 中止临床试验的，应当通知受试者、实施者、伦理委员会和受理该医疗器械注册申请的省、自治区、直辖市（食品）药品监督管理部门和国家食品药品监督管理局，并说明理由。

（五）受试者的权益保障

医疗器械临床试验负责人应向受试者或其法定代理人详细说明如下事项：

1. 受试者自愿参加临床试验，有权在临床试验的任何阶段退出。

2. 受试者的个人资料保密，伦理委员会、食品药品监督管理部门、实施者可以查阅受试者的资料，但不得对外披露其内容。

3. 医疗器械临床试验目的、过程和期限，预期受试者可能的受益和可能产生的风险。

4. 医疗器械临床试验期间，医疗机构应向受试者提供与该临床试验有关的信息资料。

5. 因受试产品原因造成受试者损害，实施者应当依照医疗器械临床试验合同的规定给予受试者相应的补偿。

医疗器械临床试验不得向受试者收取费用。

（六）医疗器械临床试验报告

医疗器械临床试验完成后，承担临床试验的医疗机构应当按医疗器械临床试验方案的要求和规定的格式出具临床试验报告，临床试验人员应在报告上签名、注明日期，并由医疗机构中的临床试验管理部门签署意见、注明日期、签章。

医疗器械临床试验报告应当包括以下内容：①试验的病种、病例总数和病例的性别、年龄、分组分析。②临床试验方法、采用的统计方法及评价方法。③临床评价标准与临床试验结果。④临床试验结论。⑤发现的不良事件和副作用及其处理情况。⑥临床试验效果分析、适应证、适用范围、禁忌证和注意事项。⑦存在问题及改进建议。

医疗器械临床试验资料应当妥善保存和管理。医疗机构应当保存临床试验资料至试验终止后 5 年。实施者应当保存临床试验资料至最后生产的产品投入使用后 10 年。

第三节　医学实验动物管理的法律规定

医学实验动物是指来源清楚（遗传背景及微生物控制），用于科学研究、教学、医疗、生产、检定及其他科学实验的动物。我国为了保证实验动物质量，适应科学研究的需要，国务院于 1988 年 11 月 14 日制定了《实验动物管理条例》，对实验动物的管理做了相应的法律规定。同时，卫生部于 1998 年 1 月 25 日发布了《医学实验动物管理实施细则》，进一步明确了对医学实验动物的管理。医学实验动物的管理包括对医学实验动物和动物实验的管理。

一、医学实验动物的管理部门

卫生行政机关是医学实验动物的管理部门。卫生部主管全国医学实验动物管理工作，卫生部设置医学实验动物管理委员会具体负责对全国医学实验动物的管理，省、自治区、直辖市卫生厅（局）主管本辖区的医学实验动物管理工作，省、自治区、直辖市卫生厅（局）

设置实验动物管理委员会具体负责本行政区域内医学实验动物的管理。

卫生部医学实验动物管理委员会的主要职责包括：

1. 在卫生部领导下，指导、协调和监督省、自治区、直辖市医学实验动物管理工作。

2. 在卫生部领导下，负责制定《医学实验动物标准》、《医学实验动物质量监测手册》、《医学实验动物合格证书》、《医学实验动物教学大纲》。

3. 对全国医学实验动物科学的发展、预测、评估、技术政策、组织协调等提供咨询。

4. 参与对卫生部医学实验动物和动物实验科研课题的论证和科研成果评审。

省、自治区、直辖市医学实验动物管理委员会的主要职责包括：

1. 受理本辖区卫生系统各单位对实验动物合格证书的申请，组织检查、验收、核发和收回证书。

2. 指导和监督本辖区内各单位医学实验动物管理委员会或小组的业务工作。

3. 向卫生部医学实验动物管理委员会备案所核发的各类合格证书。

二、医学实验动物合格证

卫生部实行医学实验动物合格证认可制度。实验动物合格证分为：医学实验动物合格证、医学实验动物环境设施合格证、医学实验动物技术人员岗位资格认可证。省、自治区、直辖市医学实验动物管理委员会对各单位实验动物合格证书的申请，经组织检查、验收符合相关条件的，核发相应实验动物合格证书。

《医学实验动物管理实施细则》第七条明确规定：医学实验动物合格证书是卫生部科研课题立项、科研成果鉴定、发表学术论文、研制新药、生物制品、保健食品、化妆品等申报、审批的基本条件。

三、医学实验动物的保种、引种、饲育和供应

（一）医学实验动物的保种

卫生部设立医学实验动物保种中心，负责全国医学实验动物的保种和种用动物供应，其他任何单位与个人不得进行医学实验动物的保种和种用动物供应工作。卫生部医学实验动物保种中心由卫生部考核认定批准，具有符合医学实验动物级别要求的保种设施，有高、中级实验动物科研人员、能够定期进行质量检测等基本条件。卫生部医学实验动物保种中心提供的种用动物应当有保种单位负责人签发的标明品种品系、遗传背景、微生物控制的动物等级资料。

（二）医学实验动物的引种

种用实验动物由卫生部医学实验动物保种中心负责统一引进，单位及个人引进的种用实验动物应当报卫生部实验动物保种中心备案。新发现的实验动物品系，应当向国际实验动物命名委员会申报，被认可后报卫生部实验动物保种中心备案。引种单位有义务向供种单位反馈引入种用动物的繁育和生产供应等有关资料。引进医学实验动物，应当遵守《中华人民共和国进出境动植物检疫法》和《中华人民共和国进出境动植物检疫法实施条例》，不得从具有人畜共患传染病的疫区引进动物。

（三）医学实验动物的饲育和供应

从事医学实验动物饲育、生产供应的单位，应当取得当地省级相应医学实验动物管理委员会核发的《医学实验动物环境设施合格证书》和《医学实验动物合格证书》，饲育人员应

当持有《医学实验动物技术人员岗位资格认可证书》。医学实验动物生产供应单位提供的实验动物应当具有相应级别的合格证书，以保证动物质量。

四、医学实验动物的应用

医学实验动物分为四级：一级为普通级，二级为清洁级，三级为无特定病原体（SPF）级，四级为无菌级。根据卫生部发布的《医学实验动物管理实施细则》规定，普通实验动物（一级）只能用于教学实验和某些科研工作的预实验，卫生部级课题及研究生毕业论文等科研实验必须应用二级以上的实验动物。

五、医学实验动物工作技术人员

我国对医学实验动物饲育和动物试验工作的相关技术人员实行岗位资格认可制度。根据卫生部发布的《医学实验动物管理实施细则》规定，从事和参与医学实验动物工作的人员，必须掌握医学实验动物的基础知识、有关法律法规及各种规章制度，并取得《医学实验动物技术人员岗位资格认可证书》。

为了保护医学实验动物工作人员的健康，相关单位要按照《医学实验动物管理实施细则》的规定，对从事医学实验动物饲育和动物试验的工作人员定期进行身体健康检查，发现患有传染病者，特别是人畜共患传染病者，应及时调换工作。

六、医学实验动物的检疫

引进医学实验动物，应当遵守《中华人民共和国进出境动植物检疫法》和《中华人民共和国进出境动植物检疫法实施条例》，不得从具有人畜共患传染病的疫区引进动物。同时，引进单位在原地进行检疫，确认无人畜共患病并取得当地卫生防疫部门的证明后方可引进。

实验动物发生异常死亡时，应及时查明原因并记录在案。发生实验动物烈性传染病时，动物实验工作人员要立即向所在单位医学实验动物管理委员会报告，所在单位逐级上报，并视具体情况立即采取相应必要的措施。

发生人畜共患病时，动物实验工作人员除立即报有关医学实验动物管理委员会外，还必须立即报当地卫生防疫部门，并采取紧急措施，防止疫情蔓延，对有关人员要进行严格检疫、监护和预防治疗。

发生传染病流行时对饲养室内外环境要采取严格的消毒、杀虫、灭鼠措施，封锁、隔离整个饲养区。经检测无疫情发生和超过潜伏期后，方可对外开放。

七、医学动物实验的管理

应当按动物实验技术要求进行各种动物实验。从事动物实验工作的人员对实验动物必须爱护，不得戏弄或虐待，手术时应进行必要的无痛麻醉。

第四节　尸体解剖的法律规定

解剖尸体对于医学教学科研，分析病因、死因具有不可替代的作用。为了有助于开展尸体解剖，保护善良风俗，卫生部于 1979 年 9 月 10 日修订并重新发布了《解剖尸体规则》。

这是我国当前规范尸体解剖的唯一法规。

一、尸体解剖单位

根据《解剖尸体规则》，尸体解剖分为普通解剖、法医解剖与病理解剖三类。普通解剖限于医学院校和其他有关教学、科研单位的人体学科在教学和科学研究时施行。法医解剖限于各级人民法院、人民检察院、公安局以及医学院校设置的法医科（室）对涉及刑事案必须经过尸体解剖始能判明死因的尸体、有他杀或自杀嫌疑者尸体、其他涉及法律问题需要解剖查明死因的尸体进行解剖。病理解剖限于教学、医疗、医学科学研究和医疗预防机构的病理科（室）对死因不清楚者尸体，有科学研究价值者尸体，死者生前有遗嘱或家属愿供解剖者尸体，疑似职业中毒、烈性传染病或集体中毒死亡者尸体进行解剖。

二、尸体解剖的基本要求

尸体解剖前必须经过医师进行死亡鉴定，并签署死亡证明。供普通解剖用的无主尸体，应保存 1 个月后方可使用，在此 1 个月内，如发现姓名及通信地点时，应及时通知家属在限期内前来认领，逾期不领者，在呈报主管机关和公安部门批准后，即可解剖。

病理解剖科（室）只接受医疗、预防、科研、卫生行政机构和其他有关国家机关的委托进行尸体解剖。病理解剖发现有他杀或自杀可疑时，病理解剖单位应报请公安局派法医进行解剖或由法医与病理师共同进行解剖。

病理解剖、法医解剖应以尽量保持外形完整为原则，如有损坏外形的必要时，应征得家属或死者生前所在单位的同意。

三、尸体解剖登记

开展病理解剖和法医解剖的单位应建立尸体解剖登记簿，对尸体解剖进行登记。

尸体解剖登记簿应记载如下事项：尸体编号、姓名、年龄、性别、籍贯等；尸体来历；解剖原因；临床诊断；解剖时间；解剖人姓名；解剖后诊断；解剖报告日期。

施行病理解剖和法医解剖的单位应将解剖尸体的情况（包括尸体解剖诊断），每年至少向其主管部门书面汇报一次。

复习思考题

1. 简述我国医学科研管理的基本原则。
2. 简述我国药物临床试验中如何保护受试者的权益。
3. 简述医疗器械临床试验实施者的主要职责。
4. 简述我国医学实验动物合格证认可制度的主要内容。
5. 如何理解尸体解剖中"应以尽量保持外形完整为原则"？

资源链接

1. www. gzmed. gov. cn　广州卫生信息网
2. www. wblawyer. com. cn　中国医疗事故纠纷律师网

第四十章

现代医学发展与法律

格言

世界上最使人惊奇和敬畏的两样东西，就是头上的星空和心中的道德律。

——康德

学习目标

通过本章的学习，了解几种现代医学技术的基本内容，熟悉现代医学发展过程中产生的法律问题，掌握我国以及世界各国对现代医学管理的相关法律规定。

引导案例　　人类人工授精的记录，可以追溯到 18 世纪，至今已有 200 余年的历史。1770 年，英国伦敦的约翰·亨特（John Hunter）将一位尿道下裂且不能正常性交的患者的精液移注到其妻子的阴道内，成功地使其妻子怀孕并产下了一个正常的婴儿，从而完成有文字记载的人类第一例人工授精手术。1884 年，美国费城的医生威廉·潘科斯特（William Pancoast）用一位捐赠者的精子使一位无精子症男子的夫人受孕，这是人类历史上有文字记载的最早成功进行的供精人工授精记录。1953 年，美国阿肯色大学医学中心的谢尔曼（Sherman）和布奇（Bunge）博士宣布超低温长期冷冻精液获得成功，并为 3 名妇女成功进行人工授精，由此推动了冷冻精子库的建立，使供精人工授精技术得以广泛应用。2009 年初，法国人口研究所宣布，在过去近 30 年的时间里，该国共诞生了约 20 万名试管婴儿，与 2000 年一年全球诞生的试管婴儿数量相当，并且试管婴儿占新生儿的比例一直不断上升，已经从 1988 年的 0.52% 升至 2006 年的 1.74%。2004 年的一项统计数据显示，在欧洲其他国家里，德国和英国的试管婴儿比例与法国基本相仿，而在比利时和一些北欧国家则相对较高，在丹麦甚至达到了 4.2%。

在医学科学技术发展日新月异的今天，现代医学技术在给人类带来好处的同时也对人类传统的生活方式产生了巨大的挑战，因此我们必须逐步完善现代医学技术管理的法律制度来规范现代医学技术产生的诸多问题。

第一节　人类辅助生殖技术的法律问题

一、人类辅助生殖技术概述

（一）人类辅助生殖技术的概念

人类辅助生殖技术（assisted reproductive technology，ART），又称人工生殖技术，有广义和狭义之分。广义的人类辅助生殖技术是指一切帮助人类自然生殖的技术和方法，既包括传统的帮助人类自然生殖的技术和方法，也包括运用现代医学技术和方法帮助人们受孕的技术。狭义的人类辅助生殖技术则专指运用医学技术和方法对配子、合子、胚胎进行人工操作，以达到受孕目的的技术，分为人工授精和体外受精－胚胎移植技术及其各种衍生技术。二者是包含与被包含的关系。本书讨论的主要是狭义的人类辅助生殖技术。

人类的自然生殖过程，是由男女性交、形成受精卵、受精卵植入子宫、妊娠、分娩等有序环节组成的复杂过程。在自然条件下，其中任何一个环节发生阻滞，都会导致人类生育过程无法完成，如男子无精症导致的不育等。现代医学技术和方法的出现，使人类控制、改变自然生殖过程成为可能。但是，"科学技术是一柄双刃剑"，人类在改变自然生殖过程、造福人类的同时，也使传统社会赖以维系运转的身份、家庭、血缘等社会基础面临前所未有的挑战，可能也会打开"潘多拉魔盒"。

（二）人工授精

人工授精（artificial insemination，AI），是指用人工方式将精液注入女性体内以取代性交途径使其妊娠的一种方法。根据精液来源不同，人工授精可以分为丈夫精液人工授精、供精人工授精和混合人工授精3种。另外，还可根据精液贮存时间的长短，将人工授精分为鲜精人工授精和冻精人工授精。

1. 丈夫精液人工授精（AIH）　又称夫精人工授精、同质人工授精、同源人工授精或配偶间人工授精，是指用丈夫的精液注入配偶的体内进行人工授精的技术。

2. 供精人工授精（AID）　又称异质人工授精、异源人工授精或非配偶间人工授精，是指用丈夫以外的其他供精者提供的精液注入女性体内进行人工授精的技术。

3. 混合人工授精　是指将丈夫的精液与供精者的精液混合后注入女性体内进行人工授精的技术。

（三）体外受精－胚胎移植技术

体外受精－胚胎移植技术（in vitro fertilization and embryo transfer，IVF－ET）及其各种衍生技术，是指从女性体内取出卵子，在器皿内培养后，加入经技术处理的精子，待卵子受精后，继续培养，到形成早期胚胎时，再转移到子宫内着床，发育成胎儿直至分娩的技术。由于这个过程的最早阶段在试管内进行，人们将通过这种技术而诞生的婴儿称为"试管婴儿"。

1978年7月25日，英国学者斯蒂普特（Steptoe）和爱德华兹（Edwards）合作开创体外受精－胚胎移植技术，世界上第一个试管婴儿路易丝·布朗在英国的奥尔德海姆诞生。1988年3月我国首例试管婴儿在北京医科大学附属第三医院诞生。

（四）代孕

代孕（surrogacy），是指女性接受他人委托，通过人工辅助生殖技术代他人妊娠并生育子女的行为。接受委托代他人生育的女性又称代孕母亲（surrogate mother，SM）。代孕主要有两种形式：一种是完全代孕，即代孕母亲用自己的卵子人工受精后妊娠，分娩后将孩子交给委托人抚养；另一种是部分代孕，即代孕母亲利用他人的受精卵植入自己的子宫妊娠，分娩后将孩子交给委托人抚养。从技术上讲，代孕没有独创性，它使用的是人工受精技术和体外受精－胚胎移植技术，但当事人双方订立合同的目的却是"借腹生子"，将来出生的孩子的"生母"和"养母"必然不是同一个人，因而面临独特的伦理和法律问题。

（五）克隆人

克隆人，实际是指人类的无性生殖，详见本章第二节。

二、人类辅助生殖技术的法律问题

"科学技术是一柄双刃剑"，为避免或减少科学技术对社会的损害，《中华人民共和国科学技术进步法》（自 2008 年 7 月 1 日起施行）作出"国家禁止危害国家安全、损害社会公共利益、危害人体健康、违反伦理道德的科学技术研究开发活动"的规定，正是基于科学技术的双面性的考虑。现代人类辅助生殖技术日新月异的发展，为人们治疗不孕症和改善生育功能提供了强大的技术支持，但自从这些新技术问世以来，关于他们的争论几乎从未停止过，人们不知所措，如临大敌，因为这些新技术可以导致社会混乱乃至人类的毁灭。

（一）夫精人工授精的法律问题

根据法律事实发生的时间的不同，夫精人工授精的法律问题可以划分为两类，一是夫精人工授精子女出生后的法律地位问题，二是过程中的法律问题。

1. 关于 AIH 子女的法律地位问题　一般认为，应当给予 AIH 子女正常的法律地位，理由是夫精人工授精使用的是丈夫的精子，AIH 子女的出生对以血缘为纽带组成的社会细胞——家庭的稳定性没有造成根本性的冲击，没有割断或打乱父母子女之间的血缘伦理关系，因此，没有理由否定 AIH 婴儿的法律地位。

2. 关于夫精人工授精过程中的法律问题　虽然夫精人工授精所引起的伦理与法律问题与供精人工授精和混合人工授精相比较为缓和，但也引起了传统社会中前所未遇的一系列伦理与法律问题，这类问题主要是由于授精过程所引发，包括：冷冻精子的保存年限过长必然会引起子女与父母的巨大年龄差距，这是否会影响子女的健康成长？冷冻精子的使用权是否应由夫妻共同行使？丈夫死亡以后，妻子是否有权动用丈夫的冷冻精子？被限制人身自由的罪犯是否可以通过人工授精的方式行使生育权？冷冻受精卵是人还是物？等等。限于篇幅，本书对前述问题不一一阐述。

（二）供精人工授精的法律问题

根据法律事实发生的时间的不同，供精人工授精的法律问题也可以划分为两类，一是 AID 子女出生后的法律地位问题，二是供精人工授精过程中的法律问题。

1. 关于 AID 子女的法律地位问题　与 AIH 子女不同，由于使用丈夫以外的其他供精者提供的精液注入女性体内，AID 子女与生母之夫没有自然血缘关系，供精者不是"丈夫"，而是"第三者"，这就对以血缘为纽带组成的社会细胞——家庭的稳定性造成了前所未有的冲击，因此必须确定 AID 子女与"丈夫"和"第三者"之间的法律关系内容。就目前世界上的立法来看，大多数国家和地区明确规定受精妇女和知情同意的"丈夫"为 AID 子女的法定父母，即在知情同意的前提下，"丈夫"承担"父亲"的法律义务。

例如，1972 年美国《统一亲子法》规定："在供精人工授精情形下，丈夫须书面承诺，经夫妻双方签字，法律将丈夫和胎儿的自然父亲同样对待，供精人不视为胎儿的自然父亲。"在法国，根据《亲子关系修正案》第十四条规定，无论子女属于夫或属于第三人，依夫之书面同意，以人工授精方法怀胎者，不论以任何方法为证明，均不许否认。我国香港特别行政区法律规定，同意妻子接受人工授精和胚胎移植的丈夫，同意女性伴侣接受同样助孕服务的男性伴侣，作为助孕出生子女的父亲。在我国内地，AID 子女的法律地位已为法律实践所确认，早在 1991 年 7 月 8 日，最高人民法院在答复河北省高级人民法院的《关于夫妻离婚后人工授精所生子女的法律地位如何确定的复函》中即指出，在夫妻关系存续期间，双方一致同意进行人工授精，所生子女应视为夫妻双方的婚生子女，父母子女之间权利义务关系适用《婚姻法》的有关规定。简而言之，AID 子女在法律上一般被视同为丈夫的合法子女。

2. 关于供精人工授精过程中的法律问题　这类问题同样是由于授精过程所引发，主要包括：对供精者是否应进行资格审查？供精者是否享有匿名权？精子是否可以买卖？如何管理供精者的精子？"名人精子库"、"博士精子库"、"明星精子库"应如何对待？等等。

（三）体外受精－胚胎移植技术的法律问题

与 AIH 和 AID 相比，IVF 引发的法律问题更为复杂，这是由于这种技术的实施更多地代替了人的自然生殖过程。在实施过程中，卵子受精过程在妇女体外完成，因此，必然会产生与此相关的有关供卵和胚胎的法律问题。

关于 IVF 子女的法律地位问题：由于 IVF 的技术特点，IVF 子女的产生可能会有 4 种情形：妻卵与夫精相结合；妻卵与供精相结合；供卵与夫精相结合；供卵与供精相结合。前两种情形分别与 AIH 和 AID 相类似，所引发的父母子女之间的伦理关系在本质上并无区别，可以分别采用相应的方式加以确认。对于供卵与夫精相结合，这类 IVF 子女会有"两个"母亲：遗传学意义上的母亲和生育母亲，一般认为，生育母亲是其合法母亲，而不是供卵者。例如，英国 1990 年通过的《人类受精和胚胎法案》规定，一个由植入体内的胚胎或卵子而孕育孩子的妇女应被视为该孩子的母亲，而非其他妇女。对于供卵与供精相结合的情形，依然可采用生育母亲是 IVF 子女的合法母亲的原则，再结合 AID 子女的解决原则，即可得到处理。一般认为，供卵者与供精者仅仅是孩子的遗传学意义上的父母，而十月怀胎孕育孩子的过程，使生育母亲和子女之间的关系更加贴近传统的血缘伦理关系，这与传统法律中的"抚养关系"有着相似之处。

（四）代孕

代孕技术自出现之日起就引起了医学界、法学界、伦理学界等社会各界的广泛争议，现实生活中也呈现增长的趋势。支持和反对代孕技术的双方之间的争论远未平息。

反对代孕技术的理由主要是，首先，代孕技术引起社会伦理新的混乱，孩子可能会面临同时有三个"母亲"（遗传学意义上的母亲、生育母亲、抚养母亲）的尴尬局面，另外，亲属之间的代孕也会产生新的伦理问题，如据媒体报道，英国莱斯特市一对年轻夫妇因为患上不孕症，妻子的母亲当"代孕妈妈"，生下一对双胞胎孩子，"代孕妈妈"就成了孩子的外婆；其次，代孕技术损害了妇女的人格尊严，将妇女沦为生育工具；第三，代孕技术难以避免商业化，如果允许收取报酬，则将妇女甚至婴儿商品化，显然为现代文明所反对，如果禁止收取报酬，又难以制定出具有可操作性的行为规范；第四，不孕夫妇完全可以通过收养而实现自己拥有孩子的梦想。

支持代孕技术的理由主要是，首先，代孕技术有助于公民生育权的实现，如果女性公民先天或后天具有子宫或卵巢缺陷，将无法拥有带有自己全部或部分血缘的孩子，无法实现其生育权，代孕技术则可以帮助这种有缺陷的公民实现其生育权；其次，代孕技术是医学的巨大进步，可以通过完善立法等行为规范来避免代孕技术产生的弊端，而不是因噎废食。

我国卫生部发布的《人类辅助生殖技术管理办法》明文禁止实施任何形式的代孕技术。

三、我国人类辅助生殖技术的立法现状

为了防止人类辅助生殖技术的滥用，加强对人类精子库的管理，必须将相关行为纳入法

治的轨道上来。目前，我国的相关法律还不完善，立法层次较低，主要体现为规章以下的法律文件，因此立法工作有待进一步加强。

卫生部于 2001 年 2 月 20 日颁布了《人类辅助生殖技术管理办法》（2001 年 8 月 1 日起实施）和《人类精子库管理办法》（2001 年 8 月 1 日起实施）两个规章。同年，5 月 14 日，卫生部又发布了《人类辅助生殖技术规范》、《人类精子库基本标准》、《人类精子库技术规范》和《实施人类辅助生殖技术的伦理原则》等规范性文件（已于 2003 年 6 月 27 日重新修订为《人类辅助生殖技术规范》、《人类精子库基本标准和技术规范》、《人类辅助生殖技术和人类精子库伦理原则》）。

四、人类辅助生殖技术管理办法

（一）立法宗旨、适用范围、基本原则及监管体制

1. 立法宗旨　人类辅助生殖技术管理办法的立法宗旨是，保证人类辅助生殖技术安全、有效和健康发展，规范人类辅助生殖技术的应用和管理，保障人民健康。

2. 适用范围　人类辅助生殖技术管理办法的适用范围是，适用于开展人类辅助生殖技术的各类医疗机构。

3. 基本原则　人类辅助生殖技术管理办法的基本原则包括以医疗为目的的原则、非商业利用的原则以及禁止代孕的原则。人类辅助生殖技术的应用应当在医疗机构中进行，以医疗为目的，并符合国家计划生育政策、伦理原则和有关法律规定。禁止以任何形式买卖配子、合子、胚胎。医疗机构和医务人员不得实施任何形式的代孕技术。

4. 监管体制　卫生部主管全国人类辅助生殖技术应用的监督管理工作，县级以上地方人民政府卫生行政部门负责本行政区域内人类辅助生殖技术的日常监督管理。

（二）人类辅助生殖技术的审批

1. 申请人条件　申请开展人类辅助生殖技术的医疗机构应当符合下列条件：具有与开展技术相适应的卫生专业技术人员和其他专业技术人员；具有与开展技术相适应的技术和设备；设有医学伦理委员会；符合卫生部制定的《人类辅助生殖技术规范》的要求。

2. 申请文件　申请开展人类辅助生殖技术的医疗机构应当向所在地省、自治区、直辖市人民政府卫生行政部门提交下列文件：可行性报告；医疗机构基本情况（包括床位数、科室设置情况、人员情况、设备和技术条件情况等）；拟开展的人类辅助生殖技术的业务项目和技术条件、设备条件、技术人员配备情况；开展人类辅助生殖技术的规章制度；省级以上卫生行政部门规定提交的其他材料。

3. 申请程序　申请开展丈夫精液人工授精技术的医疗机构，由省、自治区、直辖市人民政府卫生行政部门审查批准；省、自治区、直辖市人民政府卫生行政部门收到前条规定的材料后，可以组织有关专家进行论证，并在收到专家论证报告后 30 个工作日内进行审核，审核同意的，发给批准证书；审核不同意的，书面通知申请单位。对申请开展供精人工授精和体外受精－胚胎移植技术及其衍生技术的医疗机构，由省、自治区、直辖市人民政府卫生行政部门提出初审意见，卫生部审批；卫生部收到省、自治区、直辖市人民政府卫生行政部门的初审意见和材料后，聘请有关专家进行论证，并在收到专家论证报告后 45 个工作日内进行审核，审核同意的，发给批准证书；审核不同意的，书面通知申请单位。

4. 变更登记　批准开展人类辅助生殖技术的医疗机构应当按照《医疗机构管理条例》

的有关规定，持省、自治区、直辖市人民政府卫生行政部门或者卫生部的批准证书到核发其
医疗机构执业许可证的卫生行政部门办理变更登记手续。

5. 校验　人类辅助生殖技术批准证书每 2 年校验一次，校验由原审批机关办理。校验
合格的，可以继续开展人类辅助生殖技术；校验不合格的，收回其批准证书。

（三）人类辅助生殖技术的实施

1. 机构和技术规范要求　人类辅助生殖技术必须在经过批准并进行登记的医疗机构中
实施，未经卫生行政部门批准，任何单位和个人不得实施人类辅助生殖技术；实施人类辅助
生殖技术应当符合《人类辅助生殖技术规范》的规定。

2. 知情同意原则　实施人类辅助生殖技术应当遵循知情同意原则，并签署知情同意书。
涉及伦理问题的，应当提交医学伦理委员会讨论。

3. 精子使用制度　实施供精人工授精和体外受精－胚胎移植技术及其各种衍生技术的
医疗机构应当与卫生部批准的人类精子库签订供精协议；严禁私自采精；医疗机构在实施人
类辅助生殖技术时应当索取精子检验合格证明。

4. 保密和档案管理规范　实施人类辅助生殖技术的医疗机构应当为当事人保密，不得
泄漏有关信息；不得进行性别选择，法律法规另有规定的除外；应当建立健全技术档案管理
制度，供精人工授精医疗行为方面的医疗技术档案和法律文书应当永久保存。

5. 培训和质量管理　实施人类辅助生殖技术的医疗机构应当对实施人类辅助生殖技术
的人员进行医学业务和伦理学知识的培训；卫生部指定卫生技术评估机构对开展人类辅助生
殖技术的医疗机构进行技术质量监测和定期评估，技术评估的主要内容为人类辅助生殖技术
的安全性、有效性、经济性和社会影响，监测结果和技术评估报告报医疗机构所在地的省、
自治区、直辖市人民政府卫生行政部门和卫生部备案。

（四）处罚

违反《人类辅助生殖技术管理办法》规定，未经批准擅自开展人类辅助生殖技术的非医
疗机构，按照《医疗机构管理条例》第四十四条规定处罚；对有上述违法行为的医疗机构，
按照《医疗机构管理条例》第四十七条和《医疗机构管理条例实施细则》第十条的规定处罚。

开展人类辅助生殖技术的医疗机构违反《人类辅助生殖技术管理办法》，有下列行为之
一的，由省、自治区、直辖市人民政府卫生行政部门给予警告、3 万元以下罚款，并给予有
关责任人行政处分，构成犯罪的，依法追究刑事责任：买卖配子、合子、胚胎的；实施代孕
技术的；使用不具有《人类精子库批准证书》机构提供的精子的；擅自进行性别选择的；
实施人类辅助生殖技术档案不健全的；经指定技术评估机构检查技术质量不合格的；以及其
他违反本办法规定的行为。

第二节　基因工程与克隆技术的法律问题

一、基因工程概述

（一）基因

基因（Gene），也称为遗传因子，是具有遗传效应的 DNA 或 RNA 片段，是控制生物性

状的基本遗传单位。它是含特定遗传信息的核苷酸序列，对生物遗传信息的传递、表达、性状控制起着决定性的作用。

基因有两个显著特征：一是能忠实地自我复制，以延续生物的基本特征；二是基因能够"突变"，大多数突变会导致疾病，另外的小部分是非致病突变。非致病突变给自然选择提供了原始方案，使生物优胜劣汰的竞争法则得以实现。

1866年，奥地利学者格里哥·孟德尔（G. J. Mendel）发表了题为《植物杂交试验》的论文，提出了遗传因子、显性性状和隐性性状等重要概念，并阐述了遗传规律，后人称之为孟德尔定律，孟德尔也因此被公认为遗传学的奠基人。1909年丹麦学者 W. L. 约翰森提出了"基因"这一概念，以表示孟德尔所称的遗传因子。从此，人类历史拉开了基因技术生物革命的序幕。

1944年，美国细菌学家埃弗里（Avery）等人的细菌转化试验有力地证明了肺炎双球菌的转化因子是 DNA，从而证明基因由 DNA 组成，遗传载体不是蛋白质，而是 DNA。1953年4月25日，英国《自然》杂志刊登了美国分子生物学家沃森（Watson）和英国分子生物学家克里克（Crick）合作研究的成果——DNA 双螺旋结构的分子模型，更清楚地说明了基因组成成分就是 DNA 分子，它控制着蛋白质的合成过程。基因的化学本质的确定，标志着遗传学又进入了一个新阶段——分子遗传学发展的新时代，这一成就后来被誉为20世纪生物学方面最伟大的发现，为人类从分子水平认识生命过程的发生、发育、衰老、遗传、进化，认识生命体的结构、功能、运行规律奠定了坚实的基础。

人类对基因的利用通过基因技术来进行，在卫生领域，基因技术包括基因制药技术、基因诊断技术、基因治疗技术、克隆技术等。

（二）基因工程

基因工程（genetic engineering），又称遗传工程、基因拼接技术和 DNA 重组技术，是指按照人们的需要，通过与工程设计相类似的方法，设计和创建具有新的性状的生物体的一种技术。基因工程是生物工程的一个重要分支，它和细胞工程、酶工程、蛋白质工程及微生物工程共同组成了生物工程，其中基因工程为核心技术。

基因工程是20世纪下半叶蓬勃兴起和发展的现代生物技术的最前沿领域。60年代末至70年代初，阿尔伯（Arber）和史密斯（Smith）发现细胞中有两种"工具酶"，能对 DNA 进行"剪切"和"连接"，内森斯（Nathans）则使用工具酶首次实现了 DNA 切割和组合，三位科学家因此而获得1978年诺贝尔生理学或医学奖，为基因工程拉开了序幕。

二、基因工程的立法概况

基因工程由于采用与工程设计相类似的方法，因此，它能够大量生产基因产品，使基因技术得到前所未有的广泛应用，在造福人类的同时，潜在的危害也因此而增大。为了保障基因工程技术在发展的同时，最大限度地消除它的负面影响，世界各国纷纷制定相应的规则予以规范。

（一）国外基因工程立法

1976年6月23日，针对重组 DNA 研究工作的潜在危险性，美国国家卫生研究院（NIH）制定并公布了世界上第一个实验室基因工程应用法规——《重组 DNA 分子实验室准则》。随后，先后有30多个国家相继制定了相关准则和法律，德国先后制定了《重组 DNA

分子实验准则》（1977 年）、《基因技术法》、《基因技术安全条例》、《胚胎保护法》；英国于 1978 年制定了《重组 DNA 分子实验准则》、1989 年颁布了《遗传操作规则》；日本文部科学省在 1979 年颁布了《重组 DNA 实验准则》（1991 年修改）；奥地利于 1994 年制定了《基因技术法》。1985 年美国又发布了《人类体细胞基因治疗的设计和呈批考虑要点》，这是基因治疗领域里的第一个系统的成文规定，在基因治疗的发展上有着重要的作用。

从 1978 年开始，对基因工程技术的立法限制呈现逐渐放宽的趋势。人们意识到，对基因工程技术的过分限制不利于其发展，1980 年 1 月 29 日，美国对《重组 DNA 分子实验室准则》进行修改，此后，该准则又进行了多次修改，放宽或简化了原有大部分限制性条款。各国政府也逐渐放宽相关的限制性条款。

近些年来，随着克隆技术和人类基因组研究的深入，各国对基因立法也日益重视，并加强了国际合作。

1997 年 11 月 11 日，联合国教科文组织大会通过《世界人类基因组与人权宣言》，规定了基因研究应遵循的原则。《宣言》提出一系列基本原则：①每个人都有权使其尊严和权利受到尊重；②事先、自愿和明确同意；③任何人都不应因其遗传特征而受到歧视；④必须以尊重人的人权、基本自由和尊严为前提；⑤不允许进行任何有损于人类尊严的科研活动，例如运用克隆技术复制人；⑥不用于非和平目的。这些基本原则对保护人权、防止和抑制基因技术的滥用都具有重大的指导意义，也成为世界各国立法的基础。

国际人类基因组织（HUGO）伦理委员会也发表了一系列声明。1996 年，发布了《关于遗传研究正当行为的声明》；1997 年，发布了《关于 DNA 取样：控制和获得的声明》；1999 年，发布了《关于克隆的声明》；2000 年，发布了《关于利益分享的声明》；2001 年，发布了《关于基因治疗研究的声明》；2002 年，发布了《关于人类基因组数据库的声明》。这些声明对成员国的立法也具有指导意义。

欧盟于 1997 年通过了《人权和生物医学公约》。

（二）我国基因工程立法

近年来，我国关于基因工程的立法也在逐步推进。1993 年 12 月 24 日，国家科学技术部颁布了《基因工程安全管理办法》，1998 年 6 月 10 日，科学技术部、卫生部颁布了《人类遗传资源管理暂行办法》，以及《人的体细胞治疗及基因治疗临床研究质控要点》（1993）、《人胚胎干细胞研究伦理指导原则》（2003）等规范性文件，《专利法》、《环境保护法》等法律中也有涉及生物技术的相关法律规定。但总的来说，我国的基因工程相关立法还有待进一步完善。

三、基因工程的法律问题

（一）基因诊断

基因诊断又称 DNA 诊断、基因探针技术，指用基因检测的方法对人们的精神和体质状态作出判断。人类的许多疾病都与自身的基因有关，目前，已发现的遗传病有 6500 多种，其中由单基因缺陷引起的就约 3000 多种。因此，基因诊断技术的出现，对于人类预防、诊断疾病具有重大意义。

基因诊断在给人们带来福祉的同时，也引发了社会对它的法律争论。比如，个人对基因是否具有隐私权？谁对患者的基因信息享有知情权？在基因诊断中，医生是否应当对患者的基因信息负有保密的义务？医生能否对在诊断中获取的基因信息加以利用？对某些患有遗传缺陷的人的基因信息，是否可以出于公共利益的目的而予以公开？等等。

1. 基因诊断中的患者隐私权 上述问题的核心问题是基因诊断中的患者隐私权问题：一般认为，在基因诊断中，患者对其基因享有隐私权。首先，患者的基因隐私权得到广泛承认。1997年，联合国教科文组织在第二十九次会议上一致通过了《人类基因组与人权问题的世界宣言》，该《宣言》规定："为研究或其他任何目的而与个人有关的或存储处理的基因数据均应依法保密。遗传学资料依法律要求应被保守秘密。"其次，患者的基因隐私权符合隐私权的法律特征，一般认为，隐私权包括个人信息、个人私事、个人领域3个方面，基因记载着个人的遗传密码和生命信息，应当属于个人信息的范畴。我国学者王利明认为："隐私权是自然人享有的对其个人的、与公共利益无关的信息、私人活动和私有领域进行支配的一种人格权。"另一方面，人与人的基因存在着一定差异，这种差异可以表现为不同的生理、行为、智力特征，因此，如果对个人的基因隐私权益不予保护，将在教育、就医、保险、婚姻等方面不可避免地带来基因歧视问题。而前述《宣言》中，明确宣称"任何人不应因其基因特征受到歧视，否则将会侵害或具有侵犯人权、基本自由及人类尊严的作用"。

2. 基因隐私权的内容 作为一种具体人格权，基因隐私权既有隐私权的共性，也有其特殊性。基因隐私权具有一般隐私权的权能，即基本内容包括隐私隐瞒权、隐私利用权、隐私维护权、隐私支配权，因此，在基因诊断中，医生对患者的基因信息负有保密的义务；同时，基因隐私权也具有自身的个性，那就是相对私密性，这是因为，虽然每个人的基因都不同，但作为"人"，其基因必然会与家庭成员、宗族、民族、种族具有共同性，因此，个人的基因隐私权必然会受到这些共同性的限制。

随着科学技术的发展，发达的基因技术使得我们可以从一根头发、一片皮屑中方便地了解到一个人全部的含生理、行为、智力特征等基本的、重要的隐私，而基因隐私的泄露，将会在教育、就医、保险、婚姻等方面对个人权利造成严重的侵害，甚至带来严重的基因歧视问题，而个人的平等权利是现代社会正常运转的基石，现代文明不允许类似"二战"中的"种族灭绝"的历史悲剧重演。

（二）基因治疗

基因治疗，是指应用基因工程技术将正常基因引入患者细胞内，以达到治疗目的的医学新技术。治疗的方法既可以是修复有缺陷的基因，也可以是用功能正常的基因替代缺陷。基因治疗的策略，概括起来大致分为基因置换、基因修复、基因修饰、基因失活、引进新基因、免疫调节等6种。根据靶细胞的不同，基因治疗可以分为两种形式：一是体细胞基因治疗，使用较为广泛；二是生殖细胞基因治疗，由于可能引起遗传改变而受到限制。

基因治疗的出现，对人类健康有重要意义。首先，基因治疗为治疗疾病提供了新途径。科学发现，人的一切疾病与自身基因都有直接或间接的关系，因此，基因治疗可以直接或间接帮助人们恢复健康；其次，基因治疗使遗传病等的治疗面临重大转机，基因治疗与常规治疗方法不同，一般意义上疾病的治疗针对的是因基因异常而导致的各种症状，而基因治疗针对的是疾病的根源——异常的基因本身，目前，基因治疗的对象已不限于单基因疾病，例如免疫缺陷症、遗传性贫血和囊性纤维化等，已经开始了治疗多基因常见病的尝试，例如癌症和心血管疾病；再者，基因治疗使得给药更加高效和安全，许多疾病是局部组织器官结构和功能障碍，不需全身用药，基因治疗技术可以利用基因枪传送药物到人体内的特定部位，局部用药可以达到相同的疗效。基因治疗被称为人类医疗史上的第四次革命，而通过基因治疗将使人类的许多不治之症得以克服。

基因治疗面临较多的法律问题。由于人类认识的局限性以及科学技术的"双刃剑"本性，基因治疗自问世以来，有关的法律争论从未停止。为此，人类基因组计划在开始时就包含一个子计划，即人类基因组计划的 ELSI 研究，专门用来研究它所带来的伦理、法律和社会问题（ethcal、legal and social implications），其经费有 3 亿美元，占人类基因组计划总计划经费的 5%，这也是人类基因组计划与曼哈顿原子弹计划和阿波罗登月计划等 20 世纪人类史上的其他特大科学工程的一个很大的不同。基因治疗面临的法律问题主要包括：什么是正常基因？什么是残疾或缺陷？残疾和缺陷由谁来决定？需要治疗或预防它们吗？是否应当允许基因增强——不涉及疾病治疗或预防的基因治疗，如改变身高特征之类？如果基因增强成为常事，会对基因库的多样性造成什么样的影响？现阶段，谁将利用昂贵的基因技术？谁来支付使用这些技术的费用？等等。

四、克隆技术概述

克隆，指利用生物技术通过无性生殖方式产生与母体具有完全相同基因的后代的过程，因此也称为"无性繁殖"。克隆一词是英文"clone"音译，起源于希腊文"klone"，最早于 20 世纪初被引入园艺学，原意是指幼苗或嫩枝以无性繁殖或营养繁殖的方式培育植物，如扦插和嫁接，以后逐步应用于植物学、动物学和医学等方面。

克隆技术已经历了 3 个发展时期：第一个时期是微生物克隆，即用一个细菌复制出成千上万个和它一模一样的细菌；第二个时期是生物技术克隆，如 DNA 克隆；第三个时期是动物克隆，即由一个细胞克隆成一个动物。1997 年 2 月 23 日，英国苏格兰罗斯林研究所的科学家伊恩·威尔穆特宣布，他们的研究小组利用一只绵羊的乳腺上皮细胞作为供体细胞进行细胞核移植，成功地"克隆"出世界上第一只体细胞克隆动物——克隆羊"多莉"（Dolly），使用的便是动物克隆技术。"多莉"的诞生，突破了利用胚胎细胞进行核移植的传统方式，翻开了克隆史上崭新的一页，使克隆技术有了长足的进展。科学家预测，从技术层面说，"克隆人"的诞生是可以实现的。

根据克隆的目的，克隆技术在医学上的应用主要包括两种方式：治疗性克隆和生殖性克隆。治疗性克隆，指出于医疗目的，使用克隆技术制造胚胎、获得人类干细胞的过程。生殖性克隆，是指出于生殖目的，使用克隆技术在实验室制造人类胚胎，然后将胚胎置入人类子宫发育成胎儿和婴儿的过程。一般认为，二者的界限在于胚胎的存活时间是否超过 14 天，超过 14 天，即被认为属于治疗性克隆，我国于 2003 年颁布的《人胚胎干细胞研究伦理指导原则》中明确指出，进行人胚胎干细胞研究，囊胚的体外培养期限自受精或核移植开始不得超过 14 天。从理论上讲，"克隆人"的诞生是可以实现的，但基于尊重人类尊严的伦理学考虑，目前世界各国政府严禁生殖性克隆。

五、克隆技术的法律问题

克隆技术引发的法律问题主要是"克隆人"的法律问题。微生物克隆、生物技术克隆以及人以外的动物克隆主要引发的是环境、食品、物种等问题，不直接涉及改变人自身的问题，而克隆羊"多莉"的诞生在世界范围引起激烈争论，是因为人们从这一事件中预见到，"克隆人"距离人类社会已经不远了，人们必须作出选择：是否愿意和"克隆人"一起分享现在的世界。

（一）关于克隆人的争论

关于克隆人的争论，主要存在着全面禁止和部分禁止两种观点。

1. 全面禁止论 这种观点主张全面禁止克隆人，包括治疗性克隆和生殖性克隆人。主张这种观点的国家，往往是出于其宗教、信仰、习俗、社会文化等方面的背景，认为生命从受精卵就已开始，而一个"人"是不能出于治疗目的为另一个"人"所用的，即"人不是工具"。

2. 部分禁止论 这种观点主张禁止生殖性克隆人，允许治疗性克隆。主张这种观点的国家认为，对生命的界定应在胎儿发育成形或出生后才开始，一个人在出生后才具有家庭及社会定位等社会属性。治疗性克隆是出于医疗目的，而非生殖的目的，即不是"造人"，同时，治疗性克隆可以解决人类目前的许多难题，例如，克隆的脏器用于医学研究和应用，会缓解实施移植手术时全球器官供需的矛盾，而且通过自己 DNA 克隆的脏器不容易产生排斥，为需要实施脏器移植的患者和医生提供了方便，手术成功率会大大提高。另外，克隆的干细胞将在治疗弱智、老年痴呆以及恢复神经系统健康等方面都有很广泛的应用，是目前常规的手段所不能及的。治疗性克隆为较多国家所接受，而生殖性克隆人则为世界所禁止。

（二）克隆人引发的法律问题

1. 克隆人立法的必要性 克隆人技术使人类的法律、伦理面临空前的挑战，人类必须解决相关的法律、伦理问题。首先，克隆人技术是主体技术，它将改变人类社会的现有结构。根据是否以人为对象，技术可分为主体技术和客体技术。主体技术，是设计、生产人的技术，包括克隆人技术和人类辅助生殖技术等医学技术。客体技术，是生产、改造人以外的事物，为人服务的技术。一般而言，技术基本都是客体技术，都是为人服务的技术，但克隆人技术不同于传统技术，它使人有了"造物主"的能力，它的"产品"是"人"，这就意味着作为社会主体的"人"将增加新的类型——"克隆人"。其次，时间的紧迫性。从技术上讲，人们能够成功克隆动物，也可以克隆人，因此，在未来的岁月里，技术发展将与立法速度展开一场竞赛，如果等"木已成舟"再来规范禁止克隆人，那就太迟了。

2. 克隆人引发的具体法律问题 人们面临的法律问题主要包括："克隆人"的法律地位问题，"克隆人"是人吗？"克隆人"和"人"的界限是什么？如何处理"克隆人"与被克隆人的关系，如克隆人与被克隆人的关系是母子关系或父子关系，还是兄弟姐妹关系？如何处理"克隆人"与其他社会成员的关系，如"克隆人"是否有抚养、婚姻、继承等权利？谁有资格决定进行克隆人的行为？等等。

（三）禁止生殖性克隆人

由于生殖性克隆人涉及伦理、法律、技术等复杂问题，目前国际社会普遍反对生殖性克隆人。反对生殖性克隆人的主要理由是：

1. 克隆人的出现是对人类尊严、个性的破坏 人不是工具，不能复制来复制去，同时，相同的遗传特征，将使得人丧失个性，这是人们所难以忍受的。

2. 克隆人的出现会动摇、改变人类社会的存续基础 人类社会一直以来以有性生殖作为繁衍后代的唯一方式，这种繁衍方式是家庭、宗族、社会得以构建和运行的基石，一旦克隆人出现，人类繁殖后代的过程不再需要两性共同参与，则所有这一切都可能会因之改变。

3. 克隆人技术还不成熟 就目前的技术水平而言，盲目克隆人会使人类面临许多现实或可能的危险，如丧失遗传多样性的危险、技术被滥用的危险、克隆人早衰的危险等。著名的"多莉"羊是克隆 277 个绵羊胚胎后唯一的"硕果"，2003 年 2 月 14 日培育出"多莉"的苏格兰罗斯林研究所发表新闻公报说，由于发现"多莉"患有进行性肺病，研究人员对它实施了"安乐死"，再次引发人们对克隆技术所导致的遗传缺陷、早衰的争论。如果待技术成熟了再来规范禁止克隆人，可能将为此付出巨大的代价，为防范或控制这些风险，必须防患于未然。

4. 克隆人会引发诸多法律、伦理难题　本书亦持反对生殖性克隆人的观点，除以上理由外，补充一点理由：生殖性克隆人技术作为主体技术将给人类带来难以逆转的社会风险。主体技术不同于客体技术，如果客体技术对人类社会产生危害，我们可以弃之不用，如可以销毁核武器，但"克隆人"的诞生，却难以采取同样的方式，因为我们要"销毁"的实际上是作为主体的"人类"自身。

目前，对人类进行生殖性克隆在 30 多个国家都被宣布为非法。1990 年英国通过的《人类授精和胚胎学法案》认为，克隆人类胚胎的研究是非法的，成为世界上第一个立法反对生殖性克隆的国家。1991 年德国实行《胚胎保护法》，严格禁止人类胚胎干细胞研究以及克隆胚胎干细胞。1997 年 11 月 11 日，联合国教科文组织大会通过了《世界人类基因组与人权宣言》，指出："违背人的尊严的一些做法，如用克隆技术繁殖人的做法，是不能允许的。"1998 年 1 月，欧洲 19 个国家在法国巴黎签署了一项有关严格禁止克隆人的协议。2000 年 4 月 14 日，日本内阁会议通过关于《限制对人的克隆技术的法律草案》，禁止克隆人，违者最高将被判处 5 年徒刑。美国众议院 2003 年 2 月 27 日通过禁止克隆人法案，但准许治疗性的复制行为。2004 年 3 月 3 日，加拿大参议院社会事务委员会通过了一项禁止克隆人的法案。

2005 年 3 月 8 日，第五十九届联合国大会批准了联大法律委员会通过的《联合国关于人的克隆的宣言》，该《宣言》提出："会员国应当考虑禁止违背人类尊严和对人的生命的保护的一切形式的人的克隆。"中国、英国等赞成治疗性克隆的国家投了反对票。中国投反对票并不意味着支持克隆人，而是反对禁止治疗性克隆研究。

第三节　器官移植的法律问题

一、器官移植概述

（一）器官移植

器官移植（organ transplantation），是用健康的器官代替人的病损器官的医学技术。器官移植是移植术的一种，移植术包括细胞移植、组织移植和器官移植，本书所说的器官移植专指人的器官移植。

从不同的角度来分，器官移植可以被分为不同的种类。根据供体与受体关系的不同，器官移植可以分为自体移植、异体移植与异种移植。自体移植是指供体与受体为同一人的器官移植。异体移植是指供体与受体为不同人的器官移植。异种移植，又称跨种移植，是指不同种属的个体之间的移植，临床异种移植指将动物的器官移植给人类。根据移植器官的类目不同，器官移植可以被分为肾脏移植、肝脏移植、心脏移植等。

（二）器官移植的发展概况

器官移植是人类自古以来的梦想，中外都曾有关于器官移植的传说。我国《列子·汤问》曾记载过战国时期的"神医"扁鹊为鲁公扈和赵齐婴换心的故事，"遂饮二人毒酒，迷死三日，剖胸探心，易而置之"。公元前 12 世纪，古印度神话故事中描述，湿婆神曾一怒之下将其子的头砍掉，尔后将一头犯禁的大象的头安在他身上，让其获得新生，成为"象头神"伽内沙。埃及著名的斯芬克斯狮身人面像，也反映了人类对器官移植的渴望。

器官移植的实现，离不开医学技术的发展。直到 20 世纪，器官移植才成为现实。一般来说，器官移植必须解决几个关键问题：①血液循环的重建。②移植器官活力的保持。③器官的排斥反应的克服。1902 年，法国医生卡雷尔发明血管缝合技术，解决了器官移植中血供重建的问题，迈出了人类实现器官移植梦想的第一步。美国的贝尔泽和科林斯分别于1967 年和 1969 年创造出实用的降温灌洗技术，推动了保持移植器官活力技术的发展。20 世纪 60 年代，具有临床实效的免疫抑制剂被陆续发现，1978 年，新一代免疫抑制剂环孢素问世，使移植的器官长期存活率大大提高。1954 年，美国波士顿的医生默里成功地做了世界上第一例同卵双胞胎之间的肾移植手术，接受手术者活了 8 年，成为移植医学史上首例获得长期有功能存活的病例，从而开启了人类器官移植的先河。目前，全世界约有 50 万器官移植受者健在。

人类在器官移植领域取得了巨大的成就，但同时面临另一个难题，即供体器官缺乏的问题。当前，全球自愿捐献器官的供体与等待接受器官移植的受体的比例是 1∶10，每年都有几万甚至十几万的病人在等待器官移植的过程中痛苦地死去。我国每年有 100 万尿毒症患者，其中，有 50 万患者等待肾移植，但却只有 5000 名患者可以得到移植，即 1%；在美国，这一比例稍高一些，每年约 9 万人在等待肾移植，约 2 万即 20% 多的人可以获得移植。器官缺乏成为器官移植所面临的全球性问题。

二、器官移植的法律问题

（一）器官移植引发的法律问题

器官移植不仅面临供体器官缺乏的难题，同时，作为现代医学新技术，也面临着诸多法律、伦理等问题。如何确定器官的法律属性？如何确定器官供体的范围？如何保障器官移植的程序正义？如何分配可获得的器官？器官移植是否可以商业化？如何保障器官移植中的公民的隐私权？以及器官移植中的预防犯罪问题等等。

（二）器官移植的法律原则

为防范、控制器官移植中的危害，综合各国立法情况看，器官移植除遵守一般的法律原则外，还应当遵循的特殊法律原则主要包括以下几个方面：

1. 自愿捐献原则 自愿捐献原则，也称知情同意原则，是指公民本人或死者家属在知情的前提下，出于自愿提供器官的原则。人的生命、健康权是平等的，为保护捐献者的合法权益，"捐献"作为一种"绝对利他"的行为，只能出于自愿，而不宜强制，因而保障器官捐献者的知情同意便成为器官移植中须遵循的首要原则，也是衡量和判定人体器官采集行为合法性的首要价值尺度。

根据器官是否来源于活体，自愿捐献原则可以分为两种情形：摘取活体器官的知情同意和摘取遗体器官的知情同意。

摘取活体器官的知情同意包含 3 个要件：①信息告知。医疗机构及其医务人员应当向捐献者提供充分、真实的信息，以可理解的方式告知活体捐献人，其捐献可能存在的危险、捐献的益处和后果。②自由同意。捐献人在知情前提下的同意行为没有受任何不正当的影响和强迫，且有权随时撤销同意行为。③同意能力。捐献人应具有完全民事行为能力，对不具有完全民事行为能力的人的捐献应予以严格限制。

摘取遗体器官的知情同意，可以分为两种情形：明示同意和推定同意。明示同意是指死者生前本人的自由同意和本人死后其家属的知情同意，一般采用书面的方式，如填写器官捐赠卡、遗嘱等形式，美国的部分州制定了驾驶执照法，根据该法，驾驶执照上注明驾驶人的捐献任一器官和组织的意愿及签名，如果驾驶人决定捐献自己的器官，则在其不幸遇上交通事故而死亡后，医院即可根据其捐献意愿合法地摘取其器官或利用其遗体。单纯采用明示同意的方式，容易出现"器官捐献数量少"的局面。推定同意是指死者生前没有做出明确的反对器官捐献的意思表示，经死者的近亲属同意，或由其他法定主体（如医生），可以按照法律的规定推定其自愿捐献器官。在大多数实行推定同意的国家和地区，一般还是要征得亲属的同意。与明示同意相比，推定同意可以扩大器官捐献的数量。

另外，在摘取器官方面，有些国家还规定了需要决定制度，有学者称为法定同意，即根据挽救生命具体需要和死者的具体情况决定是否可以摘取遗体器官，前苏联、土耳其等国采用此种原则。

2. 无偿原则　无偿原则，又称禁止器官买卖原则、禁止器官交易原则，是指器官只能通过自愿捐献获得，不得以支付任何形式的对价为条件。

绝大多数国家的法律都禁止买卖人体器官，其原因主要是：①从伦理的角度出发，允许器官买卖会损害人的人格尊严，将导致人的商品化，为现代文明所不许。②允许器官买卖将加剧因贫富分化带来的不平等现象，穷人将沦为富人的器官库。③允许器官买卖将加剧相关犯罪行为，如人口买卖，甚至伤害、杀人等。④不会缓解器官的供需矛盾，有偿器官捐赠将直接损害建立在利他主义的基础之上的无偿捐赠者的积极性，反而会导致捐献器官的减少。⑤可能会降低移植器官的质量，出售者会为了完成交易而隐瞒自己的病史，导致受体感染新的疾病。

无偿原则包含两方面含义：禁止器官交易和允许适当补偿。一方面，器官的获得不得通过出售、购买交易的方式获得，不得以支付任何形式的对价为条件。无偿性原则要求捐赠人不能从器官捐献中取得任何非正当利益，包括直接或者间接利益，同时也禁止其他任何人从事器官的交易、代理、中介等行为，正是基于这种考虑，很多国家都对活体器官接受人的范围予以严格的限制，捐献人与接收人之间须存在特定关系，如直系亲属关系或遗传关系及其他情感关系，我国《深圳经济特区人体器官捐献移植条例》规定，生前捐献人体器官的，以移植于其直系亲属和三代以内旁系亲属为限。另一方面，无偿原则不排除补偿捐献人产生的合理和可证实的费用，包括收入损失，也包括支付获取、处理、保存和提供用于移植的人体器官的费用。允许补偿捐献费用的目的，是为了保护捐献人的积极性。为避免变相的器官交易行为，各国对人体器官移植手术收取费用的范围都做出了规定，只能收取摘取和植入人体器官的手术费、药费、检验费、医用耗材费以及保存和运送人体器官的费用，不得收取或者变相收取所移植人体器官的费用。

3. 保护非完全民事行为能力人的原则　保护非完全民事行为能力人的原则，是指对非完全民事行为能力人捐献活体器官的行为应予以严格限制。非完全民事行为能力人包括未成年人、精神病人等无民事行为能力人和限制民事行为能力人。

保护非完全民事行为能力人的原则包括两方面的含义：

（1）对非完全民事行为能力人捐献活体器官的行为予以一般禁止。

（2）特殊情况下允许例外。大多数制定了人体器官移植法律的国家或地区都明确规定，除在某些获批准的例外情况下，未成年人不得作为活体器官移植的供体，这是因为：一方面，未成年人或精神病人没有完全的民事行为能力，不能或不能完全辨别自己捐献身体器官行为的性质和后果；另一方面，未成年人处于发育期，摘取未成年人的活体器官对其未来的身心健康可能造成难以预计的后果，因此，为保护这类特殊人群的合法权益，对他们的捐献行为应予以一般禁止。对于本原则的例外适用，应严格予以限制，根据世界 2008 年公布的卫生组织《人体细胞、组织和器官移植指导原则（草案）》，特殊情况主要是指"家庭成员间捐献可再生细胞（在不能找到具有相同治疗效果的成人捐献人情况下）和同卵双胞胎之间的肾脏移植（当避免免疫遏抑可对接受人有足够的好处，而且没有可在未来对捐献人产生不利影响的遗传病时，就可作为例外）"。同时，该草案还规定："应当具备保护未成年人的具体措施，在任何可能情况下都应在捐献前获得未成年人的同意。"

关于监护权的行使。按照法理，非完全民事行为能力人的监护人享有监护权，但一般认为，捐献活体器官的权利不属于监护权的内容，因为捐献行为是对自身利益的一种让渡，与监护目的即保护被监护人利益的目的相悖。如我国《民法通则》规定："监护人应当履行监护职责……除为被监护人的利益外，不得处理被监护人的财产。"但在法律规定的特殊情况下可以被允许，所谓的特殊情况如上所述。

除了上述原则以外，器官移植行为还应当遵循符合社会伦理原则，公平、公开原则（器官分配的公开与公正原则），法定许可原则等。

（三）器官移植的立法概况

1. 器官移植的立法模式 随着器官移植技术的不断发展，器官移植已成为恢复患者器官功能，乃至挽救患者生命的重要手段。为了防范器官买卖等危害行为的发生，使器官移植技术造福人类，世界各国普遍重视人体器官移植立法，将器官移植的发展纳入法制的轨道。

大多数开展器官移植的国家，在 20 世纪 80 年代以前就已基本完成了器官移植的立法工作。各国的器官移植立法模式基本上分为两种：一是统一立法模式，即制定统一的器官移植法法典，大多数国家采用这种模式，如美国于 1968 通过了《统一组织捐献法》，又于 1984 年颁布了《全美器官移植法》，加拿大、英国、法国、新加坡、瑞典和挪威等国也采用这种模式；二是单行立法模式，即对不同的器官制定单行法，一些国家早期的器官移植法律采用这种模式，如日本于 1958 年制定了《角膜移植法》，1979 年制定了《角膜和肾脏移植法》。目前，很多原来施行单行立法模式的国家都已实现了向统一立法模式的过渡，如日本于 1997 年颁布了《器官移植法》，同时废止了 1979 年的《角膜和肾脏移植法》，实现了器官捐献和移植的统一立法。

值得注意的是，各国虽然多采用统一立法模式，但对于器官移植法律调整范围的规定不尽相同，主要是因为各国对"器官"的具体含义范围理解不同，宽窄不一。如美国《全美器官移植法》规定："人体器官是指人体的肾脏、肝脏、心脏、肺、胰腺、骨髓、角膜、眼球、骨、皮肤和其他卫生和人类资源服务规定的人体器官。"日本的《器官移植法》规定：

"除眼球（角膜）和肾脏，器官还包括心脏、肺、肝脏、胰腺和小肠。"各国法律规定的差异主要表现为"器官"是否包括"组织"，如角膜、骨髓、皮肤等。我国台湾地区的《人体器官移植条例》即规定："本条例所称器官，包括组织。"而我国内地的《人体器官移植条例》则规定："从事人体细胞和角膜、骨髓等人体组织移植，不适用本条例。"

2. 我国器官移植立法概况　近年来，我国器官移植技术快速发展，但器官移植立法相对滞后，这也为我们借鉴国外立法的成功经验提供了机会。目前，我国已初步建立了器官移植法律体系。

我国港、澳、台地区的器官移植立法起步较早。1987 年，台湾地区率先通过了《人体器官移植条例》（2003 年修订），1988 年又颁布了《人体器官移植条例实施细则》等，构成了较为完整的器官移植立法体系。香港地区于 1995 年颁布了《人体器官移植条例》，并于 1999 年进行了修订。澳门地区于 1996 年颁布了《规范人体器官及组织之捐赠、摘取及移植》。

我国内地也逐渐加快了器官移植立法的进程。1984 年，最高人民法院、最高人民检察院、公安部、司法部、卫生部和民政部公布了《关于利用死刑犯尸体或尸体器官的暂行规定》，规定了 3 种情况下对死刑罪犯尸体或尸体器官可供利用：无人收殓或家属拒绝收殓的；死刑罪犯自愿将尸体交医疗卫生单位利用的；经家属同意利用的。2000 年 12 月 15 日，上海市人大常委会通过并颁布了《上海市遗体捐献条例》，这是我国内地关于遗体捐献的第一部地方性法规。2003 年 8 月 22 日，深圳市人大常委会通过了《深圳经济特区人体器官捐献移植条例》，这是我国第一部全面规定人体器官移植和遗体捐献的地方法规，对我国全国性的立法具有重要的探索意义。2006 年，卫生部通过了《人体器官移植技术临床应用管理暂行规定》，这是关于器官移植的第一次全国性的立法。2007 年 3 月 21 日，国务院通过了《人体器官移植条例》（自 2007 年 5 月 1 日起施行，以下简称《条例》），这是我国关于器官移植的第一部行政法规。目前，我国还未颁布《器官移植法》。

三、人体器官移植条例

（一）立法宗旨、适用范围、管理体制

人体器官移植条例的立法宗旨是，规范人体器官移植，保证医疗质量，保障人体健康，维护公民的合法权益。

人体器官移植条例的适用范围是，在中华人民共和国境内从事人体器官移植，适用该条例；从事人体细胞和角膜、骨髓等人体组织移植，不适用该条例；人体器官移植，是指摘取人体器官捐献人具有特定功能的心脏、肺脏、肝脏、肾脏或者胰腺等器官的全部或者部分，将其植入接受人身体以代替其病损器官的过程。

根据《条例》，卫生部负责全国人体器官移植的监督管理工作，县级以上地方人民政府卫生主管部门负责本行政区域内人体器官移植的监督管理工作。各级红十字会依法参与人体器官捐献的宣传等工作。

（二）人体器官的捐献

人体器官捐献应当遵循自愿、无偿的原则。

自愿捐献原则是器官移植法律的基本原则，为保障公民捐献人体器官的合法权益，《条例》对此作了 5 个方面的规定：

1. 自由同意　公民享有捐献或者不捐献其人体器官的权利，任何组织或者个人不得强迫、欺骗或者利诱他人捐献人体器官。

2. 完全民事行为能力和书面形式　捐献人体器官的公民应当具有完全民事行为能力；公民捐献其人体器官应当有书面形式的捐献意愿，对已经表示捐献其人体器官的意愿，有权予以撤销。

3. 遗体捐献　公民生前表示不同意捐献其人体器官的，任何组织或者个人不得捐献、摘取该公民的人体器官；公民生前未表示不同意捐献其人体器官的，该公民死亡后，其配偶、成年子女、父母可以以书面形式共同表示同意捐献该公民人体器官的意愿。

4. 保护未成年人　任何组织或者个人不得摘取未满18周岁公民的活体器官用于移植。

5. 活体器官的接受人与捐献人之间须存在法定关系　活体器官的接受人限于活体器官捐献人的配偶、直系血亲或者三代以内旁系血亲，或者有证据证明与活体器官捐献人存在因帮扶等形成亲情关系的人员。

（三）禁止人体器官买卖

任何组织或者个人不得以任何形式买卖人体器官，不得从事与买卖人体器官有关的活动。

为了防止买卖、变相买卖人体器官行为的发生，《条例》作出了两方面的具体规定。一方面，对收取人体器官移植手术费用的范围作出明确规定，从事人体器官移植的医疗机构实施人体器官移植手术，除向接受人收取下列费用外，不得收取或者变相收取所移植人体器官的费用：摘取和植入人体器官的手术费；保存和运送人体器官的费用；摘取、植入人体器官所发生的药费、检验费、医用耗材费。另一方面，对活体器官接受人的范围予以严格限制：活体器官的接受人限于活体器官捐献人的配偶、直系血亲或者三代以内旁系血亲，或者有证据证明与活体器官捐献人存在因帮扶等形成亲情关系的人员。另外，《条例》还规定，人体器官移植技术临床应用与伦理委员会审查摘取人体器官审查申请时，应审查有无买卖或者变相买卖人体器官的情形。

为了保证禁止人体器官商业交易原则得以落实，《条例》对买卖人体器官或者从事与买卖人体器官有关活动的单位和个人规定了严格的法律责任。《条例》规定，对买卖人体器官或者从事与买卖人体器官有关活动的，由卫生主管部门没收违法所得，并处以交易额8倍以上10倍以下的罚款；医疗机构参与上述活动的，还应当对负有责任的主管人员和其他直接责任人员依法给予处分，并由原登记部门撤销该医疗机构人体器官移植诊疗科目登记，该医疗机构3年内不得再申请人体器官移植诊疗科目登记；医务人员参与上述活动的，由原发证部门吊销其执业证书；国家工作人员参与上述活动的，由有关部门依据职权，依法给予撤职、开除的处分。

（四）开展人体器官移植医疗机构的资格管理

人体器官移植事关人的生命安全，并涉及有限器官资源的分配，为了确保医疗机构提供的人体器官移植医疗服务安全、有效，《条例》规定了开展人体器官移植医疗机构的准入和退出制度。

1. 关于开展人体器官移植医疗机构的准入制度

（1）符合法定条件。医疗机构从事人体器官移植，应当具备下列条件：①有与从事人体器官移植相适应的执业医师和其他医务人员。②有满足人体器官移植所需要的设备、设施。③有由医学、法学、伦理学等方面专家组成的人体器官移植技术临床应用与伦理委员会，该委员会中从事人体器官移植的医学专家不超过委员人数的1/4。④有完善的人体器官移植质量监控等管理制度。

（2）履行登记手续。医疗机构从事人体器官移植，应当依照《医疗机构管理条例》的规定，向所在地省级政府卫生主管部门申请办理人体器官移植诊疗科目登记。

（3）省级政府卫生主管部门进行人体器官移植诊疗科目登记时，应当考虑本行政区域内人体器官移植的医疗需求和合法的人体器官来源情况，并及时公布已经办理人体器官移植诊疗科目登记的医疗机构名单。

2. 关于开展人体器官移植医疗机构的退出制度

（1）已经办理人体器官移植诊疗科目登记的医疗机构不再具备法定条件的，应当停止从事人体器官移植，并向原登记部门报告；原登记部门应当自收到报告之日起2日内注销该医疗机构的人体器官移植诊疗科目登记，并予以公布。

（2）省级以上人民政府卫生主管部门应当定期组织专家根据人体器官移植手术成功率、植入的人体器官和术后患者的长期存活率，对医疗机构的人体器官移植临床应用能力进行评估，并及时公布评估结果；对评估不合格的，由原登记部门撤销人体器官移植诊疗科目登记。

（五）人体器官的摘取、植入

为了规范人体器官移植，维护捐献人和接受人的合法权益，提高人体器官移植的临床疗效，《条例》对器官移植实施全过程监管，除了对捐献环节进行规范外，还对人体器官的摘取、植入、遗体处理等环节作出规定，具体可以分为医学检查和风险评估、提出摘取人体器官审查申请、伦理委员会审查同意、摘取器官、遗体处理等阶段。

1. 医学检查和风险评估 实施人体器官移植手术的医疗机构及其医务人员应当对人体器官捐献人进行医学检查，对接受人因人体器官移植感染疾病的风险进行评估，并采取措施，降低风险。

2. 提出摘取人体器官审查申请 在摘取活体器官前或者尸体器官捐献人死亡前，负责人体器官移植的执业医师应当向所在医疗机构的人体器官移植技术临床应用与伦理委员会提出摘取人体器官审查申请；人体器官移植技术临床应用与伦理委员会不同意摘取人体器官的，医疗机构不得做出摘取人体器官的决定，医务人员不得摘取人体器官。

3. 伦理委员会审查同意 人体器官移植技术临床应用与伦理委员会收到摘取人体器官审查申请后，应当对下列事项进行审查，并出具同意或者不同意的书面意见：①人体器官捐献人的捐献意愿是否真实。②有无买卖或者变相买卖人体器官的情形。③人体器官的配型和接受人的适应证是否符合伦理原则和人体器官移植技术管理规范。④经2/3以上委员同意，人体器官移植技术临床应用与伦理委员会方可出具同意摘取人体器官的书面意见。

4. 摘取器官 《条例》分别对摘取活体器官和遗体器官作出了规定。从事人体器官移植的医疗机构及其医务人员摘取活体器官前，应当履行下列义务：向活体器官捐献人说明器官摘取手术的风险、术后注意事项、可能发生的并发症及其预防措施等，并与活体器官捐献人签署知情同意书；查验活体器官捐献人同意捐献其器官的书面意愿、活体器官捐献人与接受人存在本条例法定关系的证明材料；确认除摘取器官产生的直接后果外不会损害活体器官捐献人其他正常的生理功能；从事人体器官移植的医疗机构应当保存活体器官捐献人的医学资料，并进行随访。摘取尸体器官，应当在依法判定尸体器官捐献人死亡后进行；从事人体器官移植的医务人员不得参与捐献人的死亡判定。

5. 遗体处理　从事人体器官移植的医疗机构及其医务人员应当尊重死者的尊严；对摘取器官完毕的尸体，应当进行符合伦理原则的医学处理，除用于移植的器官以外，应当恢复尸体原貌。

另外，《条例》还规定，从事人体器官移植的医务人员应当对人体器官捐献人、接受人和申请人体器官移植手术的患者的个人资料保密。

第四节　死亡法律制度

一、脑死亡

（一）脑死亡的概念

1. 脑死亡　脑死亡（brain death），是指由于原发于脑的病变或严重的脑组织创伤，致使脑的全部机能不可逆地停止，从而导致人体死亡的过程。目前，关于脑死亡的概念并不统一，这主要是因为对脑死亡的含义和判断标准存在不同的理解，但在"脑功能不可逆转地丧失时，人即死亡"这一点上没有争议，争议在于对"脑功能"与"不可逆转"的不同理解。因此，我们可以发现，脑死亡概念的本质实际上是人的死亡，也就是说，脑死即人死。

2. 脑死亡概念的历史沿革　人们对死亡的认识，随着医学的不断发展而不断深化。从死亡判定标准的历史演进看，死亡判定标准经历了呼吸停止标准、心肺死亡标准、脑死亡标准3个阶段。

第一个阶段是呼吸停止标准阶段。这是人类最初的死亡判定标准，如在原始社会时，人们将手指放在人的口鼻前探测人的呼吸，或者在人的口鼻前放上几片羽毛，观察羽毛是否颤动，以此来判定其呼吸是否已停止。

第二个阶段是心肺死亡标准阶段。在实践中，人们发现，呼吸停止的人可以出现"死而复生"的现象，从而对呼吸停止标准产生怀疑。1628年，德国医生威廉·哈维通过动物实验的方法验证了心脏与血液循环的关系机理，使人们认识到了心脏在人体中的重要地位，从而使心肺死亡标准逐渐取代了呼吸停止标准。在很长一段历史时期，医学临床上一直以心跳停止、呼吸和瞳孔散大等作为宣告死亡的依据。

第三个阶段是脑死亡标准阶段。随着时间的推移，人们发现，心跳停止者同样会出现"死而复生"的现象，特别是随着心脏起搏器、呼吸机等人工复苏、生命维持技术的出现，脑功能完全丧失者在机械的帮助下，呼吸和心跳都还有可能维持较长时间，但心、肺等脏器虽保持活力而脑功能已丧失的人是否还能被称为"活着"？传统的心肺死亡标准不断受到质疑，人们开始重新思考"生"与"死"的界限问题，脑死亡的概念逐渐走进人们的视野。

1959年，法国学者莫拉雷和古隆在第二十三届国际神经学会上首次提出"昏迷过度"的概念，指出凡是被诊断为昏迷过度者，苏醒的可能性几乎为零，脑死亡的概念开始引起医学界的广泛关注。1968年，哈佛大学医学院提出以包括脑干功能在内的所有脑功能不可逆性停止作为新的死亡标准，第一次提出了脑死亡诊断标准，即"哈佛标准"，从而使脑死亡标准首次在世界上被确立。

（二）脑死亡判定标准

脑死亡的概念自问世以来，就在医学、法学、伦理学领域以及社会各界引起广泛的讨论，人们对脑死亡的概念和判断标准方面的意见各不相同，先后出现了"脑波停止说"、"大脑死说"、"脑干死说"、"全脑死说"、"高级脑死亡说"等理论，其中，各国立法主要采纳两种判断标准：全脑死亡标准和脑干死亡标准。

1. 全脑死亡 1968年，在第二十二届世界医学大会上，美国哈佛医学院脑死亡定义审查特别委员会指出，脑死亡是指包括脑干在内的全部脑功能的不可逆丧失，并提出四项具体标准：不可逆转的深度昏迷；自主呼吸消失；脑干反射消失；脑电波平直。凡符合上述四条标准，并在24小时或72小时内观察及反复测试，结果无变化，即可宣布死亡，但要排除低体温（32.2℃）或刚服用过巴比妥类药物等中枢神经抑制剂的病例。同年，世界卫生组织建立的国际医学科学组织委员会发布新的死亡标准，其内容与哈佛标准基本相同。

1978年，美国统一州法全国委员会通过《统一脑死亡法》，将脑死亡定义为：全脑功能包括脑干功能的不可逆终止，以法律的形式确认了全脑死亡判定标准。目前，大多数国家的立法采用全脑死亡标准，如日本、西班牙、瑞典、格鲁吉亚、澳大利亚、新加坡等国采用全脑死亡标准。

2. 脑干死亡 1976年，英国皇家医学会制定了脑死亡标准，提出脑干死亡为脑死亡，判断脑死亡的主要标准包括：深昏迷；自主呼吸极微弱或停止，需呼吸机维持；所有脑干反射消失。1979年，英国皇家医学会进一步明确提出，病人一旦发生了脑干死亡便可宣告其已死亡。1995年，英国皇家医学会又提出脑干死亡标准。主张脑干死亡标准的理论认为：脑干是中枢神经至关重要的部位，它是意识的"开关"，又是心跳、呼吸中枢。一旦脑干损害，一切脑干反射和呼吸功能就会完全丧失，并且由于上升性网状激动系统的损害将导致大脑皮层意识和认知功能的丧失，必将导致患者全脑功能的丧失而死亡。因而，如果一个人"脑干死亡"，实际上就可以宣布其"脑死亡"。1998年，英国卫生部又制定了《脑干死亡诊断之准则：包含确定和管理潜在的器官与组织捐赠者的方针》，正式以立法的形式对脑干死亡的概念进行了确认。

目前，除英国以外，还有部分国家立法采用脑干死亡标准，如德国、比利时等国以及我国的台湾地区等。

（三）脑死亡立法的意义

1. 有利于器官移植的开展 目前，器官移植遇到的最大难题是供体器官的来源不足以及供体器官的质量问题，这是全球所面临的共同困境。

器官移植与死亡的判定标准有着密切的关系。现代医学表明，器官移植对供体器官的质量有严格的要求，如果采用传统的心肺死亡标准，由于呼吸循环停止往往导致人体器官的损害，用这些器官作为供体的移植手术的成功率较低。如果采用脑死亡标准，可以通过现代生命维持技术维持脑死亡者的心、肺等器官的活性，将大大提高器官移植的成功率，成千上万器官终末期病人因此得到被救助的机会。也就是说，脑死亡标准确立以后，不仅可以解决部分供体来源问题，还可以在很大程度上解决用于移植的器官的质量问题。

值得注意的是，应当正确认识脑死亡对器官移植的推动作用。毋庸讳言，器官移植是脑死亡立法的重要推动力，但需要明确的是，脑死亡立法的前提是：脑死亡就是"死亡"，它首先是人的死亡状态，是判定人死亡的一个标准，是人们在现代医学技术条件下对死亡的重新认识。器官移植不应当是脑死亡立法的动机，而只能是脑死亡立法的效果之一。

2. 有利于卫生资源的合理利用　脑死亡立法有利于节约有限的卫生资源。人们日益增长的卫生需求与药品、医护人员、医疗器械等卫生资源的相对不足之间总是存在着矛盾。按照传统的心肺死亡标准，脑死者在生命维持技术的帮助下，仍可以有心跳、呼吸等体征，但按照脑死亡标准，其已经无可挽救，医务人员面对脑死者，将面临是否抢救的"生死抉择"。而"抢救"脑死者的努力将会消耗大量的药品等卫生资源，抢救一个被判为脑死亡的病人一天的费用，动辄上万元，客观上会增加患者家属的经济负担和心理负担。因而，从卫生经济的角度来说，脑死亡立法有利于节约有限的卫生资源。

3. 有利于法律的实施　死亡标准的更替，将不可避免地引起法律实施中的两种死亡观的冲突，这在刑法、行政法、民法等部门法中都有体现。

如在刑法领域，两种死亡标准对脑死者的"生与死"的不同界定，会引起对行为的罪与非罪、此罪与彼罪、罪轻与罪重等方面的判定结果的不同。例如，医生移植脑死者的器官，按照传统的心肺死亡标准，公诉机关可以以杀人罪起诉医生，而按照脑死亡标准，医生则不用担心承担杀人罪的罪责。这种情况在各国多有出现，如1968年，日本札幌医科大学的和田教授用一位脑死者的心脏进行了本国的第一例心脏移植手术，结果被当地检察机关指控为谋杀和非法进行人体实验。

在行政法领域，两种死亡标准也会引起执法部门的相关的执法困境。如医务人员面对脑死者，是否还负有抢救的义务；如何确定医疗事故的等级，如我国《医疗事故分级标准（试行）》中规定："一级甲等医疗事故：死亡"；其他法律问题，如医疗纠纷的处理、工伤事故的鉴定、抚恤金的发放等问题。

在民法领域，两种死亡标准同样会引起主体权利、义务的变化。如依民法理论，公民死亡是公民民事权利能力终止的法定事由，但两种死亡标准的不同将会导致对公民死亡时间的判定结果的不同，因而会引起在继承的开始、婚姻关系的消灭、保险的索赔、涉外死亡民事法律冲突的解决等方面的公民的权利、义务的变化。

因此，科学、准确地判断一个人的死亡时间，对法律的实施具有重要意义。

（四）各国关于脑死亡的立法概况

目前，脑死亡标准在医学界得到公认，作为一种死亡标准，已被80多个国家所承认。

各国关于脑死亡立法的状况可以分为以下4种情况：脑死亡专项立法；附属立法；事实上承认；既无立法，也不承认脑死亡。

脑死亡专项立法，即专门制定脑死亡法。如1978年，美国统一州法全国委员会通过了《统一脑死亡法》；1981年，美国总统委员会通过了《确定死亡：死亡判定的医学、法律和伦理问题报告》，明确规定脑死亡即人的个体死亡标准之一；1983年，美国总统委员会通过《统一死亡判定法案》。

附属立法，即将脑死亡规定在器官移植法或其他法律中。如日本，其1997年的《器官移植法》中规定：脑死亡就是人的死亡。而芬兰在1971年制定的《尸体组织摘除公告》中规定脑死亡为人体死亡，芬兰也是世界上最早以法律形式确定脑死亡的国家。目前，采用这种立法模式的国家较多，如西班牙、德国等也采用这种立法方式。

部分国家对脑死亡虽没有通过立法正式承认脑死亡判定标准，但临床医疗实践中并不予以禁止，即事实上承认脑死亡状态，并以之作为宣布死亡的依据，如新西兰、泰国、爱尔兰、捷克等国。

另外一些国家则既无脑死亡立法，也不承认脑死亡。

（五）我国关于脑死亡的立法

我国内地尚无关于脑死亡的立法，也未颁布具有法律效力的脑死亡判定标准。

台湾地区最先接受脑死亡标准并制定了脑死亡法。1987年，台湾地区制定了《人体器官移植条例》，同年9月通过了《脑死亡判定步骤》，规定脑死亡是认定死亡事实标准之一，但同时该法规定了严格的脑死亡判定程序，并采用了二元死亡判定标准，即脑死亡判定标准与传统心肺死亡认定标准并存。

虽然我国大陆地区尚未出台脑死亡法，但相关的讨论和研究在上世纪80年代已经开始。1986年6月，在南京召开了"肺脑复苏座谈会"，与会的学者倡议并草拟了我国第一个《脑死亡诊断标准（草案）》。1999年，在武汉召开的"全国器官移植法律沟通专家研讨会"上，学者又提出了《脑死亡标准及实施办法（草案）》。2004年，在中华医学会第七次全国神经病学术会议上，又通过了《脑死亡判定标准（成人）》和《脑死亡判定技术规范》。2004年5月4日，我国卫生部新闻办公室发布声明，为配合国家立法的需要，卫生部正组织专家审定在技术层面上起草的脑死亡判定标准和技术规范，但实施脑死亡判定应在通过立法以后方可。

（六）关于我国脑死亡立法的设想

1. 脑死亡立法体系　生存与死亡是人类社会中永恒的主题，由于死亡对每个公民都具有重要意义，同时，死亡在法律领域对犯罪、继承、器官移植等相关法律制度具有广泛的影响，可以采用制定脑死亡法典的方式，建立我国的脑死亡立法体系。我国的立法法第八条规定："下列事项只能制定法律：（七）民事基本制度"，而脑死亡法律制度属于民事基本制度，应以法律的形式对脑死亡立法。脑死亡立法体系以《脑死亡法》为基本法，以《脑死亡判定标准》等法律为补充而构成，在制定脑死亡法之前，可由全国人民代表大会及其常务委员会授权国务院先行制定《脑死亡条例》。

2. 二元死亡判定标准　我国的脑死亡立法应采用二元死亡判定标准，即允许脑死亡判定标准与传统心肺死亡认定标准并存。主要理由是：目前，我国在脑死亡技术标准、程序规范等方面仍存在争议，脑死亡标准在我国并未得到广泛认同；脑死亡的判定需要制定严格的标准和程序，而我国的区域社会发展极不平衡，诊疗条件存在差异，在全国范围内统一采用脑死亡诊断标准，将产生死亡标准适用上的不统一；二元死亡判定标准是社会多元价值在死亡立法中的体现，在脑死亡标准未获得社会广泛认同的情况下，不宜强制统一死亡标准。因此，我国的脑死亡立法不宜采取一元立法标准。值得注意的是，在立法时，为避免二元死亡判定标准在法律实施中的冲突，可在刑法、行政法等公法领域采用单一的脑死亡判定标准，而在私法领域，应允许两种死亡判定标准并存。

3. 制定严格的脑死亡判定标准和程序　制定脑死亡判定标准，可以借鉴国外的立法经验，立足于我国的国情，以利于脑死亡法的实施。脑死亡判定标准应当经过严谨的医学科学论证，对脑死亡的医学判定依据、临床判定、实验室检查以及观察时间做出科学的规定。同时，应实行脑死亡判定的医疗机构及医师准入制度、合议制度、回避制度、档案制度以及医学伦理委员会制度等，对脑死亡的判定程序作出明确的规定。

4. 法律责任　脑死亡法应当明确规定违反脑死亡法的法律责任，对于违反脑死亡判定标准和程序对患者实施脑死亡的行为，应当依法承担相应的民事、行政责任，构成犯罪的，依法追究其刑事责任。

二、安乐死

（一）安乐死的概念

安乐死（euthanasia）一词源自希腊文，原意为舒适或无痛苦地死亡，又称为"快乐地死亡"。

目前，关于安乐死的具体含义众说纷纭，并没有一个统一的定义。《布莱克法律词典》将安乐死解释为："从怜悯出发，把身患不治之症和极端痛苦的人处死的行为或做法"；《韦伯斯特词典》则解释为："一个安宁而容易的死亡或导致安宁而容易的死亡行为"；《辞海》解释为："指因现代医学无法挽救而面临死亡的病人的主动真诚要求，医师为解除其不堪忍受的痛苦而采取无痛苦的措施，提前结束其生命"。虽然关于安乐死的定义并不统一，但从上述定义可以看出，安乐死至少包括如下特征：一是安乐死是一种非自然死亡；二是这种死亡是相对"快乐"的。因此，符合这两个特征的安乐死，我们可以称之为广义的安乐死。

安乐死有广义和狭义之分。广义的安乐死，是指舒适或无痛苦地结束生命的行为，包括为摆脱自身痛苦的自杀以及为他人摆脱生存痛苦而协助其结束生命的行为，包括结束濒临死亡而又极端痛苦的病人、有严重先天缺陷的婴儿、严重精神病患者和植物人等生命的行为。狭义的安乐死是指医务人员或其他人以药物或其他方法促使濒临死亡而又极端痛苦的病人舒适、无痛苦地死亡的行为。现代意义上的安乐死是指狭义的安乐死，本书所讨论的安乐死仅指狭义的安乐死。

（二）安乐死的起源

安乐死的渊源可以追溯到史前时代。在史前时代，一些游牧部落迁徙时常常把病人、老人留下来任其自生自灭，在发生紧急战事时，还常将他们击毙，以免他们被俘而遭受敌人的残酷对待。古希腊的斯巴达人为了保证士兵的战斗力，有处死有缺陷婴儿的习俗。在受佛教影响的国家，曾出现佛教徒以"圆寂"、"坐化"等方式结束生命的做法。在我国敦煌，有一幅唐朝时期的壁画，描写一位老者自行到坟墓中安详地辞别人世的场景，反映出当时也存在追求"快乐死亡"的朴素思想。

现代意义上的安乐死，兴起于西方社会。17世纪，英国的哲学家弗朗西斯·培根就曾主张人们有权控制自己的生命过程，可以通过"无痛致死术"结束痛苦的生命。19世纪20~30年代，西方兴起了安乐死运动，主张安乐死的人士认为，选择理性、有尊严的死亡方式是人的权利和自由，并成立了"安乐死协会"、"争取死亡的权利"等安乐死运动组织。1936年，英国成立了"自愿安乐死协会"，该组织曾经推动安乐死立法，但遭到英国议会的否决。1938年，在美国纽约成立了"美洲安乐死协会"。当时的安乐死运动在西方社会造成了较为广泛的影响，安乐死在社会上引起了广泛的讨论和关注。但在"二战"期间，德国纳粹推行"安乐死计划"，打着安乐死的名义实施种族灭绝政策，屠杀所谓的劣等人、慢性病人和精神病患者及犹太人，使安乐死声名狼藉，时至今日，人们仍对安乐死心有余悸。安乐死运动也因此而暂时平息。

20世纪60年代以来，随着医学技术的发展和人们对生活质量的重视，安乐死又重新回到人们的视野。现代医学的发展对安乐死的兴起具有重要的推动作用。现代医学基本上是在近一二百年形成的，在医学不发达的时代，濒死病人的死亡过程往往较短，一旦患有致命疾病，病人很快就会死亡，通常不会遭受长期的病痛折磨。而随着生命维持技术的不断发展，在现代社会，即使患有致命疾病，通过各种医学手段，人的生命也可被显著延长，如肺衰竭的患者可以通过人工呼吸机来替代肺脏的功能、肾衰竭的患者可以用肾透析来取代肾脏功能等等。但对于康复无望的濒死病人来说，难以承受的病痛折磨，无疑会降低生活的质量，人们进一步思考，是否可以结束"低质量"的生命、选择尊严的死亡方式。

1976 年，首届安乐死国际会议在日本东京召开，美、日、荷、英、澳等国的代表共同签署了《东京宣言》，宣言称选择死亡方式是人的权利，标志着关于安乐死的讨论在世界范围内进一步展开。2001 年 4 月 1 日，荷兰国会参议院以 46 票赞成、28 票反对、1 票弃权的压倒多数票表决通过了新的安乐死法案，使荷兰成为世界上第一个正式在法律上将安乐死合法化的国家。2005 年发生在美国的特丽·夏沃案在全世界范围引发了安乐死大讨论，安乐死再次成为人们关注的焦点。2009 年 2 月 10 日，韩国首尔高等法院作出裁决，允许对一位 77 岁的女植物人实施安乐死，为韩国首例准许安乐死的案例。安乐死合法化在世界范围内呈现出进一步发展的趋势。而关于安乐死的争论，还远未结束。

（三）安乐死的类型

按照不同的标准，安乐死可以分为不同的类型。

根据执行安乐死的行为方式，可以将安乐死分为积极安乐死和消极安乐死。积极安乐死，又称"主动安乐死"，是指医务人员或其他人应病人请求，以作为的方式结束濒临死亡而又极端痛苦的病人生命的行为。

消极安乐死，又称"被动安乐死"，是指医务人员或其他人终止维持病人生命的医疗措施，以不作为的方式任其自然死亡的行为。

根据是否出于病人的自愿，可以将安乐死分为自愿安乐死和非自愿安乐死。自愿安乐死，又称"仁慈助死"，是指出于有行为能力的濒死病人的自愿，或虽无行为能力但曾作出安乐死意思表示的濒死病人的自愿，而由医务人员或其他人结束其生命的行为。

非自愿安乐死，又称"仁慈杀死"，是指由医务人员或其他人结束无行为能力的濒死病人的生命的行为。另外，有学者提出"不自愿安乐死"的概念，主要指违背当事人意愿而执行的安乐死，如纳粹的"安乐死计划"，这种安乐死实质上是一种杀人行为，与人们通常讨论的安乐死具有本质的不同。

（四）关于安乐死的讨论

"生存还是死亡"，是人类永恒的话题，在现代医学技术条件下，人们开始重新审视所面临的死亡问题。安乐死是涉及社会各个方面的复杂社会问题，它涉及哲学、宗教、法律、伦理、医学等诸多领域，并引起人们激烈的争论。人们的争论主要集中于被动安乐死的正当性，而对于主动安乐死的争论比较缓和。

关于安乐死的讨论，存在着旗帜鲜明的两大阵营：赞成派和反对派。

赞同安乐死的理由主要是：人的尊严具有最高价值，尊严包括死亡的尊严，与其无尊严地苟延残喘，不如尊严地死去；人的生命权的内容包含着死亡的权利，人有权决定如何度过自己的余生，并且，生命权作为一种自然权利，只属于个人，能够决定生命权的只能是病人自己；可以使病人及其亲属摆脱难以承受的病痛以及精神上的折磨；可以节约社会资源，与其将有限的卫生、经济等社会资源投入到延长不可挽救的病人的生命中去，让病人痛苦地活着，不如将这些资源用于救助那些能够治愈的病人；对于安乐死可能导致的被滥用的问题，可以通过制度设计来防止，但人们不能"因噎废食"。

反对安乐死的理由主要是：生命是神圣的，人的生命具有至高无上的价值，面对濒死病人，任何人只有救助的义务，而没有剥夺其生命的权利，安乐死的施行，无异于协助自杀或杀人，将导致无法控制的"滑坡"现象的出现。根据滑坡理论，如果允许自愿安乐死，不仅会使部分病人的亲属为了减轻自己的负担或为了分得遗产等原因而逃避履行义务，而且对于危重病人来说，选择安乐死将成为一种道义上的责任，甚至可能造成病人亲属或医生出于各种原因而合法地"谋杀"病人的现象，从而由自愿安乐死，滑向非自愿安乐死，进而滑向违背病人意愿的不自愿安乐死，甚至滑向对有严重先天缺陷的婴儿、严重精神病患者、残疾人等弱势群体实施安乐死，而这种"滑坡"现象是难以控制的，将导致故意杀人等犯罪行为的增加，如病人的亲属为了分得遗产而对病人实施安乐死，医务人员为获得移植器官而对病人实施安乐死等；安乐死的施行将阻碍医学的进步，现在的不治之症，不代表将来无法治愈，而安乐死的施行，将使医务人员轻易放弃挽救病人生命的努力，也使病人失去了可能康复的机会。

（五）各国关于安乐死的立法现状

在世界范围内，安乐死的合法化进程较为缓慢，大多数国家并未承认安乐死的合法化，目前只有荷兰、比利时、卢森堡、瑞士等少数国家对安乐死立法。

荷兰作为世界上第一个正式在法律上将安乐死合法化的国家，其立法经历了近30年的历程。1973年，荷兰的一位全科医生为她的母亲注射吗啡以实施安乐死，法院判决该医生监禁1周，并缓刑1年，法院的判决说明在规定的条件下允许实施安乐死，第一次以判例的形式默许了安乐死。1993年荷兰议会通过了同意赦免虽然违反刑法关于协助自杀犯罪规定、但遵循了官方安乐死准则的医生的法案，该法案于1994年初生效。2000年11月28日、2001年4月1日，荷兰国会二院、一院分别通过了《根据请求终止生命和帮助自杀（审查程序）法》，使荷兰成为世界上第一个正式在法律上将安乐死合法化的国家。

在荷兰颁布安乐死法案后不久，比利时亦紧随其后，于2002年5月通过了安乐死法案，成为继荷兰之后世界上第二个正式将安乐死非犯罪化的国家。2008年12月，卢森堡大公国议会经过5个多小时的激烈辩论，最终通过了允许实施安乐死的法律。

1976年，美国第一个关于安乐死的立法《自然死亡法》诞生在加利福尼亚州，1977年1月1日正式生效，该法允许成年不治之症患者在签署"活遗嘱"指令后，允许医生撤销维持生命措施，听任其自然死亡，即允许实施消极安乐死。随后，其他10多个州也分别通过了各自的自然死亡法。1997年11月，俄勒冈州举行全民公决，通过了《尊严死亡法》，该法案允许在符合该法规定的条件下，患者可以在医生的帮助下以自杀的方式结束自己的生命。目前，安乐死在美国并没有国家统一立法。

大多数国家对安乐死立法持谨慎的态度。1996年，澳大利亚北部地区议会通过了《临终患者权利法案》，该法案使"安乐死"在澳大利亚北部地区合法化，但该法仅实行了8个月，1997年3月25日澳大利亚参议院废止了该法案。在亚洲，日本、韩国以判例的形式有条件地承认安乐死的合法化。

（六）我国的安乐死的立法现状及思考

1. 我国的安乐死的立法现状 2000年，我国台湾地区通过了《安宁缓和医治条例》，规定临终病人可选择"安宁缓和医疗"，该法案没有被称为"安乐死法"，但实际上即允许临终病人可以选择"尊严的死亡"。

目前，我国大陆地区还没有进行安乐死立法，但安乐死引起了社会各界的广泛关注和讨论。1986 年，陕西汉中的医师蒲连升应患者亲属要求，对患者夏素文注射冬眠灵实施安乐死，后被检察院以涉嫌"故意杀人罪"批准逮捕，经过了历时 6 年的漫长诉讼，于 1992 年被宣判无罪，被称为"中国安乐死第一案"，该案在社会上引起了关于安乐死的大讨论。此后，我国还进行了数次关于安乐死的讨论，并且近年来一些人大代表多次提出关于安乐死的议案，但立法部门始终保持谨慎的立法态度，没有制定安乐死法律。

2. 我国的安乐死的立法思考　"生如夏花之绚烂，死如秋叶之静美"，这是诗人泰戈尔对生存与死亡的精妙诠释。实施安乐死，可以让患者以"秋叶之静美"的方式离开人世，应当允许安乐死的合法化。但是，安乐死作为一个复杂的社会问题，应当保持谨慎的立法态度。

应制定严格的安乐死的适用条件。安乐死的适用条件应当包括：必须是濒临死亡的患者；患者必须存在不堪忍受的肉体痛苦；患者的痛苦必须没有任何替代减轻的方法；必须出于患者本人的自愿；患者必须具有完全民事行为能力；必须符合法律规定的程序。

应当制定严格的安乐死的适用程序。安乐死的适用程序应当包括申请、审查和执行 3 个环节。

首先，应当由患者本人提出书面申请，该申请应当经两名以上的见证人证明其真实性，该申请患者随时可以撤销。

其次，应当经过安乐死伦理委员会的审查。国家卫生行政部门组建由法律、医学、伦理学等方面的专家组成的安乐死伦理委员会，该委员会在法定期限内审查患者本人的书面申请和法定医疗机构的关于患者身体状况的书面证明材料。同时，法律应规定，允许实施安乐死的医疗机构应当为三级以上医院，该医疗机构出具的证明材料应当由 3 人以上的诊断专家组签署。伦理委员会应当对患者本人的安乐死愿望反复进行确认。

第三，安乐死的执行。安乐死应当在安乐死伦理委员会的监督下执行，由具有法定资格的两名以上医务人员按批准的时间、地点、方式等实施，实施过程由公证机关公证，并全程录像。安乐死实施后，安乐死伦理委员会应当到当地的检察机关履行备案手续，以接受检察机关的司法监督。

明确规定违反安乐死法的法律责任。应当承担法律责任的行为包括：对不符合法定安乐死适用条件的患者实施安乐死的行为；擅自实施安乐死的行为，即未经法定程序确认的实施行为；安乐死伦理委员会的渎职行为；以欺骗、胁迫或其他不正当方法使患者实施安乐死的行为等。对违反安乐死法的行为，行为人应当承担相应的民事、行政责任，构成犯罪的，依法追究行为人的刑事责任。

第五节　转基因食品

一、转基因食品概述

（一）转基因食品

转基因技术（genetically modified technology，GMT），是指使用分子生物学技术或基因工程，将遗传物质导入生物体中使之表达并遗传的相关技术。转基因技术不同于克隆技术，二者最大的区别是，前者是复制，通过对母本生物进行基因复制而得到基因相同的另一个生物，而后者是改造，获得的目标生物的基因与母本生物不尽相同。

转基因生物（genetically modified organisms，GMO），又称遗传修饰的生物，是指遗传物质基因通过转基因技术被改变的生物，其基因改变的方式是通过转基因技术，而不是以自然增殖或自然重组的方式产生。

转基因食品（genetically modified foods，GMF），是指以转基因生物为直接食品、食品原料或加工生产的食品。据其来源不同可以分为3类：植物源转基因食品、动物源转基因食品、微生物源转基因食品。

（二）转基因食品技术的发展概况

转基因食品技术近年来迅速发展。转基因食品技术的发展可以分为3个阶段：

第一个阶段，主要解决的是农产品的产量、提高抗性等问题。例如，1983年，世界上第一例转基因植物——一种含有抗生素药类抗体的烟草在美国成功培植。

第二个阶段，改善农产品的品质，如风味、营养。例如，2008年11月，中国科学院上海生命科学研究院植物生理生态研究所培育的淀粉改良的转基因木薯田间试验获得成功。

第三个阶段，开发治疗性食品等功能性食品的阶段。例如，2007年，日本东京大学医学研究所的科研人员研制出一种转基因"疫苗米"，可有效预防霍乱；2008年，中国农业大学李宁院士课题组成功培育出一批人乳铁蛋白转基因奶牛。近年来，转基因植物在世界范围内的种植面积迅速扩大，1996年世界转基因作物种植总面积仅为170万公顷，但据世卫组织透露，截至2004年底，转基因作物种植面积占全球总耕地面积的比例已近4%，2007年全世界转基因农作物种植面积达到1.143亿公顷。自1993年世界上第一种转基因食品——转基因晚熟西红柿正式投放美国市场后，转基因玉米、大豆、油菜等纷纷进入市场。

二、转基因食品的法律问题

（一）转基因食品引发的法律问题

转基因食品技术能够给人类带来巨大的经济效益、社会效益，因此成为各国高科技发展的重点。但是，对人类来说，作为现代生物技术的转基因食品技术仍然存在许多未知的不确定性，其出现引发了较多的法律问题。

转基因食品引发的法律问题主要表现为转基因生物安全问题。

转基因生物安全，是指转基因生物对人类、动植物、微生物和生态环境构成的危险或者潜在风险。转基因技术不同于传统的常规育种技术，它是把外源基因导入受体作物中而获得农作物的新品种，因而可以不受物种的限制，可以跨越不同的种类，甚至属、科、目、纲、门、界转移遗传物质，即可以把动物的相关基因转移到植物中去，也可以把微生物的基因转移到农作物中去。例如，2002年，日本近畿大学入谷明教授等把菠菜的基因植入猪的受精卵内，培育出不饱和脂肪酸含量高的转基因猪，也因而引发了人们对农业和生态环境安全的担忧。转基因生物安全主要包括两个方面：生态安全问题和食品安全问题。

转基因生态安全问题，是指转基因生物对生态环境构成的危险或者潜在风险。人们对生态安全问题的相关担忧主要包括：①产生超级杂草的可能。农作物本身成为超级杂草或通过花粉传播使其他植物转移而产生超级杂草。②产生超级害虫的可能。种植抗虫转基因作物后可能使害虫产生免疫并遗传，从而产生更加难以消灭的"超级害虫"。③转基因向非目标生物漂移的可能。2001年底，美国加利福尼亚大学伯克利分校的伊格纳西奥·查佩拉和戴维·奎斯特在《自然》杂志上发表文章称，他们发现转基因玉米的DNA污染了墨西哥边远地区的野生玉米。④破坏生物的多样性等。

转基因食品安全问题，是指转基因生物对人的健康构成的危险或者潜在风险。人们对食品安全问题的相关担忧主要包括：①转基因食品是否有毒。例如，2008 年奥地利卫生及食品安全局公布，长期食用转基因玉米可能影响老鼠的生育能力。研究显示：长期食用这种玉米的实验鼠生育能力有所下降，而且后代重量轻、体质弱。②转基因食品是否会引起人的过敏反应。2005 年，澳大利亚联邦科学与工业研究组织称，实验表明，被喂食了转基因豌豆的小白鼠发生过敏反应。③转基因食品存在的其他未知风险。例如，2007 年法国基因工程信息与研究独立委员会及绿色和平组织发表一项研究报告指出：美国孟山都公司的 MON863 转基因玉米可以对实验鼠的代谢系统造成危害。

转基因食品是否会对生态、人体健康造成"潜在的伤害"，直到今天还存在巨大争议和悬念。对上述转基因生物的安全问题，同时存在支持转基因食品的观点，主要理由是：①转基因食品的利大于弊。例如，可以解决困扰人类社会的粮食危机问题等。②转基因食品和传统食品没有本质上的差异。③质疑转基因生物的安全的各种观点和试验本身就值得怀疑。2005 年，世界卫生组织在题为《现代食品生物技术、人类健康和发展》的报告中称，新的转基因食品有助于增进人类的健康和发展。但该报告同时强调，在转基因食品销售之前，必须进行安全评估，以预防对人类健康和环境造成危害。

（二）转基因食品安全的法律原则

为了防止转基因技术给人类带来伤害，加强对转基因食品的规范，各国立法一般包含 3 个原则：预防原则、实质等同原则和个案审查原则。

1. 预防原则 转基因食品安全的预防原则，又称风险预防原则，是指在科学证据不充分的情况下，经过初步的科学评估，出于对转基因食品安全的合理担心，而采取谨慎态度和行为的原则。预防原则的适用一般需要两个条件：①风险的不确定性。经过初步的科学评估，转基因食品的安全存在着不确定的风险。②后果的严重性。这种风险可能导致的后果为人类所难以接受。同时，预防原则的适用也应当受到一定的限制：①适当控制原则。过分强调转基因食品安全的法律控制，会阻碍转基因食品技术的正常发展。②禁止滥用预防原则。风险预防原则的滥用有可能导致贸易保护主义。

2. 实质等同原则 实质等同原则，是指如果转基因食品与传统食品相比在品质、安全等方面本质上相同或相似，则视为它们是同等安全的原则。实质等同原则是转基因食品安全评价的核心原则。1993 年，国际经济合作与发展组织（OECD）就提出了评价转基因食品安全性的实质等同性原则，指出如果 CMF 在组成、营养价值、拟议用途上没有变化，那么它与相应的非转基因食品是等同的。2003 年 7 月 1 日，在罗马召开的联合国食品标准署会议上，国际食品法典委员会的有关转基因食品安全问题的标准指出，转基因生物产品应该"同与其相应的常规产品一样安全"。在进行实质等同性评价时，一般考虑的因素包括两个方面：①转基因食品的安全性。如毒性、可能引起的过敏反应、抗生素抗性以及其他可能对人体健康造成危害的因素等。②转基因食品的品质。如营养、口味等性状。

3. 个案审查原则 个案审查原则，又称个案分析原则，是指不同的转基因食品，即使它们转化的是同一种外源基因，也必须逐个进行安全性审查，同一种作物转化不同的基因也同样需要逐个进行审查。对转基因食品进行个案审查的必要性在于，由于人类目前对转基因技术认识的局限性，在运用实质等同原则评价转基因食品的安全时，往往引起对"实质等同"的争议，因此，其安全检测和评估不能是单一的，而应当在共性评价的基础上，进行充分的个性评价。个案分析原则实际上是对实质等同原则的必要补充，二者应当结合使用。

（三）转基因食品技术的立法概况

1. 各国关于转基因食品的立法　鉴于转基因食品的开发能够产生巨大的经济和社会效益，各国都十分重视转基因食品技术的发展，同时，为防止和控制转基因食品技术可能给人类带来不可逆转的灾难，各国都十分重视其立法。各国的立法大致经历了两个发展阶段：初步发展阶段和快速发展阶段。

转基因食品技术立法的初步发展阶段。1976 年，美国国家卫生研究院颁布了世界上第一部《重组 DNA 分子研究准则》。该准则旨在保护科研人员的健康和环境，将重组 DNA 实验按照潜在危险性程度分为生物安全 1~4 级，并设立了重组 DNA 咨询委员会、DNA 活动办公室和生物安全委员会等各类机构，负责为重组 DNA 活动提供咨询服务，确定重组 DNA 实验的安全级别并监督安全措施的实施等。随后，多国相继制定了同类准则，德国制定了《重组 DNA 分子实验准则》（1977 年），英国于 1978 年制定了《重组 DNA 分子实验准则》，日本科学技术部在 1979 年颁布了《重组 DNA 实验准则》（1991 年修改），法国于 1975 年成立国家立体重组基因分类委员会，负责起草有关基因工程安全规章的工作。这个阶段的主要特点是相关规范以"准则"为主要形式，内容限于实验室安全问题。

转基因食品技术规范快速发展阶段。20 世纪 80 年代以来，国际社会普遍重视和发展转基因技术，转基因生物安全规范的制定逐步完善，并且采取了不同的立法模式。

美国采用一般立法和专门立法相结合的模式对转基因技术予以规范。美国最初没有制定关于转基因技术的专门法规，美国政府于 1986 年颁布了《生物技术法规协调框架》。协调框架将基因工程工作纳入现有法规进行管理，即现有的《联邦杀虫剂、杀菌剂、杀鼠剂法》、《有毒物质控制法》、《联邦食品、药物和化妆品法》、《联邦植物病虫害法》、《植物检疫法》同样适用于转基因产品的管理，同时在上述法规中增加转基因生物安全管理的有关内容。2009 年 1 月，美国食品与药品管理局（FDA）发布了《转基因动物管理条例》，这是一个管理转基因动物的专门立法。美国采用这种立法模式的主要原因是，与欧盟不同，美国对转基因技术采用以产品为基础的管理模式，即管理的重点是转基因产品，而不是转基因技术本身。

与美国相反，欧盟对农业基因生物的管理比较严格，采用的是以工艺过程为基础的管理模式。从 20 世纪 90 年代开始，欧盟的转基因食品管制法律框架就一直在不断修改和完善。目前，与转基因食品有关的法规主要有两大类，第一类的法规针对有可能对环境造成损害的"转基因生物"，1990 年通过了《有关向环境中有意释放转基因生物的第 90/220 号指令》，后来被 2002 年 10 月生效的第 2001/18 号指令替代；第二类的立法专门针对转基因食品，包括 1997 年第 258/97 号《有关新食品和新食品成分的管理条例》，2000 年的第 50/2000 号《有关含有由转基因生物或经基因改变制成的添加剂和食用香精的食品和食品成分的标志条例》，1998 年由第 1139/98 号条例规定、后经 2000 年的第 49/2000 号同名条例所部分修改的《有关由转基因生物制成的特定食品的强制性标志条例》。2003 年 9 月 22 日，欧盟通过了两部新条例：第 1829/2003 号《有关转基因食品和饲料的条例》和第 1830/2003 号《有关转基因生物追踪和标志及有关由转基因生物制成的食品和饲料的追踪条例》，前者主要规定转基因食品管制的基本制度，后者规定转基因食品和饲料的追踪制度和标志制度。为执行欧盟的法律，其成员国分别起草通过了相应的国内法。

与欧洲和美国不同，日本主要通过非强制性行政指南对基因工程的操作程序，即对生物技术本身进行安全管理。1986 年，日本厚生劳动省颁布了《重组 DNA 工作准则》，1992 年

4月，该部门又制订了不直接用于消费的转基因产品的食品安全指导原则。1992年，农林水产省颁布了《农、林、渔及食品工业应用重组DNA准则》，目前施行的是1995年第三次修订版。日本《转基因食品标识法》于2001年4月1日正式生效，对转基因食品的具体标识方法作出了规定。

近年来，各国加强了规范转基因生物安全的国际合作，并制定了以《卡塔赫纳生物安全议定书》为核心的与转基因食品相关的一系列条约和准则。2000年，根据1992年在里约热内卢召开的联合国环境与发展会议决定，各国签署了《卡塔赫纳生物安全议定书》，并于2003年9月获得生效。《卡塔赫纳生物安全议定书》旨在确保在开发和利用现代生物技术的同时，把对环境和人类健康的潜在威胁降到最小。至2008年9月为止，已经有147个国家和地区批准了该项《议定书》。中国于2005年9月6日批准了该《议定书》，成为《议定书》的缔约方。2001年，世界卫生组织（WHO）和联合国粮农组织（AFO）联合宣布：联合国食品法典委员会已经制定了世界首批评价GMF是否符合健康标准的原则，即GMF在推向市场前，其卫生标准必须经过政府的检验和批准。2003年7月1日国际食品法典委员会通过了三项有关转基因食品安全问题的标准，要求转基因生物产品应该符合安全要求，规定了转基因食品营养学变化的检测程序以及转基因产品投放市场前应进行安全评估。

2. 我国关于转基因食品的立法现状 我国关于转基因食品的立法，是国家转基因生物安全管理法律的有机组成部分。我国是较早进行转基因生物安全管理的国家之一，目前已建立了国家转基因生物安全管理法律框架。

2001年5月23日，由国务院颁布了《农业转基因生物安全管理条例》（以下简称《条例》），农业部于2002年1月5日发布了《农业转基因生物安全评价管理办法》、《农业转基因生物进口安全管理办法》和《农业转基因生物标识管理办法》3个配套规章，自2002年3月20日起施行，对境内从事农业转基因生物的研究、试验、生产、经营、加工和进出口活动实施全过程的安全管理。农业部还发布了《农业转基因生物加工审批办法》（自2006年7月1日起实施）以及《农业转基因生物标签的标识》等14项标准（自2007年8月1日起实施）。为规范转基因生物的进出口和食品标识，国家质检总局发布了《进出境转基因产品检验检疫管理办法》（自2004年5月24日起实施）、《食品标识管理规定》（自2008年9月1日起施行）。

三、我国关于转基因生物安全的法律规定

目前，我国尚未制定转基因食品的专门法律，而是将对转基因食品的规范纳入到国家转基因生物安全管理法律框架之中。

（一）转基因生物安全的监督管理体制

转基因生物安全的监督管理体制，是指国家转基因生物安全的监管机构的设置及其权限划分制度的统称。根据《条例》的规定：①国务院农业行政主管部门负责全国农业转基因生物安全的监督管理工作，县级以上地方各级人民政府农业行政主管部门负责本行政区域内的农业转基因生物安全的监督管理工作。②县级以上各级人民政府卫生行政主管部门依照《中华人民共和国食品安全法》的有关规定，负责转基因食品卫生安全的监督管理工作。③国家出入境检验检疫机构负责全国进出境转基因产品的检验检疫管理工作。为了协调相关监管部门的相互关系，避免执法中的冲突，《条例》还规定了农业转基因生物安全管理部际

联席会议制度，并规定：农业转基因生物安全管理部际联席会议由农业、科技、环境保护、卫生、外经贸、检验检疫等有关部门的负责人组成，负责研究、协调农业转基因生物安全管理工作中的重大问题。

（二）农业转基因生物安全的分级管理评价制度

我国对农业转基因生物安全实行分级管理评价制度。《条例》规定，农业转基因生物按照其对人类、动植物、微生物和生态环境的危险程度，分为Ⅰ、Ⅱ、Ⅲ、Ⅳ四个等级。《农业转基因生物安全评价管理办法》规定，按照对人类、动植物、微生物和生态环境的危险程度，将农业转基因生物分为以下4个等级：①安全等级Ⅰ：尚不存在危险；②安全等级Ⅱ：具有低度危险；③安全等级Ⅲ：具有中度危险；④安全等级Ⅳ：具有高度危险。国务院农业行政主管部门设立农业转基因生物安全委员会，负责农业转基因生物的安全评价工作。农业转基因生物安全评价和安全等级的确定按以下步骤进行：确定受体生物的安全等级；确定基因操作对受体生物安全等级影响的类型；确定转基因生物的安全等级；确定生产、加工活动对转基因生物安全性的影响；确定转基因产品的安全等级。同时，该办法还对受体生物安全等级的确定、基因操作对受体生物安全等级影响类型的确定、农业转基因生物安全等级的确定等问题作出了比较具体的规定。

（三）农业转基因生物安全的标识制度

为了保护消费者的知情权，逐步建立农业转基因产品质量安全追溯制度，我国对农业转基因生物实行标识制度。《条例》规定，实施标识管理的农业转基因生物目录，由国务院农业行政主管部门商国务院有关部门制定、调整并公布；销售列入农业转基因生物目录的农业转基因生物，应当有明显的标识；列入农业转基因生物目录的农业转基因生物，由生产、分装单位和个人负责标识；未标识的，不得销售；经营单位和个人在进货时，应当对货物和标识进行核对；农业转基因生物标识应当载明产品中含有转基因成分的主要原料名称；有特殊销售范围要求的，还应当载明销售范围，并在指定范围内销售；进口农业转基因生物不按照规定标识的，重新标识后方可入境。《农业转基因生物标识管理办法》进一步对标识的主体、标识的标注方法、文字等方面作出了具体规定。

复习参考题

1. 什么是人类辅助生殖技术？
2. 简述人类辅助生殖技术的审批程序。
3. 简述器官移植应当遵循的特殊法律原则。
4. 简述安乐死的适用程序。
5. 简述制定转基因食品安全的立法原则。

资源链接

1. www.genechina.com　基因中国
2. www.chungeng.com　中国辅助生殖技术继续教育网
3. www.braindeath.org.cn　中国脑死亡网
4. www.39.net/nursing/anlesi　三九健康网

第四十一章
医学教育法律制度

格言

故天将降大任于斯人也，必先苦其心志，劳其筋骨，饿其体肤，空乏其身，行拂乱其所为，所以动心忍性，曾益其所不能。　　　　——（战国）孟子

学习目标

本章要求学生熟悉医学教育的任务，了解医学教育的特点，明确医学教育的结构，掌握各种类型医学教育的管理法规。

引导案例　　某医院医务部举行医德问题的研讨活动，就医学道德规范作用的发挥和医德品质的养成等问题展开讨论。有的医务人员认为，通过医学伦理学的学习，可以把握医学道德规范要求，现在国内外都非常重视医学伦理教育，医德教育已经成为医学专业教育的重要内容，只有把握医学道德规范并按照规范的要求开展诊疗工作，才能最终养成良好的医德品质。

有的医务人员对通过医学道德教育就能养成良好的医德品质表示怀疑，认为医德品质先天具有，后天的医德教育作用甚微，"人之初，性本善"，"恻隐之心，人皆有之"，只要选择了医务职业，医务人员一定会自觉讲求医德。有的医务人员认为，修养是一句空话，觉得医务人员只要从内心中热爱他的病人，尊重他们，就是最根本的。从医学教育管理的相关法律、法规角度分析，他们的观点对吗？

第一节　概　述

医学教育是整个教育体系的重要组成部分。医学教育管理是研究医学教育的基本活动及其发展规律的科学。发展医学教育，提高医学教育的质量，培养和造就一支素质优良、结构合理、德才兼备的专业卫生服务队伍，使卫生事业更好地为人民健康服务，为社会主义现代化建设服务，是我国医学教育神圣的使命。

我国医学教育所取得的成就：

第一，新中国成立50年来，我国的医学教育事业有了长足的发展，且成就斐然。初步建立了包括学校基础教育、毕业后教育、继续教育的连续统一的医学教育体系。

第二，医学教育的规模、质量、效益有了明显提高。高等医学院校由1949年的22个、在校生1.52万人，发展到2009年的134个、138万人。中等医药卫生学校至2009年也已发展到447个，在校生137万人。师资队伍不断加强，教学条件不断改善。

第三，50年来，医学教育为我国卫生事业输送了一大批合格的医药卫生人才，2008年卫生人员总数已达到617万人，其中卫技人员503万人，医生208万人（医师171万人）、

护师及护士 15 万人。1981 年建立学位制度以来，培养了一大批医学硕士生和博士生。

但是，在医学教育的发展过程中，也存在着许多不足。专业口径过窄、素质教育薄弱、教学模式单一、教学内容陈旧、教学方法过死等已成为严重制约我国医学教育的因素。伴随着全面推进素质教育和高等教育一系列改革计划的实施，我国对医学教育的弊端进行了卓有成效的改革，更加注重医学生基础理论、基本知识、基本技能的培养，促进医学生在知识、能力、综合素质和创新思维等方面的发展，使医学教育的质量稳步提高。

社会在进步、科技在发展、经济体制在改革、人们生活水平在提高、医学模式在转变等诸多因素对新世纪的医学教育提出了更高的要求。因此，发展医学教育，适应社会的需要、卫生服务市场的需求，是新世纪赋予我们的责任，任重而道远。

第二节　医学教育管理的法律制度

一、医学教育管理立法概况

（一）医学教育管理的相关法律规定

医学教育管理是对医学教育过程中各个环节的管理，是深化医学教育改革，全面提高医学教育质量，培养大批各类医药卫生技术人才，发展社会主义医药卫生事业，保证人民的身体健康，促进经济和社会发展的重要手段。

为了加强对医学教育的管理，进一步推动医学教育改革，1980 年 6 月卫生部、教育部联合召开全国高等医学教育工作会议，修订了《全国高等医学教育事业发展规划》。随着社会主义法制建设的发展，卫生部陆续颁发了《高等医药院校教学教研室工作条例》、《高等医药院校五年制医学生基本技能训练项目（草案)》、《关于培养临床医学硕士和博士学位研究生的试行办法》、《普通高等医学教育临床教学基地管理暂行规定》、《关于扩大医药高等院校自主权的几点意见》、《卫生技术人员进修教育工作条例（试行草案)》、《继续医学教育暂行规定》、《九十年代医学教育成人教育发展规划》、《医学成人高等学历教育暂行规定》、《社会力量办医科类学校管理办法》、《关于医药卫生类高职高专教育的若干意见》、《全科医师规范化培训试行办法》等，使医学教育管理纳入了法制化的轨道，为医学教育的健康发展提供了保证。

（二）医学教育管理的主要内容

根据 2001 年颁布的《中国医学教育改革和发展纲要》，指出医学教育管理的主要内容是：

1. 医学教育工作的指导思想　高举邓小平理论伟大旗帜，坚持党的基本路线，全面实施科教兴国战略，深入贯彻党的教育和卫生工作方针，根据人民群众对卫生服务的需求，顺应医学科学发展趋势，紧密结合卫生改革与发展的实际，深化医学教育改革，推动医学教学发展，全面推进素质教育，培养高质量的医药卫生人才。

2. 医学教育工作的方针　优化医学教育的层次结构、专业结构、布局结构；深化医学教育管理体制改革，规范各类医学教育，改革医学教育的内容和方法；稳步发展医学教育，使医学教育的总体规模与社会卫生服务需求和卫生人力发展需要相适应；不断提高卫生技术队伍的整体素质。

3. 医学教育改革与发展的目标 到 2015 年，建立起层次和专业布局合理、规模适当、开放的医学教育体系，实现医学教育现代化。

4. 医学教育工作的战略重点 高等医学教育采取多种形式为农村基层培养"下得去、留得住、用得上"的全心全意为人民服务的医药卫生人才，是我国医学教育工作的战略重点。

二、医学教育内容

我国医学教育由三部分组成：基础医学教育（包括高等医学教育、中等医学教育、初等医学教育）、毕业后教育、继续医学教育。

（一）高等医学教育管理

1. 任务 我国高等医学教育的主要任务是在教育、卫生工作方针指导下，培养德、智、体全面发展的合格的高级医药卫生人才，同时承担医学科学研究和提供高水平的医疗卫生保健服务。

2. 教学管理 高等医学院校教学管理的任务是根据确定的目标，按照一定的管理原则、程序和方法，去组织管理教学过程中的人力、物力、财力、时间和信息，建立正常的、相对稳定的教学秩序，保持教学过程的畅通，确保教学任务完成，以培养德、智、体全面发展的优秀人才。

3. 学制与专业 我国高等医学教育的现行学制主要有 3 种：三年制专业，四年制、五年制、六年制本科；七年制、八年制。全国高等医学教育共分为 8 大类 16 个专业。这 8 类是基础医学类、预防医学类、临床医学与医学技术类、口腔医学类、中医学类、法医学类、护理学类、药学类。16 个专业是基础医学、预防医学、临床医学、麻醉学、医学影像学、医学检验、口腔医学、中医学、针灸推拿学、蒙医学、藏医学、法医学、护理学、药学、中药学、药物制剂。

4. 教学计划、教学大纲、教材 目前高等医学院校的教学计划、教学大纲，由各院校根据培养目标自己制定。教材有教育部、卫生部的规划教材及各院校的自编教材等。主管部门对各院校教材的使用没有具体的统一规定，但规划教材一直是我国高等医学院校的首选教材。

5. 课程设置 高等医学院校各专业的课程门类分为三类，即共同的普通基础课、专业基础课和专业课。

（二）中等医学教育管理

1. 任务 中等卫生学校的主要任务是培养各类中级医药卫生人员，为加强基础医疗卫生工作，发展我国城乡医药卫生事业服务。

2. 专业设置 根据我国卫生事业发展的实际情况，中等医学教育现有护理、助产、卫生保健、医学检验、人口与计划生育管理、卫生信息管理、医学生物技术、药剂等 22 个专业。学制有三年制、四年制。

3. 教学大纲和教材建设 卫生部曾多次组织力量，编审出版了中等卫生学校各门课程的教材和教学大纲，供学校使用。

（三）初等医学教育管理

初等医学教育是对基层卫生组织中从事简易技术工作的初级卫生技术人员进行的专业培养。包括对专业的初级卫生技术人员的培训和对不脱产的卫生技术人员的培训。专业的初级卫生技术人员的培养工作，是在地方卫生行政部门统一规划和管理下，由医疗卫生机构承担。

培训形式主要有两种：一种是举办短期训练班，另一种是在工作中培训，边工作边学习。不脱产卫生技术人员培训指对乡村卫生人员的培训，培养方式主要是培训、复训，重点对象是乡村医师和基层不脱产卫生人员。

（四）毕业后医学教育管理

1. 毕业后医学教育的相关立法　毕业后教育是指对在医学院校毕业后的卫生人员进行规范化的专业化培训，包括临床住院医师和专科医师培训及研究生培养等。我国政府十分重视医学生的毕业后教育，卫生部科教司从 1993 年开始相继颁发了《临床住院医师规范化培训试行办法》、《关于实施医院药师规范化培训大纲》、《住院医师规范化培训合格证书颁发管理办法（试行）》等具体规定。这些政策与制度的出台，规范、完善了我国医学生毕业后教育制度，使医学生在所获得的比较扎实广泛的医学知识与技能的基础上，接受专业化培训，能够理论联系实际，使所学的知识与技能朝着某一专业方面逐渐深化，以满足实际工作的需要。

2. 住院医师规范化培训管理办法　《住院医师规范化培训合格证书颁发管理办法（试行）》是卫生部对住院医师规范化培训质量监督管理的具体措施与方法。

（1）颁发单位　颁发《住院医师规范化培训合格证书》的单位是经卫生部选定，科技教育司授权的省、自治区、直辖市卫生厅（局）和部属高等学校，卫生部科技教育司对证书颁发的过程进行必要的监督检查，对弄虚作假等舞弊行为将给予严肃的处理。

（2）颁发对象　证书颁发的对象是按照《临床住院医师规范化培训大纲》要求完成培训任务，各项考核、考试成绩合格，达到《住院医师规范化培训试行方法》中的第三条要求的住院医师。

（3）颁发证书的程序　①由住院医师本人向培训基地提出申请并填写《合格证书登记表》。②培训基地、医院和省、自治区、直辖市卫生厅（局）或部属高等学校职能部门逐级对住院医师进行资格审查。③经审查合格者发给《住院医师规范化培训合格证书》。证书由卫生部科技教育司统一印制，以省、自治区、直辖市或部属高等学校为单位统一编号。

为了强调毕业后教育的必要性及重要性，在《住院医师规范化培训合格证书颁发管理办法（试行）》中明确规定，《住院医师规范化培训合格证书》是申报主治医师任职资格的依据，是申请临床医学专业学位的必备条件之一。

（五）乡村医生培训

由于我国城镇与农村卫生人力在数量上、质量上分布的不平衡，农村卫生人才队伍整体素质不高，在很大程度上制约了我国农村，尤其是边远地区和少数民族地区农村卫生事业的全面发展。提高乡村医生队伍的整体素质，巩固和完善乡村医学教育体系，对乡村医生进行系统化、正规化医学教育，为农村培养一支"下得去、留得住、用得上"的素质优良、数量充足的乡村医生队伍，促进农村卫生事业健康、持续和深入发展，是我国医学教育工作的战略重点。

1. 乡村医生培训的相关立法 我国政府非常重视对乡村医生的培训工作。1991年卫生部颁发了《1991~2000年全国乡村医生教育规划》，正式提出对乡村医生实行系统化、正规化中等医学教育。10年间，在各级政府及部门的共同努力下，基本上完成了预定的目标，对提高我国农村卫生人力素质起到了积极的推动作用。但随着我国卫生事业的发展和农村居民生活水平的不断提高，乡村医生的业务能力和服务水平仍不能满足我国农村居民对卫生服务日益增长的需求，针对我国乡村医生队伍的现状和实际工作的需要，2001年卫生部又颁发了《2001~2010年全国乡村医生教育规划》。

2.《2001~2010年全国乡村医生教育规划》（以下简称《规划》） 《规划》中明确提出了乡村医生教育的基本原则：①坚持政府领导，部门协调，充分利用现有的教育和卫生资源，整体推进乡村医生教育工作。②坚持统筹规划，分类指导，将乡村医生教育纳入农村卫生发展规划，协调发展。③坚持依法行政，规范管理，严格执行《执业医师法》和有关规定，规范乡村医生教育管理。④坚持质量第一，注重实效，以培训质量为核心，切实提高乡村医生的实际工作能力。⑤坚持培训、使用和管理相结合，建立并完善激励与制约机制，充分调动乡村医生参加培训的积极性。

《规划》中提出的规划目标是："到2005年底，全国有10%的乡村医生接受专科以上的高等医学教育，其余的乡村医生应具有中专学历或水平；80%以上的省、区、市建立乡村医生在岗培训制度，80%以上的乡村医生接受定期的在岗培训。到2010年底，在经济或教育发达地区，30%以上的乡村医生接受专科以上的高等医学教育，在经济或教育欠发达地区，15%以上的乡村医生接受专科以上的高等医学教育，其余的乡村医生应具有中专学历；90%以上的省、区、市建立、健全乡村医生在岗培训制度，90%以上的乡村医生接受定期的在岗培训。与乡村医生管理工作密切配合，促进乡村医生向执业助理医师和执业医师转化。"

3. 乡村医生教育管理的主要任务 ①卫生部负责制定全国乡村医生教育总体规划和基本要求，出台相关政策，组织考核、评估，指导和协调全国乡村医生教育工作。②各省、区、市卫生行政部门负责制定本区域的乡村医生教育规划和实施方案，建立乡村医生在岗培训制度，落实培训机构。③严格乡村医生准入制度。各级卫生行政部门要严格执行乡村医生准入制度，新进入乡村医生队伍的人员必须具有执业助理医师资格。④建立乡村医生在岗培训制度。明确规定培训标准，对达不到规定要求的应注销其执业资格。⑤中国乡村医生培训中心的职责是为各地培训骨干师资和管理人员，编写教材，指导培训，监督培训质量。⑥对乡村医生教育进行监督。

第三节 继续医学教育的法律规定

一、继续医学教育的相关法律、法规

继续医学教育是医学教育重要组成部分，卫生部对此十分重视，先后颁发了《全国继续医学教育委员会章程》、《继续医学教育"十五"计划》、《继续医学教育规定（试行）》、《国家级继续医学教育项目申报、认可办法》、《国家级继续医学教育学分授予办法》、《国家级继续医学教育认可标准及管理办法》、《卫生部继续医学教育"十一五"规划》等。在这些发展规划、管理办法中，卫生部通过深入的调研、考察、预测等，对我国继续医学教育的发展方向、发展目标、实施策略及管理措施等都作了具体的规定，使继续医学教育真正成为实现卫生改革与发展总目标的基本保障。

"十五"期间，各级卫生部门广泛深入开展继续医学教育工作，取得了显著成绩，完成了"十五"计划提出的"县及县以上医疗卫生单位开展继续医学教育的覆盖率达到85%、举办继续医学教育项目活动的学科专业（二级学科）覆盖率达到85%、继续医学教育对象获取学分的达标率达到85%"的工作目标，为"十一五"期间继续医学教育工作的持续发展奠定了良好的基础。

二、《继续医学教育"十一五"规划》

1. 指导思想　以邓小平理论和"三个代表"重要思想为指导，坚持科学发展观，坚持走中国特色自主创新道路，努力贯彻实施建设创新型国家的重大战略决策，落实新时期卫生工作方针，以适应21世纪医学科学技术发展和卫生事业发展的需要为导向，积极推进继续医学教育工作，不断提高卫生专业技术人员业务素质和卫生队伍整体素质，为促进我国卫生事业发展，提高人民群众健康水平和全面建设小康社会提供人力资源保障。

2. 总体目标　继续医学教育第十一个五年规划工作的总体目标是：在巩固"十五"成绩的基础上，不断完善继续医学教育制度，提高教育质量和效益，开拓继续医学教育新领域，建立起适应我国社会主义市场经济体制，适应卫生改革与发展需要的继续医学教育有效运行机制。

3. 继续教育管理的主要任务　建立、健全有关的规章制度，加快继续医学教育工作的制度化、规范化、科学化建设。①严格按照《继续医学教育规定（试行）》要求，规范继续医学教育的对象、学分授予、考核、登记、验证等环节的管理。②继续医学教育基地的建立与管理。按照《国家级继续医学教育基地认可标准及管理试行办法》，在符合条件的单位建立国家级继续医学教育基地，面向全国开展高水平、高效益的继续医学教育项目。基地实行滚动式管理，优胜劣汰，避免终身制，以保证继续医学教育基地工作的质量。③继续医学教育的评估。继续医学教育委员会和学科专家组负责对继续医学教育工作进行检查评估，并实行严格的奖惩制度。④健全激励和约束机制。将继续医学教育的成绩与卫生技术人员的考核、聘任、晋升、任职、执业注册等密切结合。

复习思考题
1. 我国医学教育发展的基本经验是什么？
2. 与单科医学教育院校比较，综合性大学办医学教育具有哪些优势？
3. 我国中等医学教育的改革与发展方向是什么？
4. 医学成人教育与继续医学教育有何联系和区别？

资源链接
1. www. mededu. cn　医学教育网
2. 3wapp. haoyisheng. com　继续医学教育网

主 要 参 考 文 献

1. 吴崇其．卫生法．北京：法律出版社，2005
2. 吴崇其．中国卫生法学．第 2 版．北京：中国协和医科大学出版社，2005
3. 吴崇其，达庆东．卫生法学．北京：法律出版社，1999
4. 宋文质，孙东东．卫生法学．北京：北京大学医学出版社，2002
5. 葛洪义．法理学．北京：中国人民大学出版社，2003
6. 胡建淼．行政法学．上海：复旦大学出版社，2003
7. 林文学．医疗纠纷解决机制研究．北京：法律出版社，2008
8. 翁开源，蔡维生．卫生法学．北京：科学出版社，2008
9. 陈孝彬．教育管理学．北京：师范大学出版社，1999
10. 赵同刚．卫生法．第 2 版．北京：人民卫生出版社，2004
11. 赵同刚，达庆东，汪建荣．卫生法．第 2 版．北京：人民卫生出版社，2004
12. 赵同刚．卫生法立法研究．北京：法律出版社，2003
13. 母国光，翁史烈．高等教育管理学．北京：师范大学出版社，2000
14. 孙东东．卫生法学．北京：高等教育出版社，2004
15. 宋文质．卫生法学．北京：北京大学医学出版社，2005
16. 姜柏生，田侃．医事法学．南京：东南大学出版社，2003
17. 孟锐．药事管理学．北京：科学出版社，2007
18. 吴蓬．药事管理学．北京：人民卫生出版社，2007
19. 高明．药事管理与法规．北京：中国中医药出版社，2006
20. 翁开源，蔡维生．卫生法学：案例版．北京：科学出版社，2008
21. 张永伟，周海平．医师执业法律制度理论与实践．北京：人民军医出版社，2007
22. 张建华，郑文贵，尹爱田，李向云，滕文杰等．乡村医生管理的发展、现状及立法建议．中国卫生事业管理，2003，5：299
23. 杨芳，杨才宽．卫生法学．合肥：中国科学技术大学出版社，2007
24. 杨绍基．传染病学．北京：人民卫生出版社，2008
25. 金瑞林．环境法学．第 2 版．北京：北京大学出版社，2007
26. 韩德培．环境保护法教程．第 5 版．北京：法律出版社，2007
27. 田侃，陈瑶．医药卫生法．北京：科学出版社，2006
28. 达庆东．卫生法学纲要．第 2 版．上海：上海医科大学出版社，2000
29. 杨平，杨培民．卫生法学．北京：人民军医出版社，2004
30. 刘文修．教育管理学．石家庄：教育出版社，1999
31. 樊立华．卫生法学．北京：人民卫生出版社，2004
32. 樊立华．卫生法学概论．第 2 版．北京：人民卫生出版社，2004
33. 石俊华．医事法学．成都：科学技术出版社，2004

34. 国家标准委和卫生部联合发布. 生活饮用水卫生标准（GB5749 – 2006）

35. 朱新力，王国平. 卫生法学. 北京：人民出版社，2000

36. 郑平安. 卫生法学. 北京：科学出版社，2003

37. 姚武. 卫生法学. 郑州：郑州大学出版社，2004

38. 方龙山. 卫生法学. 南京：东南大学出版社，2006

39. 王玉莲. 卫生法与医疗纠纷案例. 太原：山西科学技术出版社，2007

40. 洪净. 中医药知识产权保护. 北京：中国中医药出版社，2003

41. 宋晓亭. 中医药知识产权保护指南. 北京：知识产权出版社，2008

42. 万仁甫. 建立中药知识产权三维保护体系的构想. 江苏中医药. 2006，27（9）：67

43. 古今贤. 中医药知识产权保护. 天津：天津人民出版社，2007

44. 李鸣. SARS 与国际法. 法制与社会发展（双月刊），2003，9（6）：96

45. （英）赫德利·布尔（H. Bull）. 无政府社会——世界政治秩序研究. 第 2 版. 强小明译. 北京：世界知识出版社，2003

46. Richard L, Guerrant Bronwyn L, Blackwood. Perspective threats to global health and survival：the growing crisis of tropical infectious diseases—our unfinished agenda". Clinical infectious diseases, 1999, 28：966

47. 刘洪文. 《国际卫生条例》修订概况. 中国国门时报，2007

48. 宋文质. 卫生法学. 第 2 版. 北京：北京大学医学出版社，2008

49. 曹闻，周晓蓉，吴少斌等. 《国际卫生条例（2005）》简介与应对原则. 公共卫生与预防医学，2007，18（4）：121

50. 崔毅. 《国际卫生条例（2005）》的修改. 中国国门时报，2007

51. 杜会春，林建伟. 论《国际卫生条例》的若干基本制度. 中国国境卫生检疫杂志，2004，27（12）：17

52. 刘运国. 初级卫生保健的内涵及其在我国的发展回顾. 中国卫生经济，2007，26（7）：11

53. 权循珍，夏北海，胡志. 农村初级卫生保健回顾与展望. 中国农村卫生事业管理，2001，21（1）：57

54. 卫生部，国家中医药管理局. 常用卫生法规汇编. 北京：法律出版社，2002

55. 高惠琦，乔磊，黄敬享. 世界卫生组织人人享有卫生保健战略的由来和发展. 中国初级卫生保健，2004，18（8）：3

56. WHO Regional Office for South – East Asia and WHO Regional Office for the Western Pacific. People at the centre of health care：harmonizing mind and body, people and systems. Geneva, World Health Organization, 2007

57. 汪兆平. 区域卫生规划，老革命遇上新问题. 中国医院院长，2006，22：34

58. 石光. 中国卫生资源配置的制度经济学研究. 北京：中国社会出版社，2007

59. 王岳. 医疗纠纷法律问题新解. 北京：中国检察出版社，2004

60. 朱岁松. 医院信息化建设与管理：以技术眼光看管理. 北京：军事医学科学出版社，2005

61. 吴素香. 医学伦理学. 广州：广东高等教育出版社，2009

62. 张静，王萍. 卫生法学. 重庆：西南师范大学出版社，2008

63. 倪正茂. 生命法学探析. 北京：法律出版社，2005

64. 李善国，倪正茂，刘长秋. 辅助生殖技术法研究. 北京：法律出版社，2005

65. 刘长秋，刘迎霜. 基因技术法研究. 北京：法律出版社，2005

66. 刘长秋，陆庆胜，韩建军. 脑死亡法研究. 北京：法律出版社，2006

67. 刘长秋. 刑法学视野下的脑死亡及其立法——兼论脑死亡判定操作犯罪及其刑事责任理论与制度. 中国刑事法杂志，2008，（2）：40

68. 倪正茂，李惠，杨彤丹. 安乐死法研究. 北京：法律出版社，2005

69. 陈晓阳，沈秀芹，曹永福. 医学法学. 北京：人民卫生出版社，2004

70. 边永民. 欧盟转基因生物安全法评析. 河北法学，2007，25（5）：157

71. 翟晓梅. 荷兰的安乐死合法之路. 生命世界，2008，（11）：68

教材与教学配套用书

新世纪全国高等中医药院校规划教材

注：凡标○号者为"普通高等教育'十五'国家级规划教材"；凡标★号者为"普通高等教育'十一五'国家级规划教材"

（一）中医学类专业

1. 中国医学史（常存库主编）○★
2. 医古文（段逸山主编）○★
3. 中医各家学说（严世芸主编）○★
4. 中医基础理论（孙广仁主编）★
5. 中医诊断学（朱文锋主编）○★
6. 内经选读（王庆其主编）○★
7. 伤寒学（熊曼琪主编）○★
8. 金匮要略（范永升主编）★
9. 温病学（林培政主编）○★
10. 中药学（高学敏主编）○★
11. 方剂学（邓中甲主编）○★
12. 中医内科学（周仲瑛主编）○★
13. 中医外科学（李曰庆主编）★
14. 中医妇科学（张玉珍主编）○★
15. 中医儿科学（汪受传主编）○★
16. 中医骨伤科学（王和鸣主编）○★
17. 中医耳鼻咽喉科学（王士贞主编）○★
18. 中医眼科学（曾庆华主编）○★
19. 中医急诊学（姜良铎主编）○★
20. 针灸学（石学敏主编）○★
21. 推拿学（严隽陶主编）○★
22. 正常人体解剖学（严振国　杨茂有主编）★
23. 组织学与胚胎学（蔡玉文主编）○★
24. 生理学（施雪筠主编）○★
　　生理学实验指导（施雪筠主编）
25. 病理学（黄玉芳主编）○★
　　病理学实验指导（黄玉芳主编）
26. 药理学（吕圭源主编）
27. 生物化学（王继峰主编）○★
28. 免疫学基础与病原生物学（杨黎青主编）○★
　　免疫学基础与病原生物学实验指导（杨黎青主编）
29. 诊断学基础（戴万亨主编）★
　　诊断学基础实习指导（戴万亨主编）
30. 西医外科学（李乃卿主编）★
31. 内科学（徐蓉娟主编）○

（二）针灸推拿学专业（与中医学专业相同的课程未列）

1. 经络腧穴学（沈雪勇主编）○★
2. 刺法灸法学（陆寿康主编）★
3. 针灸治疗学（王启才主编）
4. 实验针灸学（李忠仁主编）○★
5. 推拿手法学（王国才主编）○★
6. 针灸医籍选读（吴富东主编）★
7. 推拿治疗学（王国才）

（三）中药学类专业

1. 药用植物学（姚振生主编）○★
　　药用植物学实验指导（姚振生主编）
2. 中医学基础（张登本主编）
3. 中药药理学（侯家玉　方泰惠主编）○★
4. 中药化学（匡海学主编）○★
5. 中药炮制学（龚千锋主编）○★
　　中药炮制学实验（龚千锋主编）
6. 中药鉴定学（康廷国主编）★
　　中药鉴定学实验指导（吴德康主编）
7. 中药药剂学（张兆旺主编）○★
　　中药药剂学实验
8. 中药制剂分析（梁生旺主编）○

9　中药制药工程原理与设备（刘落宪主编）★
10　高等数学（周　喆主编）
11　中医药统计学（周仁郁主编）
12　物理学（余国建主编）
13　无机化学（铁步荣　贾桂芝主编）★
　　无机化学实验（铁步荣　贾桂芝主编）

14　有机化学（洪筱坤主编）★
　　有机化学实验（彭松　林辉主编）
15　物理化学（刘幸平主编）
16　分析化学（黄世德　梁生旺主编）
　　分析化学实验（黄世德　梁生旺主编）
17　医用物理学（余国建主编）

（四）中西医结合专业

1　中外医学史（张大庆　和中浚主编）
2　中西医结合医学导论（陈士奎主编）★
3　中西医结合内科学（蔡光先　赵玉庸主编）★
4　中西医结合外科学（李乃卿主编）★
5　中西医结合儿科学（王雪峰主编）★
6　中西医结合耳鼻咽喉科学（田道法主编）★
7　中西医结合口腔科学（李元聪主编）★
8　中西医结合眼科学（段俊国主编）★
9　中西医结合传染病学（刘金星主编）
10　中西医结合肿瘤病学（刘亚娴主编）
11　中西医结合皮肤性病学（陈德宇主编）
12　中西医结合精神病学（张宏耕主编）★
13　中西医结合妇科学（尤昭玲主编）★
14　中西医结合骨伤科学（石印玉主编）★
15　中西医结合危重病学（熊旭东主编）★
16　中西医结合肛肠病学（陆金根主编）★
17　免疫学与病原生物学（刘燕明主编）

18　中医诊断学（陈家旭主编）
19　局部解剖学（聂绪发主编）
20　诊断学（戴万亨主编）
21　组织学与胚胎学（刘黎青主编）
22　病理生理学（张立克主编）
23　系统解剖学（杨茂有主编）
24　生物化学（温进坤主编）
25　病理学（唐建武主编）
26　医学生物学（王望九主编）
27　药理学（苏云明主编）
28　中医基础理论（王键主编）
29　中药学（陈蔚文主编）
30　方剂学（谢鸣主编）
31　针灸推拿学（梁繁荣主编）
32　中医经典选读（周安方主编）
33　生理学（张志雄主编）
34　中西医结合思路与方法（何清湖主编）（改革教材）

（五）药学类专业

1　分子生物学（唐炳华主编）
2　工业药剂学（胡容峰主编）
3　生物药剂学与药物动力学（林宁主编）
4　生药学（王喜军主编）
5　天然药物化学（董小萍主编）
6　物理药剂学（王玉蓉主编）
7　药剂学（李范珠主编）

8　药物分析学（甄汉深　贾济宇主编）
9　药物合成（吉卯祉主编）
10　药学文献检索（章新友主编）
11　药学专业英语（都晓伟主编）
12　制药工艺学（王沛主编）
13　中成药（张的凤主编）
14　药用高分子材料学（刘文主编）

（六）管理专业

1　医院管理学（黄明安　袁红霞主编）
2　医药企业管理学（朱文涛主编）
3　卫生统计学（崔相学主编）
4　卫生管理学（景琳主编）★
5　药事管理学（孟锐主编）
6　卫生信息管理（王宇主编）
7　医院财务管理（程薇主编）

8　卫生经济学（黎东生主编）
9　卫生法学（佟子林主编）
10　公共关系学（关晓光主编）
11　医药人力资源管理（王悦主编）
12　管理学基础（段利忠主编）
13　管理心理学（刘鲁蓉主编）
14　医院管理案例（赵丽娟主编）

（七）护理专业

1. 护理学导论（韩丽沙　吴　瑛主编）★
2. 护理学基础（吕淑琴　尚少梅主编）★
3. 中医护理学基础（刘　虹主编）★
4. 健康评估（吕探云　王　琦主编）★
5. 护理科研（肖顺贞　申杰主编）
6. 护理心理学（胡永年　刘晓虹主编）
7. 护理管理学（关永杰　宫玉花主编）
8. 护理教育（孙宏玉　简福爱主编）
9. 护理美学（林俊华　刘　宇主编）★
10. 内科护理学（徐桂华主编）上册★
11. 内科护理学（姚景鹏主编）下册★
12. 外科护理学（张燕生　路　潜主编）
13. 妇产科护理学（郑修霞　李京枝主编）
14. 儿科护理学（汪受传　洪黛玲主编）★
15. 骨伤科护理学（陆静波主编）
16. 五官科护理学（丁淑华　席淑新主编）★
17. 急救护理学（牛德群主编）
18. 养生康复学（马烈光　李英华主编）★
19. 社区护理学（冯正仪　王　珏主编）
20. 营养与食疗学（吴翠珍主编）★
21. 护理专业英语（黄嘉陵主编）
22. 护理伦理学（马家忠　张晨主编）★

（八）七年制

1. 中医儿科学（汪受传主编）★
2. 临床中药学（张廷模主编）○★
3. 中医诊断学（王忆勤主编）○★
4. 内经学（王洪图主编）○★
5. 中医妇科学（马宝璋主编）○★
6. 温病学（杨　进主编）★
7. 金匮要略（张家礼主编）○★
8. 中医基础理论（曹洪欣主编）○★
9. 伤寒论（姜建国主编）★
10. 中医养生康复学（王旭东主编）★
11. 中医哲学基础（张其成主编）★
12. 中医古汉语基础（邵冠勇主编）★
13. 针灸学（梁繁荣主编）○★
14. 中医骨伤科学（施　杞主编）○★
15. 中医医家学说及学术思想史（严世芸主编）○★
16. 中医外科学（陈红风主编）○★
17. 中医内科学（田德禄主编）○★
18. 方剂学（李　冀主编）○★

（九）中医临床技能实训教材（丛书总主编　张伯礼）

1. 诊断学基础（蒋梅先主编）★
2. 中医诊断学（含病例书写）（陆小左主编）★
3. 中医推拿学（金宏柱主编）★
4. 中医骨伤科学（褚立希主编）★
5. 针灸学（面向中医学专业）（周桂桐主编）★
6. 经络腧穴学（面向针灸学专业）（路玫主编）★
7. 刺法灸法学（面向针灸学专业）（冯淑兰主编）★
8. 临床中药学（于虹主编）★

（十）计算机教材

1. SAS 统计软件（周仁郁主编）
2. 医院信息系统教程（施诚主编）
3. 多媒体技术与应用（蔡逸仪主编）
4. 计算机基础教程（陈素主编）
5. 网页制作（李书珍主编）
6. SPSS 统计软件（刘仁权主编）
7. 计算机技术在医疗仪器中的应用（潘礼庆主编）
8. 计算机网络基础与应用（鲍剑洋主编）
9. 计算机医学信息检索（李永强主编）
10. 计算机应用教程（李玲娟主编）
11. 医学数据仓库与数据挖掘（张承江主编）
12. 医学图形图像处理（章新友主编）

（十一）中医、中西医结合执业医师、专业资格考试相关教材

1. 医学心理学（邱鸿钟主编）
2. 传染病学（陈盛铎主编）
3. 卫生法规（田侃主编）
4. 医学伦理学（樊民胜　张金钟主编）

新世纪全国高等中医药院校创新（教改）教材

1 病原生物学（伍参荣主编）
2 病原生物学实验指导（伍参荣主编）
3 杵针学（钟枢才主编）
4 茶学概论（周巨根主编）
5 大学生职业生涯规划与就业指导（王宇主编）
6 方剂学（顿宝生主编）
7 分子生药学（黄璐琦 肖培根主编）
8 妇产科实验动物学（尤昭玲主编）
9 国际传统药和天然药物（贾梅如主编）
10 公共营养学（蔡美琴主编）
11 各家针灸学说（魏稼 高希言主编）
12 解剖生理学（严振国 施雪筠主编）
13 局部解剖学（严振国主编）
14 经络美容学（傅杰英主编）
15 金匮辩证法与临床（张家礼主编）
16 临床技能学（蔡建辉 王柳行主编）
17 临床中药炮制学（张振凌主编）
18 临床免疫学（罗晶 袁嘉丽主编）
19 临床医学概论（潘涛、张永涛主编）
20 美容应用技术（丁慧主编）
21 美容皮肤科学（王海棠主编）
22 人体形态学（李伊为主编）
23 人体形态学实验指导（曾鼎昌主编）
24 人体机能学（张克纯主编）
25 人体机能学实验指导（李斌主编）
26 神经解剖学（白丽敏主编）
27 神经系统疾病定位诊断学（五年制、七年制用）（高玲主编）
28 生命科学基础（王蔓莹主编）
29 生命科学基础实验指导（洪振丰主编）
30 伤寒论思维与辨析（张国俊主编）
31 伤寒论学用指要（翟慕东主编）
32 实用美容技术（王海棠主编）
33 实用免疫接种培训教程（王鸣主编）
34 实验中医学（郑小伟、刘涛主编）
35 实验针灸学（郭义主编）
36 推拿学（吕明主编）
37 卫生法学概论（郭进玉主编）
38 卫生管理学（景琳主编）★
39 瘟疫学新编（张之文主编）
40 外感病误治分析（张国骏主编）
41 细胞生物学（赵宗江主编）★

42 组织细胞分子学实验原理与方法（赵宗江主编）
43 西医诊疗学基础（凌锡森主编）
44 线性代数（周仁郁主编）
45 现代中医心理学（王米渠主编）
46 现代临床医学概论（张明雪主编）
47 性医学（毕焕洲主编）
48 医学免疫学与微生物学（顾立刚主编）
49 医用日语阅读与翻译（刘群主编）
50 药事管理学（江海燕主编）
51 药理实验教程（洪缨 张恩户主编）
52 应用药理学（田育望主编）
53 医学分子生物学（唐炳华 王继峰主编）★
54 药用植物生态学（王德群主编）
55 药用植物学野外实习纲要（万德光主编）
56 药用植物组织培养（钱子刚主编）
57 医学遗传学（王望九主编）
58 医学英语（魏凯峰主编）
59 药用植物栽培学（徐良）
60 医学免疫学（刘文泰主编）
61 医学美学教程（李红阳主编）
62 药用辅料学（傅超美）
63 中药炮制学（蔡宝昌主编）★
64 中医基础学科实验教程（谭德福主编）
65 中医医院管理学（赵丽娟主编）（北京市精品教材）
66 中医药膳学（谭兴贵主编）
67 中医文献学（严季澜 顾植山主编）★
68 中医内科急症学（周仲瑛 金妙文主编）★
69 中医统计诊断（张启明 李可建主编）★
70 中医临床护理学（谢华民 杨少雄主编）
71 中医食疗学（倪世美 金国梁主编）
72 中药药效质量学（张秋菊主编）
73 中西医结合康复医学（高根德主编）
74 中药调剂与养护学（杨梓懿主编）
75 中药材鉴定学（李成义）
76 中药材加工学（龙全江主编）★
77 中药成分分析（郭玫主编）
78 中药养护学（张西玲主编）
79 中药拉丁语（刘春生主编）
80 中医临床概论（金国梁主编）
81 中医美容学（王海棠主编）

82 中药化妆品学（刘华钢主编）

83 中医美容学（刘宁主编）

84 中医药数学模型（周仁郁主编）

85 中医药统计学与软件应用（刘明芝　周仁郁主编）

86 中医四诊技能训练规范（张新渝主编）

87 中药材 CAP 与栽培学（李敏　卫莹芳主编）

88 中医误诊学（李灿东主编）

89 诊断学基础实习指导（戴万亨主编）

90 中医药基础理论实验教程（金沈锐主编）

91 针刀医学（上、下）（朱汉章主编）

92 针灸处方学（李志道主编）

93 中医诊断学（袁肇凯）主编（研究生用）

94 针刀刀法手法学（朱汉章主编）

95 针刀医学诊断学（石现主编）

96 针刀医学护理学（吴绪平主编）

97 针刀医学基础理论（朱汉章主编）

98 正常人体解剖学（严振国主编）

99 针刀治疗学（吴绪平主编）

100 中医药论文写作（丛林主编）

101 中医气功学（吕明主编）

102 中医护理学（孙秋华　李建美主编）

103 针刀医学（吴绪平主编）

104 中医临床基础学（熊曼琪主编）

105 中医运气学（苏颖主编）★

106 中医行为医学（江泳主编）

107 中医方剂化学（裴妙荣主编）

108 中医外科特色制剂（艾儒棣主编）

109 中药性状鉴定实训教材（王满恩　裴慧荣主编）

110 中医康复学（刘昭纯　郭海英主编）

111 中医哲学概论（苏培庆　战文翔主编）（供高职高专用）

112 中药材概论（阎玉凝　刘春生主编）

113 中医诊断临床模拟训练（李灿东主编）

114 中医各家学说（秦玉龙主编）

115 中国民族医药学概论（李峰　马淑然主编）

116 人体解剖学（英文）（严振国主编）（七年制）★

117 中医内科学（英文教材）（高天舒主编）

118 中药学（英文教材）（赵爱秋主编）

119 中医诊断学（英文教材）（张庆红主编）

120 方剂学（英文教材）（都广礼主编）

121 中医基础理论（英文教材）（张庆荣主编）

新世纪全国高等中医药院校规划教材配套教学用书

（一）习题集

1 医古文习题集（许敬生主编）

2 中医基础理论习题集（孙广仁主编）

3 中医诊断学习题集（朱文锋主编）

4 中药学习题集（高学敏主编）

5 中医外科学习题集（李曰庆主编）

6 中医妇科学习题集（张玉珍主编）

7 中医儿科学习题集（汪受传主编）

8 中医骨伤科学习题集（王和鸣主编）

9 针灸学习题集（石学敏主编）

10 方剂学习题集（邓中甲主编）

11 中医内科学习题集（周仲瑛主编）

12 中国医学史习题集（常存库主编）

13 内经选读习题集（王庆其主编）

14 伤寒学习题集（熊曼琪主编）

15 金匮要略选读习题集（范永升主编）

16 温病学习题集（林培政主编）

17 中医耳鼻咽喉科学习题集（王士贞主编）

18 中医眼科学习题集（曾庆华主编）

19 中医急诊学习题集（姜良铎主编）

20 正常人体解剖学习题集（严振国主编）

21 组织学与胚胎学习题集（蔡玉文主编）

22 生理学习题集（施雪筠主编）

23 病理学习题集（黄玉芳主编）

24 药理学习题集（吕圭源主编）

25 生物化学习题集（王继峰主编）

26 免疫学基础与病原生物学习题集（杨黎青主编）

27 诊断学基础习题集（戴万亨主编）

28 内科学习题集（徐蓉娟主编）

29 西医外科学习题集（李乃卿主编）

30 中医各家学说习题集（严世芸主编）

31 中药药理学习题集（黄国钧主编）

32 药用植物学习题集（姚振生主编）

33 中药炮制学习题集（龚千锋主编）

34 中药药剂学习题集（张兆旺主编）

35 中药制剂分析习题集（梁生旺主编）

36 中药化学习题集（匡海学主编）

37　中医学基础习题集（张登本主编）
38　中药制药工程原理与设备习题集（刘落宪主编）
39　经络腧穴学习题集（沈雪勇主编）
40　刺法灸法学习题集（陆寿康主编）
41　针灸治疗学习题集（王启才主编）
42　实验针灸学习题集（李忠仁主编）
43　针灸医籍选读习题集（吴富东主编）
44　推拿学习题集（严隽陶主编）
45　推拿手法学习题集（王国才主编）

46　中医药统计学习题集（周仁郁主编）
47　医用物理学习题集（邵建华　侯俊玲主编）
48　有机化学习题集（洪筱坤主编）
49　物理学习题集（章新友　顾柏平主编）
50　无机化学习题集（铁步荣　贾桂芝主编）
51　高等数学习题集（周　喆主编）
52　物理化学习题集（刘幸平主编）
53　中西医结合危重病学习题集（熊旭东主编）

（二）易学助考口袋丛书

1　中医基础理论（姜　惟主编）
2　中医诊断学（吴承玉主编）
3　中药学（马　红主编）
4　方剂学（倪　诚主编）
5　内经选读（唐雪梅主编）
6　伤寒学（周春祥主编）
7　金匮要略（蒋　明主编）
8　温病学（刘　涛主编）
9　中医内科学（薛博瑜主编）
10　中医外科学（何清湖主编）
11　中医妇科学（谈　勇主编）
12　中医儿科学（郁晓维主编）
13　中药制剂分析（张　梅主编）

14　病理学（黄玉芳主编）
15　中药化学（王　栋主编）
16　中药炮制学（丁安伟主编）
17　生物化学（唐炳华主编）
18　中药药剂学（倪　健主编）
19　药用植物学（刘合刚主编）
20　内科学（徐蓉娟主编）
21　诊断学基础（戴万亨主编）
22　针灸学（方剑乔主编）
23　免疫学基础与病原生物学（袁嘉丽　罗　晶主编）
24　西医外科学（曹　羽　刘家放主编）
25　正常人体解剖学（严振国主编）
26　中药药理学（方泰惠主编）

中医执业医师资格考试用书

1　中医、中西医结合执业医师医师资格考试大纲
2　中医、中西医结合执业医师医师资格考试应试指南
3　中医、中西医结合执业医师医师资格考试习题集